PATOLOGIA
PROCESSOS GERAIS
6ª edição

BIBLIOTECA BIOMÉDICA

"Uma nova maneira de estudar as ciências básicas, na qual prestigia-se o autor brasileiro e coloca-se nossa Universidade em primeiro lugar"

ANATOMIA HUMANA
Dangelo e Fattini – Anatomia Básica dos Sistemas Orgânicos, 2ª ed.
Dangelo e Fattini – Anatomia Humana Básica, 2ª ed.
Dangelo e Fattini – Anatomia Humana Sistêmica e Segmentar, 3ª ed.
Erhart – Elementos de Anatomia Humana, 10ª ed.

BIOFÍSICA
Ibrahim – Biofísica Básica, 2ª ed.

BIOLOGIA
Sayago – Manual de Citologia e Histologia para o Estudante da Área da Saúde
Stearns e Hoekstra – Evolução uma Introdução

BIOQUÍMICA
Cisternas, Monte e Montor - Fundamentos Teóricos e Práticas em Bioquímica
Laguna – Bioquímica, 6ª ed.
Mastroeni - Bioquímica - Práticas Adaptadas

BOTÂNICA E FARMACOBOTÂNICA
Oliveira e Akisue – Farmacognosia
Oliveira e Akisue – Fundamentos de Farmacobotânica
Oliveira e Akisue – Práticas de Morfologia Vegetal

ECOLOGIA
Kormondy e Brown – Ecologia Humana
Krebs e Daves – Introdução a Ecologia Comportamental

EMBRIOLOGIA
Doyle Maia – Embriologia Humana
Stearns e Hoekstra – Evolução – Uma Introdução

ENTOMOLOGIA MÉDICA E VETERINÁRIA
Marcondes – Entomologia Médica e Veterinária, 2ª ed

FARMACOLOGIA E TOXICOLOGIA
Oga – Fundamentos de Toxicologia – 4ª ed.

FISIOLOGIA • PSICOFISIOLOGIA
Glenan – Fisiologia Dinâmica
Lira Brandão – As Bases Psicofisiológicas do Comportamento, 3ª ed.

HISTOLOGIA HUMANA
Glerean – Manual de Histologia – Texto e Atlas

MICROBIOLOGIA
Ramos e Torres – Microbiologia Básica
Ribeiro e Stelato – Microbiologia Prática: Aplicações de Aprendizagem de Microbiologia Básica: Bactérias, Fungos e Vírus – 2ª ed.
Soares e Ribeiro – Microbiologia Prática: Roteiro e Manual – Bactérias e Fungos
Trabulsi – Microbiologia, 5ª ed.

MICROBIOLOGIA DOS ALIMENTOS
Gombossy e Landgraf – Microbiologia dos Alimentos

MICROBIOLOGIA ODONTOLÓGICA
De Lorenzo – Microbiologia para o Estudante de Odontologia

NEUROANATOMIA
Machado – Neuroanatomia Funcional, 3ª ed.

NEUROCIÊNCIA
Lent – Cem Bilhões de Neurônios – Conceitos Fundamentais de Neurociência, 2ª ed.

PARASITOLOGIA
Barsantes – Parasitologia Veterinária
Cimerman – Atlas de Parasitologia Humana - 2ª ed
Cimerman – Parasitologia Humana e Seus Fundamentos Gerais
Neves – Atlas Didático de Parasitologia, 2ª ed
Neves – Parasitologia Básica, 3ª ed.
Neves – Parasitologia Dinâmica, 3ª ed.
Neves – Parasitologia Humana, 12ª ed.

PATOLOGIA
Franco – Patologia – Processos Gerais, 5ª ed.
Gresham – Atlas de Patologia em Cores – a Lesão, a Célula e os Tecidos Normais, Dano Celular: Tipos, Causas, Resposta-Padrão de Doença

ZOOLOGIA
Barnes – Os Invertebrados – Uma Síntese
Benton – Paleontologia dos Vertebrados
Hildebrand e Goslowan – Análise da Estrutura dos Vertebrados, 2ª ed.
Pough – A Vida dos Vertebrados, 4ª ed.
Villela e Perini – Glossário de Zoologia

**SENHOR PROFESSOR, PEÇA O SEU EXEMPLAR GRATUITAMENTE PARA FINS DE ADOÇÃO.
LIGAÇÃO GRÁTIS - TEL.: 08000-267753**

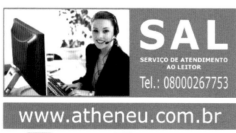

Facebook.com/editoraatheneu   Twitter.com/editoraatheneu   Youtube.com/atheneueditora

PATOLOGIA
PROCESSOS GERAIS
6ª edição

EDITORES

MARCELLO FRANCO
Professor emérito da Faculdade de Medicina da Universidade Estadual Paulista (Unesp), Botucatu (SP). Professor titular do Departamento de Patologia da Escola Paulista de Medicina da Universidade Federal de São Paulo (Unifesp/EPM).

THALES DE BRITO
Professor titular de Patologia e Professor emérito da Faculdade de Medicina da Universidade de São Paulo (FMUSP). Patologista do Instituto de Medicina de São Paulo (USP).

CARLOS E. BACCHI
Diretor e patologista chefe, Laboratório Bacchi, Botucatu (SP).

PAULO CARDOSO DE ALMEIDA
Graduado pela Faculdade de Medicina da Universidade de São Paulo (FMUSP). Research fellow na Harvard Medical School e Doutoramento em Patologia na FMUSP.

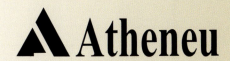

EDITORA ATHENEU

São Paulo — Rua Jesuíno Pascoal, 30
Tel.: (11) 2858-8750
Fax: (11) 2858-8766
E-mail: atheneu@atheneu.com.br

Rio de Janeiro — Rua Bambina, 74
Tel.: (21) 3094-1295
Fax: (21) 3094-1284
E-mail: atheneu@atheneu.com.br

Belo Horizonte — Rua Domingos Vieira, 319 – conj. 1.104

Produção Editorial: *Know-how Editorial*
Capa: *Paulo Verardo*

Dados Internacionais de Catalogação na Publicação (CIP)
(Câmara Brasileira do Livro, SP, Brasil)

Patologia : processos gerais / editores Marcello Franco...[et al.]. -- 6. ed. -- São Paulo : Editora Atheneu, 2015.

Outros editores: Mário R. Montenegro, Thales de Brito, Carlos E. Bacchi, Paulo Cardoso de Almeida
Bibliografia.
ISBN 978-85-388-0603-5

1. Patologia I. Franco, Marcello.
II. Montenegro, Mário R.. III. Brito, Thales de.
IV. Bacchi, Carlos E.. V. Almeida, Paulo Cardoso de.

15-00242

CDD-616.07
NLM-QZ 400

Índices para catálogo sistemático:
1. Patologia : Medicina 616.07

Franco, M.; Brito, T.; Bacchi, C.E.; Almeida P.C.
Patologia - Processos Gerais - 6ª edição

© Direitos reservados à EDITORA ATHENEU – São Paulo, Rio de Janeiro, Belo Horizonte, 2015.

Colaboradores

ADHEMAR LONGATTO FILHO
Pesquisador científico VI do Departamento de Patologia do Laboratório de Investigação Médica 14 da Faculdade de Medicina da Universidade de São Paulo (USP). Coordenador do Programa de Pós-graduação em Oncologia e pesquisador associado do Laboratório de Oncologia Molecular do Hospital de Câncer de Barretos. Professor convidado da Escola de Ciências da Saúde e pesquisador visitante do Instituto de Ciências da Vida e da Saúde da Universidade do Minho, Braga, Portugal.

ANTONIO SESSO
Graduado pela Faculdade de Medicina da Universidade de São Paulo (FMUSP). Trabalhou no Departamento chefiado pelo professor Lucien Lison em Ribeirão Preto (SP). Estagiou em Berkeley na Universidade da Califórnia, onde adquiriu conhecimentos sobre microscopia eletrônica. Trabalhou também no Departamento de Histologia da FMUSP e chefiou o Laboratório de Microscopia do Departamento de Patologia da mesma instituição. Foi o primeiro a utilizar no Brasil as técnicas de autorradiografia ao nível do microscópio eletrônico de transmissão (MET), morfometria ao nível do MET, técnicas de criofratura e criorrelevo ao MET. Atualmente, chefia o Setor de Biologia Estrutural do Laboratório de Imunopatologia do Instituto de Medicina Tropical (IMT) da USP.

CARLOS PELLESCHI TABORDA
Professor associado do Instituto de Ciências Biomédicas da Universidade de São Paulo (USP). Chefe do Laboratório de Micologia Médica do Instituto de Medicina Tropical de São Paulo/IMTSP/LIM-53 do Departamento de Dermatologia da Faculdade de Medicina da USP.

DANILO MORETTI-FERREIRA
Professor livre-docente em Genética Médica. Professor adjunto do Departamento de Genética do Instituto de Biociências da Universidade Estadual Paulista (Unesp), Botucatu (SP). Chefe do Serviço de Aconselhamento Genético.

DEILSON ELGUI DE OLIVEIRA
Doutor em Patologia pela Faculdade de Medicina da Universidade Estadual Paulista (Unesp), Botucatu (SP). Pós-doutorado pela Faculdade de Medicina da Universidade de Cornell, Nova York, Estados Unidos. Docente do Departamento de Patologia da Faculdade de Medicina da Unesp, Botucatu (SP). Coordenador do Grupo de Estudos em Carcinogênese Viral e Biologia dos Cânceres (ViriCan) da Unesp. Pesquisador do Instituto de Biotecnologia da Unesp, Botucatu (SP).

DENISE FECCHIO
Pesquisadora do Departamento de Patologia da Faculdade de Medicina da Universidade Estadual Paulista (Unesp), Botucatu (SP).

FAUSTO EDMUNDO LIMA PEREIRA
Professor titular do Departamento de Patologia do Centro de Ciências Biomédicas da Universidade Federal do Espírito Santo (Ufes).

JEAN-ALEXIS GRIMAUD
Professor da Université Paris VI, Paris, França.

JORGE KALIL
Professor titular de Imunologia Clínica e Alergia da Faculdade de Medicina da Universidade de São Paulo (USP). Diretor do Laboratório de Imunologia do Instituto do Coração. Diretor do Instituto Butantan (SP). Presidente da International Union of Immunological Societies.

LISANDRO FERREIRA LOPES
Patologista associado do Laboratório Bacchi, Botucatu (SP).

LÍVIA MOSCARDI BACCHI
Graduada em Medicina e residência médica em Patologia pela Faculdade de Medicina da Universidade de São Paulo (USP). Patologista associada do Laboratório Bacchi, Botucatu (SP).

LUIZ FERNANDO FERRAZ DA SILVA
Professor doutor do Departamento de Patologia da Faculdade de Medicina da Universidade de São Paulo (FMUSP).

LUIZ VICENTE RIZZO
Diretor de Pesquisa e Desenvolvimento do Instituto Israelita de Ensino e Pesquisa Albert Einstein.

MANOEL BARRETTO NETTO (*IN MEMORIAM*)
Professor emérito do Departamento de Patologia da Faculdade de Medicina da Universidade Federal Fluminense (UFF).

MARCELO RAZERA BARUFFI
Doutor em Genética. Professor-assistente doutor do Departamento de Genética do Instituto de Biociências de Botucatu da Universidade Estadual Paulista (Unesp). Chefe do Laboratório Genética e Câncer (Cecan).

MARIA APARECIDA MARCHESAN RODRIGUES
Professora titular do Departamento de Patologia da Faculdade de Medicina da Universidade Estadual Paulista (Unesp), Botucatu (SP).

MÁRIO R. MONTENEGRO (*IN MEMORIAM*)
Professor emérito do Departamento de Patologia da Faculdade de Medicina da Universidade Estadual Paulista (Unesp).

NATHANAEL PINHEIRO
Médico patologista da Imagepat Laboratório de Anatomia Patológica. Professor Auxiliar da Faculdade de Medicina da Universidade Federal da Bahia (UFBa). Residência médica em Patologia da Escola de Medicina da Universidade Federal de São Paulo (Unifesp/EPM). Mestre em Patologia pela UFBa/Fiocruz.

RUMIO TAGA
Professor titular de Histologia e Embriologia do Departamento de Ciências Biológicas da Faculdade de Odontologia de Bauru da Universidade de São Paulo (USP).

SILVIA VANESSA LOURENÇO
Professora de Patologia da Faculdade de Odontologia da Universidade de São Paulo (USP).

VENANCIO AVANCINI FERREIRA ALVES
Professor titular e chefe do Departamento de Patologia da Faculdade de Medicina da Universidade de São Paulo (USP). Sócio-diretor técnico do ClCAP – Anatomia Patológica do Hospital Alemão Oswaldo Cruz.

VICIANY ERIQUE FABRIS
Professor-assistente doutor do Departamento de Patologia da Faculdade de Medicina da Universidade Estadual Paulista (Unesp), Botucatu (SP).

ZILTON A. ANDRADE
Professor emérito do Departamento de Patologia da Faculdade de Medicina da Universidade Federal da Bahia (UFBA).

Prefácio da 6ª Edição

Patologia – Processos Gerais foi editado pela primeira vez, em 1979, com o apoio da W.K. Kellogg Foundation, como parte de um projeto de colaboração entre os Departamentos de Patologia das Faculdades de Medicina da Universidade Federal da Bahia – UFBa (Prof. Zilton A. Andrade), da Universidade Federal Fluminense – UFF (Prof. Manoel Barretto Netto), da Faculdade de Medicina da Universidade de São Paulo – FMUSP (Prof. Thales de Brito) e da Universidade Estadual Paulista de Botucatu – Unesp (Prof. Mário R. Montenegro).

O projeto era amplo e, além do livro-texto, constava de vários outros instrumentos educacionais, como coleções de lâminas histológicas e de diapositivos, e de bolsas para treinamento de docentes nos quatro centros envolvidos.

Desde então, quatro novas edições foram produzidas, a última em 2010. O falecimento do Prof. Barretto Netto e do Prof. Montenegro levou-nos a convidar outros editores, também de renome na área de ensino da Patologia. A partir da 5ª edição, a Universidade Federal de São Paulo (Unifesp) passou também a fazer parte desse empreendimento por intermédio do Prof. Marcello Franco.

O enorme crescimento do conhecimento na área e o interesse dos alunos estimularam-nos a preparar esta 6ª edição. Nela, foram acrescentadas novas informações, por renomados especialistas nas respectivas áreas, porém mantendo as características essenciais do livro: clareza, acessibilidade e baixo preço.

O livro tem ênfase nos conceitos básicos da Patologia Geral, incluindo as alterações celulares regressivas e irreversíveis (morte celular e apoptose), necrose, alterações circulatórias (infarto, trombose, embolia), inflamação aguda e crônica específica – granulomas – e inespecífica, fundamentos da imunopatologia e alterações do crescimento (atrofia, hiperplasia, hipertrofia, neoplasias). Precedendo a descrição de cada uma dessas alterações pilares do curso, há capítulos sobre a fisiologia básica do assunto, o que possibilita a integração entre o normal, o mecanismo de homeostase e o entendimento da fisiopatogenia dos processos.

Esperamos que o livro possa auxiliar os alunos dos diferentes cursos em que é ministrada a matéria de Patologia Geral (Medicina, Biomedicina, Veterinária, Enfermagem, Fonoaudiologia, entre outros) a entenderem as alterações patológicas básicas que permitem os organismos a se defender das agressões e sobreviver. A Patologia Geral é uma área fascinante da biologia e fornece os alicerces para entendermos as doenças e como combatê-las ou preveni-las. Por fim, deve ser ressaltado que o conhecimento da Patologia Geral é igualmente essencial para a formação do Patologista.

MARCELLO FRANCO
THALES DE BRITO
CARLOS E. BACCHI
PAULO CARDOSO DE ALMEIDA
Editores

Prefácio da 5ª Edição

Patologia – Processos Gerais foi editado pela primeira vez em 1979 com o apoio da W.K. Kellogg Foundation, como parte de um projeto de colaboração entre os Departamentos de Patologia das Faculdades de Medicina da Universidade Federal da Bahia – UFBa (Prof. Zilton A. Andrade), da Universidade Federal Fluminense – UFF (Prof. Manoel Barretto Netto), da Faculdade de Medicina da Universidade de São Paulo – FMUSP (Prof. Thales de Brito) e da Universidade Estadual Paulista de Botucatu – Unesp (Prof. Mário R. Montenegro).

O projeto era amplo e, além do livro-texto, constava de vários outros instrumentos educacionais, como coleções de lâminas histológicas e coleções de diapositivos, e oferecia bolsas para treinamento de docentes nos quatro centros envolvidos.

Desde então, três novas edições foram produzidas, a última em 1999. O falecimento do Prof. Barretto Netto e do Prof. Montenegro levou-nos a convidar outros editores, também de renome na área de ensino da Patologia. Na presente edição, a Universidade Federal de São Paulo (Unifesp) passa também a fazer parte desse empreendimento por intermédio do Prof. Marcello Franco.

O enorme crescimento do conhecimento na área e o interesse dos alunos estimularam-nos a preparar esta 5ª edição. Nela, foram acrescentadas novas informações, por renomados especialistas nas respectivas áreas, porém mantendo as características essenciais do livro: clareza, acessibilidade e baixo preço.

O livro tem ênfase nos conceitos básicos da Patologia Geral, incluindo as alterações celulares regressivas e irreversíveis (morte celular e apoptose), necrose, alterações circulatórias (infartos, trombose, embolia), inflamação aguda e crônica, específica – granulomas – e inespecífica, fundamentos da imunopatologia e alterações do crescimento (atrofia, hiperplasia, hipertrofia, neoplasias). Precedendo a descrição de cada uma dessas alterações pilares do curso, há capítulos sobre a fisiologia básica do assunto, o que possibilita a integração entre o normal, o mecanismo de homeostase e o entendimento da fisiopatogenia dos processos.

Esperamos que o livro possa auxiliar os alunos dos diferentes cursos em que é ministrada a disciplina de Patologia Geral (Medicina, Biomedicina, Veterinária, Enfermagem, Fonoaudiologia, entre outros) a entenderem as alterações patológicas básicas que permitem os organismos a se defender das agressões e sobreviver. A Patologia Geral é uma área fascinante da biologia e fornece os alicerces para entendermos as doenças e como combatê-las ou preveni-las. Por fim, deve ser ressaltado que o conhecimento da Patologia Geral é igualmente essencial para a formação do patologista.

MARCELLO FRANCO
THALES DE BRITO
CARLOS E. BACCHI
PAULO CARDOSO DE ALMEIDA
Editores

Prefácio da 4ª Edição

Patologia – Processos Gerais foi pela primeira vez editado em 1979, com apoio da W.K. Kellogg Foundation, como parte de um projeto de colaboração entre os Departamentos de Patologia das Faculdades de Medicina da UFBa (Prof. Zilton Andrade), da UFF (Prof. Manoel Barretto Netto), da USP (Prof. Thales de Brito) e da Unesp (Prof. Mário R. Montenegro). O Projeto era amplo e, além do livro-texto, constava de vários outros instrumentos educacionais, como coleções de lâminas histológicas e coleções de diapositivos, além de oferecer bolsas para treinamento de docentes nos quatro centros envolvidos.

Desde então, duas novas edições foram produzidas, a última em 1992. O enorme crescimento do conhecimento na área e o interesse dos alunos nos estimularam a preparar esta 4ª edição.

Nela, acrescentamos novas informações, porém mantivemos as características essenciais do livro: clareza, acessibilidade e baixo preço.

MÁRIO R. MONTENEGRO
MARCELLO FRANCO
Editores

Prefácio da 3ª Edição

Em 1979, com o apoio da W.K. Kellogg Foundation, os professores de Patologia Zilton Andrade, da UFBa, Manoel Barretto Netto, da UFF, Thales de Brito, da USP, e Mário R. Montenegro, da Unesp, produziram a primeira edição de *Patologia – Processos Gerais*. O livro fazia parte de um conjunto de instrumentos educacionais (diapositivos e coleções de lâminas) de um "Programa Inter-Universitário de Ensino da Patologia" (PIEP), cujo objetivo era o aprimoramento do ensino de Patologia Geral no país.

A 1ª edição, publicada pela Editora da UFF, foi bem-sucedida e rapidamente se esgotou, o que levou os autores a produzir a 2ª edição, também pela Editora da UFF, em 1984.

O sucesso das duas primeiras edições nos estimulou a escrever a 3ª edição. Dada a enorme evolução dos conhecimentos nos últimos anos, foi necessária uma importante revisão, assim como a introdução de capítulos novos, exigindo novos colaboradores.

A proposta inicial de fazer um livro claro, acessível e barato, no entanto, foi mantida e esperamos que esta 3ª edição continue a atender aos estudantes de Patologia Geral do país.

MÁRIO R. MONTENEGRO
MARCELLO FRANCO
Editores

Prefácio da 2ª Edição

A rapidez com que se esgotou a 1ª edição deste livro veio confirmar a avaliação dos autores quanto às deficiências dos meios de ensino da Patologia Geral no Brasil e a necessidade de se colocar à disposição do aluno um livro acessível e simples, suficiente para o acompanhamento das suas aulas.

No início, este livro foi concebido como parte integrante de um conjunto didático, do qual constavam lâminas e diapositivos vinculados a cada capítulo. Todavia, a aceitação do livro como instrumento autônomo de aprendizagem nos animou ao lançamento de uma nova edição, em cuja revisão foram levadas em consideração as críticas elaboradas pelos professores que participaram diretamente da sua aplicação.

Todos os capítulos foram revistos e atualizados, e por vezes ampliados ou mesmo substituídos, prevalecendo sempre a preocupação de nos atermos à conceituação dos processos patológicos básicos, de maneira didática e compreensiva.

MANOEL BARRETTO NETTO
Coordenador do projeto

Prefácio da 1ª Edição

O estudo da *Patologia Geral* se constitui em fonte inesgotável de conhecimentos básicos indispensáveis ao bom entendimento da Anatomia Patológica e da própria Medicina.

Todavia, o ensino da Patologia Geral no Brasil foi quase relegado a um plano secundário e confiado a professores algumas vezes sem formação básica de patologista.

Nos últimos dez anos, o problema do ensino da Patologia Geral tornou-se mais grave, a partir do momento em que ela foi adotada como disciplina obrigatória de todos os currículos plenos das profissões da área da saúde pelo Conselho Federal de Educação, sob a designação de "Processos Patológicos Gerais".

Tal decisão, a par do reconhecimento da importância do ensino da Patologia Geral, condicionou um agravamento brusco da situação anterior, visto que o número de alunos aumentou de maneira fantástica, sem que tivessem sido preparados professores para o seu adequado atendimento.

Preocupado com essa situação, um grupo de professores de Patologia elaborou um projeto intitulado "Desenvolvimento do Ensino da Patologia no Brasil", o qual, graças à compreensão e ao interesse do Dr. Mario Chaves, Diretor da "Kellogg Foundation" para a América Latina, recebeu desta Fundação o apoio financeiro para sua execução.

Conhecendo as dificuldades materiais e de recursos humanos da maioria das nossas universidades e faculdades isoladas, admitiu-se, de pronto, que a elaboração isolada de mais um texto de Patologia não contribuiria suficientemente para a solução do problema. O projeto teria que ser mais complexo, envolvendo a preparação de material didático composto de coleção de lâminas e dispositivos e de um livro de texto, como centro de sistema.

Todavia, a formação do professor foi sempre a preocupação dominante. Por essa razão, os quatro departamentos de Patologia envolvidos no projeto fizeram um esforço no sentido de uniformização e modernização de seus métodos de ensino, de modo a se constituírem em centros de treinamento daqueles professores que, espontaneamente, decidissem se integrar ou se familiarizar com o sistema.

Este livro, que se pretende ser simples e acessível ao aluno de todos os cursos da área de Ciências da Saúde, é parte de um conjunto didático fora do qual dificilmente trará a contribuição idealizada por seus autores ao ensino da Patologia no Brasil.

MANOEL BARRETTO NETTO
Coordenador do projeto

Sumário

Capítulo 1   A Célula Normal 01
- Rumio Taga

Capítulo 2   Integração da Fisiologia e Patologia Celulares 31
- Fausto Edmundo Lima Pereira

Capítulo 3   Fundamentos sobre Morte Celular 49
- Antonio Sesso

Capítulo 4   Lesões Celulares Reversíveis (Degenerações)
e Irreversíveis (Morte Celular e Necroses) – Calcificações 75
- Viciany Erique Fabris • Marcello Franco

Capítulo 5   Pigmentos e Pigmentação Patológica 121
- Silvia Vanessa Lourenço • Thales de Brito

Capítulo 6   Perturbações Circulatórias 131
- Paulo Cardoso de Almeida • Manoel Barretto Netto (in memoriam)
- Mário R. Montenegro (in memoriam)

Capítulo 7   Inflamações – Conceitos Gerais e Inflamação Aguda 141
- Denise Fecchio • Marcello Franco
- Nathanael Pinheiro • Mário R. Montenegro (in memoriam)

Capítulo 8   Inflamação Crônica 159
- Marcello Franco • Mário R. Montenegro (in memoriam)

Capítulo 9   Tecido Conjuntivo – Reparo, Regeneração e Cicatrização 165
- Zilton A. Andrade • Jean-Alexis Grimaud

Capítulo 10   Granulomas 181
- Thales de Brito • Silvia Vanessa Lourenço

Capítulo 11   Conceitos Gerais sobre a Resposta Imune 189
- Luiz Vicente Rizzo • Jorge Kalil

Capítulo 12   Imunopatologia 209
- Marcello Franco • Carlos Pelleschi Taborda

Capítulo 13   Genética e Patologia 233
- Danilo Moretti-Ferreira • Marcelo Razera Baruffi

Capítulo 14   Transtornos do Crescimento e da Diferenciação Celular 257
- Lívia Moscardi Bacchi • Deilson Elgui de Oliveira
- Carlos E. Bacchi

Capítulo 15 Câncer: Neoplasias e Carcinogênese 269
- *Deilson Elgui de Oliveira*
- *Maria Aparecida Marchesan Rodrigues*
- *Adhemar Longatto Filho*
- *Venancio Avancini Ferreira Alves*

Capítulo 16 Doenças Nutricionais 299
- *Maria Aparecida Marchesan Rodrigues*

Capítulo 17 Autópsias, Biópsias, Citopatologia e Outros Métodos
de Investigação em Patologia: O Que São e Como São Utilizados 317
- *Carlos E. Bacchi*
- *Lisandro Ferreira Lopes*

Capítulo 18 Autópsia e Patologia 325
- *Luiz Fernando Ferraz da Silva*

CAPÍTULO 1

A Célula Normal

Rumio Taga

As células são as unidades morfofuncionais básicas de um organismo complexo, como o humano. O corpo humano é constituído por mais de duas centenas de tipos diferentes de células (Figura 1.1), que se diferenciam e se especializam durante o desenvolvimento e se agrupam de acordo com uma função comum nos tecidos – epitelial, conjuntivo, nervoso e muscular.

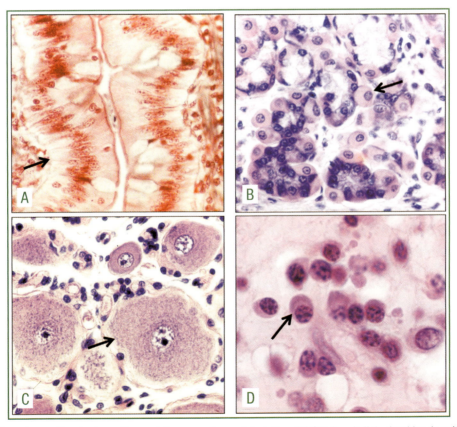

Figura 1.1 Fotomicrografias de alguns tipos celulares no microscópio óptico. (A) Célula epitelial prismática do epitélio de revestimento do intestino delgado. (B) Célula parietal da glândula fúndica do estômago. (C) Neurônio sensitivo do gânglio espinal. (D) Plasmócito do tecido conjuntivo.

Apesar da diversidade estrutural e funcional das células constituintes do organismo humano, todas exibem características comuns (Figura 1.2). Assim, cada célula está envolta por uma membrana plasmática ou plasmalema, de natureza lipoproteica, e contém um sistema de membranas intracelulares que a divide em compartimentos estrutural e funcionalmente diversos, facilitando e aumentando a eficiência das diferentes atividades intracelulares. Os dois maiores compartimentos de todas as células são o citoplasma e o núcleo, separados por uma estrutura constituída de duas membranas designadas envelope nuclear. Os cromossomos, que contêm o material genético de cada célula, mais os ingredientes necessários para o controle da sua expressão, encontram-se no núcleo. Os compartimentos delimitados por membrana no citoplasma, direcionados cada um a uma atividade específica, são chamados de organelas. Estas compreendem: as mitocôndrias, que produzem a energia necessária às atividades celulares a partir da oxidação de glicose e ácidos graxos; os peroxissomos, que inativam substâncias por reações oxidativas; os lisossomos, relacionados à digestão intracitoplasmática de corpos ou substâncias estranhas e de organelas ou estruturas celulares envelhecidas; o retículo endoplasmático, local de síntese, segregação e processamento de proteínas de secreção, lisossômicas e de membranas e também de fosfolipídios, e de glicosilação inicial de glicoproteínas; e o aparelho de Golgi, responsável pela adição de oligossacarídeos às proteínas de exportação, da membrana plasmática e dos lisossomos, e pela triagem e endereçamento correto dessas proteínas. Todas essas estruturas estão sustentadas por um citoesqueleto, constituído de três polímeros proteicos designados filamentos finos, filamentos intermediários e microtúbulos. No citosol, existe uma população de ribossomos não ligados à membrana do retículo endoplasmático, designados como ribossomos livres, que estão relacionados à síntese das proteínas solúveis do citoplasma, do núcleo, das mitocôndrias, dos peroxissomos e do citoesqueleto. Além dessas estruturas, algumas células podem conter inclusões, representadas por acúmulos de material de secreção, nutrientes ou pigmentos. Finalmente, todas as células contêm no citoplasma e no núcleo estruturas cilíndricas designadas proteossomos, responsáveis pela proteólise de proteínas anormais ou mal enoveladas e pelo controle da meia-vida de proteínas-chave de várias vias intracelulares como as do ciclo celular.

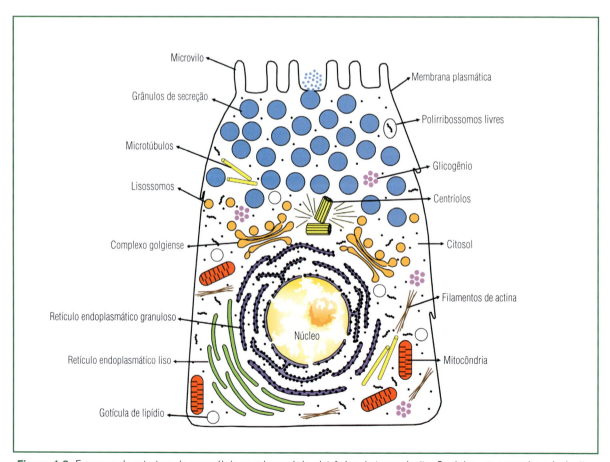

Figura 1.2 Esquema da estrutura de uma célula ao microscópio eletrônico de transmissão. O núcleo, as organelas e inclusões citoplasmáticas e os elementos do citoesqueleto estão representados.

MEMBRANA PLASMÁTICA

A membrana plasmática ou plasmalema constitui-se no limite estrutural externo de todas as células, isolando o seu ambiente químico interno do meio que o cerca.

O plasmalema só pode ser visualizado ao microscópio eletrônico de transmissão (MET). Em eletromicrografias, a membrana exibe uma estrutura trilaminar – duas lâminas escuras periféricas e uma clara central – com cerca de 7,5 nm de espessura, com cada lâmina medindo cerca de 2,5 nm (Figura 1.3).

Como essa estrutura é também comum a diferentes membranas intracelulares (Figura 1.3), com pequenas variações na espessura das lâminas, ela é designada unidade de membrana.

Estrutura molecular da membrana

A membrana plasmática e todas as demais membranas celulares apresentam a mesma estrutura molecular geral. Elas são constituídas por uma bicamada lipídica formando um mosaico fluido e viscoso, onde estão inseridas micelas de moléculas proteicas (Figura 1.4).

As moléculas de lipídios são fosfolipídios, ou seja, são constituídas por uma cabeça polar que exibe radical fosfato e duas cadeias longas não polares de ácidos graxos (Figura 1.5). A molécula de fosfolipídio é uma molécula anfipática, ou seja, exibe uma porção hidrofílica, a cabeça polar, e uma porção hidrofóbica, as caudas apolares.

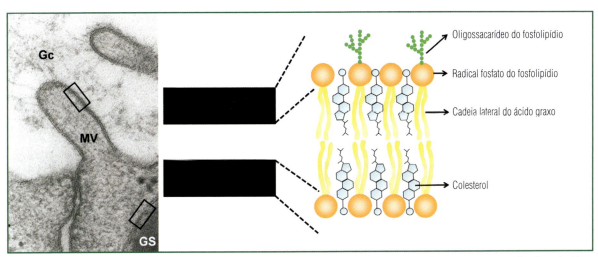

Figura 1.3 Eletromicrografia de região apical de uma célula acinosa pancreática (à esquerda). Veja a estrutura trilaminar (unidade de membrana) da membrana plasmática no microvilo (MV) e da membrana do grânulo de secreção (GS) e o glicocálice (Gc) recobrindo a superfície externa do microvilo. Aumento de 130.000 x. (Foto de R. Taga e A. Sesso.) À direita, está representado esquematicamente o significado da unidade de membrana em relação à sua estrutura molecular.

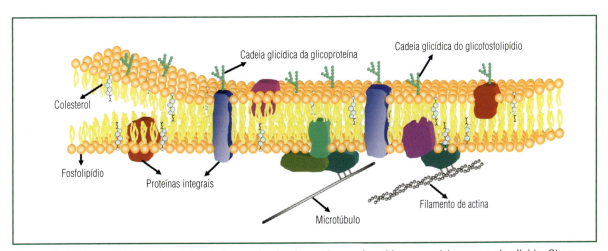

Figura 1.4 Esquema tridimensional da estrutura molecular da membrana plasmática no modelo em mosaico fluido. Observe a bicamada de fosfolipídios exibindo, ainda, moléculas de colesterol e de glicolipídios, as proteínas integrais (algumas transmembrana) e as proteínas periféricas e sua relação com os elementos do citoesqueleto. Os oligossacarídeos das glicoproteínas e glicolipídios expostos na superfície extracelular da membrana fazem parte do glicocálice.

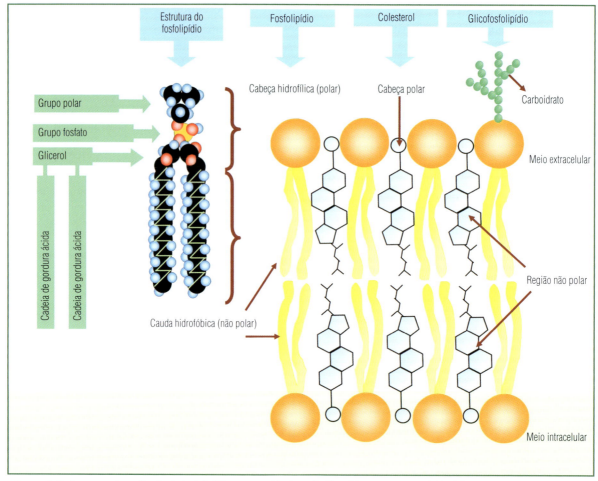

Figura 1.5 Esquema da molécula de fosfolipídio, uma molécula anfipática. Observe a porção hidrofílica – a cabeça polar exibindo radical fosfato – e a porção hidrofóbica – as caudas apolares de ácidos graxos. Veja também o esquema da molécula de colesterol.

Na membrana, os fosfolipídios estão organizados com as caudas apolares voltadas para o centro, associadas entre si por fortes interações hidrofóbicas, ao passo que as cabeças polares se encontram voltadas para os meios aquosos, extra e intracelulares.

Os fosfolipídios da membrana pertencem a dois grupos: os fosfoglicídios – fosfatidilcolina, fosfatidiletanolamina, fosfatidilserina e fosfatidiltreonina – e os esfingolipídios, como a esfingomielina, em que o glicerol é substituído por um aminoálcool de cadeia longa, a esfingosina. Outras moléculas anfipáticas presentes na membrana são o colesterol e os glicoesfingolipídios.

O colesterol é uma molécula que diminui a fluidez e a permeabilidade da membrana e aumenta a sua estabilidade mecânica. Os glicoesfingolipídios são lipídios com açúcares ligados às suas cabeças polares. Na membrana plasmática, esses açúcares ficam voltados para a superfície extracelular, fazendo parte de muitos receptores de sinais na superfície celular.

A distribuição dessas moléculas na bicamada é assimétrica. Assim, a fosfatidilcolina e a esfingomielina localizam-se quase exclusivamente no folheto extracelular, enquanto a fosfatidilserina e a fosfatidiletanolamina são encontradas predominantemente no folheto intracitoplasmático. Na membrana, essas moléculas movem-se constantemente, com movimentos de difusão lateral, rotação e flexão na extremidade das cadeias de ácidos graxos e pulando de uma camada para a outra.

Embora a estrutura básica das diversas membranas seja dada pela bicamada lipídica, as suas características metabólicas particulares são conferidas pelo contingente de proteínas presentes em cada membrana.

Dois grupos principais de moléculas proteicas estão presentes na membrana: as proteínas integrais ou intrínsecas e as proteínas periféricas ou extrínsecas (Figura 1.4).

As proteínas periféricas não penetram no interior hidrofóbico da membrana. Elas ficam associadas à sua superfície interna ou externa por interações eletrostáticas fracas com as cabeças polares dos fosfolipídios ou com as porções hidrofílicas das proteínas integrais expostas na superfície da membrana, e mesmo de ligações com a cauda curta oligossacarídea da fosfatidilinositol. Funcionalmente, essas proteínas estão associadas ao sistema de transdução de sinais via segundo mensageiro ou ao citoesqueleto.

As proteínas integrais, ao contrário das periféricas, possuem porções apolares no interior da bicamada lipídica ligadas às cadeias de ácidos graxos dos fosfolipídios por fortes interações hidrofóbicas e porções polares expostas na superfície extra e/ou intracelular da membrana plasmática. Muitas dessas proteínas são proteínas transmembrana, ou seja, atravessam a bicamada lipídica uma ou múltiplas vezes. Funcionalmente, exercem várias atividades, como enzimáticas, transportadoras, receptoras e transdutoras de sinais, e de reconhecimento e adesão celular.

A assimetria na composição das duas faces da membrana plasmática também se dá por causa das proteínas. Desse modo, as moléculas de glicoproteínas e glicolipídios têm os seus oligossacarídeos sempre voltados e expostos ao meio extracelular, enquanto as proteínas periféricas estão, em sua maioria, localizadas junto à face intracelular da membrana. As proteínas integrais também se movimentam lateralmente no ambiente fluido da membrana em um único plano.

As proteínas integrais das membranas podem ser observadas ao MET, em preparações, pela técnica da criofratura (Figura 1.6). Nas eletromicrografias, as partículas observadas em maior quantidade na FP representam as proteínas integrais da membrana plasmática (Figura 1.6).

Cobertura celular ou glicocálice

Todas as células exibem na superfície extracelular da membrana plasmática uma cobertura rica em carboidratos, designada cobertura celular ou glicocálice (Figura 1.3), a qual nada mais é do que as cadeias de oligossacarídeos das glicoproteínas e glicolipídios da membrana, expostas na sua superfície externa (Figura 1.4), complementadas em maior ou menor quantidade por proteoglicanas e glicoproteínas secretadas e adsorvidas na sua estrutura. Sua composição e espessura variam entre tipos celulares e, em uma mesma célula, entre domínios do plasmalema. Suas funções incluem: proteção da célula contra injúrias químicas e físicas; reconhecimento célula-célula no tecido; adesão de células sanguíneas; determinação dos grupos sanguíneos; e reconhecimento imunológico das células próprias e estranhas do/ao organismo.

Papel de proteínas integrais na permeabilidade da membrana plasmática

Moléculas de gases como o oxigênio, dióxido de carbono e óxido nítrico atravessam facilmente a membrana plasmática por difusão passiva (Figura 1.7), a favor de gradiente de concentração, sem o envolvimento das proteínas transmembrana. Moléculas de natureza lipídica como os hormônios esteroides também atravessam facilmente a bicamada lipídica do plasmalema.

No entanto, a maioria das substâncias necessárias à sobrevida das células não consegue atravessar a barreira representada pela bicamada lipídica da membrana sem o auxílio de suas proteínas integrais. Assim, várias proteínas transmembrana funcionam como proteínas transportadoras específicas – carreadoras, canais e bombas –, controlando a passagem de moléculas pela membrana e mantendo um ambiente químico propício para os vários processos fisiológicos intracelulares.

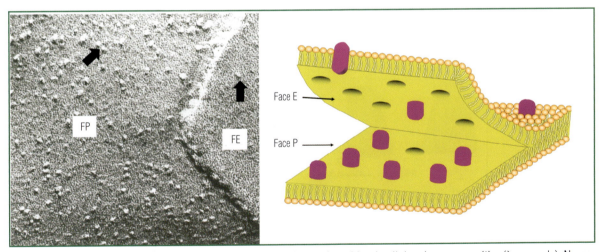

Figura 1.6 Eletromicrografia de réplica de criofratura de membrana plasmática de célula acinosa pancreática (à esquerda). Nessa técnica, as células são congeladas a uma temperatura muito baixa em ambiente de alto vácuo e submetidas a uma fratura. A membrana pode ser aberta ao meio, como indicado no esquema à direita, expondo o interior da membrana nas duas metades. A superfície interna da metade voltada para o meio extracelular é chamada de face E (FE) e a da metade voltada para o protoplasma é designada face P (FP). A seguir, a superfície fraturada é recoberta com platina pulverizada no alto vácuo, e a réplica obtida, fotografada no MET. As partículas (setas) observadas nas faces P e E da réplica são as proteínas integrais da membrana. Aumento de 204.000 x. (Foto de R. Taga e A. Sesso.)

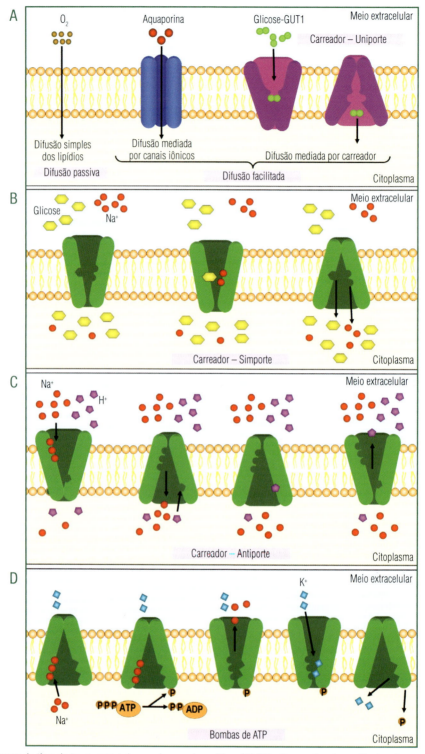

Figura 1.7 Esquema de tipo de transporte pela membrana plasmática. (A) Difusão passiva de moléculas de gases, O_2 e CO_2, pela bicamada lipídica. (B) Transporte por proteínas canais, como as aquaporinas ou canais de água. (C) Transporte por proteínas carreadoras: (1) uniporte, uma simples molécula é transportada em uma única direção, como a glicose do plasma para o interior da célula, a favor de um gradiente, pelo carreador GLUT 1; (2) simporte, dois solutos são carreados na mesma direção, como o carreador SGLT1 no plasmalema apical da célula absortiva intestinal, que usa o gradiente de Na^+ criado por uma bomba Na^+ ATPase para cotransportar glicose para dentro da célula, contra gradiente de concentração; e (3) antiporte, dois solutos são transportados em sentidos contrários, como o carreador NHF-1 das células dos túbulos renais, que usa o gradiente de Na^+ no cotransporte de H^+ em sentido oposto para controle do balanço acidobásico. (D) Transporte por proteínas bomba ou transporte ativo com gasto de energia, como a bomba Na^+K^+-ATPase, que bombeia a cada ciclo $3Na^+$ para fora da célula e $2K^+$ em sentido contrário, contra gradiente de concentração.

As proteínas carreadoras são proteínas integrais da membrana de passagem múltipla – atravessam a membrana várias vezes – que permitem o movimento de moléculas de açúcares, aminoácidos, nucleosídeos e íons específicos a favor de um gradiente eletroquímico e, em certos casos, contra esse gradiente (Figura 1.7). A proteína carreadora possui um (ou dois) sítio(s) de ligação para o(s) soluto(s). Quando o(s) soluto(s) ocupa(m) o(s) seu(s) sítio(s) de ligação, a proteína sofre mudança conformacional, liberando o(s) soluto(s) do outro lado da membrana e voltando ao estágio conformacional inicial. No caso de uma simples molécula mover-se em uma única direção, o transporte é chamado de uniporte. Quando dois solutos são carreados na mesma direção, é designado simporte. No caso de dois solutos se moverem em sentidos contrários, o transporte é denominado antiporte. Nesses dois últimos casos, um dos solutos move-se contra o gradiente de concentração usando o gradiente do outro soluto criado por uma bomba na membrana.

As proteínas canais (Figura 1.7) são proteínas transmembrana de múltipla passagem que formam poros hidrofílicos, por onde passa grande quantidade de íons e outras moléculas pequenas. Alguns canais são constitutivamente abertos como os canais de K^+ de vazamento e os canais de água, as aquaporinas, mas a maioria deles tem a sua abertura controlada por diferentes mecanismos. Assim, entre eles, podemos citar: (1) canais controlados por voltagem – abrem-se por um potencial de ação na membrana excitável do neurônio ou da célula muscular; (2) canais controlados por ligante – abrem-se sob a ação de uma molécula sinalizadora ou ligante; (3) canais mecanicamente controlados – abrem-se pelo estiramento da membrana plasmática. O processo de transporte de substância através da membrana por proteínas carreadoras e proteínas canais a favor do gradiente e sem gasto de energia é designado difusão facilitada.

As proteínas bomba (Figura 1.7) são proteínas integrais com atividade enzimática para degradar o ATP e utilizar a energia liberada para transportar íons e outros solutos pequenos contra um gradiente de concentração, ou seja, um transporte ativo com gasto de energia.

Papel das proteínas integrais da membrana na sinalização celular

A integração do funcionamento das diferentes células do organismo humano ocorre pela troca de sinais químicos entre elas.

A recepção desses sinais ou mensagens químicas pelas células-alvo se dá por intermédio de cerca de 20 famílias diferentes de proteínas receptoras, os receptores, capazes de transduzir a mensagem da molécula sinalizadora ou ligante em uma atividade celular. Alguns poucos receptores, como os dos hormônios esteroides e os do óxido nítrico, moléculas que atravessam facilmente a membrana, estão localizados intracelularmente; mas a maioria dos receptores é constituída de glicoproteínas integrais da membrana, com os seus sítios ativos – específicos para cada ligante – expostos na superfície extracelular.

Três tipos principais de sinalização estão presentes no organismo humano (Figura 1.8): (1) sinalização endócrina – a molécula sinalizadora é um hormônio secretado por uma glândula endócrina que age na célula-alvo a distância via circulação sanguínea; (2) sinalização parácrina – a molécula sinalizadora é produzida e liberada pela célula, atuando localmente a curta distância na célula vizinha; e (3) sinalização autócrina – a molécula sinalizadora é sintetizada e liberada pela célula, atuando em receptores presentes em sua própria membrana.

Os receptores da membrana plasmática para esses ligantes são de dois tipos: (1) receptores ligados à proteína G, em que o receptor é uma proteína transmembrana de passagem múltipla que interage na face citosólica com uma proteína periférica GTPase, a proteína G, constituída das subunidades α, β e γ – esses receptores atuam principalmente por meio do sistema adenilato-ciclase-AMPc-proteinocinase como via de sinalização intracelular, em que o AMPc (AMPcíclico) é o mensageiro intracelular ou segundo mensageiro, responsável pela estimulação e amplificação da resposta celular, e a proteinocinase A, a mediadora da atividade do AMPc (Figura 1.9); e (2) receptores ligados à enzima, em que a enzima é a própria proteína receptora transmembrana. Dentro desse grupo, o mais comum é o receptor tirosinocinase, em que o receptor é uma tirosinocinase que, quando ativada por um ligante, atua fosforilando substratos proteicos nos resíduos tirosina, ativando a via de sinalização Ras-MAP-cinase, em que a Ras é uma GTPase periférica do plasmalema e a MAP-cinase, uma proteinocinase associada a mitógeno (Figura 1.10).

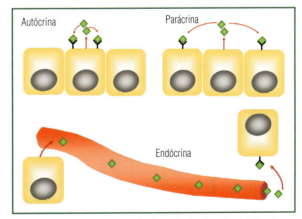

Figura 1.8 Esquema dos três tipos de sinalização. (1) Sinalização endócrina – o ligante é um hormônio que chega à célula-alvo pela circulação sanguínea. (2) Sinalização parácrina – o ligante é, por exemplo, um fator de crescimento, liberado pela célula, que atua localmente na célula vizinha. (3) Sinalização autócrina – a própria célula libera e sofre ação do ligante, por exemplo, de um fator de crescimento. Os dois últimos tipos são muito importantes no controle da diferenciação e proliferação celular e morfogênese durante o desenvolvimento, a reparação tecidual, a inflamação, a resposta imunológica e a remodelação óssea.

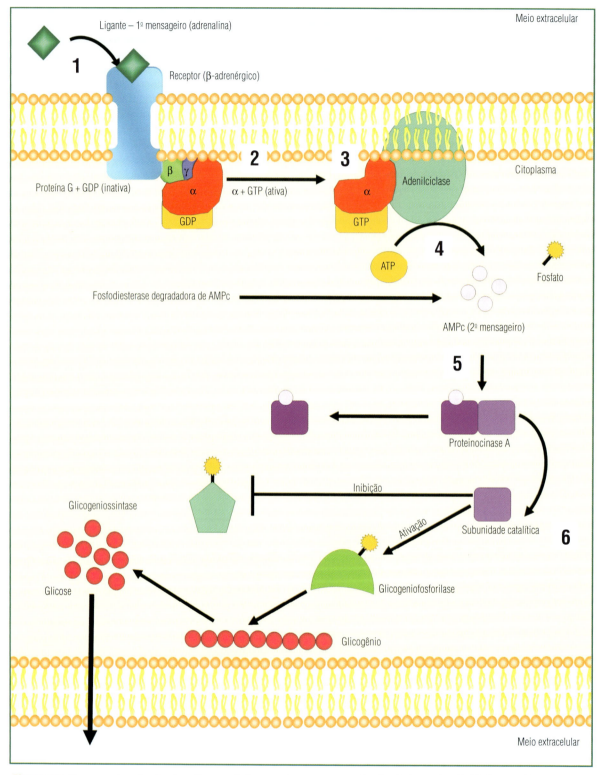

Figura 1.9 Esquema da ação da adrenalina na célula muscular por um receptor ligado à proteína G. (1) A adrenalina liga-se ao receptor promovendo a junção do domínio intracelular deste à proteína G. (2) Essa ligação ativa a proteína G pela troca do GDP pela GTP em sua subunidade A. (3) A subunidade A carregada com GTP se dissocia da proteína G, ligando-se à adenilatociclase, que é ativada. (4) A adenilatociclase atua sobre substrato de ATP, produzindo moléculas de AMPc. (5) O AMPc atuará com o segundo mensageiro, ligando-se à proteinocinase A. (6) As duas subunidades catalíticas da proteinocinase A liberadas pela ligação promovem, ao final de uma cascata de fosforilação, a ativação da glicogeniofosforilase, que degrada o glicogênio liberando glicose, e a inibição da glicogeniossintase, envolvida na síntese do glicogênio.

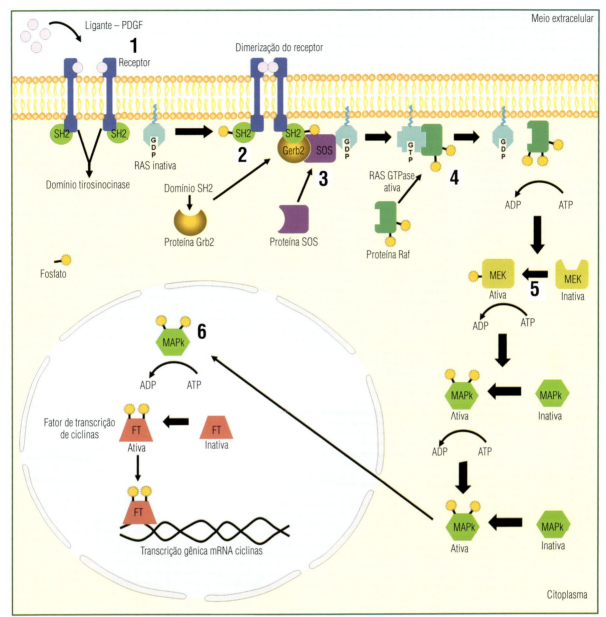

Figura 1.10 Esquema da ação do fator de crescimento derivado de plaqueta (PDGF) por receptor tirosinocinase, estimulando a proliferação vascular durante o reparo tecidual. (1) Moléculas de PDGF se ligam a dois receptores no plasmalema. (2) As moléculas receptoras ativadas se aproximam e cada uma fosforila o radical tirosina da outra. (3) A proteína citosólica adaptadora Grb2 com domínio SH2 (para as tirosinas fosforiladas dos receptores dimerizados) se prende aos receptores recrutando a proteína SOS. (4) O conjunto proteico ativa uma GTPase periférica da membrana, a Ras, pela troca do seu GDP pelo GTP. (5) A Ras ativa a proteína citosólica Raf, que, por sua vez, ativa uma cascata de fosforilação de proteinocinases associadas a mitógeno (MAPks). (6) A última MAP-cinase fosforilada penetra no núcleo e fosforila fatores de transcrição que estimulam a transcrição de ciclinas, proteínas que controlam a proliferação celular.

Papel das proteínas integrais da membrana na adesão celular e junções celulares

A adesão célula-célula e célula-matriz extracelular é feita por meio de proteínas integrais ou periféricas da membrana, classificadas em: (1) moléculas Ca^{++} dependentes – as caderinas e selectinas – e (2) moléculas Ca^{++} independentes – as CAM (moléculas de adesão celular) e as integrinas.

As caderinas são uma família de proteínas de adesão Ca^{++} dependentes presentes nos epitélios e no músculo cardíaco, constituindo estruturas adesivas estáveis entre células, designadas junções celulares de adesão.

As selectinas são proteínas periféricas de adesão Ca^{++} dependentes, encontradas na superfície da membrana das plaquetas, das células endoteliais ativadas e dos leucócitos, que atuam no movimento e na migração dos leucócitos do sangue em direção à área de inflamação nos tecidos e na recirculação dos linfócitos T do sangue para a zona paracortical dos linfonodos.

As CAM são proteínas transmembrana pertencentes à superfamília Ig (semelhantes às moléculas de imunoglobulinas). A CAM mais conhecida é a neural, NCAM, que atua, principalmente, em interações homofílicas na diferenciação das células neurais, gliais e musculares. Outras proteínas semelhantes, as moléculas de adesão intercelular 1 e 2 (ICAM-1 e ICAM-2), estão presentes em células endoteliais e são importantes para a migração de leucócitos na inflamação.

As integrinas são proteínas transmembrana, constituídas de duas subunidades (α e β) associadas formando um heterodímero. São moléculas adesivas muito importantes, porque conectam estrutural e funcionalmente o citoesqueleto de actina no interior de células não epiteliais à matriz extracelular (Figura 1.11).

Nos epitélios, as células estão aderidas entre si por meio de estruturas altamente especializadas, designadas junções celulares – as de oclusão (zônula de oclusão), que vedam o espaço entre as células; as de aderência (zônula de aderência e desmossomo), que unem fortemente as células umas às outras; e as comunicantes (*gap junction*), que permitem a comunicação direta entre células e o hemidesmossomo, o qual une as células à matriz extracelular (Figura 1.12).

A junção de oclusão (Figura 1.12) tem a forma de uma cinta, denominada zônula de oclusão, que une a membrana de uma célula à das células vizinhas, obstruindo a passagem de substâncias pelo espaço intercelular. Na zônula de oclusão, o cinto oclusivo está constituído de conjuntos de quatro fosfoproteínas transmembrana, chamadas de ocludinas, e duas proteínas centrais, também transmembranas, as claudinas, que se ligam fortemente fusionando-se a conjuntos semelhantes nas células vizinhas. Outra proteína com estrutura semelhante à das duas anteriores, descoberta mais recentemente, é a tricelulina, que se concentra na zona de intersecção de três células. O domínio intracelular das ocludinas é reforçado pela ligação de quatro proteínas globulares periféricas designadas ZO-1, ZO-2, ZO-3 e AF-6.

A zônula de aderência (Figura 1.12), também em forma de cinta, está constituída por caderinas clássicas, tipo caderina E, semelhantes à desmocolina e à desmogleína dos desmossomos, que se ligam extracelularmente às caderinas E das células vizinhas por meio de interações homofílicas dependentes de Ca^{++}. As extremidades intracitoplasmáticas dessas caderinas, diferentemente daquelas dos desmossomos, interagem

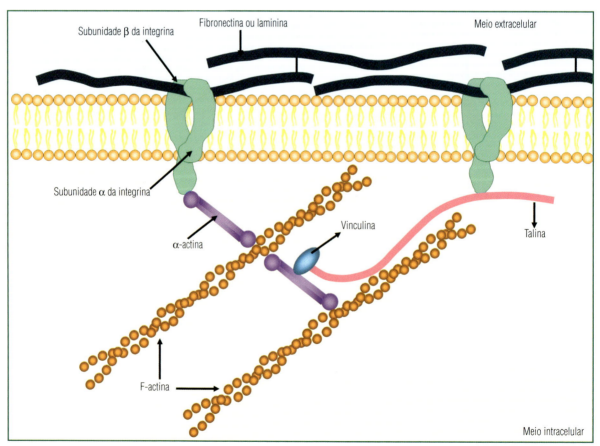

Figura 1.11 Esquema da relação célula-matriz extracelular por integrinas. O domínio extracelular das integrinas se liga à fibronectina ou laminina ou nidogena e estas, à matriz extracelular, enquanto o seu domínio intracitoplasmático (da subunidade β) se liga aos filamentos finos de actina do citoesqueleto por meio das proteínas talina, α-actinina e vinculina.

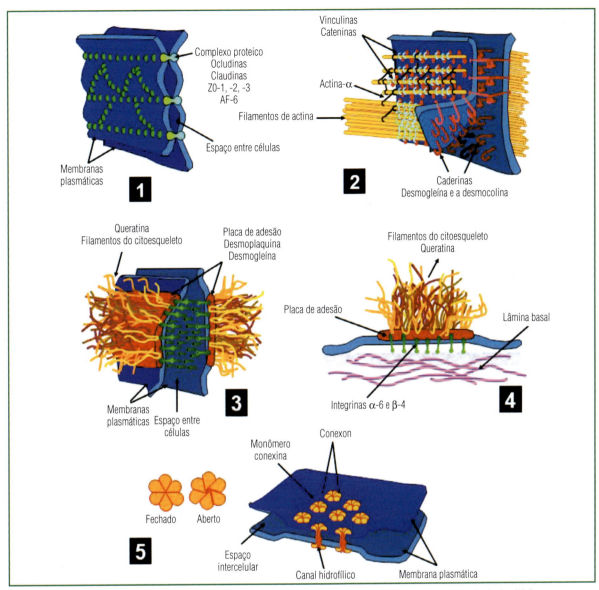

Figura 1.12 Esquema de junções celulares em células epiteliais. (1) Junção de oclusão. (2) Zônula de aderência. (3) Desmossomo. (4) Hemidesmossomo. (5) Junção comunicante ou *gap junction*.

com as proteínas adaptadoras α, β e γ-cateninas, que formam uma fina placa densa ao MET, onde se prendem microfilamentos de actina.

Os desmossomos (Figuras 1.12 e 1.13) têm a forma de máculas ou de botões. Estão constituídos pelas caderinas, desmocolina e desmogleína, associadas homofilicamente na presença de Ca^{++} às mesmas proteínas presentes na célula vizinha. Os domínios citosólicos dessas proteínas em ambas as células interagem com as proteínas adaptadoras placoglobina (com estrutura similar à β-catenina), desmoplaquina e placofilina constituindo as conspícuas placas densas características dos desmossomos, onde se inserem os filamentos intermediários do citoesqueleto por meio das proteínas desmocalmina e queratocalmina.

No domínio basal da membrana plasmática de uma célula epitelial voltada para a lâmina basal, existem junções que, nas eletromicrografias, se parecem com a metade de um desmossomo, recebendo a denominação de hemidesmossomo (Figura 1.12). Está constituído de proteínas transmembrana, as integrinas $α_6β_4$, cujos domínios extracelulares interagem com a fibronectina, a laminina e a nidogena, e os domínios intracelulares das subunidades β interagem na placa densa com filamentos intermediários de queratina, por meio das proteínas α-actinina, vinculina e talina.

As junções comunicantes ou *gap junction* (Figura 1.12) são formadas por proteínas transmembrana designadas conexinas, que se agrupam em número de seis formando um cilindro de 7 nm de diâmetro com um poro aquoso central de 1,5 a 2 nm, o conexon. Na junção, um conjunto circular de conexons de uma célula alinha-se simetricamente ao da célula vizinha, ligando entre si os conexons e formando canais diretos

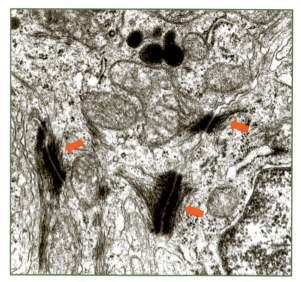

Figura 1.13 Eletromicrografia de desmossomos (setas) entre células epiteliais de ducto excretor de glândula salivar do rato. Observe os filamentos intermediários de queratina (cabeças de seta) inseridos na placa densa de cada célula. Aumento de 28.500 x. (Foto de R. Taga e A. Sesso.)

de comunicação entre as duas células, que permitem a passagem de pequenas moléculas, como o AMPc e o GMPc, e de íons, como o Ca++.

ORGANELAS RELACIONADAS COM OXIDAÇÕES BIOLÓGICAS

Mitocôndrias

Muitas das atividades celulares, como a síntese proteica, a contração celular, o transporte ativo de íons pela membrana, o movimento de estruturas intracelulares e outras, necessitam de energia para que possam ser realizadas. Na maioria das células, essa energia é produzida por reações oxidativas em uma organela chamada mitocôndria, que converte a energia contida nas ligações químicas estáveis dos alimentos em moléculas de ATP, contendo ligações de fosfatos de alta energia facilmente utilizáveis.

As mitocôndrias (Figura 1.14) são organelas relativamente grandes, medindo de 0,5 a 1 μm de diâmetro e com forma variando de ovalada à forma de bastão. Neste último caso, o comprimento pode medir até 10 mm. Seu número varia de célula para célula; no hepatócito, por exemplo, é ao redor de 2.000 mitocôndrias/célula. Ao microscópio eletrônico, cada mitocôndria está constituída de uma membrana externa lisa e de uma membrana interna exibindo dobras ou invaginações em forma de prateleiras, chamadas de cristas. O espaço entre as duas membranas é denominado espaço intermembranoso e o espaço maior central delimitado pela membrana interna, espaço da matriz mitocondrial.

A membrana mitocondrial externa é muito rica em colesterol e possui grande número de uma proteína transmembrana de passagem múltipla, a porina, que forma canais aquosos permeáveis a íons e pequenas moléculas.

A membrana mitocondrial interna é muito rica em proteínas integrais e algumas periféricas (representando mais de 75% do seu peso). São as enzimas da cadeia respiratória ou transportadora de elétrons – o complexo NADH-desidrogenase, o complexo citocromo b-c$_1$ e o complexo citocromo-oxidase –, responsáveis pelo transporte de elétrons e bombeamento de prótons (H$^+$) para o espaço intermembranoso; os complexos ATP-sintases, que sintetizam ATP a partir de ADP + Pi; e as proteínas transportadoras para várias moléculas não permeáveis como o ADP, o Pi e o ATP e para proteínas da matriz mitocondrial, que são todas produzidas em ribossomos livres no citosol. Em relação ao seu conteúdo lipídico, a membrana interna é pobre em colesterol e rica em cardiolipina, um fosfolipídio diferente, constituído de quatro cadeias de ácidos graxos, que impermeabiliza a membrana à passagem de íons e prótons. A membrana interna, na sua face matricial, mostra ao MET em grandes aumentos a presença de projeções esféricas de cerca de 10 nm de diâmetro, ligadas à superfície por pedúnculos cilíndricos de 4 nm de diâmetro e 5 nm de comprimento. São os corpúsculos elementares, que representam os domínios F$_1$ externos das ATP-sintases, ligados aos seus segmentos hidrofóbicos F$_0$ no interior da membrana.

A matriz mitocondrial é constituída por um líquido viscoso rico em proteínas que confere uma imagem elétron-densa ao MET. Apresenta ainda grânulos densos de fosfolipoproteínas que contêm cálcio, filamentos de DNA e RNA mensageiro, ribossômico e transportador. As proteínas representam enzimas para degradação do piruvato e β-oxidação dos ácidos graxos, enzimas do ciclo de Krebs e proteínas necessárias à expressão gênica do DNA mitocondrial.

O funcionamento da mitocôndria se dá pela entrada na matriz mitocondrial de piruvatos, ácidos graxos, ADP e Pi. Moléculas de acetil-CoA produ-

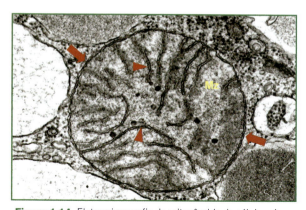

Figura 1.14 Eletromicrografia de mitocôndria de célula acinosa pancreática. Observe a membrana externa (setas), a membrana interna formando as cristas mitocondriais (cabeças de seta) e a matriz mitocondrial (Mz). Aumento de 50.000 x. (Foto cedida por D. Sottovia Filho.)

zidas pela oxidação dos piruvatos e β-oxidação dos ácidos graxos entram no ciclo de Krebs ou ciclo dos ácidos tricarboxílicos, que envolve um conjunto de nove reações enzimáticas realizadas por desidrogenases, em que cada grupamento acetil da acetil-CoA é oxidado a cada duas moléculas de CO_2 eliminadas pela célula. A cada ciclo, essas reações de oxidação liberam elétrons e prótons (H^+). Os elétrons são captados pelas coenzimas NAD^+ e FAD, que sofrem redução, respectivamente, para NADH e $FADH_2$. Essas coenzimas reduzidas transferem os elétrons ricos em energia para as enzimas da cadeia respiratória ou transportadora de elétrons na membrana interna, retornando ao seu estado oxidado NAD^+ e FAD.

A energia dos elétrons durante o seu transporte é responsável pelo bombeamento de H^+ para o espaço intermembranoso por uma força próton-motriz, criando um gradiente eletroquímico de prótons. Em três regiões da cadeia, os prótons retornam à matriz passando por dentro do complexo proteico ATP-sintase F_0F_1, que usa a energia armazenada no gradiente eletroquímico para sintetizar ATP a partir do ADP + Pi junto à sua cabeça, por um processo designado oxidação fosforilativa. Ao final da cadeia responsável pelo transporte de elétrons, estes são adicionados aos oxigênios pela citocromo-oxidase, formando O^-, que combina com os prótons que retornaram à matriz via ATP-sintase formando água. Assim, cada molécula de glicose produz pela oxidação fosforilativa 36 ATPs, 6 CO_2, 6 H_2O e calor.

As proteínas funcionais das mitocôndrias são produzidas por ribossomos livres no citosol com uma sequência sinal de endereçamento. Chaperonas hsp70 ligam-se à proteína recém-produzida, impedindo o seu dobramento. O peptídio sinal é reconhecido por um receptor em uma proteína carreadora no citosol chamada de translocase da membrana externa (TOM), que se junta à translocase da membrana interna (TIM), inserindo-se nas duas membranas mitocondriais em sítios de contato entre ambas. A ligação da sequência de endereçamento ao receptor abre o canal aquoso de 2 nm nas proteínas carreadoras, por onde a proteína é translocada para a matriz mitocondrial com gasto de energia.

Peroxissomos

Peroxissomos são pequenas organelas arredondadas com 0,2 a 1 mm de diâmetro, envoltas por uma única membrana e preenchidas por uma substância finamente granular com uma inclusão paracristalina no seu interior. Contém mais de 40 enzimas oxidativas, como a urato-oxidase e a D-aminoácido-oxidase, e também muita catalase. Constitui-se na principal organela responsável pela oxidação de ácidos graxos, com grande consumo de O_2, gerando calor, mas não produzindo ATPs. A acil-CoA, graxo originado da esterificação de ácidos graxos no citosol, penetra nos peroxissomos e é oxidada por desidrogenases até acetil-CoA, promovendo a redução da FAD e NAD^+ para $FADH_2$ e NADH; os elétrons da $FADH_2$ são, então, transferidos por oxidases aos O_2, formando H_2O_2 (peróxido de hidrogênio), que é rapidamente decomposto por ação da catalase. A NADH retorna para o citosol, onde é reoxidada a NAD^+. O produto final da degradação, a acetil-CoA, é usado pela célula para sintetizar vários produtos, entre eles o colesterol. Várias substâncias tóxicas, como o álcool etílico, fenóis, aldeídos e ácido fórmico, são degradadas pela catalase usando o H_2O_2 gerado na oxidação dos ácidos graxos. Cerca de 25% do álcool etílico ingerido em forma de bebida é metabolizado no fígado por essa via. As enzimas dos peroxissomos são produzidas pelos ribossomos livres e, a seguir, reconhecidas por meio de sua sequência sinal por receptores proteicos solúveis do citosol designados peroxinas e por proteínas de acoplamento na superfície dos peroxissomos. As enzimas são importadas enoveladas e ligadas à peroxina; logo após a penetração no peroxissomo, a proteína receptora desacopla-se e retorna ao citosol.

ORGANELAS E ESTRUTURAS CITOPLASMÁTICAS RELACIONADAS COM A DIGESTÃO INTRACELULAR

Lisossomos

Os lisossomos (Figura 1.15) são organelas envoltas por uma única membrana, com forma e tamanho extremamente variáveis (arredondado a polimórfico e de 0,3 a mais de 1,0 mm, respectivamente), preenchidos por mais de 40 tipos de enzimas hidrolíticas ácidas – proteases, glicosidases, fosfatases, nucleases, lipases e fosfolipases, entre outras – que atuam otimamente em ambiente ácido. Um pH ao redor de 5 é mantido por uma bomba de prótons em sua membrana, que transporta ativamente íons H^+ do citosol para o seu interior.

A sua função está representada por todas as atividades de digestão intracelular de macromoléculas via hidrolases ácidas, entre elas a destruição de microrganismos fagocitados, degradação de restos celulares, renovação de organelas por autofagocitose, destruição de proteínas estranhas pinocitadas, degradação de proteínas do plasmalema, degradação de proteínas de secreção não utilizadas ou defeituosas, produção de nutrientes para as células e várias outras. Só para se ter uma ideia da importância dessa organela, convém salientar que estudos com o uso de inibidores para essa via de degradação intracelular mostraram que ao redor de 60% da renovação das proteínas intracelulares ocorre por meio da proteólise mediada por lisossomos.

As substâncias e/ou estruturas que precisam ser degradadas pela via lissossômica necessitam ser apresentadas aos lissossomos no interior da célula. As vias utilizadas pelas células para essa apresentação são: (1) endocitose – fagocitose e pinocitose – e (2) autofagia.

PATOLOGIA
PROCESSOS GERAIS

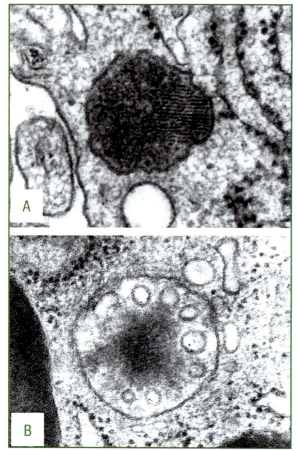

Figura 1.15 Eletromicrografias de lisossomos. (A) Lisossomo na região basal de célula acinosa pancreática em desenvolvimento. Aumento de 114.000 x. (B) Corpo multivesicular em célula acinosa pancreática em desenvolvimento. Aumento de 99.000 x. (Fotos de R. Taga e A. Sesso.)

APRESENTAÇÃO DE MACROMOLÉCULAS OU ESTRUTURAS AOS LISOSSOMOS PELA VIA ENDOCÍTICA

A endocitose é o processo usado pela célula para internalizar macromoléculas e partículas do meio extracelular para serem processadas ou utilizadas no seu interior. O material é endocitado formando uma vesícula ou vacúolo envolto por uma membrana originada do plasmalema. Se o material endocitado é grande e particulado e as vesículas são maiores que 250 nm, o processo é designado fagocitose e as vesículas formadas são chamadas de fagossomos ou vacúolos de fagocitose. Contudo, se o material são macromoléculas imersas em meio líquido e as vesículas são menores que 150 nm, o processo é chamado de pinocitose e as vesículas, de vesículas pinocitóticas.

A fagocitose (Figura 1.16) é um processo de endocitose especial usado por certas células de defesa do organismo, designadas fagócitos profissionais – os neutrófilos, os macrófagos e as células dendríticas –, para internalizar e destruir microrganismos, restos celulares, células mortas ou senescentes e corpos apoptóticos. Os neutrófilos e macrófagos possuem dois receptores na sua membrana plasmática, um para o ligante fração Fc do anticorpo (sua cauda) e outro para o fator C_3 do sistema complemento (conjunto de proteínas do plasma sanguíneo que atua em uma via de defesa, com afinidade pela membrana das bactérias). Quando os ligantes presos a componentes da membrana da bactéria se ligam aos receptores Fc e C_3 na membrana do fagócito, os sinais são transmitidos para o interior do citoplasma e a célula responde emitindo pseudópodos que envolvem o microrganismo e o engolfam, formando um fagossomo ou vacúolo de fagocitose. Lisossomos e endossomos tardios fundem-se com o fagossomo, descarregando o seu conteúdo de hidrolases ácidas e anexando à membrana as bombas de H^+, que acidificam o seu interior. Assim, a bactéria será completamente degradada pelas enzimas ativadas.

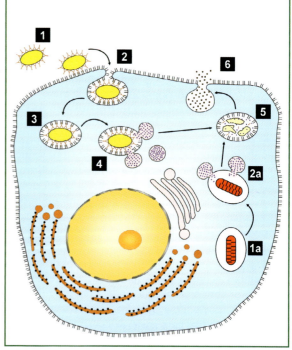

Figura 1.16 Esquema do processo de fagocitose e de autofagocitose. Durante o processo de fagocitose, ocorrem: (1) As bactérias são recobertas por imunoglobulinas. (2) Reconhecimento do segmento Fc da imunoglobulina pelos receptores de membrana e a invaginação da membrana. (3) Formação do fagossomo. (4) Fusão do lisossomo ao fagossomo formando o fagolisossomo e levando à degradação do conteúdo englobado. (5) Após a digestão, ocorre a formação do corpo residual. (6) Os restos são secretados para fora da célula. No processo de autofagocitose, ocorrem: (1a) englobamento das estruturas a serem digeridas pela membrana, formando o autofagossomo; (2a) fusão dos lisossomos ao autofagossomo, formando o fagolisossomo. (5) Digestão e formação do corpo residual. (6) Secreção do resíduo.

A pinocitose é a ingestão de macromoléculas imersas ou dissolvidas em fluido extracelular, por meio de pequenas vesículas, em um processo constitutivo que ocorre continuamente em todas as células. A célula usa esse processo não só para internalizar substâncias para serem degradadas pelos lisossomos, como também para absorver nutrientes, internalizar ligantes, redistribuir receptores de membranas e, principalmente, para reciclagem de membrana. As membranas de vesículas originadas no aparelho de Golgi e nos endossomos estão sendo constantemente adicionadas aos plasmalema pela via exocítica, ao mesmo tempo em que igual quantidade de membrana está sendo recapturada pela via pinocítica, para ser remodelada e/ou reciclada pela célula. Essa taxa ou velocidade de internalização varia de célula para célula, dependendo da atividade desempenhada pela célula, do seu metabolismo e estado funcional, e é sempre alta (1 a 3% do plasmalema por minuto).

Uma maneira muito eficiente de importar seletivamente vários tipos de macromoléculas é por um processo especial de pinocitose designado endocitose mediada por receptor (Figura 1.17). Os receptores são proteínas transmembrana, específicos para determinada macromolécula ou ligante, e são chamados de receptores de carga. Assim, por exemplo, quando a célula necessita de colesterol para síntese de nova membrana, ela produz receptores de carga para o colesterol em forma de LDL (*low density lipoprotein*), que são inseridos no plasmalema. Pequenas depressões ou fossetas são formadas no plasmalema, onde ocorre uma alta concentração de receptores, atraindo uma população de proteínas de revestimento do lado citosólico, chamadas de clatrinas, que se ligam ao domínio intracelular dos receptores por meio de uma proteína de ligação, a adaptina, formando um revestimento. Com a ligação das moléculas do ligante (LDL) aos receptores em cada fosseta, as interações laterais entre adaptinas e entre moléculas de clatrina promovem a invaginação e o destacamento da vesícula pinocitótica, que recebe o nome de vesícula revestida de clatrina. Rapidamente, essas vesículas perdem o revestimento de moléculas de clatrina, que voltam para o seu *pool* no citosol. As vesículas com LDL ligadas aos receptores são direcionadas a uma organela formada por um conjunto de vesículas, vacúolos e túbulos localizados próximo do plasmalema, designada endossoma inicial, onde se fusionam. No pH baixo (ao redor de 6) do endossomo, as LDL desligam-se de seus receptores, e estes retornam ao plasmalema via vesículas endossômicas. As LDL são agora endereçadas, por mecanismos ainda não esclarecidos, para um conjunto de vesículas, vacúolos e túbulos localizado mais profundamente na célula, o endossomo tardio, que exibe pH mais baixo ainda (5,5) e hidrolases ácidas lisossômicas, onde são hidrolisadas, liberando as moléculas de colesterol livre para serem utilizadas pela célula.

Os endossomos inicial e tardio (Figura 1.17) representam coletivamente uma organela, utilizada pela célula como uma central de distribuição e direcionamento de substâncias e membranas para os diferentes caminhos a seguir na via endocítica, integrada à atividade lítica dos lisossomos. As membranas de todos os endossomos exibem, como nos lisossomos, uma bomba de prótons que transporta ativamente H$^+$, acidificando o seu interior.

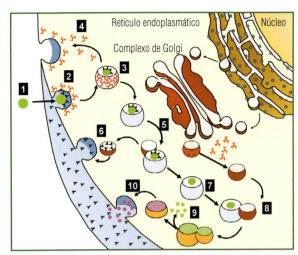

Figura 1.17 Esquema de endocitose mediada por receptor e o sistema endossômico. (1) Ligante LDL (colesterol) se liga ao receptor. (2) Moléculas de clatrina recobrem internamente a superfície da fosseta. (3) Invaginação e destacamento da vesícula revestida por clatrina. (4) Reciclagem de clatrinas para o citosol-plasmalema. (5) Fusão da vesícula endocítica ao endossoma inicial. (6) Reciclagem de receptores para o plasmalema. (7) Vesículas ou vacúolos do endossomo inicial com moléculas de LDL fusionam com o endossomo tardio. (8) O endossomo tardio contém hidrolases ácidas trazidas do aparelho de Golgi por vesículas revestidas por clatrina. (9) As LDL são degradadas e as moléculas de colesterol, liberadas no citosol. (10) Corpos residuais eliminam os produtos da degradação.

APRESENTAÇÃO DE SUBSTÂNCIAS AOS LISOSSOMOS PELA AUTOFAGIA

A macroautofagia (Figura 1.16) representa mecanismo de destruição controlada via lisossômica de organelas envelhecidas e partes do citoplasma com glicogênio, gotículas de gorduras, ribossomos etc., para remodelação celular. A parte do citoplasma a ser remodelada é envolta e isolada por uma membrana originada do retículo endoplasmático liso ou do aparelho de Golgi, formando um autofagossomo ou vacúolo autofágico. Lisossomos, inclusive os endossomos tardios, fundem-se ao vacúolo autofágico, liberando o conteúdo de hidrolases ácidas no seu interior. Com a acidificação do interior do vacúolo pela bomba de H$^+$, as estruturas são degradadas. O material que não foi possível degradar fica estocado em estruturas elétron-densas no MET, denominadas corpos residuais.

Na microautofagia, pequenas porções do citoplasma penetram via vesículas por invaginação da própria membrana dos lisossomos e/ou dos endossomos tardios, formando vacúolos preenchidos por vesículas, os chamados corpos multivesiculares (Figura 1.15), cujo conteúdo é degradado pelas hidrolases ácidas.

Proteossomos

Toda célula possui, além da via lisossômica de degradação de proteínas, que exibe baixa especificidade, uma segunda via de degradação altamente elaborada e seletiva, a via ubiquitina-proteossomo.

Por essa via, as proteínas com erros de tradução, as mal dobradas, inclusive do REG, que são retrotranslocadas para o citosol, as desnaturadas, as não funcionais e as que contêm aminoácidos oxidados ou anômalos, são reconhecidas pela presença em sua estrutura de sinais de degradação, por um sistema enzimático – enzimas E_1 dependentes de ATP, E_2 e E_3 – altamente elaborado de controle de qualidade das proteínas. Essas enzimas identificam e marcam as proteínas para degradação com uma cadeia de uma pequena proteína chamada ubiquitina, a cadeia multiubiquitina, que é a marca para degradação.

Proteossomos (Figura 1.18) são estruturas, de formato cilíndrico e com um canal central, medindo 46 nm de comprimento por 18 nm de diâmetro, presentes em grande número tanto no citosol como no nucleoplasma. Cada proteossomo é constituído de um cilindro central e duas capas, uma em cada extremidade do cilindro. O cilindro central está formado por quatro anéis proteicos justapostos, sendo os dois das extremidades tipos α e os dois centrais tipo β. O canal central tem 5 nm de diâmetro e exibe atividade proteolítica nas proteínas dos anéis β, e as proteínas dos anéis α participam na translocação do substrato pelo canal durante a degradação. As capas são complexos multiproteicos que funcionam como portas nas extremidades do cilindro, controlando a entrada dos substratos para serem degradados dentro do canal. Os proteossomos possuem um domínio que funciona como receptor específico para a cadeia multiubiquitina e outro com atividade de ATPase, que libera a energia do ATP para desdobramento da proteína reconhecida pelo receptor.

A vida média de proteínas-chave normais em várias vias metabólicas é controlada pelo sistema ubiquitina-proteossomo. Assim, proteínas de vida curtíssima, tão logo exerçam a sua atividade, já expõem seus sinais de degradação para o seu reconhecimento. Outras de vida mais longa, que necessitam ser degradadas no momento certo – como as ciclinas, que controlam o ciclo celular, ou os fatores de transcrição, que controlam a transcrição gênica –, são auxiliadas por moléculas sinalizadoras, proteases, fosfatases etc., para expor no momento crítico os sinais de degradação que estavam escondidos no seu interior, sendo agora reconhecidos, marcados e degradados nos proteossomos.

Via procaspase-caspase: apoptose

Além das vias de degradação endossômica-lisossômica e proteossomo-ubiquitina, as células do organismo humano possuem outro sistema de degradação proteolítica bem elaborado, a via procaspase-caspase, que é usada para promover a sua morte celular programada ou apoptose.

A apoptose pode ocorrer por duas vias: (1) uma mediada por fatores extrínsecos que atuam por meio

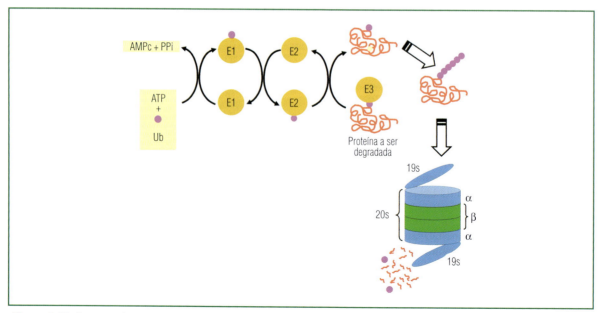

Figura 1.18 Esquema do proteossomo e de como um sistema enzimático marca a proteína para a degradação com ubiquitina.

de ligantes de morte (Fas e TNF) em receptores Fas (receptores de morte) no plasmalema da célula que morrerá, desencadeando o processo de morte programada, é a via extrínseca ou Fas; (2) outra, mediada por fatores intrínsecos que promovem a despolarização mitocondrial com vazamento do seu conteúdo de citocromo C, que ativam as caspases executoras para realizarem a rápida morte celular, é a via intrínseca ou Bax (Figura 1.19).

Ao contrário da necrose, um processo não fisiológico, em que as células sofrem lise e liberam os seus conteúdos no meio extracelular, gerando uma inflamação, na apoptose as células retraem-se, condensam, fragmentam a cromatina e liberam partes do seu corpo envolto por membrana – os corpos apoptóticos –, que são reconhecidos, fagocitados e destruídos por macrófagos, sem a ocorrência de inflamação, até a destruição completa da célula.

Em diferentes ocasiões, quando células são produzidas em excesso, a reestruturação tecidual ou do órgão ocorre, em parte, por mecanismo de suicídio celular pela apoptose via Fas, podendo o processo ser potencializado via Bax (p. ex.: involução do corpo lúteo e da glândula mamária; na seleção clonal de linfócitos T no timo; na renovação celular nos órgãos ou remoção de células senescentes ou infectadas por vírus).

Por outro lado, em casos de danos genéticos irreparáveis provocados por fatores intrínsecos como as radiações ionizantes, hipóxia, alta concentração de Ca^{++} citosólico ou estresse oxidativo grave, a via apoptótica que atua na morte celular é a via Bax, independentemente da via Fas.

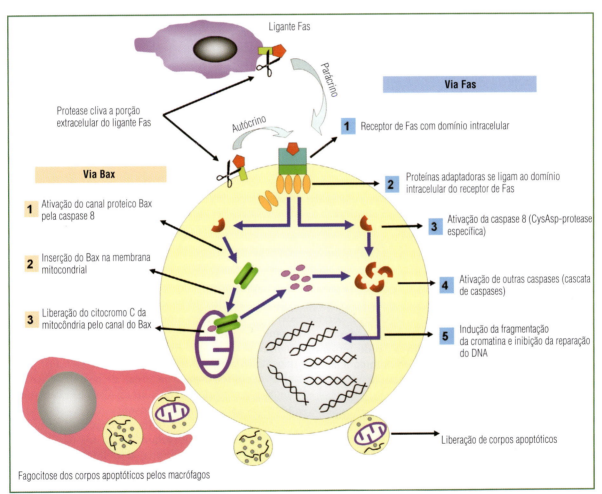

Figura 1.19 Esquema da morte celular programada ou apoptose. Via Fas: (1) O ligante Fas ou TNF (de morte) liberado por uma célula vizinha ou pela própria célula que morrerá liga-se ao receptor de morte Faz. (2) Proteínas adaptadoras interagem com o domínio citosólico do receptor ativado. (3) Essas proteínas ativam a caspase-8 do citosol. (4) A caspase-8 ativa uma cascata de caspases. (5) As caspases ativadas penetram no núcleo, onde fragmentam a cromatina e inibem as enzimas reparadoras de DNA, e, no citoplasma, desmontam o citoesqueleto. (6) Corpos apoptóticos são liberados na superfície celular e fagocitados por macrófagos. Via Bax: (1) Fatores intrínsecos ativam proteínas canal Bax do citosol. (2) As proteínas canal Bax ativadas inserem-se nas membranas das mitocôndrias. (3) Proteínas do sistema citocromo C vazam para o citosol. (4) Essas proteínas ativam a cascata de caspases executores. (5) Liberação de corpos apoptóticos e rápida morte celular.

ORGANELAS RELACIONADAS COM A VIA BIOSSINTÉTICA OU SECRETORA

Todas as células possuem duas organelas, o retículo endoplasmático (RE) e o aparelho de Golgi, que, associados a vesículas de secreção e lisossômicas e a uma enorme população de pequenas vesículas transportadoras, constituem a maquinaria de síntese especializada, que sintetiza proteínas secretórias, lisossômicas e integrais do plasmalema e da maioria das endomembranas, seleciona-as e as envia ao seu destino.

Nesta planta biossintética, o RE é o local de fabricação e de início de acabamento dos produtos; o aparelho de Golgi é a central de acabamento, seleção, empacotamento e endereçamento de cada produto, com capacidade, ainda, de fabricar produtos especiais, como os polissacarídeos; as vesículas de secreção (ou lisossômicas) são os pacotes fechados com os produtos; e as vesículas transportadoras representam as estruturas que permitem a intercomunicação entre os vários setores. O RE é também responsável pela síntese de todos os lipídios da membrana plasmática e de endomembranas, inclusive de mitocôndrias e peroxissomos, organelas estas que estão fora da via biossintética/secretora.

Retículo endoplasmático

O retículo endoplasmático é a organela que ocupa maior volume citoplasmático e exibe maior superfície total de membranas na maioria das células. É constituído por dois subcompartimentos contínuos: o retículo endoplasmático liso (REL) e o retículo endoplasmático rugoso (RER). As suas membranas formam túbulos ou cisternas (sáculos achatados), delimitando um espaço interno chamado, respectivamente, de espaço luminal e espaço cisternal.

Apesar de algumas das funções dessa organela, como a síntese de fosfolipídios e colesterol, serem comuns a ambos componentes, a maioria das funções é específica para um ou outro tipo de retículo endoplasmático. Desse modo, a predominância de um subcompartimento sobre o outro vai depender da função desempenhada pela célula.

Retículo endoplasmático liso (REL)

O REL está constituído predominantemente por túbulos de membrana lisa com lúmen reduzido, que se anastomosam no citoplasma. São abundantes em tipos celulares que realizam: (1) síntese de hormônios esteroides, colesterol e triglicerídios; (2) degradação de substâncias tóxicas (detoxicação), como álcool etílico, barbitúricos, agrotóxicos, conservantes de alimentos e vários medicamentos; e (3) nos músculos estriados, sequestro de Ca^{++} citosólico para o controle da contração muscular.

Nas células secretoras de hormônios esteroides, as enzimas da via biossintética do esteroide a partir de substrato de colesterol localizam-se na membrana dos túbulos do REL e na membrana interna das mitocôndrias, que, nessas células, arranjam-se em túbulos em vez de cristas.

A função de detoxicação nos hepatócitos do fígado é realizada por um sistema enzimático de oxidases presentes no REL, entre elas a família da citocromo P450, que oxida os substratos tóxicos transformando-os em moléculas menores, atóxicas, altamente solúveis em água e facilmente excretáveis pelo organismo. No fígado, o REL também está envolvido com a síntese e a degradação do glicogênio, a síntese de sais biliares e a oxidação da bilirrubina hidrofóbica, transformando-a em bilirrubina altamente solúvel em água, que é eliminada pelas fezes ou pela urina.

Nas células musculares estriadas e nas células que usam o Ca^{++} como segundo mensageiro, os níveis citosólicos de Ca^{++} são controlados pela sua remoção do citosol para o REL e liberação em sentido contrário. A membrana do REL possui uma Ca^{++}-ATPase que bombeia ativamente íons Ca^{++} do citosol para o interior dos seus túbulos, onde são sequestrados por uma proteína ligante de Ca^{++}, a calsequestrina, na célula muscular, e a calreticulina, nas células não musculares. Nessas células, a membrana do REL também possui canais de cálcio controlados por voltagem (células musculares) ou canais de cálcio controlados pelo inositol trifosfato (células não musculares), que, quando estimulados, abrem-se, permitindo a passagem rápida de grande quantidade de Ca^{++} para o citosol, que desencadeia o evento característico em cada tipo de célula.

Retículo endoplasmático rugoso (RER)

O RER (Figura 1.20) está constituído de cisternas paralelamente arranjadas, com escassos espaços citosólicos entre eles, e enorme superfície citosólica de membrana com ribossomos aderidos, daí o seu nome. São responsáveis pela incorporação, em sua membrana, de proteínas transmembrana novas do plasmalema e de outras organelas e do envoltório nuclear e, em seu espaço cisternal, de proteínas lisossômicas e secretórias, todas sintetizadas nos ribossomos aderidos à sua superfície citosólica.

Toda célula possui outra população de ribossomos designados ribossomos livres por não estarem aderidos a uma membrana, que sintetizam proteínas mitocondriais, peroxissomais, do citoesqueleto, nucleares e citosólicas.

Uma única molécula de RNAm pode ter vários ribossomos realizando a tradução simultaneamente, aumentando significativamente o rendimento do processo de leitura. Esse conglomerado multirribossômico-RNAm, que tem o formato de espiral ao MET, é designado polirribossomo.

Proteínas secretórias e lisossômicas sintetizadas em ribossomos aderidos à membrana do RER contêm na sua extremidade N-terminal, quando em fase de

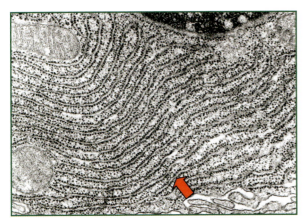

Figura 1.20. Eletromicrografia do RER em célula secretora de glândula parótida. Observe o arranjo em cisternas paralelas. Aumento de 33.000 x. (Foto de R. Taga e A. Sesso.)

plexos proteicos transmembrana constituindo poros aquosos, chamados de translocons, exibindo cada um ao seu lado uma proteína transmembrana, o receptor da SRP. Os translocons em repouso possuem, junto à abertura luminal do seu canal, uma rolha ou tampão de uma proteína chamada BiP (*binding protein*), que impede a passagem inconveniente de íons entre o citosol e o lúmen cisternal. Desse modo, a partícula SRP, associada à sequência sinal do peptídio nascente e ao ribossomo, liga-se ao receptor SRP. Ambos, o SRP e o receptor SRP, hidrolisam as suas moléculas de GTP produzindo GDP e energia, que promove a liberação do SRP, que retorna ao citosol, e a ligação do ribossomo ao translocon. A sequência sinal é introduzida no interior do translocon, deslocando a BiP para o lúmen cisternal e abrindo o canal para a passagem do polipeptídio nascente, agora em alongamento. Ao penetrar no lúmen cisternal, a sequência sinal é clivada por uma peptidase sinal e a cadeia polipeptídica é glicosilada por ação de uma oligossacaril-transferase, ambas as enzimas, proteínas integrais de membrana associadas ao translocon. Os carboidratos são adicionados em bloco na forma de um oligossacarídeo pré-formado com 14 açúcares, disponível no lúmen, ligado a um lipídio especial da membrana do RER, chamado dolicol. Outras proteínas residentes no lúmen cisternal, como a enzima dissulfido-isomerase (formadora de pontes-SS-) e chaperonas, atuam no enovelamento correto da proteína no ambiente cisternal. Proteínas

polipeptídio nascente, um segmento de até 15 aminoácidos hidrofóbicos, chamado de sequência sinal.

Logo após o polipeptídio nascente emergir do seu ribossomo no citosol em início da fase de alongamento (Figura 1.21), sua sequência sinal é reconhecida por uma partícula citoplasmática constituída de seis polipeptídios e uma pequena molécula de RNA, a partícula reconhecedora de sinal (SRP, do inglês *signal recognition particle*), que se liga à sequência sinal e ao ribossomo, bloqueando temporariamente a leitura. A membrana do RER possui, a intervalos regulares, com-

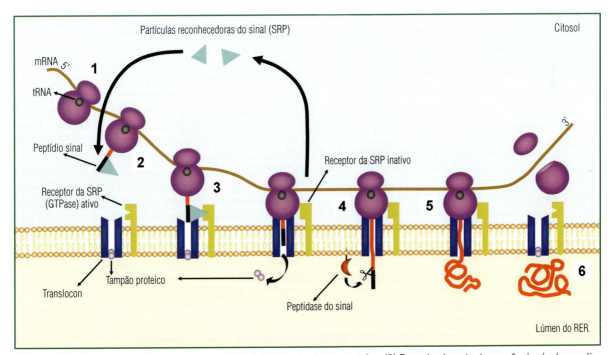

Figura 1.21 Esquema da síntese proteica no RER. (1) Início da síntese proteica. (2) Reconhecimento da sequência sinal no polipeptídio nascente pela partícula reconhecedora de sinal (SRP) e inibição da síntese. (3) Ligação da SRP ao receptor SRP e do ribossomo ao translocon, com a introdução da sequência sinal no canal do translocon, que desloca o tampão proteico Bip para o lúmen cisternal. (4) Alongamento do polipeptídio para dentro da cisterna, sendo a sequência sinal clivada ao penetrar no lúmen. (5) Adição de oligossacarídeos à cadeia polipeptídica em crescimento. (6) Enovelamento final da proteína no lúmen cisternal.

mal enoveladas são reconhecidas e retranslocadas para o citosol através do mesmo translocon e destruídas no sistema ubiquitina-proteossomo.

No caso da síntese de proteínas integrais de membrana no REG, o polipeptídio nascente possui outra sequência hidrofóbica, chamada de sequência sinal de parada de transferência, que, quando penetra no translocon, interage com um sítio de ligação no canal, promovendo a abertura lateral do translocon. A sequência sinal se desloca lateralmente, sendo incorporada à bicamada lipídica. Em proteínas integrais de dupla passagem, uma sequência de início localizada mais internamente na cadeia polipeptídica e uma de parada podem, ambas, parar no interior do translocon e ser deslocadas lateralmente e incorporadas no ambiente hidrofóbico da bicamada lipídica. O processo é mais complexo para proteínas de multipassagem e envolve múltiplas sequências hidrofóbicas de início e de parada; para cada conjunto de sequências início-parada, ocorre a incorporação à bicamada lipídica desses dois segmentos hidrofóbicos.

Outra função do RER é a biossíntese de membranas dos vários compartimentos intracelulares e do plasmalema. Essa biossíntese ocorre sempre a partir de uma membrana preexistente do RER, que cresce pela adição de novas moléculas de lipídios e proteínas.

Próximo do aparelho de Golgi, o RER mostra uma região sem polirribossomos aderidos à sua membrana, designada elemento de transição. Dessa região, brotam pequenas vesículas revestidas com proteína COPII, responsáveis pelo transporte de proteínas e membranas sintetizadas no RER para o aparelho de Golgi. As vesículas fundem-se entre si próximas do Golgi, formando túbulos e vesículas maiores, que se movem até a região designada rede cis do Golgi ou CGN, onde a carga de proteínas é descarregada.

Aparelho de Golgi

O aparelho ou complexo de Golgi (Figura 1.22) é uma organela constituída por uma pilha de cisternas achatadas em forma de disco curvo – que lembra uma pilha de pratos fundos – exibindo as bordas dilatadas, associadas a uma população enorme de vesículas transportadoras revestidas e túbulos. Dependendo do tipo celular, a pilha pode ser maior e única ou menor e múltipla. Nesse último caso, cada pilha recebe o nome de dictiossomo.

O aparelho de Golgi é polarizado (Figura 1.23), possui uma face de entrada ou cis (convexa) voltada para o elemento transicional do RER e uma face de saída ou trans (côncava) do outro lado da pilha. Assim, a pilha está constituída pelos seguintes subcompartimentos funcionais em sequência cis-trans: (1) rede cis do Golgi ou CGN (*cis Golgi network*), constituída de túbulos e vesículas interconectados; (2) cisternas cis; (3) cisternas mediais; (4) cisternas trans; e em posição mais trans, (5) a rede trans do Golgi ou TGN

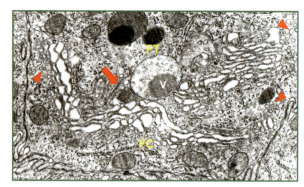

Figura 1.22 Eletromicrografia do aparelho de Golgi em célula secretora de glândula parótida. Observe: a face cis (FC) e a trans (FT), a pilha de cisternas achatadas com as bordas dilatadas, a TGN (seta), a enorme população de pequenas vesículas transportadoras (cabeças de seta) e um vacúolo de condensação (V). Aumento de 28.500 x. (Foto de R. Taga e A. Sesso.)

(*trans Golgi network*), com a mesma morfologia descrita para a CGN. Ambas, CGN e TGN, funcionam como centrais de seleção ou triagem de cargas. A CGN reconhece os sinais de destino das proteínas próprias do RE e daquelas que devem seguir pelo Golgi – as primeiras retornam por via retrógrada através de vesículas revestidas pela proteína COPI (*COPI coated vesicles*) e as outras são transferidas sucessivamente de uma cisterna para outra no sentido trans, através de vesículas revestidas pela proteína COPII (*COPII coated vesicles*), que brotam das bordas dilatadas das cisternas. A TGN seleciona, separa, empacota e envia para os seus destinos as proteínas e membranas do plasmalema e das outras organelas, as proteínas e os polissacarídeos secretórios e as enzimas lisossômicas. O mecanismo de seleção e separação das proteínas só é bem conhecido para as enzimas lisossômicas e ocorre pela presença na membrana da TGN de receptores para a manose-6-fosfato. Todas as enzimas lisossômicas possuem um sinal de destino de manose-6-fosfato. Assim, quando as proteínas lisossômicas em tráfego chegam à TGN, os receptores acumulam-se em uma pequena área de membrana e captam as enzimas pelas suas manoses-6-P; do lado citosólico da membrana, ocorrem a concentração e o revestimento pela clatrina, estimulando a liberação de vesículas lisossômicas revestidas por clatrina, que levam e descarregam a sua carga nos lisossomos e/ou endossomos tardios. As proteínas secretórias e as proteínas destinadas à membrana plasmática e outras membranas são triadas por mecanismos ainda pouco conhecidos, que devem envolver provavelmente receptores e sinais específicos de destino. O que se sabe é que para as proteínas secretórias a seleção envolve também a formação de vesículas encapadas com clatrina, ao passo que, para as proteínas do plasmalema, as vesículas são encapadas com proteínas referidas como não clatrina e chegam rapidamente ao destino pela via secretora constitutiva ou não regulada.

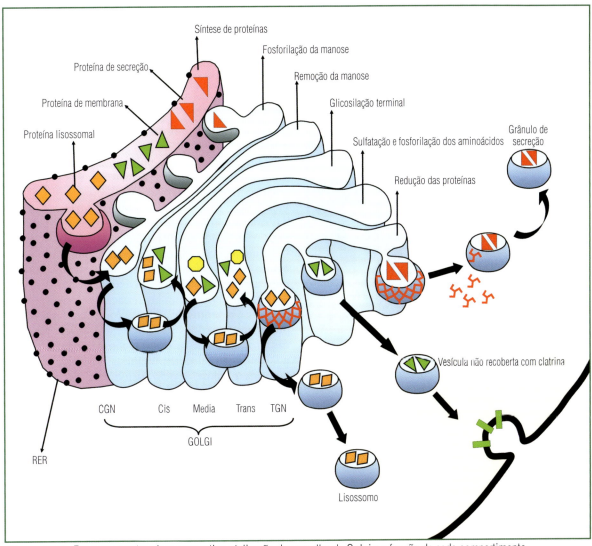

Figura 1.23 Esquema mostrando a compartimentalização do aparelho de Golgi e a função de cada compartimento.

O processo de seleção e empacotamento de proteínas destinadas a secreção gera enormes vesículas secretórias com proteínas pouco concentradas, denominadas vacúolos de condensação (Figura 1.22). Os vacúolos sofrem retirada de fluido e membrana, com a condensação progressiva do seu conteúdo até um estado de alta concentração proteica, quando são chamados de grânulos de secreção (Figura 1.24). Os grânulos de secreção ficam acumulados no citoplasma, e a liberação do seu conteúdo ocorre pela via secretora regulada e depende de um estímulo – nervoso ou hormonal – sobre a célula. A liberação do conteúdo acontece pela fusão da membrana do grânulo com o plasmalema por um processo Ca^{++} dependente, designado exocitose.

As glicoproteínas sintetizadas no RER sofrem alterações significativas na quantidade e qualidade de seus oligossacarídeos complexos, durante o tráfego cisternal, até atingir o padrão funcional característico do local de destino. Desse modo, a CGN é o local de fosforilação de manose de proteínas lisossômicas; as cisternas cis, as responsáveis pela retirada de manose dos oligossacarídeos; as cisternas mediais, pela glicosilação final dos oligossacarídeos; e as cisternas trans, pela sulfatação e fosforilação de resíduos de aminoácidos treonina ou serina da cadeia polipeptídica.

Outra função desempenhada pelo aparelho de Golgi, especialmente em células dos tecidos conjuntivos, é sintetizar os polissacarídeos de alto peso molecular, designados glicosaminoglicanas, que constituem a porção glicídica das proteoglicanas da matriz extracelular.

INCLUSÕES

As inclusões (Figura 1.24) são estruturas sem atividade metabólica própria, presentes no citoplasma de algumas células, representando acúmulos de alimentos em forma de glicogênio e de gotas de lipídios ou de

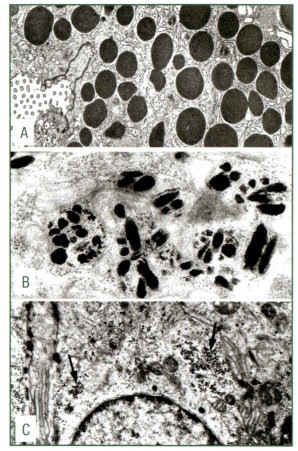

Figura 1.24 Eletromicrografias de inclusões citoplasmáticas. (A) Grânulos de secreção. (B) Grânulos de melanina. (C) Partículas de glicogênio. Aumentos de (A) 8.400 x, (B) 22.500 x e (C) 15.000 x. (Fotos (A) e (C) de R. Taga e A. Sesso e (B) cedida por M. A. Onofre.)

produtos secretórios estocados em grânulos ou vesículas de secreção temporariamente até o momento da exocitose, ou de pigmentos como os grânulos de melanina nos melanócitos e queratinócitos da epiderme.

CITOESQUELETO

Todas as células do organismo humano possuem um elaborado sistema de sustentação interno chamado citoesqueleto, cuja função primeira seria dar suporte e resistência e manter a forma das células. Além dessa função mecânica, ele desempenha outras funções mais dinâmicas na biologia das células, como: (1) movimento celular no desenvolvimento embrionário, de fibroblastos na cicatrização e de leucócitos na inflamação; (2) contração celular nos músculos; (3) formação de pseudópodos para a fagocitose; (4) citocinese no final da mitose; (5) deslocamentos intracelulares de vesículas de secreção, organelas, vesículas de transporte, cromossomos na mitose, ribossomos e várias outras estruturas citoplasmáticas; (5) interação célula-matriz extracelular por contatos focais; (6) mudanças na forma das células.

O citoesqueleto na célula animal está constituído de três estruturas filamentosas bem definidas – filamentos finos, filamentos intermediários e microtúbulos – que interagem entre si para a integração funcional nas células.

Filamentos finos

Os filamentos finos são sólidos e muito finos, com cerca de 6 nm de diâmetro. São constituídos (Figura 1.25) de duas cadeias polimerizadas de moléculas globulares de actina G, as actinas F, em forma de dois colares de pérolas enroladas em espiral.

Os filamentos finos são estruturas dinâmicas dentro das células, em constante reorganização, pois possuem uma extremidade mais (+), onde monômeros de actina G de um *pool* citosólico polimerizam alongando o filamento, e uma extremidade menos (–), na qual predomina a despolimerização com retirada de monômeros.

Esse processo de polimerização e despolimerização dos filamentos de actina é controlado por outras proteínas acessórias presentes no citosol, designadas proteínas que se ligam à actina, como a profilina, timosina, gelsolina, fragmina, severina, filamina, fimbrina e vilina, e pelo fosfolipídio de membrana (inosídeo polifosfatásico). São responsáveis pela organização estrutural e funcional do córtex celular, os movimentos morfogenéticos durante o desenvolvimento embrionário, a sustentação das microvilosidades, a formação de pseudópodos para a endocitose, a citocinese no final da mitose e a formação de filópodes para o movimento de células migratórias.

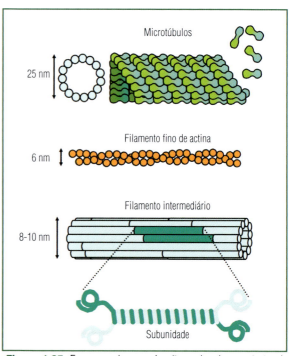

Figura 1.25 Esquema da organização molecular e estrutural dos filamentos finos, filamentos intermediários e microtúbulos.

Em células não epiteliais, esses filamentos participam da relação célula-matriz extracelular ligando-se ao domínio intracelular das unidades β das integrinas por meio das proteínas talina, vinculina e α-actinina.

Filamentos intermediários (IF)

Os filamentos intermediários (IF) são estruturas muito resistentes à tração e relacionadas primordialmente ao suporte mecânico das células. São abundantes em células que precisam de um sistema de suporte mais elaborado, como nas células da epiderme e nos axônios dos neurônios. São estruturas cilíndricas com diâmetro ao redor de 10 nm, intermediário entre a do filamento fino de actina e a do filamento grosso de miosina, daí o seu nome (Figuras 1.13 e 1.26).

Diferentemente dos filamentos de actina e dos microtúbulos de tubulinas, os IF (Figura 1.25) são constituídos de subunidades de proteínas diferentes – queratina, vimentina, desmina, lamina, proteína ácida fibrilar da glia, proteínas dos neurofilamentos, sinemina, periferina, α-internexina e nestina – de tecido para tecido. Apesar de serem diferentes, essas proteínas fibrosas exibem várias similaridades estruturais nas sequências das moléculas e na organização do filamento correspondente. O monômero básico em todos os casos é uma proteína fibrosa com cerca de 46 nm de comprimento, exibindo uma cabeça N-terminal, um segmento intermediário, que mostra variações na sequência entre proteínas IF, e uma cauda C-terminal. Dois monômeros enrolam-se em α-hélice formando um dímero. Em todos os casos, dois dímeros em sentidos opostos juntam-se formando um tetrâmero, com as extremidades N- e C-terminais idênticas em ambas. Os tetrâmeros são as unidades de todos os IF, que se polimerizam linearmente formando os profilamentos. Pares de profilamentos ligados lateralmente formam os protofibrilas. O conjunto de quatro protofibrilas enroladas em for-

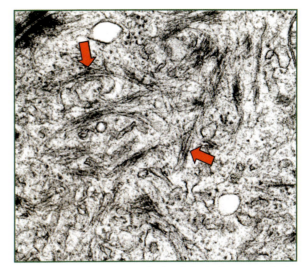

Figura 1.26 Eletromicrografia de célula de ducto estriado de glândula salivar em desenvolvimento. Observe a complexa rede de filamentos intermediários (setas). Aumento de 28.500 x. (Foto de R. Taga e A. Sesso.)

ma de uma corda constitui o filamento intermediário com cerca de 10 nm de diâmetro. Na Tabela 1.1, são apresentadas as seis classes de filamentos intermediários classificados de acordo com as similaridades nas cadeias das proteínas no seu segmento intermediário.

Microtúbulos

O terceiro constituinte do citoesqueleto são os microtúbulos (Figura 1.27), cilindros ocos, rígidos, não ramificados, com 24 nm de diâmetro externo e um lúmen com 15 nm de diâmetro. Sua parede, de cerca de 4 nm de espessura, é constituída por dímeros de α e β-tubulinas polimerizados, formando 13 fileiras longitudinais de protofilamentos, associadas lado a lado ao redor do lúmen (Figura 1.25).

Tabela 1.1 Classificação de filamentos intermediários com base nas similaridades do segmento intermediário

Tipos de IF	Classes	Polipeptídios constituintes	Distribuição
Epitelial	I	Queratina ácida	Células epiteliais e derivados (pelos e unhas)
	II	Queratina básica	Células epiteliais e derivados
Semelhantes à vimentina	III	Vimentina Desmina Proteína ácida fibrilar da glia Periferina Sinemina	Células mesenquimais Células musculares Células gliais Neurônios periféricos Células musculares
Axonal	IV	Proteínas de neurofilamentos NFL NFM NFH α-internexina	Neurônios Neurônios Neurônios Neurônios embrionários
Nuclear	V	Laminas A, B e C	Núcleos de todas as células
–	VI	Nestina	Neurônios embrionários, músculo e outras células

À semelhança dos filamentos finos de actina, os microtúbulos também são estruturas polarizadas e dinâmicas no citoplasma, possuindo uma extremidade mais (+) de crescimento rápido pela polimerização de dímeros de tubulina de um *pool* citosólico e uma extremidade menos (−) de estabilização ou despolimerização no caso de seu encurtamento. A polimerização é controlada pelo nível citosólico de Ca^{++} e GTP.

Todas as células exibem um esqueleto de microtúbulos que irradia do centro celular ou centrossomo para a periferia celular, associando-se aos outros componentes do citoesqueleto. Esses microtúbulos são os mais dinamicamente instáveis, especialmente em células que se movimentam.

Sistemas de microtúbulos existentes nos axônios dos neurônios e nos eixos móveis dos cílios e flagelo (Figura 1.27) são muito estáveis. Essa estabilidade é dada pelas proteínas associadas aos microtúbulos ou MAP, que protegem as suas extremidades contra a dissociação das tubulinas. Algumas MAP são proteínas motoras, como a cinesina e a dineína, que se ligam ao microtúbulo e a uma estrutura celular – vesícula de mediador, vesícula de secreção, ribossomo, organelas, vesículas endocíticas etc. –, realizando o seu transporte pela célula, com gasto de energia, sendo o microtúbulo o trilho para o movimento.

Os microtúbulos formam-se a partir do centro celular ou centrossomo, uma região da célula centralmente localizada entre o núcleo e a zona do Golgi e que contém o par de centríolos. A matriz pericentriolar que contém uma tubulina exclusiva dessa região, a γ-tubulina, é um centro organizador de microtúbulos ou MTOC, de onde emanam os microtúbulos de uma célula. Durante a mitose, a MTOC é que coordena a organização do fuso mitótico.

O sistema de microtúbulos participa na manutenção da forma e da organização interna das células, no transporte intracelular, no deslocamento dos cromossomos na mitose e na movimentação dos cílios e flagelos.

CENTRÍOLOS

Centríolos (Figura 1.27) são pequenas estruturas cilíndricas localizadas no centrossomo, em par, um perpendicular ao outro, medindo cada um 0,2 mm de diâmetro por 0,5 mm de altura. No centrossomo, os centríolos estão associados ao MTOC.

Cada centríolo está formado por nove trincas de microtúbulos estáveis ao redor de um eixo livre central. Os corpos basais dos cílios e flagelos exibem a mesma estrutura do centríolo (Figura 1.27).

NÚCLEO

O núcleo é a maior estrutura envolta por endomembranas da célula. Todo o genoma codificado no DNA dos cromossomos está contido no seu interior, com um sistema altamente elaborado de proteínas e enzimas para o controle da expressão gênica, necessário ao funcionamento da célula. O núcleo (Figura 1.28) está separado do citoplasma pelo envoltório nuclear e contém no seu interior a cromatina, o nucléolo e o nucleoplasma.

Sua forma (Figura 1.29) mais comum é arredondada, levemente ovalada, mas, em determinados tipos celulares, pode ter formato elipsoide, de bastão, de disco ou segmentado. Geralmente, as células possuem um único núcleo, mas algumas células podem ser multinucleadas, como os osteoclastos e as células musculares esqueléticas.

Envoltório nuclear

O envoltório nuclear (Figura 1.30) é a estrutura que compartimentaliza o material genético da célula, separando-o do citoplasma. Está formado por duas endomembranas – a membrana nuclear interna e a nuclear externa – separadas por um espaço de 10 a 50 nm, designado espaço perinuclear.

A membrana nuclear interna é lisa e contém, associada à sua superfície nucleoplasmática, a rede de filamentos intermediários de laminas A, B e C, a cromatina perinuclear e as partículas de ribonucleoproteínas. Essa associação se faz por meio de proteínas transmembrana da membrana interna.

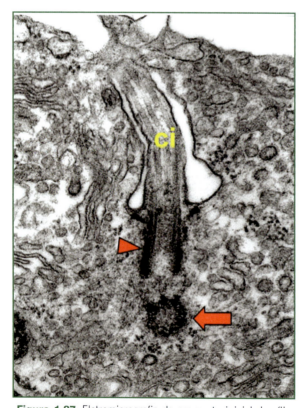

Figura 1.27 Eletromicrografia de segmento inicial de cílio (ci) em fibroblasto de glândula salivar em desenvolvimento exibindo eixo de microtúbulos que saem do corpúsculo basal (cabeça de seta) e, perpendicularmente a este, um centríolo (seta). Aumento de 45.000 x. (Foto de R. Taga e A. Sesso.)

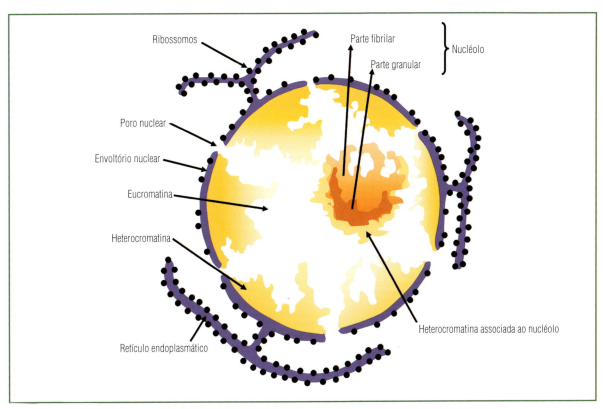

Figura 1.28 Esquema da estrutura do núcleo.

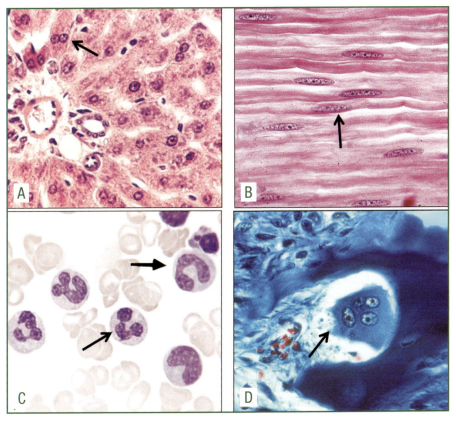

Figura 1.29 Fotomicrografias ao MO mostrando vários tipos de núcleos: (A) Arredondados nos hepatócitos. (B) Em bastão, em células de músculo liso. (C) Segmentados em neutrófilos sanguíneos. (D) Célula multinucleada, o osteoclasto do osso.

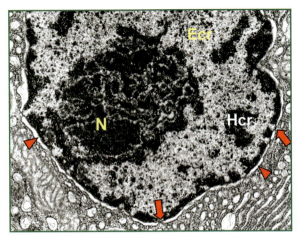

Figura 1.30 Eletromicrografia de núcleo de célula acinosa pancreática exibindo os seus vários constituintes. Eucromatina (Ecr), heterocromatina (Hcr), nucléolo (N), envoltório nuclear (cabeças de seta) e poros nucleares (setas). Aumento de 21.000 x. (Foto cedida por D. Sottovia Filho.)

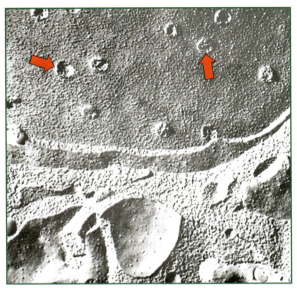

Figura 1.31 Eletromicrografia de réplica de criofratura de célula acinosa pancreática mostrando o envoltório nuclear, perfurado por poros circulares. Aumento de 45.000 x. (Foto cedida por A. Sesso.)

A membrana nuclear externa é rugosa, contém polirribossomos aderidos à sua superfície citossólica e é considerada parte do sistema de membranas do RER.

O envoltório nuclear (Figura 1.31) é perfurado a espaços regulares por poros circulares onde as membranas interna e externa fundem-se. Essas aberturas estão preenchidas por agregados proteicos, altamente estruturados, chamados de complexos do poro nuclear, que controlam todo o tráfego bidirecional de substâncias entre o núcleo e o citoplasma. O complexo do poro (Figura 1.32) possui uma estrutura altamente complexa formada por mais de 30 moléculas proteicas diferentes, as nucleoporinas. É constituído por dois anéis octogonais proteicos, com 120 nm de diâmetro, um na abertura citoplasmática e outro na abertura nuclear, formado cada um por oito nucleoporinas globulares, interligadas lateralmente entre si, formando um octógono. Dessas proteínas do anel, saem oito raios proteicos centrais que atravessam o poro e se conectam às proteínas do outro anel. No centro, existe uma estrutura proteica tubular, o cilindro transportador central, com diâmetro de 30 nm e com um canal constrito central de 9 nm. Esse cilindro está preso à membrana por meio de duas proteínas transmembrana, a POM-121 e a gp-210. Ligadas às oito proteínas de cada anel, oito proteínas filamentosas projetam-se, respectivamente, para o citoplasma e o nucleoplasma. No nucleoplasma, essas proteínas filamentosas constituem uma estrutura "em cesto de basquete".

Enquanto íons e pequenas moléculas com até 9 nm passam livremente pelo poro nos dois sentidos por transporte passivo, moléculas de importação como as proteínas nucleares – histonas, protaminas, DNA-polimerase, RNA-polimerase, fatores de transcrição, nucleoproteínas ribossômicas, laminas etc. – sintetizadas no citoplasma, e as macromoléculas de exportação, os RNA – RNAm, RNAr e RNAt –, transcritas no núcleo e associadas a proteínas formando complexos ribonucleoproteicos grandes, são todas transportadas pelo poro por um mecanismo regulado, com gasto de energia do GTP.

Todas essas moléculas ou complexos moleculares de importação e exportação possuem, nas cadeias peptídicas, uma sequência curta de aminoácidos bem definidos denominada sequência ou sinal de localização nuclear. No citoplasma e no nucleoplasma, existe uma população de pequenas proteínas receptoras para o sinal de localização nuclear, chamadas, respectivamente, receptores de importação (impertinas) e receptores de exportação (exportinas), que possuem dois sítios de ligação, um para a molécula a ser transportada e outro para uma proteína chamada Ran, uma GTPase, que hidrolisa GTP ligada (RanGTP) e libera GDP ligada (RanGDP) e energia, necessária ao transporte. As moléculas de RanGTP estão localizadas no nucleoplasma próximo das aberturas dos poros. Para esse tráfego de macromoléculas relativamente grandes, tanto em um sentido como em outro, o canal do poro abre-se até um máximo de 25 nm.

Cromatina

A cromatina (Figuras 1.28 a 1.30) é a estrutura do núcleo onde está todo o material genético da célula, complexado a proteínas específicas. De acordo com o grau de compactação e de coloração, dois tipos de cromatina podem ser observados: uma intensamente corada e compactada, a heterocromatina; e a outra, pouco corada e não compactada e homogê-

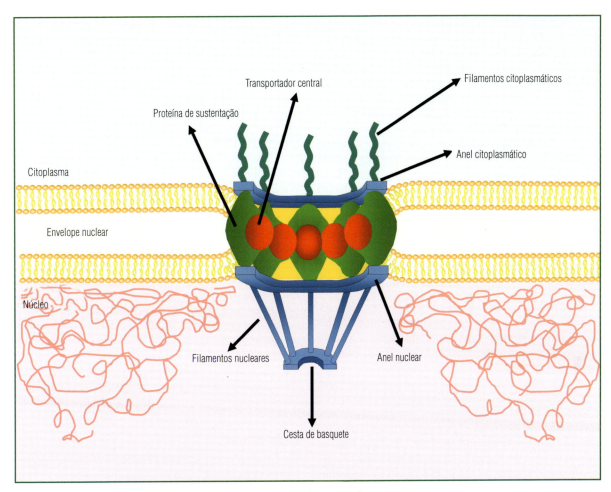

Figura 1.32 Esquema da organização estrutural do complexo do poro nuclear.

nea, a eucromatina. Funcionalmente, na heterocromatina, a fita de DNA está altamente espiralizada e amarrada por proteínas, sem nenhuma possibilidade de ser transcrita, representando, desse modo, uma cromatina inativa. Contrariamente, na eucromatina, a dupla fita de DNA está totalmente desespiralizada ou desenrolada, em um estado propício para ser transcrita, sendo, portanto, uma cromatina ativa.

O arranjo molecular da cromatina começou a ser desvendado a partir de uma pesquisa em que a cromatina dissociada por tratamento com proteases foi examinada ao MET. Foi observado que a cromatina tinha um aspecto de fio cheio de contas, a intervalos regulares, medindo cada conta cerca de 10 nm de diâmetro. Essas contas foram designadas nucleossomos. A análise da constituição molecular dessas estruturas (Figura 1.33) mostrou que cada nucleossomo está formado de um octâmero de histonas H2A, H2B e H3 e H4 em pares com dois giros da dupla fita de DNA ao seu redor. Desse modo, o modelo de estrutura molecular da cromatina considera o nucleossomo a unidade estrutural básica da cromatina, que estaria constituída de uma partícula cilíndrica com 10 nm de diâmetro e 6 nm de altura, o octâmero de histonas, envolto por DNA com 200 pares de bases, chamado de centro de nucleossomo (uma conta na imagem ao ME) mais um segmento de DNA entre as partículas (as contas), com 15 a 80 pares de bases, denominado DNA de ligação.

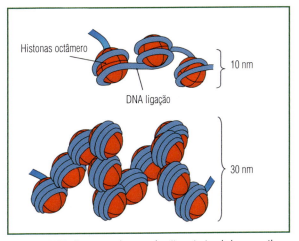

Figura 1.33 Esquema da organização estrutural da cromatina. Nucleossomo constituído por um centro de nucleossomo e um DNA de ligação. Veja a fibra de cromatina de 10 nm e a de 30 nm.

Esse arranjo dos nucleossomos em partículas ligadas por DNA de ligação representa um estado de desespiralização máxima da cromatina, o que facilita a ocorrência de transcrição do DNA, e é chamado de fibra de cromatina de 10 nm. O estado de desespiralização mais comum na eucromatina é aquele em que os segmentos de DNA de ligação são interligados por histonas H$_1$, promovendo um entrelaçamento de nucleossomos, em três fileiras; este conjunto mede cerca de 30 nm de diâmetro e é denominado fibra de cromatina de 30 nm.

Esses níveis de compactação vão aumentando em direção á heterocromatina, por mecanismos ainda pouco conhecidos, alcançando o estado de compactação máxima na mitose, quando a cromatina se encontra organizada em cromossomos.

Nucléolo

Nucléolos (Figura 1.30) são organelas nucleares arredondadas, não envoltas por membrana, de tamanho (1 a 7 mm) e número variáveis (comumente 1 a 2) de acordo com a atividade funcional das células, envolvidas na síntese dos RNA ribossômicos (RNAr) e na montagem das subunidades ribossômicas menor e maior que serão exportadas via complexo do poro para o citosol.

Ao MET, o nucléolo mostra-se constituído de três componentes principais: (1) centrofibrilar, elétron-lúcido, o local com eucromatina com DNA das regiões organizadoras do nucléolo dos cromossomos 13, 14, 15, 21 e 22, chamada DNAr, e as moléculas associadas à sua transcrição, como RNA-polimerase I, DNA-topoisomerase I e fatores de transcrição do RNAr. O DNAr é um DNA repetitivo, ou seja, constituído por múltiplas cópias do mesmo gene para transcrição do RNAr; (2) componente fibrilar denso, elétron-denso, que envolve os centrofibrilares, contém RNAr recém-transcritos e complexos proteicos como os snoRNA (*small nucleolar RNA*), envolvidos no processamento pós-transcricional da enorme molécula do RNAr; (3) componente granular, menos denso do que o componente fibrilar, o local onde os RNAr originados do processamento pós-transcricional são complexados com proteínas importadas do citosol.

Os genes para o RNAr sintetizam, na presença de RNA-polimerase I, moléculas de RNAr grandes, com coeficiente de sedimentação 45S, chamadas pré-RNAr. Os pré-RNAr são clivados pelos snoRNA, pequenos RNA nucleolares que exibem atividade enzimática, originando os RNAr 28S, 18S e 5,8S. Os RNAr 18S associam-se a proteínas vindas do citosol, formando as subunidades ribossômicas menores. Os RNAr 28S e 5,8S, mais os RNAr 5S transcritos em outras regiões do núcleo, juntam-se a proteínas ribossômicas produzidas no citosol, constituindo as subunidades ribossômicas maiores. Ambas as partículas são transferidas para o citosol através do complexo do poro por via regulada, envolvendo exportinas e gasto de energia.

O nucléolo é, ainda, o local de montagem das SRP, que reconhecem a sequência sinal dos polipeptídios nascentes destinados ao RER. No nucléolo, as pequenas proteínas SRP são complexadas a RNA de baixo peso molecular, formando as partículas SRP, exportadas para o citosol.

Nucleoplasma

O nucleoplasma é o meio aquoso onde se encontram imersas as várias estruturas nucleares – cromatina, nucléolos e a rede de laminas. Nos espaços intercromatínicos, pericromatínicos e entre as outras estruturas, existe uma solução aquosa com as enzimas e as proteínas relacionadas à atividade gênica – DNA-polimerase, RNA-polimerase II e III, topoisomerases, fatores de transcrição e outras substâncias, como ribonucleoproteínas heterogêneas, proteínas, nucleosídeos, nucleotídeos e vários íons, alguns importantes para vários eventos intranucleares.

Como comentado anteriormente, o nucleoplasma contém uma quantidade relativamente grande de proteossomos espalhados nas regiões mais ativas do núcleo, como na eucromatina e nos nucléolos. Estão envolvidos na proteólise de proteínas reguladoras da transcrição gênica e de controle do ciclo celular.

Ciclo celular

Em uma população de células proliferantes do organismo humano, cada célula cumpre um ciclo com estágios bem definidos até se dividir e dar origem a duas células-filhas – é o chamado ciclo celular. Este é dividido em quatro fases (Figura 1.34): mitose ou fase M; fase G$_1$; fase S; e fase G$_2$. O conjunto das fases G$_1$, S e G$_2$ é chamado interfase. Os períodos-chave do ciclo são a mitose, em que a célula separa os cromossomos duplicados para formar dois núcleos e a célula inteira se divide nas duas células-filhas, e a fase S ou período sintético do DNA, em que o material genético da célula é duplicado. As fases G$_1$ e G$_2$, que antecedem, respectivamente, a fase M e a fase S, são fases preparatórias, de verificação da ordem e de aquisição de volume protoplasmático para poder entrar na fase seguinte. Em relação à duração das diferentes fases, a mitose é mais curta, com cerca de 1 a 2,5 horas, a G$_2$, de 2,5 a 4 horas, a S, de 8 a 10 horas, e a G$_1$, que é a mais longa e variável em todos os casos, podendo durar de horas a dias. Na maioria dos tecidos humanos, a proliferação celular ocorre durante os períodos de desenvolvimento e crescimento. Assim, após alcançar a estabilização no crescimento, as células entram na fase G$_0$, uma fase de não divisão, podendo permanecer aí por meses a anos, voltando ao ciclo no momento em que for necessário, estimuladas por uma sinalização adequada. Algumas células terminalmente diferenciadas, como os neurônios, perdem permanentemente a capacidade de retorno ao ciclo celular.

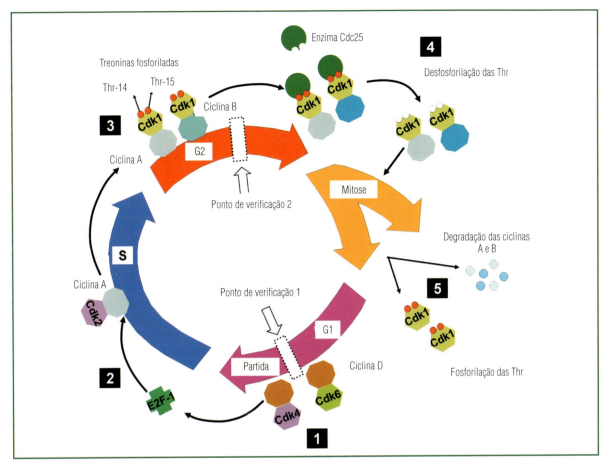

Figura 1.34 Esquema do controle do ciclo celular. O ciclo celular é dividido em mitose ou fase M, fase G1, fase S e fase G2. O controle se dá da seguinte maneira: um fator de crescimento liga-se ao receptor, estimulando, via Ras-proteinocinases associadas a mitógeno, a transcrição da ciclina D (Figura 1.10) – (1) a ciclina D se liga a Cdk4 e a Cdk6, e esses complexos ciclina D-Cdk4 e ciclina D-Cdk6 – chamados de cinases de partida – desbloqueiam o fator de transcrição E2F-1, que inicia a fase S, após passar pelo ponto de verificação 1; (2) a ciclina A ligada a Cdk2 dirige a fase S; (3) na fase G2 a ciclina A se liga a Cdk1 e a ciclina B, também ao Cdk1, mas estas ciclinas estão inibidas pela fosforilação das treoninas 14 e 15 das Cdk1; (4) após passar pelo ponto de verificação 2, a enzima Cdc 25 desfosforila as Cdk1, desinibindo as ciclinas A e B, que iniciam a fase M, por isso o complexo ciclina A-Cdk1 + ciclina B-Cdk1 é designado fator promotor da fase M ou MPF; (5) uma vez iniciada a mitose, as ciclinas A e B são degradadas nos proteossomos, e as Cdk1s, inibidas por fosforilação.

Existem dois pontos críticos no ciclo celular, exatamente, as transições G_1-S e G_2-M, respectivamente, que são os principais pontos de controle do ciclo celular, sendo designados pontos de verificação 1 e 2, respectivamente, em que as células verificam a ocorrência de alguma anormalidade celular, dano no DNA ou o término da síntese do DNA, só permitindo a continuidade do ciclo após a correção do defeito detectado.

O ciclo celular é geneticamente orquestrado por dois grupos de proteínas: as ciclinas e as proteínases dependentes de ciclinas (Cdk) (Figura 1.34).

BIBLIOGRAFIA

Alberts B, Johnson A, Lewis J, Raff M, Roberts K, Walter P. Biologia molecular da célula. 4. ed. Porto Alegre: Artmed; 2004.

Junqueira LC, Carneiro J. Biologia celular e molecular. 9. ed. Rio de Janeiro: Guanabara Koogan; 2013.

Karp G. Cell and molecular biology – Concepts and experiments. 7. ed. New Jersey: John Wiley & Sons, Inc.; 2013.

Kierszembaum AL. Histology and cell biology: an introduction to pathology. 3. ed. Philadelphia: Elsevier Saunders; 2012.

Lodish H, Berk A, Kaiser CA, Krieger M, Scott MP, Bretscher A, et al. *Molecular cell biology*. 7. ed. New York: W. H. Freeman and Company; 2013.

Pollard T, Earnshaw WC. Biologia celular. Rio de Janeiro: Elsevier; 2006.

CAPÍTULO 2

Integração da Fisiologia e Patologia Celulares

Fausto Edmundo Lima Pereira

Os conceitos de doença têm variado através dos tempos, e também a ideia do que se admite como seus agentes causais: causas naturais – alimentação, agentes físicos, químicos ou biológicos; psicossociais – medo, ansiedade; socioeconômicas – pobreza; e sobrenaturais – admitidas nas sociedades menos desenvolvidas, com a interveniência de magos, feiticeiros e similares.

Os avanços dos conhecimentos de Biologia têm possibilitado, progressivamente, a compreensão mais precisa da natureza dos fenômenos que conferem aos organismos a capacidade de adaptação às variações ambientais. Quando está doente, o organismo não se encontra adaptado ao ambiente em que vive, e fica claro que os conhecimentos dos mecanismos de adaptação permitirão conhecer os meios pelos quais os diversos fatores etiológicos produzem as lesões que compõem as diferentes doenças.

A Patologia moderna mantém como base de seus conhecimentos o estudo morfológico das doenças, com o qual auxilia o diagnóstico. No entanto, esse vem sendo facilitado pela abordagem da doença por meio da Patologia Molecular, que associa os conhecimentos de Biologia Molecular ao esforço para esclarecer os mecanismos patogenéticos das doenças.

Por essa razão, é justificável que, em um livro de Patologia Geral, haja um capítulo que, de modo resumido, discuta os mecanismos moleculares básicos utilizados pelas células e pelos tecidos para se adaptarem às variações ambientais, o que poderá propiciar ao leitor a incorporação dos recentes avanços da Biologia Molecular na compreensão dos mecanismos patogenéticos das diferentes lesões, nas diferentes doenças.

COMO OS ORGANISMOS SE ADAPTAM ÀS VARIAÇÕES DO MEIO AMBIENTE

O ambiente em que vivem os organismos varia a cada instante, e são essas variações que representam os estímulos que evocarão as respostas adaptativas. Se os estímulos ultrapassam a capacidade da resposta adaptativa, passam a representar agressões ou causas externas de doenças. Quando o organismo é incapaz de responder adequadamente aos estímulos externos, independentemente de sua magnitude, em virtude de problemas ligados à informação genética, têm-se as causas internas de doenças. Não é rara a ação simultânea de causas externas e internas na origem das doenças.

As células, para se adaptarem, precisam sentir as variações do ambiente (os estímulos) e, nos organismos multicelulares, necessitam se comunicar umas com as outras para que suas respostas adaptativas sejam funcionalmente coordenadas. Toda capacidade de sentir e de responder de modo variável está ligada à ação de macromoléculas celulares de cuja atividade e integridade dependem todas as funções vitais.

MACROMOLÉCULAS

Macromoléculas são polímeros de peso molecular elevado – de 10 mil a 1 milhão –, cujas subunidades de baixo peso molecular associam-se de modo particular em cada caso, possibilitando arranjo ou configuração espacial que confere a peculiaridade funcional a cada uma delas. Essa configuração, determinada pela ordem ou sequência das subunidades, é o que possibilita o surgimento de forças não covalentes, que levam a molécula a se dobrar e tomar determinadas posições (pontes iônicas, pontes de hidrogênio, uniões hidrofóbicas e forças de atração de Van der Waals).

Dobras mais importantes e estáveis são feitas por ligações covalentes entre subunidades específicas.

É a configuração espacial que permite às macromoléculas terem sítios especiais de combinação com outras macromoléculas ou moléculas menores, o que possibilita a uma macromolécula interferir na atividade de outra. Daí, ser extremamente importante a ação de radicais ativos, livres ou não, que podem se combinar com as macromoléculas, alterar suas cargas elétricas e, consequentemente, as forças não covalentes que mantêm a configuração espacial.

Com isso, novos sítios de ação são expostos ou encobertos e novas atividades funcionais aparecem. A ligação com Ca++, a fosforilação e a desfosforilação são exemplos de mecanismos importantes na ativação ou inibição de macromoléculas.

Acoplando-se a íons, as macromoléculas sofrem alterações conformacionais (modificações alostéricas) que possibilitam a transdução da energia química (empregada para fosforilar, por exemplo) em energia mecânica, gerando movimentos celulares. A contração do músculo esquelético é resultante da alteração conformacional de milhares de moléculas da célula muscular, cujo resultado é o encurtamento do eixo da fibra. Todos os movimentos celulares são dependentes de mecanismos semelhantes.

A fosforilação e a desfosforilação de macromoléculas regulam sua atividade

A fosforilação de macromoléculas, feita geralmente a partir do ATP (do inglês, *adenosine triphosphate*), é catalisada por enzimas fosforilantes ou fosforilases, que adicionam resíduos de fosfato especificamente a determinados aminoácidos, geralmente treonina, serina ou tirosina. São denominadas proteinocinases (sigla PK, de *protein kinase*).

A desfosforilação é catalisada por proteínas fosfatases, também específicas – treonina, serina ou tirosina fosfatases (sigla PP, de *protein phosphatases*). A atividade das PK e Ps é controlada por moléculas transmissoras de sinal de receptores, genericamente denominadas mensageiros intracelulares.

Como será visto a seguir, a fosforilação e a desfosforilação representam os principais mecanismos de controle não só da atividade metabólica, como também da expressão gênica.

OS MECANISMOS BÁSICOS PELOS QUAIS AS CÉLULAS RECONHECEM ESTÍMULOS DO MEIO EXTERNO E DE OUTRAS CÉLULAS

Para sentir o ambiente e produzir respostas adaptativas, é necessário que a célula tenha: (1) sensores que possam discriminar os diferentes estímulos; (2) mecanismos que transmitam o sinal do estímulo ao interior da célula; (3) mecanismos que possibilitem o controle da atividade metabólica e da expressão gênica para que a síntese de macromoléculas possa atender às novas necessidades impostas pelos estímulos recebidos.

Para atender a essas necessidades, as células dispõem de delicados mecanismos que permitem: (1) receber sinais do meio externo; (2) transduzir os sinais através da membrana; (3) gerar mensageiros intracitoplasmáticos que induzam diretamente modificações metabólicas ou vão ao núcleo regular a transcrição gênica para a síntese de macromoléculas, necessárias ao incremento das vias metabólicas, que permitirão a adaptação.

Os sinais que a célula recebe podem ser: (1) moléculas de natureza diversa, denominadas genericamente ligantes, mediadores, hormônios, citocinas, fatores de crescimento ou neurotransmissores, as quais encontram receptores na superfície da membrana ou no interior da célula; (2) moléculas da superfície de uma célula, reconhecidas por receptores na superfície de outra célula, após contato direto entre elas; (3) moléculas que uma célula passa para outra célula, de citoplasma para citoplasma, através de junções especializadas chamadas junções comunicantes (*gap junctions*).

COMO AS CÉLULAS SE COMUNICAM POR MEIO DE SINAIS QUÍMICOS

Uma célula pode sintetizar e liberar um mediador (molécula sinalizadora ou ligante), o qual pode agir nas células vizinhas – ação parácrina; cair na circulação e agir a distância – ação endócrina; agir na própria célula que o produziu – ação autócrina; ou ser um mediador em uma sinapse – ação sináptica.

Como agem as moléculas sinalizadoras lipossolúveis e as de natureza gasosa, de fácil difusão: receptores intracitoplasmáticos e nucleares e ação direta nas moléculas-alvo

Se a molécula sinalizadora for lipossolúvel, ela atravessará a membrana e encontrará no citoplasma (no citosol) ou no núcleo uma molécula receptora, a qual tem sítio ativo que se liga ao gene para regulá-lo e que está encoberto por proteína inibidora associada.

A união do ligante (hormônio esteroide, por exemplo) faz com que a proteína inibidora se desloque, expondo o sítio ativo para a combinação com a sequência (ou elemento) reguladora do gene.

Existe uma grande família de receptores desse tipo, conhecidos como receptores nucleares, entre os quais estão incluídos os receptores para esteroides, a vitamina D, o ácido retinoico, o hormônio tireoidiano, os receptores ativadores de proliferação de peroxissomos (PPAR, do inglês *peroxisome proliferator-activated receptor*) e os receptores X hepáticos (LXR – *liver X receptor*), importantes na regulação do metabolismo lipídico. O que varia é a constituição do receptor, mas todos têm em comum um sítio para se ligar ao DNA e fazer a regulação gênica.

Uma lesão ou doença pode surgir, por exemplo, se a proteína receptora for defeituosa, impedindo a ação reguladora do hormônio ou da vitamina. É o que acontece na síndrome de feminização testicular, em que os pacientes têm níveis séricos normais de testosterona, mas todas as células apresentam a mesma proteína receptora alterada (decorrente de mutação gênica).

Fator de transcrição intracitoplasmático importante é o HIF (de *hypoxia-inducible factor*), que funciona como um receptor para tensão de oxigênio no citoplasma. A unidade alfa do HIF, constitutiva, é continuamente degradada quando a tensão de O_2 é normal. Níveis normais de O_2 hidroxilam resíduos de prolina no HIFα favorecendo a sua degradação nos proteossomos. Quando os níveis de oxigênio caem no citoplasma, a hidroxilação da prolina do HIFα é reduzida, permitindo a sua combinação com um cofator que o transporta ao núcleo, onde se junta à unidade beta para exercer a sua ação reguladora da transcrição dos genes que permitem a célula se adaptar à hipóxia.

Algumas moléculas sinalizadoras (ou mediadoras) são de peso molecular muito pequeno, difundem-se através da membrana e, chegando ao citosol, não encontram receptores especiais, mas agem diretamente sobre as moléculas que devem regular. É o que acontece com o óxido nítrico (e, possivelmente, com o monóxido de carbono no sistema nervoso), o qual reage com a guanililciclase, ativando-a a produzir GMP cíclico a partir do GTP. O GMPc ativará proteínas cinases (PKG) que iniciam a cadeia de reações necessárias para a execução das funções induzidas pelo óxido nítrico.

Ação de moléculas sinalizadoras hidrossolúveis: receptores de membrana (Figura 2.1)

Se a molécula sinalizadora é hidrossolúvel, deve-se ligar a um receptor na superfície da membrana, e o sinal resultante da interação ligante-receptor deve passar para o citoplasma. Essa transdução da membrana para o citoplasma pode ocorrer por: (a) transdução

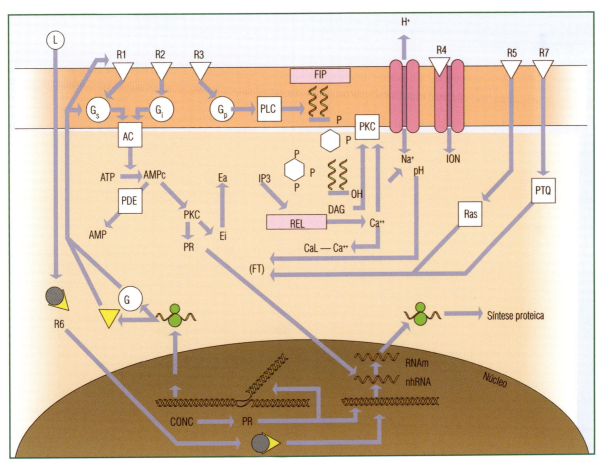

Figura 2.1 Representação esquemática de seis diferentes tipos de receptores e dos respectivos transdutores e mensageiros. R1 está ligado a uma proteína G_s (G estimuladora); R2 está ligado a uma proteína G_i (G inibidora); R3 está ligado a uma proteína G_p (G estimuladora de fosfolipase C-PLC-); R4 é um receptor ligado a canal iônico; R5 é receptor catalítico; R6 é receptor intracitoplasmático que recebe ligantes lipossolúveis (L). AC: adenilciclase; FIP: fosfatidilinositol fosfato; PKC: proteinocinase C; IP3: inositol trifosfato; DAG: diacilglicerol; PDE: fosfodiesterase do cAMP; PKA: proteinocinase A; calmodulina, PR (FT): proteína reguladora da expressão gênica e dos fatores de transcrição (FT); CONC: oncogene celular ou gene do crescimento e da diferenciação celular; nhRNA: RNA heterogêneo nuclear.

ligada à ação de proteínas que se ligam ao GDP/GTP, denominadas genericamente proteínas reguladoras G ou, simplesmente, proteínas G; (b) transdução catalítica; c) transdução via canal iônico; (d) transdução via ativação direta de proteínas tirosinocinases.

Receptores que agem ligados à proteína G trimérica

São moléculas proteicas com vários domínios transmembrana (geralmente 7), que têm um sítio extracitoplasmático no qual se liga à molécula sinalizadora. Dessa ligação, resulta transformação alostérica (conformacional) no receptor, fazendo surgir um sítio ativo para interação com a proteína G. São conhecidos como receptores da família GPCR (*G protein coupled receptors*).

A proteína G é heterotrímero formado por cadeias polipeptídicas alfa, beta e gama. A subunidade alfa tem o sítio que se liga ao GDP e as unidades beta e gama servem para associar e ancorar a proteína na face interna da membrana.

Existem vários tipos de proteína G, entre as quais: proteína G_s (estimuladora da adenilciclase), proteína G_i (inibidora da adenilciclase), proteína G_p (estimuladora de fosfolipase fosfatidilinositol específica).

Se a proteína G_s é ativada, a unidade alfa$_s$ dissocia-se das outras, libera o GDP e aprisiona uma molécula de GTP (abundante no citosol, junto à face interna da membrana), sofrendo modificação alostérica, o que resulta no aparecimento de sítio para ativar a adenilciclase. Ao juntar-se à adenilciclase e ativá-la, surge nova alteração alostérica, que confere à unidade alfa$_s$ a propriedade de GTPase. Ela cliva um fosfato do GTP, que se transforma em GDP, fazendo a unidade alfa recuperar a conformação original e se ligar novamente ao complexo beta-gama (Figura 2.2).

A adenilciclase ativada age sobre o ATP, hidrolisa-o e fecha em círculo a ligação fosfato, originando o AMPcíclico (adenosina-monofosfato cíclico), que irá ao citosol ativar enzimas denominadas proteinocinases A, que passam a catalisar a fosforilação (a partir de ATP) de resíduos de treonina ou serina de outras enzimas, ativando-as.

Também algumas proteinocinases A fosforilam proteínas inibidoras de fosfatases, impedindo a ação desfosforiladora delas. A ação do AMPcíclico é fugaz, porque a molécula é metabolizada no citosol por ação de fosfodiesterases específicas do AMPcíclico, que hidrolisam a ligação cíclica, transformando o AMPcíclico em AMP inativo.

Portanto, o sinal trazido pelo ligante chega ao receptor, passa pela membrana e resulta na síntese de um mensageiro citoplasmático, o cAMP, o qual ativa enzimas necessárias às atividades metabólicas exigidas pela adaptação. Na Tabela 2.1, estão exemplos de ligantes que agem em receptores ligados a diferentes tipos de proteínas G, inclusive G_s, que agem via cAMP. A Figura 2.3 resume o mecanismo de controle da glicogenólise no fígado, que é feito pela adrenalina, via receptor beta.

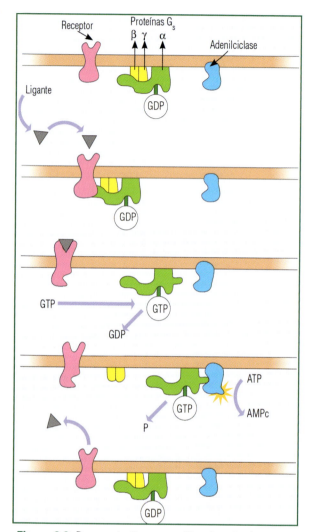

Figura 2.2 Representação esquemática da ação de um receptor que age via proteína Gs, ativando a adenilciclase.

Tabela 2.1 Exemplos de alguns receptores e seus mecanismos de transdução

Ligante	Receptor	Transdutor	Mensageiro
Adrenalina	Beta	Proteína G_s	cAMP
	Alfa	Proteína G_i	reduz cAMP
		Proteína G_p	IP3 e DAG
ACTH	ACTH$_R$	Proteína G_s	cAMP
PGE2	PGE2$_{R1}$	Proteína G_s	cAMP
	PGE2$_{R2}$	Proteína G_p	IP3 e DAG
Antígeno	T$_{CR}$	TQ família SRC	PRTranscrição
Prolactina	Prolactina$_R$	TQ família Janus	PRTranscrição
IL-1	IL-1$_R$	TQ família Janus	PRTranscrição
Fator natriurético	Fat Natr$_R$	Guanililciclase	GMPc

TQ: proteínas tirosinocinases; PRTranscrição: proteínas reguladoras da transcrição.

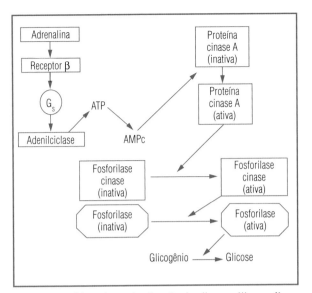

Figura 2.3 Mecanismo da ativação da glicogenólise no fígado, após estímulo do hepatócito pela adrenalina, agindo no receptor beta (receptor β).

Quando o receptor está unido a uma proteína G_i (inibidora da adenilciclase), a ligação do ligante ao receptor leva à dissociação da unidade $alfa_i$ do complexo beta-gama$_i$, e a inibição da adenilciclase se dá por: (a) ação da unidade $alfa_i$, agindo diretamente sobre a enzima; (b) ação do complexo beta-gama$_i$, que se liga a unidades $alfa_s$, impedindo sua ação estimuladora. A unidade $alfa_i$ age também abrindo canais de K^+ (Figura 2.3).

No caso de receptores ligados à proteína G_p, que ativa uma fosfolipase após a ligação do ligante ao receptor, ocorre ativação de uma fosfolipase C-beta (provavelmente por meio da subunidade $alfa_p$), que age sobre o fosfatidilinositol bifosfato, liberando o inositol trifosfato (IP3) e o diacilglicerol (DAG).

O IP3, hidrossolúvel, difunde-se no citosol e vai ao retículo endoplasmático liso, liberando cálcio para o citosol. Isso é feito porque o IP3 liga-se à proteína receptora da membrana do REL, componente de canais de cálcio, abrindo-os.

A elevação do Ca^{++} no citosol é transitória, porque o IP3 é rapidamente desfosforilado e o Ca^{++} se liga às proteínas que regulará, ou é bombeado novamente para dentro do REL. O DAG age sobre uma proteinocinase C (PKC), que é inicialmente ativada pelo Ca^{++} e prende-se à face interna da membrana, onde é ativada pelo DAG. As proteinocinases C (existem muitas variantes) são importantes moduladoras, por fosforilação, de proteínas que regulam a transcrição gênica. O DAG glicerol, originado da hidrólise de outros ácidos fosfatídicos que não o PIP2, também ativa as PKC.

O cálcio como mensageiro intracelular

O cálcio é outro importante mensageiro intracelular, em diferentes tipos de célula, como é o cAMP.

Os níveis de Ca^{++} no citosol são mantidos muito baixos ($10^{-7}M$), ficando o cátion armazenado no REL, de onde é bombeado após estímulos específicos, como o IP3. Age sobre proteinocinases, das quais a calmodulina é a mais ubiquitária (a troponina é outro exemplo existente nas células musculares). Após se ligar à calmodulina, esta sofre modificações alostéricas que a tornam capaz de ativar outras proteinocinases denominadas genericamente Ca^{++}-calmodulina proteinocinases (ou proteinocinases Ca-calmodulina dependentes). Estas, ativadas, fosforilam resíduos de treonina e serina de outras proteínas (enzimas), ativando-as.

É interessante que o Ca^{++} e o cAMP podem interagir de várias maneiras: (a) os níveis de um regulam os níveis do outro, já que a calmodulina-Ca pode regular a atividade da fosfodiesterase do cAMP e da adenilciclase, fosforilando-as; (b) proteinocinase A pode fosforilar proteínas dos canais de Ca^{++}, alterando sua atividade; (c) algumas proteinocinases Ca^{++} dependentes e algumas proteinocinases A podem fosforilar a mesma proteína, ficando a regulação dessa proteína na dependência dos dois mensageiros.

Receptores de membrana de ação catalítica

São receptores constituídos por proteínas transmembrana, cuja extremidade carboxil intracitoplasmática sofre transformação alostérica após a ligação do ligante no sítio receptor, adquirindo atividade enzimática.

Há receptores catalíticos que, após a ligação do ligante, autofosforilam-se em resíduos de tirosina, criando sítios ativos para se combinar com outras proteínas que se encarregarão da transdução do sinal. Entre essas proteínas, as mais importantes são as proteínas G monoméricas, conhecidas genericamente como proteínas Ras (codificadas pelos oncogenes da família Ras). Essas proteínas Ras existem ligadas ao GDP e são, portanto, inativas. São ativadas por proteínas ativadoras (proteínas GNRP, de *guanil nucleotide releasing protein*) que induzem nas proteínas Ras a troca do GDP pelo GTP. Uma vez ligada ao GTP, a proteína Ras está ativada e ativará proteinocinases importantes na regulação da mitose, entre as quais as MAP-cinases (*mitogen activating protein*). A MAP-cinase ativada fosforilará proteínas reguladoras da transcrição gênica, especialmente aquelas relacionadas à divisão celular. Dessas proteínas controladoras, as mais conhecidas são o fator reativo do soro (SRF, de *serum reactive factor*) e a proteína ELK-1, que, juntas, ligam-se a uma sequência do DNA. A proteína Ras ligada ao GTP é regulada pelas proteínas ativadoras de GTPase (proteínas GAP, de *GTPase activating proteins*), que induzem essa atividade na proteína Ras-GTP, levando-a a hidrolisar o GTP a GDP, tornando-se inativa.

Os receptores para o EGF (fator de crescimento da epiderme), PDGF (fator de crescimento derivado das plaquetas), FGF (fator de crescimento para fibroblastos), HGF (fator de crescimento para hepatócitos), NGF (fator de crescimento para neurônios), VEGF (fator de crescimento para o endotélio vascular, também conhecido como fator angiogênico), entre outros, pertencem a uma família de receptores com atividade de tirosina proteinocinase que utilizam as proteínas Ras como transdutoras de sinal.

Há receptores que adquirem atividade de treonina ou serina proteinocinase. Um exemplo é o receptor para o fator de crescimento transformador beta (TGF-β). Os resíduos de treonina e serina fosforilados no segmento intracitoplasmático recrutam e ativam as proteínas SMAD que se deslocam ao núcleo, onde regulam a transcrição dos genes-alvo da regulação pelo receptor.

Há receptores catalíticos que, quando estimulados, adquirem atividade de guanililciclase, enzima que catalisa a transformação do GTP em GMP cíclico. O GMP cíclico ativará proteinocinases GMPc dependentes e será inativado por fosfodiesterases específicas do GMPc, que o transformam em GMP. O receptor para o fator natriurético dos átrios está nessa categoria.

Há receptores que adquirem atividade de tirosina-fosfatases e agem desfosforilando proteínas em resíduos de tirosina. A molécula CD45, que participa da ativação de linfócitos T, é um exemplo desse tipo de receptor.

Receptores de membrana associados a proteínas tirosinocinases

Há receptores que estão associados a proteinocinases citossólicas que fosforilam resíduos de tirosina de outras proteínas reguladoras da expressão gênica. Dessas tirosina proteinocinases, as mais importantes são as da família SRC (SRC, YES, FIN, LCK, LYN, HCK, BLK) e da família das Janus-cinases (Janus, deus dos portões ou das vias de entrada das cidades), que inclui a JAK1, JAK2 e TYK. Todas apresentam em comum os chamados domínios ou sítios SH1 e SH3 e estão localizadas na face interna da membrana, próximas aos receptores com os quais se associam.

Entre os receptores que usam essas tirosinocinases estão aqueles para a maioria das interleucinas (IL-1, TNF, IL-2 IL-6), para citocinas que atuam como fatores de crescimento das células hematopoiéticas, os receptores para antígeno dos linfócitos T e B, os receptores para os interferons e os receptores para prolactina e hormônio do crescimento. Alguns desses receptores são formados por uma simples cadeia polipeptídica (prolactina, hormônio do crescimento). Os demais são formados por mais de uma cadeia polipeptídica que estão separadas e se associam, após a ligação do ligante, em uma delas, formando, assim, o receptor ativado.

Alguns receptores para citocinas são capazes de ativar fatores de transcrição induzindo degradação de inibidores naturais desses fatores. Os receptores para IL-1, TNF e alguns receptores da família Toll (p. ex.: TLR4), quando ativados, expõem o domínio Tir que se liga a proteínas adaptadoras que recrutam e ativam IkBcinases (IkK), proteínas cinases capazes de fosforilar o IkB (inibidor do NFkB, um fator de transcrição constitutivo, mantido continuamente inibido). O IkB fosforilado é rapidamente ubiquitinizado e degradado em proteossomos, liberando o NFkB (um dímero p65/p50) que é transportado ao núcleo e ativa vários genes pró-inflamatórios e de sobrevivência (os antiapoptóticos e os codificadores das HSP).

Receptores em canais iônicos

Algumas moléculas sinalizadoras ligam-se a receptores que são proteínas pertencentes ao complexo proteico de um canal iônico. Da interação do ligante com o receptor, surge alteração conformacional, da qual resultará a abertura ou o fechamento do canal. O íon translocado (ou inibido de passar) pode ser um mensageiro intracelular como o Ca^{++}, por exemplo, que é mensageiro da contração muscular induzida pela acetilcolina no receptor colinérgico, receptor esse localizado nos canais do cálcio do sarcolema. Os receptores para acetilcolina no músculo esquelético são canais de cálcio. Os receptores GABA também são canais iônicos que controlam o trânsito de Cl^- e HCO_3^-.

Canais iônicos como os de troca Na^+/H^+ são importantes na regulação do pH intracelular, o qual atua na ativação dos efeitos de muitos dos fatores de crescimento. Muitas substâncias promotoras de crescimento celular agem em receptores nesses canais. Os ésteres do forbol (forbol miristato-acetato), promotores do crescimento neoplásico, agem em receptores de canais de Na/H, ativando-os.

Receptores que transduzem o sinal ativando fatores de transcrição impedindo ou modificando a sua degradação em proteossomos

Alguns fatores de transcrição são constitutivamente associados a proteínas que favorecem a sua ubiquitinização e degradação em proteossomos. São exemplos os receptores para *hedgehog* e *Wnt*, fatores de crescimento importantes na diferenciação celular e na carcinogênese. São do tipo com várias voltas na membrana e, quando ativados, induzem fosforilação das proteínas associadas ao fator de transcrição (*Gli* ativado por hedgehog e β-*catenina* pelo Wnt), liberando-o para ser transportado ao núcleo, onde regulará a transcrição dos genes-alvo.

Receptores que têm na extremidade citoplasmática domínio que ativa fatores de transcrição após clivagem proteolítica

O exemplo é o receptor *Notch* que é ativado por um ligante (denominado *delta*) preso à membrana de uma célula contígua. A parte intramembranosa de

Notch está associada a uma protease intramembranosa e a uma metaloprotease. Após a ligação de *delta* em *Notch*, a metaloprotease é ativada, cliva o domínio extracitoplasmático do receptor, induzindo a alteração conformacional que ativa a protease intramembranosa. Esta cliva um domínio intracitoplasmático que se desloca ao núcleo onde regulará a transcrição dos genes-alvo do receptor. Esse fenômeno de proteólise intramembranosa regulada ocorre em outros sistemas como liberação do fator de transcrição SREBP (do inglês, *sterol regulatory element-binding protein*) da membrana do retículo endoplasmático no hepatócito após estímulo representado pelo aumento do colesterol no citosol. SREBP regula vários genes importantes na síntese e na excreção do colesterol no fígado.

Os receptores podem ser modulados

Como toda macromolécula, os receptores de membrana têm vida média geralmente curta, razão pela qual devem ser sintetizados constantemente, para que haja renovação daqueles parcialmente envelhecidos. Portanto, o controle da expressão do gene (ou genes) envolvido(s) na síntese de um receptor é crucial para que a célula possa responder adequadamente aos estímulos trazidos pelas moléculas sinalizadoras.

O comportamento da célula será ditado pelos receptores que ela possuir. Se a célula vive em ambiente rico em um fator de crescimento X e não tem receptores para esse fator, não terá o seu crescimento ou diferenciação influenciados pelo fator X. Se, ao contrário, a célula estiver em ambiente com pequena concentração do fator X e passar a sintetizar grande quantidade de receptor para X, passará a ser fortemente influenciada pelo fator X. Portanto, qualquer alteração, qualitativa ou quantitativa, na expressão dos genes para os receptores celulares, pode produzir alterações profundas no comportamento da célula.

A transformação maligna pode ser uma dessas alterações, como será visto em outro capítulo deste livro.

Por sua vez, muitas células regulam as suas atividades, modulando a síntese ou a posição de seus receptores. Linfócitos T, por exemplo, quando sintetizam interleucina 2 (IL-2), sintetizam e expõem os receptores para IL-2 (ação autócrina). Após serem estimulados pela IL-2, os receptores são endocitados e destruídos, desaparecendo da superfície e tendo a sua síntese inibida, sendo substituídos por outros tipos de receptores para outras interleucinas.

Muitas células endocitam ou exocitam os seus receptores, controlando, assim, a sua capacidade de responder ao ligante. Os receptores para IL-2, por exemplo, podem ser encontrados livres no plasma, porque são, em parte, soltos da superfície pelos linfócitos T. Além de poder controlar a síntese de seus receptores e fazer a sua modulação, as células podem, ainda, quando superestimuladas, sofrer processo de dessensibilização de receptor. Esse mecanismo é muito importante na ação de fármacos e tóxicos.

A dessensibilização de um receptor pode estar ligada, além do processo de modulação, à fosforilação do receptor, a alterações nas proteínas que auxiliam na transdução ou à adaptação de mecanismos antagonistas, que se reforçam.

A adaptação ou tolerância à morfina se faz não por alterações dos receptores ou dos transdutores (proteínas G), mas pelo fato de que os neurônios mantidos por longo tempo com níveis baixos de cAMP aumentam a expressão dos genes para as proteinocinases A e para a adenilciclase, compensando assim, em parte, a deficiência do cAMP. Quando a morfina é retirada, os neurônios estão com níveis muito elevados daquelas enzimas e tornam-se extremamente excitáveis, causando as manifestações da síndrome da abstinência.

Algumas toxinas bacterianas podem produzir profundas modificações na resposta de receptores, por produzirem modificações nos mecanismos de transdução do sinal. A toxina da cólera, por exemplo, transfere radicais ADP-ribosil para a unidade alfa da proteína G_s, impedindo o surgimento da atividade de GTPase, o que mantém a molécula ativada por muito mais tempo. Desse modo, os níveis de cAMP são mantidos elevados dentro do enterócito, o que causa efluxo de sódio e água para a luz intestinal, instalando-se a diarreia aquosa típica da cólera.

O efeito do receptor pode ser localizado em determinada área de uma célula. Isso pode ocorrer por dois mecanismos: (a) os receptores podem estar concentrados em determinada região da membrana ou (b) os efetores do receptor estão concentrados em determinada região da célula.

A localização dos receptores em determinada região da célula é facilitada pela existência de domínios na molécula receptora que favorecem a interação com outras proteínas da membrana e com proteína do citoesqueleto, favorecendo a sua ancoragem em uma área e também a sua mudança de posição, através de movimentos de do citoesqueleto. Outro mecanismo que possibilita a concentração de receptores em uma área da membrana é a existência nesta dos chamados *RAFTS*, áreas onde moléculas de esfingolipídios e colesterol se agregam como jangadas (*raft* significa jangada) associadas a proteínas. Nas células dos mamíferos, esses *rafts* recebem o nome de cavéolas, e proteínas a eles associados (caveolinas) têm domínios que permitem a ancoragem de receptores, facilitando, assim, a sua concentração em uma área da membrana. Por exemplo, nas sinapses, a associação de receptores NMDA, neuroligina e receptores tipo kainato ocorre em *rafts* da membrana sináptica, possibilitando uma maior concentração desses receptores associados em uma área particular da membrana.

A ação localizada da mensagem transduzida pelo receptor, dentro da célula, é facilitada pela existência de proteínas de ancoragem, que fixam as proteínas cinases em determinados locais (debaixo da membrana ou junto à membrana nuclear) e possibilitam a formação de plataformas que permitem as fosforilações em cadeia, como ocorre com a via das MAP-cinases. Outro exemplo: a PKA no cardiócito é ancorada junto a canais de cálcio, o que favorece a rápida fosforilação desses canais e a liberação do cálcio após a ação da adrenalina.

COMUNICAÇÃO CÉLULA-CÉLULA VIA JUNÇÕES COMUNICANTES

Nas junções comunicantes, as membranas celulares justapõem-se e moléculas de proteínas transmembrana de cada membrana formam canais (denominados *conexon*) que, ao se alinharem, formam um canal aquoso que comunica os dois citoplasmas, permitindo a passagem de íons e de pequenas moléculas.

A passagem de moléculas pelos conexons é regulada principalmente pelo pH, por variações no gradiente elétrico ou, ainda, por moléculas sinalizadoras, via receptores nas moléculas do conexon. Em muitos tecidos, são as junções comunicantes que permitem a sincronização de atividade de várias células independentes, como ocorre no músculo cardíaco. No fígado, as junções comunicantes são importantes, como na glicogenólise induzida pelo glucagon. A ação do glucagon no seu receptor (que age via cAMP) é acompanhada de aumento de permeabilidade das junções comunicantes, permitindo ao cAMP de um hepatócito passar para outro, ativando neste as proteinocinases A que ativam a glicogenólise.

MECANISMOS DE ADESÃO E DE RECONHECIMENTO NO CONTATO ENTRE DUAS CÉLULAS OU ENTRE UMA CÉLULA E O INTERSTÍCIO

Nos tecidos, as células residentes, para se ligarem às outras ou ao interstício, e as células móveis, para se deslocarem e estacionarem, necessitam de adesão temporária a outras células e aos componentes do interstício. O contato das células com outras ou com o interstício faz com que haja o reconhecimento de moléculas da superfície celular ou do interstício, o que pode representar a fonte de importantes sinais para ditar o comportamento celular.

Nas culturas de tecidos, as células, ao entrarem em contato com as outras, apresentam inibição de movimento e de divisão (é a chamada inibição por contato), inibição essa dependente de receptores de superfície que reconhecem moléculas na superfície da outra célula.

Esses eventos dependentes do contato e reconhecimento de sinais são extremamente importantes nos fenômenos de embriogênese, de regeneração e de reparação tecidual, sendo também cruciais no comando das células móveis do organismo, regulando o seu tráfego e a sua destinação. O contato seguido de reconhecimento é que permitirá a adesão entre células semelhantes para organizar a arquitetura de um órgão.

De fato, se as células de órgãos diferentes do mesmo organismo forem dissociadas e misturadas entre si, formarão agrupamento homogêneo com células do mesmo tipo, e não ajuntamentos mistos com células de órgãos diferentes. Isso demonstra que a célula entra em contato e reconhece a sua semelhante, à qual adere.

Moléculas que participam dos mecanismos de adesão e de reconhecimento entre células (Figura 2.4)

São geralmente glicoproteínas de natureza diversa, geralmente transmembrana e frequentemente associadas, via proteínas específicas de ligação, a moléculas do citoesqueleto. As mais importantes são:

1. *caderinas* – que têm três domínios na extremidade extracelular com numerosos sítios de ligação para o Ca^{++}. A união entre duas células faz-se pela ligação do Ca^{++} com duas caderinas das células em contato (é ligação homofílica, ou seja, entre duas moléculas iguais);

2. *moléculas de adesão intercelular* (ICAM, de *intercellular adhesion molecules*) – pertencentes à superfamília das imunoglobulinas e que se caracterizam por apresentarem os *domains* extramembrana com grande homologia com os *domains* das cadeias pesadas das imunoglobulinas. Os dois primeiros *domains* junto à membrana são homólogos a *domains* da fibronectina. Recebem denominações diversas de acordo com a localização: N-CAM (*neural* CAM), VE-CAM (*vascular endothelial* CAM) etc. Algumas dessas moléculas são excretadas, outras se prendem à superfície da membrana via glicosil-fosfatidilinositol e outras são transmembrana. Podem mediar uniões homofílicas, mas também reconhecer sítios de ligação em integrinas, como ocorre entre integrinas dos leucócitos e ICAM do endotélio vascular;

3. *integrinas* – são glicoproteínas transmembrana formadas por duas cadeias alfa e beta, ligadas por ligações não covalentes, apresentando ambas grande variação (existem várias famílias de cadeias alfa e beta). Sua nomenclatura é complexa, porque receberam nomes de acordo com a localização e a função na qual foram identificadas: LAF (de *lymphocyte functional antigens*) foi a denominação genérica para as integrinas dos leucócitos, depois denominadas ELAM (de *endothelial leucocyte adhesion molecules*) e algumas de VLA (de *very late antigen*); Mac-1 foi a denominação de uma integrina de macrófagos etc. Como não há ainda um consenso para a nomenclatura, é preciso contentar-se em guardar as siglas que vão sendo impostas pela literatura. Essas moléculas são extremamente importantes para o reconhecimento de componentes do interstício (podem reconhecer fibronectina, laminina, fibrinogênio e fibrina). Nos leucócitos, as integrinas constituem-se nas mais importantes

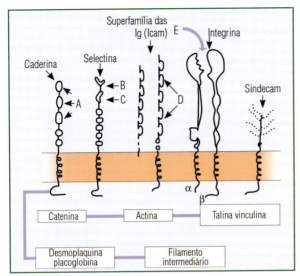

Figura 2.4 Representação esquemática das principais moléculas de adesão celular. A: *domains* com sítios de ligação para o Ca++ nas caderinas; B: *domain* com atividade de lectina; C: sequências homólogas ao EGHF nas selectinas; D: *domains* semelhantes aos das cadeias pesadas de Ig; E: sítios de ligação para o Ca++ na integrina.

moléculas de adesão e funcionam como moléculas endereçadoras, ou seja, moléculas que só permitirão a adesão do leucócito onde existir o receptor específico para a integrina. Assim, os linfócitos T saem da circulação nas vênulas pós-capilares dos linfonodos porque, no endotélio cuboide dessas vênulas, há moléculas que são reconhecidas por integrinas da membrana do linfócito;

4. *selectinas* (de *surface endothelial lectins*) – são moléculas de adesão que se caracterizam por apresentarem o *domain* da extremidade NH$_2$ com propriedade de se ligar a resíduos de carboidratos (propriedade de lectina) e dois ou três *domains* com sequências homólogas a sequências do EGF (fator de crescimento da epiderme). Existem três variedades dessa molécula: selectinas L (nos leucócitos), selectinas P (nas plaquetas e no endotélio) e selectinas E (no endotélio). São moléculas constitutivamente expressas nas membranas de leucócitos, endotélio e plaquetas, e são importantes para a aderência inicial, frouxa entre essas células. Nas células endoteliais, estão concentradas na superfície interna das vesículas submembrana, sendo desse modo facilmente expostas na superfície, após estímulo;

5. *glicoproteínas transmembrana ou localizadas no glicocálix, com resíduos de carboidratos* – são os principais ligantes das selectinas, especialmente através do resíduo sialyl-Lewis que apresentam. São expressas em leucócitos e no endotélio vascular, sendo um importante grupo das moléculas de adesão denominadas genericamente moléculas endereçadoras (*adressing molecules*). São exemplos: PSGL-1 (*P selectin glycoprotein ligant*), Mad-CAM (*mucosal vascular addressin cell adhesion molecule*), ESL-1 (*endothelial seletin ligant*), entre outras.

As moléculas de adesão nos leucócitos e no endotélio funcionam como moléculas endereçadoras, responsáveis pela orientação do local onde os leucócitos devem se aderir para deixarem a circulação. Por essa razão, a expressão dessas moléculas nas células endoteliais e nos leucócitos está sob controle de citocinas e outros ativadores endoteliais (IL-1, TNF, PAF, entre outros), que aumentam sua expressão no endotélio (e nos leucócitos) nas áreas em que está ocorrendo uma reação inflamatória, favorecendo, assim, a saída de leucócitos nesse local.

Estudos recentes têm demonstrado também que a localização de células cancerosas nos sítios de metástase ocorre porque a célula tumoral reconhece as moléculas endereçadoras na superfície do endotélio dos vasos do órgão aonde ela chega.

Adesão de células à matriz extracelular

As células se ligam ao interstício por meio de moléculas que unem glicoproteínas da membrana com proteínas estruturais da matriz extracelular. As moléculas mais importantes nessa ligação são as integrinas, cujas características foram discutidas em parágrafos anteriores. Das moléculas do interstício que se ligam às integrinas, as mais importantes são a fibronectina e as lamininas. A fibronectina, sintetizada por várias células, existe livre, solúvel no plasma (forma monomérica), aderida à superfície das células (forma oligomérica) e na forma insolúvel, polimerizada, no interstício. É molécula multifuncional, com sítios para reconhecimento de várias outras moléculas, razão pela qual tem ação opsonizadora, favorecedora da coagulação e do deslocamento celular no interstício, e ação organizadora da matriz extracelular. O sítio de contato da fibronectina (assim como o da laminina) com a integrina é representado pela sequência arginina-glicina-asparargina (sequência RGD). É a fibronectina, ligada a uma integrina, que intermedeia a ligação dos leucócitos com a fibrina, favorecendo o deslocamento orientado da célula após a saída do vaso, nas reações inflamatórias.

As integrinas que unem as células ao interstício possibilitam também a união do citoesqueleto com a matriz extracelular, já que a actina do citoesqueleto se liga à face interna das integrinas por meio de moléculas de ligação intracitoplasmáticas, especialmente a vinculina e a talina. A ligação do complexo actina-talina com a integrina é controlada pela fosforilação da talina. Essa fosforilação é feita pela tirosina por ação de tirosinocinases, fosforilando a talina e favorecendo a desvinculação do citoesqueleto com a integrina e a fibronectina, desligando a célula do interstício, fenômeno necessário para a divisão celular, entre outros.

Outro grupo importante de moléculas de adesão é representado por proteoglicanos existentes na membrana de muitas células. O sindecam, um desses proteoglicanos, tem sítios de ligação com fibronectina e laminina, estando também ligado ao citoesqueleto por meio da parte intracitoplasmática da proteína central.

Portanto, a matriz extracelular, estando ligada às células via fibronectina, pode influenciar, direta ou indiretamente, na orientação das células nos tecidos, na sua capacidade de proliferação e na sua morfogênese. Uma das características marcantes das células cancerosas é sua independência do interstício, ao qual não se ligam ou se ligam de modo defeituoso, o que mostra a grande importância da matriz extracelular na regulação da divisão, diferenciação e migração celulares.

Contudo, a matriz extracelular influencia a ação de mediadores liberados pelas células (citocinas) e de várias enzimas, pois moléculas dessa matriz apresentam receptores que podem reter citocinas e enzimas por mais tempo ativas no tecido, livres de seus inibidores naturais. No interstício, o colágeno do tipo IV, as lamininas e o heparansulfato agregam-se em torno de uma proteína (a nidogenina ou a entalina) formando unidades estruturais denominadas unidades matriciais ou matrissomas. Nos matrissomas, existem receptores para interferon-gama, fator de crescimento de fibroblastos, fator de crescimento transformador beta (TGF-β), lipoproteína-lipase e superóxido-dismutase, entre outros.

A MEMBRANA CELULAR COMO GERADORA DE MEDIADORES

Além dos receptores, moléculas transdutoras e enzimas geradoras de mensageiros intracelulares, a membrana citoplasmática é, ainda, importante no relacionamento das células umas com as outras e com o meio que as cerca, porque os lipídios que as constituem são fontes de geração de moléculas reguladoras (mediadores) de ação local e sistêmica, que muito contribuem para a regulação da atividade celular e da capacidade adaptativa dos tecidos. Entre esses mediadores, estão as prostaglandinas (PG), os leucotrienos (LT) e as lipoxinas – originados do ácido araquidônico (AA) –, o fator ativador de plaquetas (PAF) – originado a partir de fosfolipídio, principalmente fosfatidilcolina – e as resolvinas originadas de ácidos graxos poli-insaturados ômega 3 (EPA e DHA).

O AA (20:4, w6, ou seja, tem 20 átomos de carbono, 4 duplas ligações, estando a primeira delas no carbono 6) existe na membrana como componente de fosfolipídios e é liberado desses por ação de fosfolipases, especialmente fosfolipase A2, que age sobre o fosfatidilinositol e sobre a fosfatidilcolina. Uma vez liberado no citosol, pode ser metabolizado por ação de ciclo-oxigenases ou lipo-oxigenases, dependendo do tipo celular.

As ciclo-oxigenases peroxidam e ciclam áreas da molécula do AA, originando endoperóxidos cíclicos com duas duplas ligações, denominados prostaglandinas (PG2, porque têm duas duplas ligações). Quase todas as células têm ciclo-oxigenases e podem, portanto, sintetizar PG em condições fisiológicas ou ante a ação de agentes agressores. Diferentes células sintetizam diferentes quantidades e tipos de PG, dependendo das enzimas que contêm. As PG têm efeitos biológicos diversos, dependendo do tipo: são importantes na regulação dos linfócitos T (principalmente as PGE2), exercendo geralmente ação inibidora na resposta imunitária; regulam a síntese de IL-1 e TNF em macrófagos; aumentam a permeabilidade vascular; alteram a vasomoção, controlando o fluxo sanguíneo em alguns órgãos, como nos rins (PGI2 e TXA2); agem nos mecanismos de proteção da mucosa gástrica (PGE2); interferem nos mecanismos neurais da termorregulação e da indução do sono, entre outros efeitos.

A inativação das PG pode ser feita por de-hidrogenação dos grupos hidroxila, por redução das duplas ligações e por betaoxidação a partir do carbono 1, resultando vários metabólitos que podem ser encontrados na urina. A dosagem desses metabólitos na urina pode permitir a monitoração da produção dos eicosanoides no organismo.

As PG agem nas células em receptores de membrana ligados à proteína G_s ou G_p, utilizando, portanto, o cAMP ou o IP3 e o DAG como mediadores intracelulares.

Ao contrário das PG, os LT são sintetizados por número limitado de células: macrófagos (todas as células do sistema fagocitário mononuclear), mastócitos, PMN, eosinófilos e basófilos. Os LT resultam da ação das lipo-oxigenases sobre o AA, do que resulta a formação de hidroxiperóxidos no quinto átomo de carbono (5-hidroxi-peroxido-eicosatetra-enoato, 5-HPETE) denominado LTA4 (têm 4 duplas ligações). LTA4 pode ser hidratado e dar origem ao LTB4 ou conjugado com um tripeptídio sulfurado, o glutation (gli-glu-cis), originando o LTC4. Este pode perder a glutamina e a glicina do peptídio, originando, respectivamente, os LTD4 e LTE4.

Os LT têm efeito vasoativo (vasodilatadores e aumentam a permeabilidade vascular), contraem a musculatura lisa intestinal e dos brônquios, aumentam a secreção de muco e são quimiotáticos e grandes ativadores do PMN. Os efeitos descritos anteriormente como devidos à ação da substância de reação lenta da anafilaxia são hoje conhecidos como decorrentes da ação dos LT, especialmente dos LT sulfidopeptídicos.

Os hidroxiperóxidos formados a partir do ácido araquidônico podem originar *lipoxinas*, com atividade anti-inflamatória. A síntese de lipoxinas é transcelular. O hidroxiperóxido produzido em uma célula e capturado por outra célula onde dá origem à lipoxina. A interação de células endoteliais ou macrófagos com neutrófilos ou desses com plaquetas resulta na síntese das principais lipoxinas. O ácido acetilsalicílico induz acetilação da ciclo-oxigenase, e essa forma acetilada da enzima gera lipoxinas em neutrófilos e macrófagos a partir do ácido araquidônico, o que explica grande parte do efeito anti-inflamatório da aspirina.

O fator ativador de plaquetas (PAF) é o 1-O-alcoil-2-acetil-glícero-3-fosfocolina derivado do 1-O-alcoil-2-acilglicerofosfocolina, lipídio encontrado em grande quantidade na membrana de muitas células. A síntese do PAF depende inicialmente da fosfolipase A2, que retira o ácido graxo (geralmente o AA), que é substituído por um radical acetil, por ação de um PAF-acetiltransferase.

Tanto a fosfolipase A2 como a PAF-acetiltransferase são enzimas Ca^{++} dependentes. A inativação do PAF faz-se por ação de acetil-hidrolases encontradas no plasma e em muitos tipos de células. São produtores de PAF as plaquetas, os PMNs, os monócitos, os eosinófilos, mastócitos, as células mesangiais e as células endoteliais. O PAF é potente vasodilatador, aumenta a permeabilidade vascular, agrega plaquetas e contrai a musculatura lisa do intestino e do brônquio. Também age em receptores de membrana ligados à proteína Gp, utilizando, portanto, o IP3 e o DAG como mensageiros. Contudo, ao ser sintetizado, induz a liberação de AA, favorecendo a síntese de PG e LT. Nas células endoteliais, o PAF não é excretado, agindo de modo autócrino, modificando a expressão de moléculas de adesão que favorecem a aderência de leucócitos à superfície endotelial.

Os ácidos graxos ômega 3 (ácido eicosapentaenoico – EPA – e ácido docosa-hexaenoico – DHA) são substratos para ciclo-oxigenases e lipo-oxigenases, podendo originar mediadores, principalmente de ação anti-inflamatória. As prostaglandinas (PG3) e leucotrienos (LT5) originadas do EPA têm fraca atividade pró-inflamatória. Por sua vez, a lipo-oxigenação de EPA e DHA dá origem a potentes moléculas anti-inflamatórias e citoprotetoras, denominadas, respectivamente, *resolvinas E*, *resolvinas D* e *neuroprotectinas*. A síntese dessas resolvinas é transcelular, sendo endotélio e macrófagos a sede da primeira fase oxidativa e os neutrófilos responsáveis pelo processo oxidativo final. Uma resolvina denominada *maresina* é sintetizada por macrófagos M2 no foco inflamatório diretamente a partir do DHA. A resolução da maioria das inflamações agudas está, em grande parte, na dependência da geração de resolvinas e maresinas no foco inflamatório.

Variações na composição lipídica da membrana e alterações do comportamento celular

Como visto, o comportamento celular dependerá, em grande parte, da membrana, razão pela qual sua composição lipídica é extremamente importante. Desses componentes depende a fluidez da membrana, portanto, a posição e a configuração espacial das outras macromoléculas associadas, especialmente os receptores e as enzimas. A composição lipídica da membrana pode variar de acordo com a quantidade e a qualidade dos lipídios da dieta, o que vem destacar a importância de dietas adequadas na prevenção, na evolução e até mesmo na terapêutica de muitas doenças.

A membrana citoplasmática é rica em lipídios complexos – fosfolipídios, colesterol e glicolipídios. Entre os fosfolipídios, os mais importantes são fosfatidilcolina, fosfatidilserina, fosfatidiletanolamina, fosfatidilinositol, difosfatidilglicerol (cardiolipina), esfingomielina e esfingosina. Entre os glicolipídios, estão os gangliosídios e os cerebrosídios.

Eles têm como componente estrutural básico os ácidos graxos (AG), que são ingeridos com a dieta, absorvidos e utilizados para a síntese dos lipídios complexos, além de servirem como fonte de energia. Alguns são essenciais, ou seja, não são sintetizados pelo organismo, razão pela qual devem, obrigatoriamente, existir na dieta. A composição em AG da membrana pode variar de acordo com a qualidade e a quantidade dos AG ingeridos na dieta. Essa modificação pode resultar em modificações qualitativas e quantitativas na produção de mediadores, do que resultam alterações nos mecanismos de resposta e adaptação dos tecidos perante as agressões. O AA, por exemplo, pode ser substituído pelo ácido eicosapentaenoico ou pelo docosa-hexaenoico (são ácidos graxos, respectivamente, 20:5, w3 e 22:6, w3), ambos abundantes na gordura de peixe (p. ex.: óleo de fígado de bacalhau). Com essa modificação, as células passam a produzir menos PG2 e menos LT4, assim como PG3 e LT5. PG3, como o TXA3 e o LTB5, tem atividade biológica mínima, quando comparada com a dos TXA2 e LTB4 (menos de 5% da atividade desses). Além disso, geram resolvinas, com poderosa ação anti-inflamatória. Assim, o organismo que ingere grande quantidade dos AG w3 tem menor capacidade de montar reação inflamatória e resposta imunitária com modulação diferente, daí o efeito benéfico desse tipo de dieta em certas doenças inflamatórias crônicas e por autoagressão.

DISTÚRBIOS CONGÊNITOS OU ADQUIRIDOS DE RECEPTORES E CANAIS IÔNICOS DA MEMBRANA PLASMÁTICA

A membrana plasmática é a interface através da qual a célula interage com o ambiente na qual está imersa. Dessa forma, é atingida em uma infinidade de processos patológicos, desde as comuns protrusões celulares bolhosas até raras condições genéticas. A interação com o ambiente se dá, principalmente, mediante as numerosas proteínas que se encontram flutuantes em sua camada bilipídica, algumas delas ancoradas no citoesqueleto, e que apresentam várias funções, entre elas as de receptores e canais iônicos. Em várias ocasiões, essas proteínas podem apresentar mau funcionamento, que eventualmente pode resultar em doenças. A seguir, são descritos alguns exemplos de doenças com seus mecanismos fisiopatológicos respectivos.

- *Bloqueio de um receptor por um anticorpo antirreceptor:* o exemplo clássico de uma doença ocasionada por esse mecanismo é o da miastenia *gravis*, doença autoimune mediada por anticorpos direcionados contra os receptores de acetilcolina. Nesse caso, por razões ainda desconhecidas, os receptores pós-sinápticos de acetilcolina na membrana plasmática da célula muscular agem como imunógenos e geram produção de anticorpos que se acoplam aos receptores, impedindo, assim, a ligação da acetilcolina. A ação do anticorpo leva à destruição dos sítios receptores e acarreta a diminuição desses sítios na membrana plasmática, diminuindo a transmissão do impulso nervoso através da junção neuromuscular, o que origina as manifestações clínicas da doença, entre elas a intensa fraqueza muscular.
- *Estimulação de um receptor por um anticorpo antirreceptor:* em determinados casos, quando um anticorpo se liga ao receptor, pode agir como se fosse o ligante apropriado para tal receptor, que, por sua vez, responde adequadamente. É exatamente o que ocorre na doença de Graves, em que os mecanismos hormonais regulatórios normais são sobrepujados por mecanismos imunológicos anormais. Em mais de 95% desses pacientes, são encontradas imunoglobulinas da classe G, denominadas imunoglobulinas estimulantes da tireoide, que se ligam aos receptores do TSH estimulando a síntese e secreção do hormônio tireoidiano.
- *Superestimulação de um receptor por toxina:* a toxina do *Vibrio cholerae*, ao se acoplar com uma subunidade da proteína G, causa interferência na transdução de sinal em decorrência da estimulação irreversível da adenilciclase, culminando na secreção constante de água e sódio. Dessa forma, a principal manifestação clínica da cólera é a perda extraordinária de fluido pelo intestino, devida unicamente à estimulação celular excessiva. Em biópsias intestinais, a mucosa intestinal está intacta, sem lesão ou reação inflamatória.
- *Ausência ou redução do número de receptores:* a hipercolesterolemia familiar é condição autossômica dominante e consta como importante causa de coronariopatia. Resulta de diferentes mutações no gene que codifica o receptor para LDL. Já se conhecem mais de 600 diferentes mutações desse gene, incluindo mutações pontuais, inserções e deleções, cujos fenótipos variam desde proteína indetectável até receptores disfuncionais.
- *Redução do número de receptores:* a infrarregulação dos receptores de insulina é um dos mecanismos postulados como contribuidor para a origem do diabetes *mellitus* tipo 2 e um dos causadores de resistência à insulina.
- *Bloqueio ou estimulação permanente da bomba de sódio:* a causa mais comum desse fenômeno é a hipóxia, que ocasiona depleção dos depósitos de ATP e, consequentemente, comprometimento do funcionamento da bomba de sódio. Entretanto, há toxinas que afetam diretamente esses canais, causando bloqueio ou estímulo inadequado. A tetrodotoxina, encontrada no fígado e nos ovários do baiacu, um peixe apreciado na culinária japonesa e considerado uma iguaria, pode ser letal se ingerida. Seu mecanismo de ação é exatamente mediante o bloqueio da bomba de sódio. Outras toxinas podem apresentar efeito contrário e causar a abertura constante dessa bomba de sódio, como a batracotoxina, encontrada em algumas espécies de sapos.
- *Mutação genética com disfunção do canal iônico:* já são descritas várias doenças cujo principal mecanismo fisiopatológico é a mutação genética de canais iônicos. Na nefrologia, por exemplo, encontra-se a síndrome de Bartter, decorrente de um grupo de tubulopatias hereditárias renais e caracterizada pela perda de sal, alcalose metabólica hipercalêmica e hiperaldosteronismo hiper-reninêmico com pressão arterial normal e cujo defeito se encontra na mutação de um canal de potássio. Mutações em um canal de cloro podem resultar em formas autossômicas dominantes ou recessivas de osteopetrose. Um dos muitos genes mutados na retinite pigmentosa é um canal de cálcio cuja integridade é de crucial importância na transdução de sinais dos fotorreceptores.

ALGUNS MECANISMOS BÁSICOS NA REGULAÇÃO DA EXPRESSÃO GÊNICA

Todas as células diploides do organismo têm os mesmos genes, ainda que apresentem, paradoxalmente, grande diversidade morfológica e funcional. Nos eucariotas, os genes estão representados por sequências descontínuas de nucleotídeos que codificam uma dada proteína (denominadas éxons). Os éxons estão separados por segmentos de nucleotídeos denominados íntrons, os quais não tomam parte na codificação da proteína. É interessante assinalar que, ao contrário da ideia original, um gene pode codificar diferentes proteínas, dependendo de como se ligam os diferentes éxons durante o processamento do RNA transcrito.

Nos eucariotas, os genes são compostos por unidade de transcrição (éxons e íntrons), sequência promotora ou promotor e outras sequências acessórias reguladoras.

1. *Unidade de transcrição* – compreende o segmento de DNA que origina o RNA primário ou transcrito primário ou RNA nuclear heterogêneo. Inclui: (a) o transcrito dos éxons (que formarão o RNAm ou RNA maduro); (b) o transcrito dos íntrons, que

serão removidos durante o processamento do RNA; e (c) segmentos pequenos nas extremidades, também parcialmente removidos durante o processamento.
2. *Sequência promotora ou promotor* – pequena sequência necessária para ocorrer uma transcrição correta e para criar um segmento terminal no RNA maduro. O promotor contém a sequência TATAAA, onde se liga o fator de transcrição (na realidade, vários fatores, como se verá à frente), para disparar a transcrição.
3. *Elementos acessórios* – são sequências de DNA que regulam de modo específico a taxa de transcrição de um dado gene. Incluem as sequências responsáveis pela indução e repressão da transcrição. Essas sequências variam na qualidade (tipo e número de bases), posição e função. Entre elas, estão as sequências (elementos) *enhancers* (ou reforçadores), que potencializam e/ou facilitam a ligação da RNA-polimerase no seu sítio de ligação, maximizando, assim, a transcrição do gene. Esses *enhancers* influenciam na iniciação da transcrição, mesmo localizados à distância do gene, independentemente de estarem localizados atrás ou na frente do ponto de início da transcrição. Outras sequências acessórias reguladoras são os *silencers* (silenciadores ou repressores), que dificultam ou impedem a transcrição de genes.

Se o DNA de todas as células é o mesmo e contém a mesma informação, pode ser comparado a um dicionário que contém todas as palavras necessárias às frases, suficientes para ditar as normas de construção do organismo. As palavras só formarão frases com sentido se postas em ordem adequada. Portanto, os genes que estão no DNA e que codificam as proteínas devem transcrever seu código de maneira muito organizada, para que as proteínas necessárias em cada momento do crescimento e da diferenciação da célula sejam produzidas ou deixem de ser produzidas na hora certa. Isso acontece porque os genes podem ter sua expressão controlada, sendo reprimidos ou ativados. Há genes que transcrevem durante a vida embrionária, sendo, após, reprimidos, assim permanecendo pelo resto da vida. Outros estão constantemente sendo regulados para permitir à célula os diferentes estados de adaptação. Esse controle da expressão gênica é feito pelas proteínas reguladoras dos genes, as quais têm a propriedade de se ligar a sequências específicas do DNA (sequências promotoras, *enhancers* e *silencers*). Cada proteína reguladora liga-se a uma sequência específica, e duas ou mais proteínas combinadas ligam-se a sequências diferentes. Desse modo, ao poder agir em combinação, um grupo relativamente pequeno de proteínas reguladoras pode regular a expressão de uma grande quantidade de genes.

Essas proteínas reguladoras são codificadas por genes denominados genes reguladores. Há genes reguladores (portanto, proteínas reguladoras) que têm amplo espectro de regulação, atingindo vários genes: são os genes reguladores mestres (proteínas reguladoras mestras), cuja presença é suficiente para direcionar a diferenciação em determinado sentido. No mioblasto, a proteína myo D1 regula a diferenciação para fibra muscular esquelética, controlando a expressão de todos os genes relacionados à síntese das proteínas contráteis e acessórias que caracterizam a fibrocélula diferenciada. Se o gene *myoD1* for transferido para fibroblastos em cultura, a proteína myoD1 é expressa e os processos de diferenciação para fibra muscular esquelética ocorrerão como no mioblasto. Isso porque o fibroblasto tem os mesmos genes que o mioblasto. Neste, o gene *myoD1* é ativo e transcreve, o que não ocorre normalmente no fibroblasto.

As proteínas reguladoras dos genes que codificam as proteínas que participam dos processos básicos de sobrevivência de uma célula foram conservadas durante a evolução, razão pela qual são muito semelhantes desde protozoários até mamíferos. São genes e proteínas reguladoras que atuam no controle dos genes responsáveis por codificar as estruturas básicas que a célula precisa para ser célula: capacidade de se multiplicar, de executar funções metabólicas básicas etc.

São genes mestres que regulam a proliferação e os aspectos básicos da diferenciação celular, os quais têm grande atividade durante a vida embrionária e na vida pós-natal nos tecidos lábeis, nos tecidos em regeneração e nos processos de reparação. São esses genes que estão relacionados à síntese dos fatores de crescimento, de seus receptores, das proteínas transdutoras e das proteinocinases envolvidas na transmissão intracelular de seus efeitos. Esses genes recebem o nome genérico de genes do crescimento e da diferenciação celular, cujo descontrole leva à transformação maligna da célula. Por essa razão, são denominados oncogenes (genes do câncer), nas células cancerosas ou nos vírus que os contêm, e proto-oncogenes, nas células normais.

As proteínas reguladoras dos genes têm sua atividade controlada por modificações que podem ocorrer na sua molécula. A fosforilação e a desfosforilação de resíduos de alguns aminoácidos (tirosina, treonina e serina) constituem o mecanismo fundamental de ativação ou inativação, bem como da união com outras proteínas reguladoras ou com receptores intracelulares ativados. Pode-se entender que grande parte das proteinocinases ativadas pelos diferentes mensageiros intracelulares são capazes de fosforilar proteínas reguladoras de genes, o que torna a célula capaz de ligar os sinais que ela recebe com os mecanismos de controle da expressão gênica. Desse modo, a expressão gênica poderá atender às necessidades impostas pelas variações do ambiente, ou seja, permitir uma adaptação adequada.

O CONTROLE DA SÍNTESE PROTEICA (FIGURA 2.5): REGULAÇÃO DA TRANSCRIÇÃO, REGULAÇÃO PÓS-TRANSCRIÇÃO E PÓS-TRADUÇÃO

Nos eucariotas, a síntese proteica tem as seguintes fases: (1) transcrição de um RNA primário ou RNA heterogêneo nuclear (nhRNA); (2) processamento do nhRNA; (3) edição do RNAm; (4) transporte do RNAm para o citoplasma; (5) tradução da proteína em associação com os ribossomos; (6) degradação do RNAm no citoplasma. Portanto, essa síntese pode ser controlada no mínimo em seis diferentes níveis: controle transcricional e controles pós-transcricionais, incluindo o controle do processamento, transporte, edição, tradução e da degradação do RNAm.

CONTROLE DA TRANSCRIÇÃO

Como já visto, nos eucariotas os genes são representados por sequências de nucleotídeos (éxons) interrompidas por sequências que não têm informação para a proteína a ser sintetizada (íntrons). A transcrição do RNA depende na essência da atividade de uma RNA-polimerase II.

Existem três RNA-polimerases nos eucariotas: (a) a RNApol I está envolvida na transcrição da maioria dos genes que codificam RNA ribossômicos; (b) a RNApol III está envolvida na transcrição dos RNA transportadores, RNA ribossômicos 5S, vários pequenos RNA, incluindo snRNA; (c) a RNA pol II está envolvida na transcrição de todos os genes que codificam proteínas e na transcrição de micro RNA e snRNA.

A RNApol II inicia a transcrição de um gene após ter sido capturada e ativada no sítio iniciador da transcrição, existente no promotor, junto ao primeiro éxon a ser transcrito. Isso é feito pela interação de numerosas proteínas reguladoras que promoverão uma série de eventos complexos, resumidos a seguir:

a. *descondensação da cromatina* (desenovelamento ou desenrolamento da cromatina), que começa com a separação da dupla fita com a participação de complexos de proteínas dos quais fazem parte as helicases e as topoisomerases, que abrem a molécula do DNA e reduzem a sua tendência de enovelamento helicoidal;

b. *acetilação das histonas*, feita por um complexo de enzimas acetiladoras, facilitando o desenrolamento do DNA;

c. *ligação das proteínas reguladoras* da transcrição nas sequências específicas do DNA (*enhancers* ou reforçadores). Na medida em que o DNA vai sendo desenrolado, as proteínas reguladoras (facilitadoras da transcrição) ligam-se nas sequências por elas reconhecidas, associam-se com outras proteínas

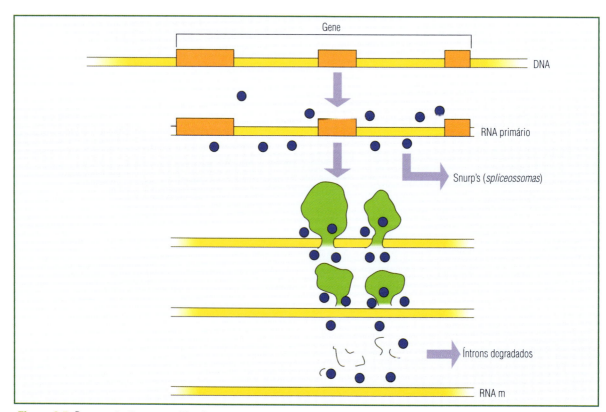

Figura 2.5 Representação esquemática de um gene nos eucariotas e das fases do processamento do RNA primário. A, B e C são os éxons e 1 e 2, os íntrons. O mecanismo de quebra e refusão é autocatalisado pelo RNA, auxiliado pelos *spliceossomas*, que ajudam o mecanismo da formação da alça no nível de cada um dos íntrons, aproximando os éxons para a fusão.

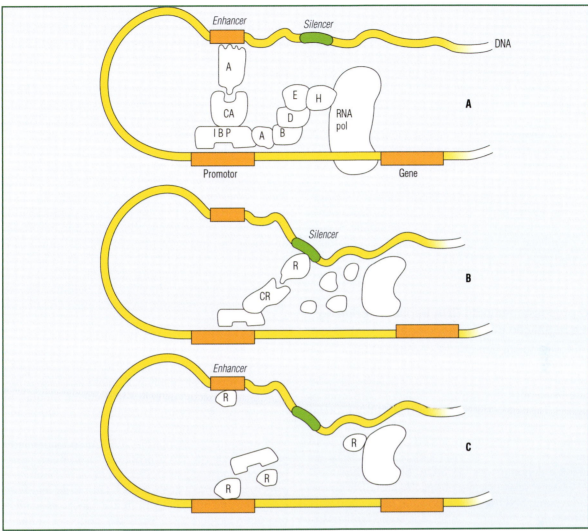

Figura 2.6 Representação esquemática dos mecanismos de controle da expressão gênica. RNA-pol: RNA-polimerase II; TBP: proteína que se liga à sequência TATA; A, B, D, E e H: fatores basais de transcrição; CA: proteínas coativadoras; A: proteína ativadora; CR: proteína correpressora; R: proteína repressora. No primeiro esquema, a ação das sequências *enhancer* (reforçadoras). No esquema do meio, a ação das sequências *silencer* (inibidoras ou silenciadoras da transcrição). No terceiro esquema, outros possíveis mecanismos de ação de proteínas repressoras que podem se ligar diretamente à TBP, à RNA pol ou às sequências promotora e reforçadora, impedindo a ligação de proteínas ativadoras da transcrição.

reguladoras e favorecem a ligação do *complexo mediador*, formado por um conjunto de 20 a 30 proteínas. É o complexo mediador que favorecerá a montagem dos fatores elementares da transcrição, os quais agem sobre a RNApol II, ativando-a a iniciar a transcrição;

d. a *ativação da RNApol II* ocorre após fosforilação em cadeia dos fatores elementares da transcrição (proteínas A, B, D, E e H e a proteína TBP, que se liga à sequência TATAAA do promotor). Após a ligação com a sequência TATA do promotor, a TBP (de *TATA binding protein*) é ativada e desencadeia a ativação dos fatores A, B, D, E e H, os quais formam complexo que ativa a RNA pol II, fazendo-a se prender ao DNA no ponto de início da transcrição e iniciar o processo de síntese do RNA primário;

e. *iniciada a transcrição, ela pode progredir ou não*: após a transcrição de 20 a 30, nucleotídeos ocorre uma pausa. Se não houver um novo sinal, a transcrição será abortada. Um novo sinal faz a transcrição progredir, alongando o RNA transcrito. Vírus como o HIV têm uma proteína *tat* que impede a terminação da transcrição após essa primeira pausa, garantindo, assim, a transcrição eficaz de todo o seu cDNA incorporado no genoma da célula;

f. logo após a transcrição dos primeiros 20 a 30 nucleotídeos, o RNA nascente será adicionado de uma 5-metilguanosina formando o 5′ cap (*capeamento da extremidade 5′ do RNA*);

g. o *RNA transcrito primário ou pré-RNA mensageiro* vai se alongando e se associando com proteínas (chamadas ribonucleoproteínas nucleares heterogêneas), o que impede que o RNA nascente possa sofrer alterações conformacionais pelo pareamento de sequências homólogas no RNA transcrito;

h. a transcrição termina com a clivagem e a adição de adeninas (*poliadenilação*), o que é sinalizado pelo aparecimento de uma sequência AAUAAA. É essa sequência que permite a ancoragem do complexo de proteínas que termina a transcrição e faz a poliadenilação;

i. o pré-RNA mensageiro (RNA nuclear heterogêneo ou transcrito primário), com o capeamento 5' de metilguanina e com a extremidade 3' polidenilada, em associação às ribonucleoproteínas heterogêneas, sofrerá agora o processo de quebra e reemenda, fenômeno conhecido como *splicing*.

O processamento do RNA transcrito primário e a regulação pós-transcricional

Como foram transcritos os éxons e os íntrons que formavam uma sequência contínua, o fenômeno do "splicing" promoverá a separação das cópias do éxons que, separados dos íntrons, fundem-se uns com os outros, formando o RNAm que traduzirá a proteína no citoplasma. Esse processo de quebra e refusão, ou "splicing", é feito com o auxílio de pequenos RNA nucleares (snRNA, de *small nuclear* RNA), ricos em uracil e denominados U1 a U6. Esses snRNA (107-210 bases) se associam a ribonucleoproteínas conhecidas como SNURPs (de *small nuclear ribonuceloproteins*), formando complexos conhecidos como "spliceossomas", montados exatamente nos limites entre os íntrons e os éxons. Os segmentos de RNA com o transcrito dos íntrons é degradado. Dependendo do processo de reemenda dos éxons, o mesmo RNA primário pode dar origem a mais de um RNAm diferente: por exemplo, para um gene com cinco éxons, pode ser processado um RNAm com os quatro primeiros éxons e outro com todos os cinco, originando, assim, duas proteínas diferentes.

Essa possibilidade de quebra e fusão alternativas do RNA primário é um mecanismo regulador nos eucariotas, sendo responsável, às vezes, pela formação de proteínas tecido-específicas, como fibronectina, glicoproteínas de adesão, tirosinocinases etc., que apresentam pequenas variações estruturais de um tecido para outro. De modo geral, esse processo leva à formação de grupos de proteínas parecidas, denominadas isoformas, com pequenas variações para se ajustarem ao tecido ou ao tipo celular. Um bom exemplo do controle da síntese proteica por variação no processo de quebra do RNA primário é a produção de imunoglobulina. Nos linfócitos B, a Ig de superfície tem um segmento hidrofóbico na extremidade carboxil e, quando o linfócito é estimulado a secretar a Ig, o RNA primário é quebrado de modo diferente, sendo eliminado o éxon que codifica o segmento hidrofóbico da molécula, possibilitando, assim, a síntese da mesma Ig, porém agora solúvel e passível de ser excretada.

Terminado o processamento ("splicing"), o RNA mensageiro, associado a proteínas, será transportado até o citoplasma. Antes de ser transportado, o RNAm pode sofrer um processo de edição, que ocorre em algumas células e consiste na troca de um tipo de base por outra em um ou mais sítios, fazendo, assim, uma alteração no código que havia sido transcrito. Bem conhecida em protozoários, a edição do RNA ocorre no homem na síntese da apolipoproteína B, cujo gene transcreve um RNA que sofre processo de edição, no qual citosinas são trocadas por uracil, gerando informação para uma apolipoproteína B diferente no epitélio intestinal da que é sintetizada no hepatócito. É outro processo que permite ocorrer variações tecido-específicas em proteínas codificadas pelo mesmo gene.

O transporte para fora do núcleo se faz com o auxílio do mecanismo de exportação nuclear, com intervenção de exportinas reguladas por proteínas G monoméricas da família Ran. Alguns vírus, cujo DNA se integra ao núcleo da célula hospedeira, bloqueiam o transporte do RNAm da célula para o citoplasma, só havendo transporte dos RNA viróticos.

Chegando ao citoplasma, o RNAm poliadenilado pode traduzir ou não a proteína. O primeiro passo para a tradução é a associação com os ribossomos e o recrutamento e a ativação dos fatores de iniciação e de alongamento, que permitem a ligação em cadeia dos aminoácidos. Esse processo pode ser influenciado por vários mecanismos que podem reduzir ou favorecer a tradução. Além dos mecanismos que controlam a síntese e ativação dos fatores de iniciação e de alongamento, dois mecanismos podem interferir profundamente na tradução: ação de RNA pequenos, não codificantes, denominados micro-RNA, e proteínas que se ligam ao RNAm tornando-o mais estável ou facilitando a sua degradação.

Micro-RNA (miRNA) são pequenos RNA não codificantes com 20 a 22 nucleotídeos responsáveis pela regulação da expressão gênica pós-transcrição, pareando com RNAm-alvo, regulando negativamente sua estabilidade e eficiência na tradução. Se originam de transcrição catalizada pela RNApol II que gera transcritos primários de miRNA (pri-miRNA). Estes possuem formato de grampo, devido a regiões complementares, gerando áreas de dupla fita. O pri-miRNA é processado pela Drosha, uma ribonuclease III, gerando sequências de 60 a 110 nucleotídeos – os pre-miRNA (precursores de miRNA) – exportados para o citoplasma. Outra ribonuclease III, denominada Dicer, processa os pre-miRNA, gerando um miRNA de dupla fita com 22 nucleotídeos. Uma das fitas (miRNA maduro) é escolhida para se associar com um complexo de proteínas do qual faz parte a proteína Argonauta, formando o complexo de silenciamento induzido por RNA (RISC, de *RNA induced silencing complex*), induzindo a degradação do RNAm-alvo após pareamento imperfeito na extremidade 3'.

Os RNA mensageiros no citoplasma são degradados e a velocidade da degradação controla a tradução da proteína. A atividade de tradução e a vida média do RNAm podem ser controladas por mecanismos de retroalimentação. Um exemplo é o controle da síntese da ferritina. As células precisam de pequenas quantidades de ferro livre para a ação de algumas enzimas. O Fe celular fica normalmente preso à ferritina. Quando o Fe celular é alto, ele inativa uma proteína que se liga ao RNAm da ferritina, momento em que a tradução ocorre. Quando os níveis de ferro são baixos, a proteína torna-se ativa e se liga ao RNAm, inibindo a tradução da ferritina e aumentando, assim, as chances de ter ferro livre no citoplasma.

Algumas modificações na pós-tradução importantes na atividade das proteínas

O peptídio nascente no retículo endoplasmático sofre glicosilação (variável de proteína para proteína, mas presente em todas as proteínas), sendo o processo importante na organização espacial e no dobramento da molécula. É esse dobramento que estabelece a conformação espacial da proteína. Esse processo é feito com a interferência de proteínas muito conservadas na natureza, denominadas *proteínas do choque térmico* (HSP, de *heat shock proteins*) ou *proteínas do estresse*, porque sua síntese aumenta quando as células são aquecidas ou sofrem qualquer tipo de agressão. As HSP não só promovem e controlam o dobramento do peptídio, como mantêm essa conformação até a chegada da proteína ao seu destino, protegendo-a de ligações com outras proteínas. Atualmente, são denominadas chaperoninas as proteínas que protegem as moléculas nascentes de ligações indesejáveis. A palavra vem do francês *chaperone*, que significa a tia ou governanta que, antigamente, orientava as moças adolescentes, impedindo amizades (ligações) indesejáveis. O papel das HSP no dobramento adequado das proteínas é extremamente importante, já que muitas das doenças degenerativas do sistema nervoso central, como a de Alzheimer e a de Parkinson, parecem ser originadas do dobramento inadequado de proteínas, decorrente de alterações nos processos que ocorrem no retículo endoplasmático em células submetidas a agressão (estresse celular, no qual o estresse do retículo endoplasmático é um dos principais componentes). Proteínas mal dobradas podem ter a proteólise reduzida, tendendo a se acumular no citosol, onde exercem afeitos deletérios em várias vias celulares, razão pela qual foi cunhada a palavra *proteotoxicidade* para indicar o mecanismo de lesão celular nas doenças relacionadas com o dobramento inadequado de proteínas.

Outro processo de modificação pós-tradução de proteínas que permite conferir propriedades funcionais distintas à molécula é a adição de radicais por processo de fosforilação, acetilação ou metilação, sendo a fosforilção, como já discutido, o mais importante. Recentemente, uma nova modificação pós-tradução foi descrita em eucariotas, inclusive em humanos: é a adição de um peptídio de 10KD com estrutura semelhante á das ubiquitinas, razão pela qual esses peptídios foram denominados *pequenos modificadores semelhantes* à *ubiquitina* (SUMO – *small ubiquitin-like modifiers*). A adição dos peptídios desse grupo (são conhecidos vários nas células humanas) se faz por ação de complexos moleculares semelhantes aos das ubiquitinas ligases nos processos de ubiquitinização. A adição do SUMO induz uma modificação importante na proteína, criando um novo domínio com motivos que podem se ligar a motivos de outras proteínas, possibilitando, assim, interação de uma proteína com outras com as quais não interagia. Alguns cofatores de receptores nucleares podem regular diferentes receptores dessa família após o processo de adição de diferentes SUMO (na língua inglesa, esse processo recebe o nome "SUMOylation", que, em português, poderia ser traduzido como SUMOilação).

BIBLIOGRAFIA

Alberts BD, Lewis J, Raff M, Roberts K, Watson JD. Molecular biology of the cell. 5. ed. New York: London, Garland Publishing; 2008.

Flotho A, Melchior F. Sumoylation: a regulatory protein modification in health and disease. Anu Rev Biochem. 2013;82:357-385.

Lodish H, Berk A, Matsudaira P, Kaiser CA, Krieger M, Scott MP, Zipourski SL, Darnell J. Molecular cell biology. 7. ed. New York: W.H. Freeman and Company; 2012.

Willis MS, Patterson C. Proteotoxicity and cardiac dysfunction – Alzheimer's disease of the heart? N Engl J Med. 2013;368(5):455-64.

CAPÍTULO 3

Fundamentos sobre Morte Celular

Antonio Sesso

As duas formas de morte celular de maior ocorrência em mamíferos são a necrose e a apoptose.

A necrose é de incidência nada ou pouco previsível, geralmente acidental. Ela promove reação inflamatória local. Já apoptose é a forma de morte mais comum nas células dos organismos vivos por ocorrer em praticamente todos os tipos celulares, renováveis ou não. Expressa-se de maneira programada e silenciosa, não promovendo inflamação. Outros tipos de morte celular programada serão comentados adiante.

O que é morte celular? Em células eucariontes, a respiração celular é o processo pelo qual a energia contida em ligações químicas nas moléculas de nutrientes é transformada em energia armazenada em moléculas de ATP. O conceito de morte da célula, como consequência da sustação definitiva da respiração celular acompanhada da extinção dos estoques de ATP e de outras moléculas portadoras de fosfato rico em energia prontamente disponível, é aplicável à morte celular por necrose.

Esse paradigma não é aplicável para a morte celular por apoptose durante o período em que o processo apoptótico está acontecendo. A apoptose necessita de energia para a sua implementação e execução.

A morte celular, de qualquer tipo, pode ser identificada quando a membrana celular ou plasmalema estiver lesada a ponto de permitir a entrada de moléculas para o interior da célula, inclusive de corantes como o azul de Tripan ou o iodeto de propídio, que normalmente não atravessam a membrana externa. A célula corada por esses corantes impermeantes está morta.

A apoptose pode ser identificada precocemente mesmo antes de a membrana celular tornar-se permeável ao iodeto de propídio. A fosfatidil serina (FS), que normalmente ocupa o folheto interno da bicamada de fosfolipídios, desloca-se para o folheto externo da membrana celular alterando o fenótipo da parte lipídica da superfície da célula, que passa a ser reconhecida por macrófagos como de uma célula morta. A FS pode se combinar com a anexina V conjugada com um marcador, que pode ser um radical fluorescente e permitir a identificação dessa célula antes que ela se core pelo iodeto de propídio.

O fato de a apoptose representar na maioria dos casos o término de um ciclo vital fisiológico indica que sua programação deve fazer parte dos mecanismos ligados à sobrevivência celular.

Em um adulto, diariamente cerca de bilhões de células desnecessárias ou indesejáveis entram em apoptose, sendo eliminadas silenciosamente. Nas células apoptóticas, há ativação de estoque de proteínas zimogênicas, as caspases, que, além de ativarem e/ou degradarem outras proteínas, ativarão nucleases que contribuirão para promover a completa lise estrutural (Figuras 3.1 e 3.2).

As células apoptóticas são englobadas por outras da mesma espécie não apoptóticas ou por macrófagos que migram para os tecidos onde existe acúmulo de células apoptóticas. Não há liberação para o meio extracelular de restos de células mortas.

O estudo da apoptose vem iluminando aspectos importantes dos mecanismos que garantem a vida celular, tanto a normal como a sobrevida defectiva que se expressa nas células que produzem doenças. Sobrevida celular excessiva, por insuficiente atividade apoptótica, pode levar a disfunções celulares como o câncer ou doenças autoimunes. Sobrevida celular insuficiente, por surgimento ou excesso de apoptose, pode levar a degeneração tecidual de vários tipos, a doenças como as de Alzheimer e de Huntington ou a defeitos somáticos associados ao desenvolvimento.

PATOLOGIA
PROCESSOS GERAIS

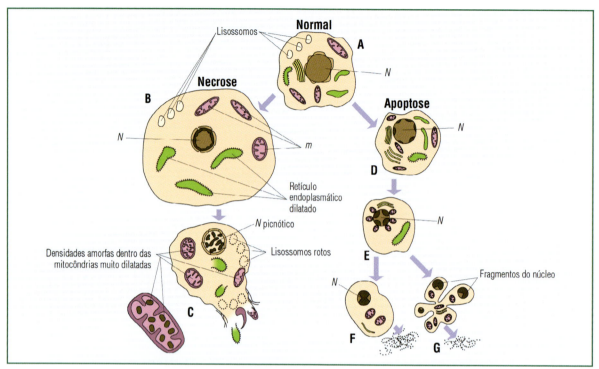

Figura 3.1 Sinopse das alterações estruturais na apoptose e na necrose.

- **Necrose:** As mudanças iniciais da fase reversível das lesões isquêmicas se traduzem por: aumento do volume celular (B) devido a edema celular agudo derivado na produção de ATP com redução da atividade da ATPase do plasmalema responsável pela "bomba" que normalmente ejeta sódio para o exterior do citoplasma. O consequente acúmulo de potássio e de água promove aumento do volume citoplasmático e dilatação dos retículos endoplasmático granular (REG) e liso (REL) e da matriz do citoplasma. Em certos tipos celulares, ocorre discreta condensação da cromatina junto à membrana nuclear interna (N em B). As mitocôndrias exibem inicialmente aumento moderado da densidade eletrônica de sua matriz (m em F) conferindo a essas organelas maior densidade ao microscópio eletrônico de transmissão (MET). Se o déficit de ATP persistir, a densidade da matriz mitocondrial pode eventualmente aumentar acentuadamente e a célula entra na fase irreversível da necrose isquêmica (C) As mitocôndrias exibem graus diversos de dilação por edema da matriz. As mitocôndrias com dilatação maior exibem ao MET densidades amorfas. Estas contêm restos de cristas mitocondriais. Os níveis de Ca 2+ aumentam, os lisossomos sofrem ruptura das membranas e as hidrolases liberadas mais os níveis aumentados de radicais livres promovem desestruturação da célula.
- **Apoptose:** No início da apoptose e da necrose, os volumes celulares diminuem (D) e aumentam, respectivamente (B). Na apoptose, a redução do volume da célula se dá pelo carreamento de água para fora da célula devido ao efluxo de potássio por defeito de canal de cloro do plasmalema. As demais modificações estruturais se iniciam (B) e ficam mais intensas quando o fenótipo nuclear da cromatina hiperdensa em forma de meia-lua é adquirido (N em D). Em muitos tipos celulares, as mitocôndrias edemaciam e exibem ruptura da membrana mitocondrial externa. O núcleo também pode se fragmentar (mostra início do processo). Colapso de elementos do citoesqueleto com frequência faz com que estruturas como cisternas do RE e mitocôndrias se conglomerem em um canto do citoplasma que exibe proteólise progressiva, devido à ação de caspases, principalmente, e também de nucleases, ficando quase desnudo (E e F). Esses eventos ocorrem em um citoplasma em que os níveis de Ca 2+ e de radicais livres estão aumentados. O citoplasma ainda com organelas pode sofrer várias fissões e se fragmentar em corpos apoptóticos (G). A fissão de membranas é um fenômeno que exige energia. A formação de corpos apoptóticos é demonstração indireta do uso de energia durante esse tipo de morte celular.
- **Apoptose:** No início da apoptose e da necrose, os volumes celulares diminuem e aumentam, respectivamente (F) e (B). Na apoptose, a redução do volume da célula se dá pelo carreamento de água para fora devido ao efluxo de potássio. As demais modificações estruturais se iniciam (B) e ficam mais intensas quando o fenótipo nuclear da cromatina hiperdensa em forma de meia-lua é adquirido (C). O núcleo também pode se fragmentar. Colapso de elementos do citoesqueleto com frequência faz com que estruturas como cisternas do RE e mitocôndrias se conglomerem em um canto do citoplasma que exibe proteólise progressiva, ficando quase desnudo (D). O citoplasma ainda com organelas pode sofrer várias fissões e se fragmentar em corpos apoptóticos (E). A fissão de membranas é um fenômeno que exige energia. A formação de corpos aptóticos é demonstração indireta do uso de energia por esse tipo de morte celular.
- **Necrose:** No início do déficit circulatório, as lesões instaladas são reversíveis. Após determinado tempo, é alcançado o ponto sem volta, bem estudado nas alterações devidas à isquemia. As mudanças iniciais da fase reversível das lesões isquêmicas se traduzem por: aumento do volume celular (B), consequência de edema celular agudo derivado do déficit de oxigênio e da produção de ATP com redução da atividade da adenosina trifosfatase (ATPase) localizada no plasmalema responsável pela "bomba" que normalmente ejeta sódio para o exterior do citoplasma. O consequente acúmulo de potássio e de água promove aumento do volume citoplasmático e dilatação de compartimentos citoplasmáticos, como o retículo endoplasmático granular (REG) (F) e liso (REL), e da matriz do citoplasma. Em certos tipos celulares, ocorre discreta condensação da cromatina junto à membrana nuclear interna. As mitocôndrias exibem inicialmente aumento moderado da densidade eletrônica de sua matriz conferindo a essas organelas coloração escura ao microscópio eletrônico de transmissão. Se o déficit de ATP persistir, a densidade da matriz mitocondrial aumenta acentuadamente. As alterações em B correspondem à fase reversível de uma lesão devida, por exemplo, à isquemia.

50

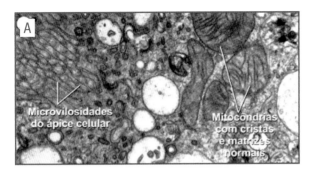

15 minutos após ligadura arterial e tipo 2

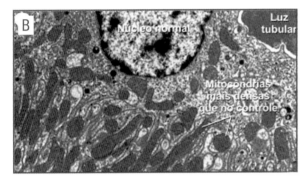

2 horas após ligadura arterial

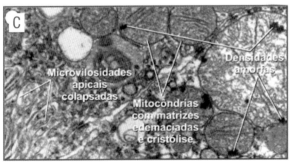

Figura 3.2 Células de túbulos contorneados proximais do rim de rato controle (A) e submetidos à oclusão arterial por 15 (B) e 120 (C) minutos, seguidos em cada caso de reperfusão por 5 minutos. Em (A), percebe-se a densidade normal da matriz mitocondrial com disposição usual das cristas. As microvilosidades apicais aparecem seccionadas quase transversalmente. Ao microscópio de luz, essas microvilosidades correspondem à orla em escova. A forma das microvilosidades semelhantes a dedos de luva é mantida por elementos do citoesqueleto possuindo no eixo central feixes de filamentos de actina que conferem movimentação a essas estruturas e, para tanto, necessitam de suprimento contínuo de ATP. Nas etapas iniciais da isquemia do túbulo renal, o déficit de ATP chega a promover até o descolamento da orla em escova que cai na luz tubular como se vê em (B). Restaurados os níveis de ATP, o fenômeno é reversível. As consequências de isquemia prolongada levando a célula tubular à necrose são vistas em (C). As microvilosidades neste caso estão colapsadas e as mitocôndrias variavelmente edemaciadas exibem densidades amorfas. A mitocôndria da direita exibe edema da matriz com amplitude máxima.

EVENTOS MORFOFUNCIONAIS MAIS IMPORTANTES NA NECROSE E NA APOPTOSE

A necrose ocorre acidentalmente por várias causas, expressando-se por sequência de eventos bioquímico-morfológicos característicos. A necrose promovida por isquemia geralmente é precedida por uma fase pré-morte, eventualmente reversível, com aumento do volume celular decorrente de edema celular agudo (Figuras 3.1 a 3.3).

Se a oclusão arterial persiste, acentuam-se as alterações das bombas no plasmalema que transportam íons produzindo acúmulo de hidrogeniontes (H^+) com acidose citoplasmática progressiva e desestruturação da membrana celular e das organelas, levando ao aparecimento de vários fenótipos morfológicos, desde os referidos como necrose de coagulação com citoplasma fortemente eosinofílico até os que exibem extensa lise estrutural. Os agentes causais da extinção da respiração celular podem determinar o padrão de morte que a célula terá de adotar. Se a célula que deve morrer tem estoque baixo de ATP, será eliminada por necrose.

Isquemias importantes são as do infarto do miocárdio e a do acidente vascular cerebral. Entre todas do organismo, as células específicas desses dois órgãos estão entre as que mais consomem energia. Sob oclusão total e rápida, o déficit de oxigênio rapidamente esgota o ATP disponível, levando as células à necrose.

INCIDÊNCIA E MORFOLOGIA DAS ALTERAÇÕES NECRÓTICAS

A necrose é causada por lesão tecidual geralmente rápida e extensa que promove colapso da homeostase celular interna. Ela ocorre na interrupção súbita ou decréscimo progressivo do fluxo sanguíneo, nas queimaduras, no congelamento, na destruição tecidual por agentes mecânicos, químicos ou físicos.

O plasmalema é um dos primeiros locais a sofrer desestruturação que progressivamente atingirá os demais compartimentos celulares, envoltos por membranas ou não. A perda por lesão, mesmo de extensão mínima do plasmalema, tem duas importantes consequências: de um lado, expõe o citoplasma a íons e moléculas do meio extracelular que penetram na célula, desfigurando a composição do meio intracelular; de outro, permite a liberação para o meio extracelular de fragmentos do citoplasma que promovem inflamação por meio do aporte local de neutrófilos, macrófagos e linfócitos.

Os macrófagos e os linfócitos T ativados passam a produzir e secretar citocinas, principalmente o TNF e as interleucinas-1 e 8 (IL-1 e IL-8), que modificarão a atividade de outras células, como as células endoteliais dos vasos próximos e dos próprios leucócitos secretores, compondo a instalação do quadro inflamatório.

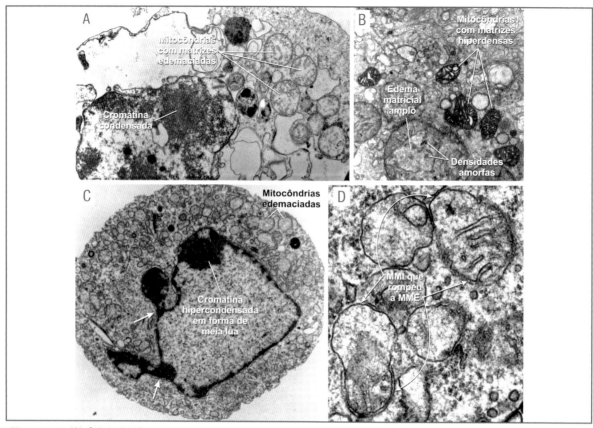

Figura 3.3 (A) Célula WHEI-164 necrótica exposta à alta dose da droga apoptogênica staurosporina. Edema citoplasmático acentuado com mitocôndrias edemaciadas e condensação da cromatina como ocorre na necrose. (B) Setor de célula de túbulo contorneado proximal, submetido à isquemia de 240 minutos seguida de reperfusão por 5 minutos. Visível desestruturação do citoplasma. Mitocôndrias com matrizes hiperdensas são estádios que precedem acentuada dilatação mitocondrial, vista na mitocôndria que ocupa a parte central inferior da figura. (C) Célula BHK-21 apoptótica exposta à droga apoptogênica (camptotecina 6 μM/16h). As setas brancas indicam os locais onde está se iniciando o processo de fragmentação do núcleo desta célula. A concentração de organelas em um dos quadrantes da imagem se deve a alterações dos componentes do citoesqueleto que normalmente mantêm as organelas em posição. (D) Em numerosos casos de apoptose, as mitocôndrias sofrem ruptura da membrana mitocondrial externa (MME). Pelo orifício formado, a membrana mitocondrial interna (MMI), recobrindo a matriz que está edemaciando, eventra para o citoplasma. O avolumamento dessa hérnia leva à forma mitocondrial que está à esquerda embaixo. Na parte superior direita, está outra imagem de mitocôndria cuja membrana externa sofreu ruptura.

Necrose e oncose

O termo oncose foi introduzido há cerca de 10 a 15 anos para designar os fenômenos que ocorrem na fase reversível do processo que leva à necrose por isquemia. A palavra tem origem grega e significa edema. Recentemente, vem sendo utilizada por alguns autores para se referir às duas etapas do processo necrótico.

Morfologia da necrose

As alterações que ocorrem durante a instalação do processo necrótico por déficit da circulação arterial podem ser observadas experimentalmente em células de órgãos submetidos à interrupção do fluxo arterial por tempos progressivamente maiores. Esses estudos revelaram que a morte celular é precedida de alterações funcionais e estruturais que até certo estágio podem ser revertidas, impedindo a célula de morrer.

Necrose em consequência de isquemia
Sequência de eventos da fase reversível

- Edema celular agudo por falta de ATP que torna deficiente a ação de ATPase membranosa que regula a extrusão de potássio. O acúmulo deste no citoplasma leva a edema do citoplasma e do retículo endoplasmático (RE) e a aumento do volume celular.
- Eventualmente, ocorre aumento discreto de cromatina densa junto à membrana nuclear interna. Há casos nos quais os núcleos não se alteram (Figura 3.1B).

- Alterações iniciais do citoesqueleto, com destaque para o colapso dos feixes de microfilamentos de actina.
- Discreto aumento na densidade da matriz das mitocôndrias que aparecem ao microscópio eletrônico de transmissão (MET) mais escuras (Figura 3.1B).
- Mantendo-se o déficit energético, a matriz mitocondrial começa a edemaciar. Nesta etapa, se houver bloqueio total do fluxo sanguíneo, a célula utiliza a energia proveniente da glicólise anaeróbica, que gera líquido 2 moles de ATP por mol de glicose dos 38 moles de ATP possíveis.

Sequência de eventos da fase irreversível

A célula que entra em necrose tem estoque extremamente baixo de moléculas ricas em energia como o ATP. Se a produção de ATP for interrompida, as proteinocinases não podem fosforilar outras moléculas, ocasionando parada das vias que realizam a comunicação intracelular. Ocorre inibição dos complexos transportadores de íons dependentes de ATP. O movimento de vesículas e microvesículas transportadoras e de organelas cessa.

Existe a hipótese de que o aumento nos níveis de Ca^{2+}, consequente à queda na geração de ATP promovendo a ativação da protease cálcio-dependente calpaína, ocorreria antes da ruptura do plasmalema. Esse Ca^{2+} mobilizado na isquemia inicial provém do maior reservatório citoplasmático desse cátion, que é o retículo endoplasmático (RE), e atinge concentração suficiente para ativar a calpaína.

O estudo em *Caenorhabditis elegans* dos genes necessários para a indução da morte celular necrótica revelou alguns genes cujos produtos regulam a homeostasia do Ca^{2+} no nível do RE. A calpaína tem capacidade de permeabilizar membranas, como as dos lisossomos, e também alteraria gradativamente a estrutura do plasmalema pela proteólise de proteínas dessa membrana. O certo é que, na célula que entra no processo necrótico, o aumento dos níveis de Ca^{2+} é acompanhado, em muitos casos, de aumento da atividade proteolítica da calpaína.

A falta de oxigênio leva à excessiva geração de espécies reativas de oxigênio (ROS – *reactive oxygen species*) (Quadro 3.1). As ROS têm capacidade de desestruturar lipídios e proteínas (Figura 3.4). O aumento dos níveis de ROS acompanha o aumento crescente da concentração de Ca^{2+} citoplasmático, que se inicia antes da ruptura do plasmalema e que, depois da permeabilização deste, atinge níveis máximos com a vultosa entrada para a célula do Ca^{2+} extracelular (concentração 10^{-3} M).

Na célula normal, a concentração desse cátion que funciona como mensageiro intracitoplasmático varia entre 10^{-6} e 10^{-7} M. A atividade das enzimas hidrolíticas lisossômicas, que podem decompor proteínas, ácidos nucleicos, lipídios e hidratos de carbono, associada à ação demolidora das ROS, são os maiores responsáveis pela degradação estrutural necrótica.

As alterações estruturais das mitocôndrias estão entre as que mais caracterizam a irreversibilidade do processo necrótico. O edema da matriz mitocondrial aumenta progressivamente, atingindo amplitude máxima (Figuras 3.1 e 3.2). No interior da matriz, aparecem estruturas fortemente elétron-densas ao MET: são as densidades amorfas, interpretadas como restos de cristas mitocondriais. Só isso caracteriza a irreversibilidade da lesão. Antes de a etapa de edema de amplitude máxima ser alcançada, a matriz mitocondrial pode se apresentar fortemente elétron-densa (Figuras 3.1 e 3.2), como ocorre em células dos túbulos renais.

Quadro 3.1 Geração de ROS na mitocôndria

> De locais específicos da cadeia respiratória, ocorre escape de cerca de 1 a 2% dos elétrons que não são reduzidos até H_2O gerando superóxidos O_2^-. Normalmente, há equilíbrio dinâmico entre essa produção fisiológica de ROS e sua neutralização por vários tipos de moléculas com capacidade redutora, onde duas se destacam: o SOD e a glutationa. O superóxido O_2^- é a primeira forma de espécie reativa de oxigênio [("*Reactive Oxygen Species*" (ROS)] gerada na cadeia respiratória. Pela ação da superóxido dismutase (SOD), o superóxido torna-se H_2O_2 ou, reagindo com óxido nítrico (NO^-), forma o ânion peroxinitrito $ONOO^-$, que é tóxico. Pela ação catalítica de certos metais, o superóxido (O_2^-) e o peróxido de hidrogênio (H_2O_2) induzem a formação do poderoso radical hidroxila (OH^-). Pela sua natureza, a ação desestruturadora dos ROS se expressa fortemente nos lípides que sofrem peroxidação e nas proteínas que podem sofrer clivagens desde o nível interatômico até a formação de peptídios com modificações nas estruturas secundárias e terciárias das proteínas. Qualquer disfunção nos mecanismos de produção de O_2 e de ATP promove aumento na geração de ROS com eventual acúmulo deste, inicialmente mitocondrial e, depois, celular. O superóxido, o radical hidroxila e o peróxido de hidrogênio são gerados por numerosos processos celulares nas mitocôndrias e pela NADPHoxidase na membrana celular. Na ampla maioria dos casos, a geração mitocondrial é quantitativamente mais relevante. Entre os ROS, um dos mais reativos é o radical hidroxila (OH^-). Se houver uma disfunção mitocondrial afetando a respiração celular, o escape de elétrons que gerarão ROS aumenta. Nas etapas iniciais do processo apoptótico, os níveis de ROS aumentam. Os níveis de ATP decrescem ao longo da apoptose até a extinção. Como a apoptose consome energia, esse fato serve como um dos elementos importantes para separar a apoptose da necrose. Nesta, o colapso nos níveis de ATP é rápido, ao passo que, na apoptose, o decréscimo é menos rápido. Além disso, na apoptose se postula que umas tantas mitocôndrias devam continuar produzindo ATP, pois tanto as etapas iniciais como as finais do processo dependem de energia.

A alteração nuclear característica da necrose é a condensação generalizada da cromatina, que confere aos núcleos corados pela hematoxilina-eosina intensa coloração azul-escura, referida como picnose nuclear. Esta alteração estrutural ocorre hora(s) depois da lesão estrutural e funcional do plasmalema que marca o início da morte celular.

Apoptose e necrose em lesões isquêmicas

A apoptose pode ocorrer pelos mesmos estímulos que promovem necrose quando estes são menos

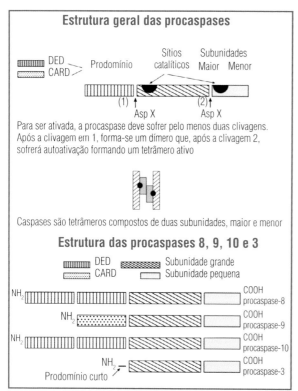

Figura 3.4 As caspases iniciadoras -8, -9 e -10 possuem prodomínios terminais longos com sequências específicas como o CARD para a caspase-9 e o DED para as caspases-8 e -10, que permitirão interações específicas com sequências determinadas de moléculas adaptadoras que lhes permitem compor complexos moleculares como o apoptossomo para a ativação da caspase-9 e o DISC para a ativação das caspases -8 e -10. Nesses complexos referidos como plataformas de ativação, haveria, após dimerização das moléculas, ativação autocatalítica delas. As caspases iniciadoras normalmente não são clivadas por outras caspases. As caspases executoras possuem prodomínios curtos e sua ativação necessita de clivagem proteolítica de uma caspase iniciadora. A caspase 2 possui um prodomínio CARD que a classifica como caspases iniciadoras típicas. Se confirmado, a procaspase-2 seria ativada no complexo referido como PIDDosome. As caspases clivam principalmente substratos que contenham aspartato. Essa especificidade por aspartato é rara entre proteases. Por isso, elas promovem proteólise seletiva. Elas clivam cerca de 200 a 400 proteínas, em sua maioria fundamentais para a manutenção da homeostase (são proteínas reguladoras) e da estrutura, aparentemente deixando para a lise final as proteínas necessárias para a conservação da energia precisa para o processo apoptótico. Devido ao seu recrutamento pela molécula adaptadora FADD (ver adiante), a caspase-8 é também referida como FADD-*like interleukin-1β-converting enzyme* (FLICE). A caspase 2 é uma caspase iniciadora. Medeia apoptose induzida por estresse de vários tipos, como o devido ao acúmulo de beta-amiloide, agentes genotóxicos, privação de fatores tróficos. Essa caspase não cliva nenhum outro tipo de caspase. Existem experimentos sugerindo ter essa caspase ação iniciadora em apoptose promovida por vários agentes.

intensos e/ou aplicados de forma mais gradual que quando promovem necrose. Em células de mastocitoma murino, uma hipertermia intensa induz necrose, e uma moderada, apoptose. Altas doses de dietilnitrosamina em ratos causam, predominantemente, necrose de hepatócitos; doses baixas, principalmente, apoptose. Isso sugere a existência de um limiar crítico à injúria ou a certos tipos de injúria, além do qual se inicia a necrose.

Células apoptóticas são encontradas próximas às células necróticas nas zonas de infarto isquêmico do coração e do cérebro. Elas aparecem nas regiões em que o déficit circulatório ocorreu de forma mais gradual que aquele que induziu a formação da região necrótica. Nos dois tipos de morte, ocorrem, em graus variáveis, aumento da quantidade de radicais livres ou de espécies reativas de oxigênio (ROS) e aumento de Ca^{+2} citoplasmático. Este pode ser transferido para o citoplasma a partir do RE ou das mitocôndrias, onde esse cátion normalmente fica armazenado. Sempre o aumento de ROS deriva de disfunção nos mecanismos de respiração celular (Figura 3.3) e esses radicais livres têm poder de desestruturar biomoléculas de vários tamanhos.

As mitocôndrias, além de essenciais para a sobrevivência celular, têm papel regulador na morte celular tanto pela necrose como pela via apoptótica. Vários tipos de insultos à célula convergem para as mitocôndrias, diminuindo ou abolindo a permeabilidade da membrana mitocondrial interna (MMI). A permeabilidade da MMI é altamente seletiva e responsável pela manutenção do gradiente de prótons (H^+) através da MMI e pela elevada concentração deles no espaço entre as duas membranas mitocondriais. A energia gerada para a manutenção desse gradiente é responsável pela síntese de ATP. A perda total da permeabilidade da MMI leva ao colapso da geração de ATP e se dá após abertura permanente de um poro especial, designado poro da transição da permeabilidade mitocondrial (*mitochondrial permeability transition pore* – MPTP). Essa transição da permeabilidade mitocondrial (MPT) ocorre na apoptose e na necrose.

A abertura do MPTP frequentemente decorre de um aumento de ROS. A MMI permeável permite a entrada de fluidos em grande quantidade pela permeável membrana mitocondrial externa (MME). A elevada concentração de proteínas da matriz mitocondrial torna-a hiperosmótica em relação ao citoplasma. Isso permite que o fluido citoplasmático penetre na matriz edemaciando-a e dilatando-a ao extremo. A ruptura da MME ocorre associada aos eventos da perda de permeabilidade da MMI. Pelo orifício formado na MME, a MMI, recobrindo a matriz mitocondrial edemaciada, faz hérnia para o citoplasma (Figura 3.2).

A ruptura da MME é visível ao MET em células apoptóticas de várias linhagens sob diferentes agentes apoptogênicos. Mitocôndrias com ruptura da membrana externa (MRME) são vistas em células necróticas em cultivo.

Aceita-se na literatura que MRME devam ser encontradas em células necróticas teciduais. As referências a mitocôndrias com ruptura da membrana externa (MRME) em células necróticas teciduais decorrem de inferências derivadas de estudos com substâncias inibidoras da abertura do poro, que induz o aparecimento da transição da permeabilidade mitocondrial. Essas substâncias impedem a célula de entrar em apoptose.

O número crescente de publicações sobre os mecanismos moleculares e sinalizadores envolvidos na indução da necrose e da apoptose após reperfusão de tecido isquemiado deriva do interesse que o tema desperta particularmente nas áreas de estudo de transplante de órgãos e das isquemias cerebral e do miocárdio.

Nos Estados Unidos, são feitas anualmente mais de um milhão de angioplastias ou pontes venosas por causa de problemas de oclusão coronariana. Por desobstrução do bloqueio arterial, a região infartada sofre reperfusão sanguínea precoce. Conquanto o balanço do resultado final seja positivo, a reoxigenação da zona isquêmica provoca morte de células endoteliais e dos cardiomiócitos.

A morbidade e a mortalidade associadas à reperfusão induzem e motivam numerosos estudos de mecanismos que, promovendo cardioproteção, reduzam o tamanho da área infartada pós-reperfusão.

A reoxigenação eleva substancialmente a concentração de radicais livres e também a de Ca^{+2} na região que sofre perfusão pós-obstrução arterial. Os cardiomiócitos morrem por necrose e por apoptose. Sinais de autofagia são encontrados em células mortas das zonas que sofreram reperfusão.

Vários experimentos recentes sugerem que a inibição da abertura do MPTP impedindo a necrose e a apoptose pode se constituir em útil estratégia cardioprotetora, entre as várias em estudo. A expectativa é de que a redução do número de mortes celulares notadamente por apoptose atenue os danos que se originam da reperfusão pós-isquemia.

APOPTOSE

O conceito de morte celular por apoptose, contrastando com o de necrose, foi proposto em 1972. Com auxílio de um linguista, os autores deste histórico trabalho nomearam o fenômeno como apoptose, significando algo como "queda de pétalas". Para este sentido específico da palavra, um dos dois *p* deve ser mudo. Apoptose soaria aptose.

A apoptose foi muito estudada em um nematódeo hermafrodita, *Caenorhabditis elegans* não parasita, de ocorrência comum no solo, com 1 mm de comprimento, transparente, visível sob lupa ou ao microscópio de luz. Ao longo de seu desenvolvimento, produz exatamente 959 células somáticas, das quais 131 morrem sem provocar reação local, conforme sequência previsível tanto temporal como de localização.

Ocorrência

A apoptose é a forma mais generalizada de morte celular nos animais superiores, ocorrendo tanto no desenvolvimento embrionário-fetal como ao longo da vida adulta. Segundo a *Wikipédia*, do Google, em um adulto cerca de 50 a 70 bilhões de células morrem diariamente por apoptose, acumulando em um ano massa celular igual àquela do adulto que está continuamente se despojando dessas células apoptóticas.

No desenvolvimento ontogenético, entre muitíssimos exemplos, citam-se:

a. a eliminação dos neurônios que não estabeleceram conexões periféricas;
b. a regressão dos dutos de Müller no homem e de Wolff na mulher;
c. a regressão da cauda do girino;
d. a eliminação de células necessárias para que seja esculpida a forma dos órgãos;
e. a regressão do córtex suprarrenal do recém-nascido.

No adulto, cita-se a morte celular nos tecidos que sofrem renovação contínua, como:

a. nos epitélios de revestimento da luz de certas vísceras ocas (intestino, estômago, esôfago etc.);
b. na pele com seus anexos;
c. a regressão da mama pós-desmame;
d. a regressão do útero pós parto;
e. a atrofia da próstata pós-castração;
f. a morte celular que ocorre em todas as linhagens leucocitárias. Isto inclui a eliminação dos clones de linfócitos T autorreativos durante o processo de gênese dos linfócitos;
g. nas células cancerosas, principalmente após o uso de drogas citostáticas.

Caspases

Independentemente da via estimuladora que inicia o processo apoptótico, o mecanismo mais importante de implementação dessa forma de morte celular consiste na ativação de caspases. A ativação de caspases decorrente da ativação de receptores da via extrínseca pode promover apoptose diretamente ou por ativação da via mitocondrial. Quando a via mitocondrial ou intrínseca é ativada na grande maioria dos casos, caspases também são ativadas. Uns tantos casos de morte apoptótica por via mitocondrial podem ocorrer independentemente da participação de caspases.

Caspases são proteases de cisteína ("c"), isto é, têm um centro ativo de cisteína, da família ICE/Ced-3, e são sintetizadas sob a forma de precursores referidos como zimogênios, que necessitam ser clivados no nível de resíduos contíguos de ácido aspártico para adquirirem atividade proteolítica ("caspase"; c + asp-ase = caspase). As caspases formam, portanto, uma cascata de "proteases de cisteína aspartato-específicas".

As caspases parecem ser um desenvolvimento dos organismos multicelulares. Das 14 caspases conhecidas em humanos, existem 13 e pelo menos 7 delas participam da apoptose. São as caspases-2, 3, 6, 7, 8, 9 e 10. As caspases-1, 4, 5, 11, 12, 13 e 14 estão primariamente envolvidas na ativação de pró-citocinas que atuam na inflamação.

As caspases não ativadas são elas próprias substratos para outras caspases. A análise da estrutura das caspases sugere que elas têm preferência por outras caspases conforme uma ordem hierárquica. Isso reforça a ideia de que as caspases, ativando-se sequencialmente, constituem um mecanismo em cascata em que os sucessivos substratos (caspases) sofrem proteólise limitada. Esse mecanismo de amplificação sugere que ele serve para veicular sinais intracelulares. As caspases não são as únicas enzimas que participam da apoptose. Nucleases e proteinocinases também participam do processo. No entanto, as caspases são absolutamente essenciais para os eventos de proteólise limitada que tipificam a morte celular programada.

As caspases são sintetizadas em uma única cadeia polipeptídica que tem capacidade zimogênica. Como as demais proteínas com função definida, as caspases são constituídas por uma ou mais regiões especiais, designadas domínios. Domínios são segmentos em que a cadeia polipeptídica sofre dobras e geralmente assume conformação globular.

Nos esquemas das figuras subsequentes, os diferentes domínios são representados por retângulos identificadores. Todas as caspases têm na região NH2 terminal da cadeia polipeptídica um domínio designado prodomínio, seguido de dois domínios designados subunidades maior e menor, com os respectivos tamanhos constantes em todas as caspases. A subunidade menor está no término COOH da proteína. As subunidades maior e menor têm cerca de 20 e 10 kDa, respectivamente. As caspases-3 e 7 têm estruturas quase idênticas. Parecem representar duplicações uma da outra (Figura 3.4).

Em razão de seu recrutamento pela molécula adaptadora FADD (ver adiante), a caspase-8 é também referida como *FADD-like interleukin-1β-converting enzyme* (FLICE).

A caspase-2 é uma caspase iniciadora. Ele medeia apoptose induzida por estresses de vários tipos, como o resultante do acúmulo de beta-amiloide, agentes genotóxicos e privação de fatores tróficos. Essa caspase não cliva nenhum outro tipo de caspase. Existem experimentos sugerindo que essa caspase tenha ação iniciadora em apoptose promovida por vários agentes.

Caspases iniciadoras e executoras (Figura 3.8)

As caspases-2, 8, 9 e 10 atuam na parte alta, ou à montante, da cascata de eventos que levam à morte celular, sendo, portanto, caspases iniciadoras do processo. As caspases-6, 3 e 7, nessa ordem, atuam na fase de execução ou de demolição estrutural. A caspase-6 atuaria na clivagem das lâminas que levam ao fenótipo nuclear típico da apoptose e, ainda, na proteólise de ceratinas. A caspase-3, a mais bem estudada, atua na fase de execução e é, em grande parte, responsável pelo fenótipo estrutural típico da apoptose.

Os camundongos *knockout* para caspase-3 exibem profundos defeitos de desenvolvimento, morrendo *in utero*. Aqueles que sobrevivem por alguns dias têm cérebros com o dobro do volume normal por causa do excessivo número de células que provavelmente deixaram de morrer durante o desenvolvimento dos neurônios.

As proteínas-alvo das caspases durante a apoptose estão envolvidas no *splicing* do RNA, reparo do DNA e do arcabouço de sustentação do citoplasma e núcleo. Pode-se interpretar isso como indicando que, uma vez que a decisão de morrer foi tomada, os mecanismos específicos de reparo devem ser abolidos para evitar tentativas fúteis de reparação. As caspases-3 e 7 atuariam ainda sobre proteinocinases que clivariam proteínas de reparo do DNA.

Inibição das caspases por proteínas citoplasmáticas: XIAP

A inibição das caspases é outra estratégia adotada pelos vírus em sua tentativa de bloquear a resposta suicida da célula ao insulto infeccioso. As proteínas CrmA e p35 dos vírus pox e baculovírus, respectivamente, inibem a atividade de caspases específicas, impedindo que a célula desenvolva seu programa de morte. As caspases são reguladas por família de proteínas designadas *inhibitor of apoptosis proteins* (IAP). Todas possuem um ou mais domínios com sequências IAP de baculovírus. As IAP que atuam sobre as caspases-3 e 7 bloqueiam o acesso à proteína-alvo pela caspase ativa.

A inibição da caspase-9 pela IAP decorre do bloqueio de sequências de aminoácidos da caspase pela sequência da IAP que é ligada ao cromossomo X *X-linked IAP* (XIAP). Especula-se que, normalmente, as IAP possam inibir ativação indesejável de caspases na célula normal.

VIA MITOCONDRIAL OU VIA INTRÍNSECA

A via mitocondrial (Figura 3.5) é a mais frequentemente acionada nas células que morrem por apoptose. É comum a ativação indireta da via mitocondrial quando receptores da via extrínseca (Figura 3.6), como os receptores Fas-L-R e os TRAIL-R1 e TRAIL-R2, são acionados.

Os fatores que ativam a via mitocondrial são numerosos. Agentes como (a) radiação ionizante ou ultravioleta que degradam a organização do DNA ou

(b) que induzem defeitos na execução do ciclo proliferativo ou mobilização indevida da célula de seu lugar na matriz extracelular ou remoção de nutrientes ou de hormônios que garantem a troficidade das células-alvo podem promover a transcrição de genes que promovem apoptose.

A proteína 53 (p53) é referida como supressora de neoplasias malignas. Uma das funções mais importantes da p53 é a de atuar como fator de transcrição que leva à ativação de genes de proteínas pró-apoptóticas da família Bcl-2 (Bax, Bid, Puma, Noxa), que promovem a apoptose. Pode também aumentar a produção de diferentes proteínas que, atuando cada uma por via sinalizadora particular, induzem apoptose.

A família de genes Bcl-2 controla a morte celular por via mitocondrial promovendo-a ou bloqueando-a.

O gene *Bcl-2* foi clonado, em 1985, como candidato a proto-oncogene situado na translocação cromossômica t(14; 18), que ocorre no linfoma folicular de células B. Logo se viu que o produto do gene promovia sobrevivência em vez de proliferação celular, inibindo a ocorrência de apoptose (Figura 3.7). Bcl-2 e outra proteína análoga da mesma subfamília, a Bcl-X_L, também com ação antiapoptótica, estão localizadas na membrana mitocondrial e também no retículo endoplasmático (RE).

Tomemos como exemplos a mama e o timo. Na mama em repouso, Bcl-2 é expressa apenas em algumas células epiteliais, variando ao longo do ciclo menstrual. Na mama fetal, é expressa nas células basais do epitélio em formação. Bcl-2 é expressa em mais de 70% dos carcinomas da mama. Essa expressão é inversamente proporcional ao índice apoptótico, isto é, à porcentagem de células apoptóticas na população em estudo.

No timo, Bcl-2 não está expressa na maioria dos timócitos corticais, ao passo que os timócitos maduros da medula são positivos. A maioria dos timócitos CD4 e CD8+ imaturos morrerá fisiologicamente por apoptose. Numerosos estudos mostram que, nas neoplasias malignas, frequentemente as proteínas Bcl-2 e Bcl-X_L são expressas em alto nível e têm ação antiapoptótica. Além da Bcl-2, merecem destaque as proteínas a ela relacionadas, designadas Bax (BCL-2 *associated protein*) e Bak. Bax tem elevada capacidade de induzir apoptose. Os componentes dessa família ou impedem a morte celular programada ou a promovem regulando a liberação das proteínas mitocondriais intermembranosas (PMI) situadas no espaço entre as duas membranas mitocondriais. Destas, a mais estudada é o citocromo c.

... Um dos conceitos que emergiu das especulações sobre a apoptose é de que a célula deve constantemente receber sinais de algum tipo (p. ex.: um fator de crescimento específico para o tipo celular em questão) para reprimir a ativação da maquinaria estocada que leva à morte celular. Na ausência de tais sinais, a célula se autodestruiria. Neste modelo, a morte é a situação "default" da célula.

Indução de apoptose neutralizando as Bcl-2 antiapoptóticas

Bax, Bak e Bok são semelhantes à Bcl-2 em sequência e em estrutura. Os domínios BH1, BH2 e BH3 formam um sulco hidrofóbico nessas proteínas pró e antiapoptóticas. Esse sulco em uma Bcl-2 pró--sobrevivência pode alojar a a-hélice de um domínio BH3 de uma proteína pró-apoptótica. Esse fato originou trabalhos visando, pela ocupação adequada do sulco nessas Bcl-2, atenuar ou suprimir a ação antiapoptótica que geralmente está exacerbada nas células cancerosas.

Constatou-se que peptídios com domínios BH3 podem se alojar no sulco de proteínas Bcl pró-vida, induzindo apoptose. Resultados recentes mostram que essa ideia vem correspondendo aos fatos nos casos já observados de indução maciça de apoptose por bloqueio nas células tumorais da ação antiapoptótica das Bcl-2 pró-vida.

Foram projetadas moléculas relativamente pequenas com BH3 capazes de se alojar nos sulcos de Bcl-2, Bcl-X_L e Bcl-w. Uma dessas moléculas ABT-737 exibe altíssima afinidade pelas moléculas citadas. O ABT-737 demonstra potente ação citotóxica contra o tumor de pequenas células do pulmão e linfoma.

O problema com essa abordagem é que nas células neoplásicas, as moléculas pró-vida da família Bcl-2 podem sofrer mudanças na conformação de sua estrutura durante a terapia anticancerosa. Quando isso ocorre, a droga empregada perde sua ação de promover a apoptose.

Um estímulo de qualquer natureza que leve à apoptose aciona um fator de transcrição que leva à produção aumentada de proteínas pró-apoptóticas, como NOXA e PUMA, que, por sua vez, ativarão as proteínas Bax e Bak, que diretamente promoverão liberação das PMI.

O citocromo C normalmente fica no espaço entre as duas membranas da mitocôndria, associado à face externa da MMI, atuando na cadeia respiratória como transportador de elétrons do complexo III para a citocromo-oxidase. Quando é liberado para o citoplasma, ativa a vertente mais utilizada pela via mitocondrial do processo apoptótico. No citoplasma, o citocromo C estabelece ligação com a Apaf-1, que sofre oligomerização, formando uma estrutura circular com sete pontas. Essa armação molecular, na presença de dATP/ATP, recruta a procaspase-9, ativando-a para a forma ativa desse zimogênio, a caspase-9.

A interação entre a Apaf-1 e a caspase-9 se dá por meio de um domínio (região da cadeia polipeptídica, com composição de aminoácidos, que lhe confere capacidade específica de interagir com outras proteínas) *caspase recruitment domain* (CARD).

O complexo formado por essas moléculas é o apoptossomo, necessário para que a caspase-9 ative a caspase-3. A caspase-7 também é ativada pela

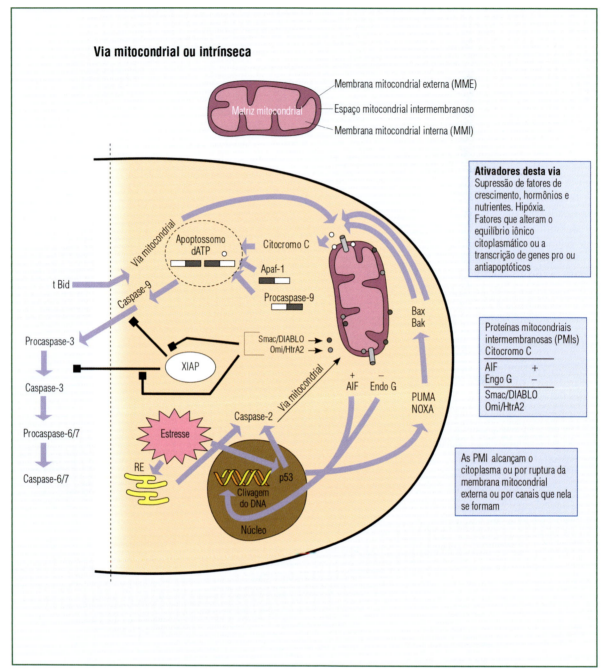

Figura 3.5 A saída para o citoplasma das PMI pode se dar através de canais que se formam na MME. Os canais são esquematizados no esquema da mitocôndria à direita em cima como três pequenos cilindros que da MMI atravessam o espaço intermembranoso fazendo saliência no citoplasma. A outra via de saída se dá pela ruptura da MME não representada neste esquema. Na parte alta à esquerda, o tBid representa o braço de ativação da via mitocondrial originado no nível dos receptores da família TNF (Figura 1.8). Dentro dos retângulos que representam a Apaf-1 e a procaspase-9, os domínios CARD estão em hachurado paralelo e o apoptossomo, cercado por círculo tracejado. Uma das funções do retículo endoplasmático (RE) é a de impedir o transporte para o aparelho de Golgi das proteínas com defeito de conformação produzidas no RE. O acúmulo excessivo dessas proteínas é referido como estresse do RE e tem numerosos agentes causadores, como drogas apoptogênicas, hipóxia, déficit de glicose, alteração na homeostasia do Ca^{2+} armazenado no RE etc. Um estresse intenso e prolongado pode levar à morte por apoptose pela via mitocondrial, precedida ou não de autofagia. Uma possibilidade é o estresse induzir a ativação da procaspase-2, que atua como caspase iniciadora. A outra seria a ativação da p53, que ativará os fatores de transcrição dos genes para PUMA, NOXA e Bax que executam a apoptose.

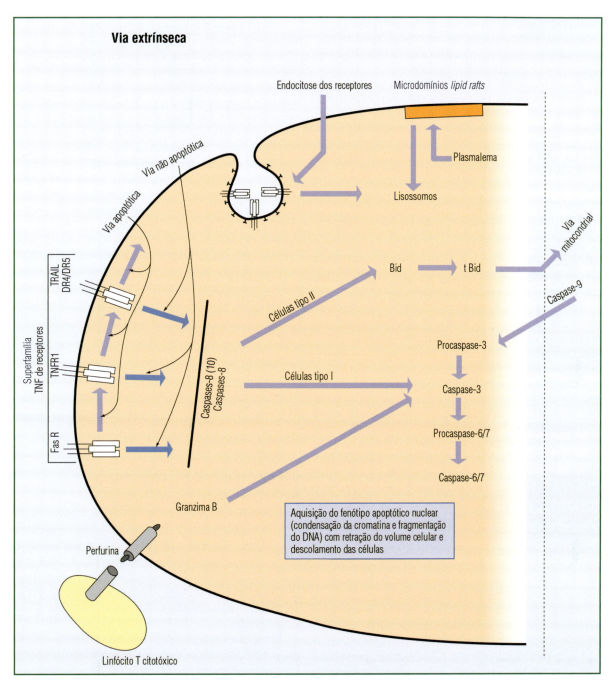

Figura 3.6 Quando ligados, os receptores Fas R e TRAIL DR4/DR5 ativam principalmente a via apoptótica indicada por setas com haste larga. Para os mesmos receptores, as vias não apoptóticas cuja incidência é representada pelo comprimento de setas com hastes finas são menos utilizadas que as apoptóticas. A endocitose de receptores representa estágio pelo qual os três tipos de receptores Fas R, TNF-R1 e TRAIL DR4/DR5, uma vez ativados, passarão após ter recrutado moléculas adaptadoras e outras para formar o DISC (ver Figura 1.8), onde ocorrerá a ativação de procaspases-8 e 10. Os microdomínios ou *lipid rafts*, são setores especializados da membrana celular que, pelo elevado teor de colesterol e esfingolípides, têm propriedades diferentes das demais porções que não são microdomínios. Os microdomínios têm a capacidade de sequestrar ou concentrar conjuntos particulares de complexos moleculares de proteínas, formados junto a receptores ativados. Nos *lipid rafts*, proteínas podem ser eventualmente processadas e/ou direcionadas. A compartimentalização espacial de receptores parece viabilizar mecanismos que acionam diferentes vias dos complexos contendo receptor ativado. Esta figura ilustra a convergência das vias extrínsecas, intrínsecas (representadas pela caspase-9 que está à direita no alto, proveniente da ativação da via mitocondrial mostrada na Figura 1.6) e linfocítica para ativar a caspase-3.

caspase-9. Entre as proteínas intermembranosas que colaboram na execução do processo apoptótico, mencionaremos as Smac/Diablo e a Omi/HtrA2, que funcionam como ativadoras de caspases.

As nucleases AIF (*apoptosis inducing factor*) e a endo G (endonuclease G), uma vez liberadas no citoplasma, são translocadas para o núcleo onde clivarão o DNA. A apoptose induzida pela AIF pode ocorrer independentemente da ativação de caspases. A AIF gera fragmentos de 5 a 300 pares de base, e a endo G produz oligômeros menores, responsáveis pelo padrão em escada do DNA das células apoptóticas visto nos géis de agarose. A AIF tem, ainda, propriedades de oxirredutase, que manteriam os níveis de glutationa em condições de neutralizar o aumento de radicais livres.

As alterações apoptóticas decorrentes da ação da AIF independem da ativação de caspases. Também em células do sistema nervoso ocorre morte celular por apoptose sem a participação de caspases.

Entre as proteínas citoplasmáticas designadas proteínas inibidoras da apoptose (IAP), a mais importante é aquela ligada ao cromossomo X (XIAP). Um fator mitocondrial capaz de inibir a ação antiapoptótica das IAP foi descoberto por dois laboratórios, recebendo em um deles a designação de *second mitochondria-derived activator of caspase* (Smac) e, no outro, de *direct IAP binding protein with low pI* (Diablo).

Essas ações pró-vida das IAP de mamíferos podem ser bloqueadas durante a apoptose pelas proteínas Smac/Diablo e Omi/HtrA2, normalmente existentes no espaço intermembranoso das mitocôndrias e liberadas para o citoplasma para ativar o processo apoptótico. A Omi/HtrA2 tem a capacidade de clivar proteoliticamente proteínas IAP, sendo possivelmente um bloqueador de IAP mais competente que Smac/Diablo.

Estudos em que se promove aumento da incidência de apoptose pela inibição das IAP por moléculas pequenas do tipo Smac vêm apresentando resultados promissores na terapêutica anticancerosa.

A liberação para o citoplasma das PMI é um divisor dos eventos do processo apoptótico. Para alguns, seria o ponto sem volta do processo apoptótico, isto é, a morte é inevitável. Tão logo as primeiras PMI chegam ao citoplasma, é iniciada a ativação da caspase-9, que ativará as procaspases-3 e 7, que são caspases executoras. Estas atuam no processo de demolição ordenada do núcleo e do citoplasma. Essa liberação ocorre com a participação das proteínas pró-morte da família Bcl-2, Bax, que normalmente existe no citoplasma, e Bak, que é residente da MME, e da proteína tBid. Esta se insere na MME ligando-se à cardiolipina que migrou da MMI para a MME.

Diante de um sinal indutor de apoptose, a proteína Bax citoplasmática migra para a mitocôndria e se insere na MME. Como não se tem notícia de que possa haver situações em que Bax possa se desinserir da MME, é provável que o sinal indutor da migração de Bax para a mitocôndria é o evento que marca o ponto sem volta do processo apoptótico.

Existem dois modelos para explicar como as PMI alcançam o citoplasma.

Um deles preconiza a permeabilização da MME por canais que se formariam na membrana mitocondrial externa MME. Pelo outro modelo, que provadamente ocorre em vários tipos celulares, as PMI são expostas para o citoplasma após ruptura da MME.

A ruptura da MME é precedida de um acentuado edema da matriz mitocondrial. Esse edema é decorrência de um fenômeno denominado transição da permeabilidade mitocondrial (MPT), provocado pela abertura de um canal situado entre as duas membranas mitocondriais. A abertura desse canal coincide com a perda total da permeabilidade seletiva da MMI.

Como a matriz mitocondrial, rica em solutos, tem osmolaridade muito maior que a do citoplasma, fluidos do citoplasma penetram através das membranas mitocondriais, provocando acentuado edema na matriz mitocondrial que dilata a MME, ocasionando sua ruptura. A perda da permeabilidade seletiva da MMI promovida pela MPT impede a formação do gradiente de cátions H+ no espaço mitocondrial intermembranoso. A abolição desse gradiente promove colapso do potencial mitocondrial transmembranoso Dym e falta de energia para a síntese de ATP pelo processo de fosforilação oxidativa.

A MPT é induzida em numerosos casos de apoptose pelo aumento de radicais livres no citoplasma.

VIA EXTRÍNSECA DO PROCESSO APOPTÓTICO

É constituída por ação de linfócitos T citotóxicos e, principalmente, pela superfamília de receptores fator de necrose tumoral (TNF), composta por três subfamílias ou grupos de receptores: Fas-R, TNF-R e o TRAIL-DR4/DR5. Os respectivos ligantes são Fas-L (ou CD95 ou APO1), TNF-α e os TRAIL-R1 e TRAIL-R2 [para TRAIL (TNF *alfa-related apoptosis induced ligand*)].

Entre esses receptores, o primeiro a ser identificado, o TNF-R1, destaca-se porque sua ativação aciona primariamente vias não apoptóticas. O acionamento ou ligadura dos receptores Fas-R e TRAIL-DR4/DR5 ativa principalmente as vias apoptóticas.

Conforme o balanço intracelular das proteínas pró e antiapoptóticas, em cada caso, as vias não apoptóticas desses receptores também podem ser acionadas (Figura 3.7).

Ação dos linfócitos

Os linfócitos injetam através da membrana de células-alvo granzima B, que ativará diretamente caspases efetoras, levando à morte celular. As células T citotóxicas representam nossa melhor defesa contra vírus que crescem intracelularmente, fora do alcance dos anticorpos.

Esses linfócitos reconhecem na superfície de células infectadas produtos de composição do agente viral e induzem no plasmalema dessas células a formação de canais transmembrana de perforinas visíveis ao microscópio eletrônico de transmissão (MET), pelos quais inoculam a protease granzima B, que, no citoplasma, diretamente ativa a procaspase-3, que promove a morte. Esse é o mecanismo mais importante para que os linfócitos T citotóxicos induzam apoptose em células que estejam expressando na superfície antígenos estranhos, por exemplo, os derivados do processamento de proteínas virais nos proteossomos. Além desse mecanismo, os linfócitos T induzem apoptose por meio de ligantes superficiais expostos em sua membrana celular, que ligarão receptores da família TNF na superfície de células-alvo (Figura 3.7).

As três subfamílias de receptores TNF

Têm em comum segmentos de sua cadeia polipeptídica denominados *domínios de morte (death domain* – DD), com composição de aminoácidos e função particular. Quando engajados ou ativados pelos respectivos ligantes, induzem, na porção citoplasmática do receptor, interações moleculares específicas. A indução de apoptose ocorre quando citocinas ou ligantes se combinam com esses receptores de morte DD. Eles sofrem trimerização (Figura 3.8).

Está sendo proposto que a trimerização ocorre antes da combinação com o ligante por causa do fato de que na porção extracelular do receptor existe um domínio designado PLAD (*pre-ligand association domain*), que induz a trimerização do receptor.

Na porção intracitoplasmática, os receptores trimerizados têm os domínios DD justapostos, condição para que recrutem moléculas adaptadoras FADD (*fas associated protein with a death domain*) ou TRADD (TNF *receptor associated death domain*).

Nas Figuras 3.8 a 3.10, os domínios de morte (*death domain*) DD estão representados por retângulos vazios e os outros domínios por hachuras identificadoras.

Subfamília de receptores Fas-R

A apoptose desencadeada pela ativação do Fas-R pelo ligante Fas-L é de elevada incidência. Por exem-

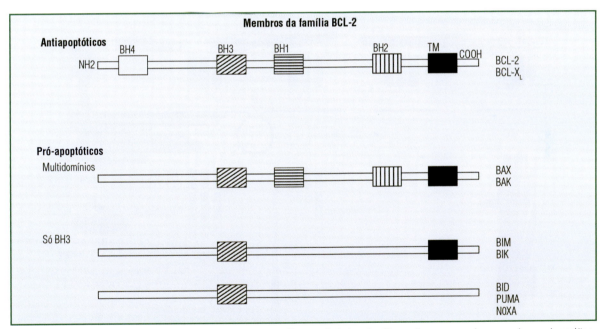

Figura 3.7 A estrutura da BCL-2 serve de base para a classificação de toda a família em 3 grupos conforme o número de regiões especiais da molécula, designadas domínios representadas como BH para "BCL-2 homology domains". O fato de a proteína BCL-2 original impedir a morte celular garantiu para ela e para outras da família com ação semelhante a designação genérica de proteínas ou fatores de sobrevivência, antiapoptóticos, pró-vida. Os membros antiapoptóticos da família têm 4 domínios BH estruturalmente parecidos entre si. Os domínios BH estão dispostos na seguinte ordem: BH4, BH3, BH1 e BH2, da extremidade NH para a COOH. São eles: BCL-2, BCL-X_L, BCL-$_w$, MCL-1 e A1. Os componentes pró-apoptóticos da família constam das proteínas "multi-BH domain" BAX e BAK, possuidoras dos domínios BH-1, BH-2 e BH-3, e das proteínas "BH3 only domain", possuidoras do domínio BH3. Entre estas, estão incluídas Bim, Bik, que, como as proteínas antiapoptóticas e as pró-apoptóticas "multi-BH domain", têm próximo ao extremo COOH um segmento hidrofóbico para o ancoramento transmembranoso, isto é, podem se prender a estruturas envoltas por membranas. As proteínas antiapoptóticas BH3, como PUMA, NOXA e Bad, não possuem o segmento transmembranoso hidrofóbico junto ao extremo COOH. BAX, BAK e BOK são semelhantes à BCL-2 em sequência e em estrutura.

plo, ela regula o tamanho da maior parte da população linfoide. Seu mecanismo, dos mais analisados, está esquematizado na Figura 3.8.

Após engajamento do Fas-L com o Fas-L-R, o DD da molécula adaptadora, designada FADD, interage diretamente com o DD do receptor. A proteína FADD possui um domínio interativo denominado domínio executor da morte (*death effector domain* – DED), que interage com o domínio DED da fracamente operacional procaspase-8, recrutando-a para formar um complexo multiproteico que envolve tanto os receptores como os ligantes, designado DISC (*death inducing signaling complex*).

O DISC é internalizado pela via endocítica, e, no interior do endossomo, ocorrem importantes reações. No DISC, por causa do efeito autocatalítico de proximidade proteica, dá-se a ativação da caspase-8. Essa ativação é seguida por um processamento que envolve autoproteólise (Figura 3.1).

Por isso, FADD é considerada a molécula adaptadora universal utilizada pelos receptores de morte com seus DD, para recrutar e ativar a procaspase-8, iniciadora da apoptose. Em virtude de seu recrutamento pela molécula adaptadora FADD, a caspase-8 é também referida como FADD-*like interleukin*-1β-*converting enzyme* (FLICE).

O complexo multiproteico do DISC recebe ainda outra molécula designada c-FLIP por ser celular e análoga à proteína viral v-FLIP (*v-viral-FLICE-like inhibitory protein*). c-FLIP é também referido como falsa caspase-8, por possuir domínio DED contíguo a um segmento da proteína parcialmente homólogo à caspase-8, mas desprovido de capacidade zimogênica.

Em razão dessa semelhança estrutural com a procaspase-8, c-FLIP pode ocupar o lugar dela, gerando uma molécula incapaz de ativar o processo apoptótico. Existem duas formas moleculares com comprimentos diferentes de c-FLIP, a longa c-FLIP$_L$ e a curta

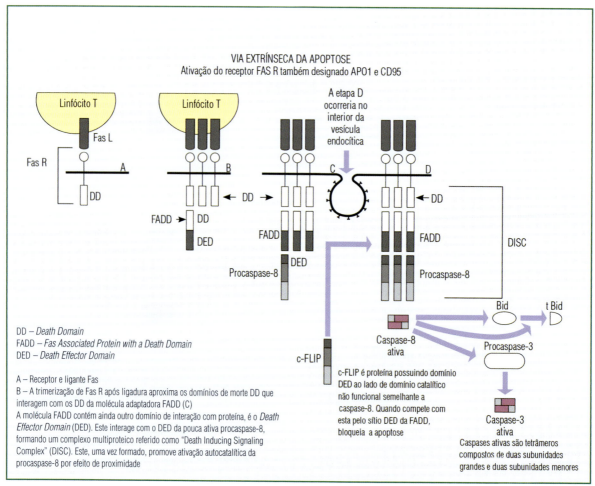

Figura 3.8 O recrutamento de FADD e de procaspase-8 ocorre segundos após a ligação entre ligante e receptor A e B. A internalização do conjunto ligante-DISC ocorre minutos depois. No início do processo de internalização, a agregação de receptores Fas R coincide com a formação de uma plataforma de *lipid rafts*. Segundo estudo recente (Schütze 2008), neste estádio, que dura segundos, o agregado de receptores Fas R tem a capacidade de induzir a ativação da MAP cinase (MAPK) e do fator de NF-κB, que são vias não apoptóticas que ativam proliferação e migração celular.

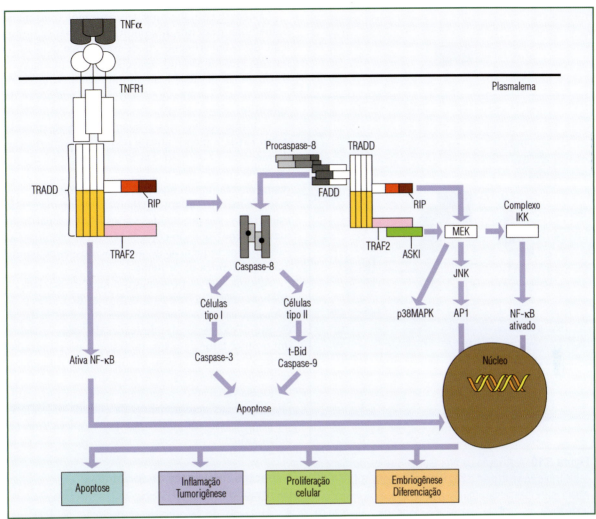

Figura 3.9 A ligadura do TNF-α com o TNF-R1 promove rápido recrutamento pelos DD ativados de TRADD, RIP e TRAF2 que formam o complexo I que imediatamente inicia a ativação de IKK para liberar o complexo de transcrição NF-κB da proteína inibidora I-κB. O complexo IKK fosforila NF-κB que se livrará de I-κB após este sofrer proteólise no sistema ubiquitina-proteossomo. O NFκB livre passa para o núcleo, onde ativará a transcrição de genes. O complexo I tem curta duração. Os DD do TRADD separam-se dos DD dos receptores e, carregando os elementos recrutados RIP e TRAF2, são internalizados para o citoplasma. Os DD previamente em contato com aqueles dos receptores agora são ocupados pelos da molécula adaptadora FADD. Havendo condições favoráveis, por exemplo a não intervenção do c-FLIP, a caspase-8 poderá ser ativada, promovendo apoptose.

c-FLIP$_C$. A forma curta da molécula é mais eficiente inibidor da caspase-8 que a c-FLIP$_L$.

Em certos esquemas experimentais, o FLIP$_L$ pode estimular a formação de caspase-8. É frequente o c-FLIP atuar como falsa procaspase-8. Havendo expressão aumentada de c-FLIP, como ocorre em vários tipos de neoplasias malignas, os domínios DED dessa proteína competem com aqueles da procaspase-8 para se combinar com o DED da FADD, impedindo a morte das células cancerosas.

A ativação da caspase-8 pode se expressar por meio de duas vias: ativando diretamente a procaspase-3 ou as procaspases-9 e 3 pela via mitocondrial. Na primeira, quando ainda associada ao DISC e a produção de caspase-8 for elevada, a ativação da caspase-3 será direta. Isso ocorre em linhagens especiais de células linfoides. São as células do tipo I. A outra via tem lugar na maioria dos tipos celulares examinados. São as células do tipo II. Neste caso, a produção de caspase-8 no DISC é insuficiente para ativar diretamente a caspase-3. A caspase-8 clivará a proteína Bid da família Bcl-2, gerando a forma truncada dessa proteína, referida como tBid (para *truncated* Bid). Esta ativará a via mitocondrial da apoptose ao se prender ao fosfolipídio cardiolipina, que, nas células apoptóticas, está exposto na MME após migrar da MMI para a MME.

O tBid na superfície mitocondrial, com as proteínas Bax e Bak, promoverá alterações na MME essenciais para que ocorra a liberação para o citoplasma das PMI situadas entre as duas membranas mitocondriais.

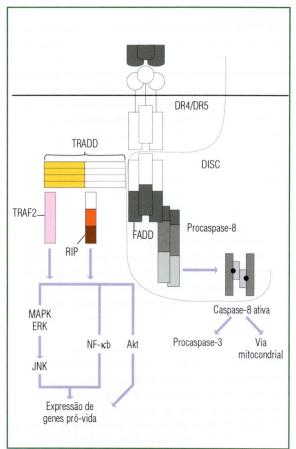

Figura 3.10 A ativação da procaspase-8 se dá de maneira semelhante ao visto para o Fas R. Estes receptores DR4/DR5 atuam principalmente promovendo apoptose. A caspase-8 pode ativar diretamente a caspase-3 ou induzir a ativação da via mitocondrial clivando Bid e gerando a tBid que, inserindo-se na membrana mitocondrial, promoveria a saída das PMI. As proteínas à esquerda da linha tracejada participam da ativação das vias não apoptóticas. As proteínas mais importantes entre outras que podem atuar na ativação dessas vias são o RIP, o TRAF2 e o TRADD. Existem experimentos mostrando que pode haver ativação da via apoptótica sem a intervenção do TRADD. Neste último caso, a presença de RIP é necessária e suficiente para que ocorra apoptose. Nas células onde isso ocorre, o RIP e o TRADD competem para compor o complexo molecular DISC do qual a molécula adaptadora FADD estaria ausente. Das ações não apoptóticas de TRAIL mediadas pelos DR4/DR5, destaca-se a ativação do fator nuclear NF-κB, que normalmente está inibido no citoplasma. Para isso, a proteína que interage com receptores (RIP) é recrutada para o DISC. O RIP recrutará para o DISC a cinase IKK que promoverá o início do processo de remoção da proteína (I-κB) inibidora do NF-κB. DR4 e DR5 podem também ativar outras vias não apoptóticas além do fator de transcrição nuclear NF-κB, como a MAP-cinase e a via antiapoptótica decorrente da ativação da cinase Akt. As ações celulares de Akt são numerosas. Todas resultam em efeitos antiapoptóticos ou pró-proliferação celular.

O ligante Fas-L é importante proteína transmembrana homotrimérica da membrana plasmática de células do sistema imune. Ao constatar que células do sistema linfoide são indesejáveis, ele se combina com o receptor superficial Fas-R, trimerizando-o também e iniciando a ativação de caspases iniciadoras da apoptose.

A forma solúvel desse ligante, também referida como Fas-L, é menos ativa e não induz trimerização do receptor. O receptor Fas-R é o mais estudado entre os receptores da superfamília TNF. O gene deste receptor está no cromossomo 10. Dele são descritas pelo menos oito variantes (*splice variants*) de formas de transcrição (são produzidos vários RNAm a partir do mesmo gene), que são copiadas como sete isoformas, isto é, com sequência de aminoácidos semelhante, mas não idêntica da proteína.

Algumas dessas proteínas são raras e associadas a doenças, como ocorre para isoformas de outras proteínas. A variação funcional decorrente da variação estrutural das moléculas derivadas das *splice variants* é importante fator de resposta desigual no estudo das interações entre proteínas do tipo receptor-ligante e as proteínas interativas com esses dois.

Dessa variação de resposta ao gene ativado, resultarão os sinais determinantes da entrada das células ou no processo apoptótico, ou no neoplásico ou no inflamatório.

Aspectos relevantes decorrentes da ligação Fas-L – Fas-R

- Ativação de fatores de transcrição nuclear que acionam vias não apoptóticas em resposta ao engajamento do Fas-R.
- Homeostase das células T. Consiste na eliminação por apoptose das células T excessivas. Mutações deletérias do ligante Fas ou do Fas-R em humanos e no camundongo levam a linfoadenopatias em virtude do acúmulo excessivo de linfócitos.
- Atividade das células T citotóxicas. É regulada, de um lado, por via do receptor Fas, e, por outro, pelo mecanismo de injetar a granzima através dos canais de perforina.
- Privilégio de imunidade. Células de regiões com privilégio imune, como a córnea e o testículo, expressam na superfície o ligante Fas, determinando apoptose dos linfócitos que tentam se infiltrar. Em relação à córnea, a câmara anterior do olho é local com privilégio imune, onde células podem ser transplantadas e cultivadas sem provocar reação de rejeição.
- Defesa tumoral. Células cancerosas podem hiperexpressar na superfície o ligante Fas-L e determinar apoptose de linfócitos infiltrantes, escapando, desse modo, de um contra-ataque por via autoimune.

Subfamília de receptores TNF-R

É composta primariamente pelos receptores TNF-R1 e TNF-R2. O TNF-R1 foi o primeiro estudado da superfamília TNF, cujo nome deriva do fato de que seu ligante – a citocina TNF-α ou simplesmente TNF – ganhou destaque quando se verificou, há cerca de três décadas, que podia lisar células cancerosas.

Desde então, vem-se constatando que, além de ser agente apoptogênico, o TNF tem numerosas outras atividades fisiopatológicas, estando envolvido na patogênese da artrite reumatoide, da doença de Crohn, da psoríase, da artrite associada à psoríase e da espondilite anquilosante.

A administração de lipopolissacarídeos bacterianos induz intensa liberação de TNF solúvel. O TNF está entre as proteínas mais importantes no desencadeamento do choque séptico. Altas doses de TNF produzem sintomas semelhantes aos do choque. Doses baixas por tempo prolongado induzem caquexia. O mediador biológico da caquexia dos cancerosos é o TNF. Normalmente, sua produção nas células é mínima. Em macrófagos, especialmente, a lista de fatores e elementos capazes de induzir aumento na produção de TNF é numerosa, e parte dela inclui bactérias, vírus, outras citocinas, como IL-1 e IL-17, granulócitos, fatores do sistema complemento, isquemia, irradiação e células cancerosas.

O receptor TNF-R1 é expresso constitutivamente em todas as células, com exceção dos eritrócitos. Em condições normais, está predominantemente concentrado no aparelho de Golgi, de onde pode ser mobilizado para a superfície celular. O TNF-R2 é expresso em células endoteliais e hematopoiéticas e participa de processos de reparação e angiogênese. Esse receptor não possui DD e, portanto, não atua como via de promoção de apoptose, mas pode recrutar diretamente membros da família de fatores associados aos receptores TNF (TNF *receptor-associated factor family* – TRAF). Tais proteínas atuam ativando proteinocinases, que são fatores de transcrição nuclear (ou proteínas cinases). Das seis TRAF conhecidas, as TRAF2, 5 e 6 mediam a ativação de vias não apoptóticas. O engajamento do TNF-R1 pelo TNF primariamente ativará vias não apoptóticas. Apenas se estas não puderem ser ativadas, a via de indução da apoptose o será.

Vias não apoptóticas ativadas pelo TNF-R1

O envolvimento das moléculas essenciais para o processo apoptótico nessas funções não apoptóticas deriva da existência na célula normal de complexa rede de vias sinalizadoras necessárias para a manutenção da homeostase das células e do organismo.

A decisão de direcionar a célula para o processo apoptótico ou para uma situação de sobrevida celular depende de numerosos fatores, como tipo celular, natureza do agente apoptogênico, disponibilidade e concentração local de proteínas pró e antiapoptóticas.

Os estudos que vêm se acumulando sobre as proteínas que participam dos mecanismos reguladores da apoptose situam-nas como atores centrais de um cenário que abrange extensa área de toda a fisiopatologia celular.

Havendo ligadura entre o TNF e o TNF-R1, os DD da porção citoplasmática do receptor são liberados de uma proteína inibidora denominada proteína silenciadora do domínio de morte (*protein silencer of death domain* – SODD). Com a liberação de DD do receptor, esses se combinam com os DD da molécula adaptadora TRADD, que imediatamente recruta a proteína adaptadora RIP-1 e a proteína sinalizadora TRAF2. Eventualmente, o TRADD pode recrutar vários tipos de moléculas sinalizadoras. Após engajamento, o TNF-R1 recruta proteínas adaptadoras e sinalizadoras. Após o recrutamento do TRADD, ele recruta TRAF2, a FADD.

RIP-1 é cinase serina/treonina essencial para estimular a via TNF-α-NF-kB. Ela contém um domínio N-terminal com atividade cinásica, um domínio intermediário e um DD no terminal C. O DD é essencial para a ligação com o TRADD, e o domínio intermediário, para a ativação mediada por RIP-1 da vertente não apoptótica da via TNFα.

O TNF existe sob a forma solúvel ou inserido no plasmalema de outra célula. O TNF-R1 liga-se à forma solúvel e o TNF-R2, à forma presa à membrana celular. Ambos, quando ativados, são poderosos ativadores de função gênica. Engajando-se ao TNF-R1, o TNF ativa vias sinalizadoras que ativarão os fatores de transcrição nuclear NF-kB e JNK/AP-1, que ativarão diferentes genes.

A ativação do fator de transcrição nuclear NF-kB é a vertente de maior relevância decorrente da ativação de TNF-R1, por ter potencial de acionar várias vias sinalizadoras não apoptóticas. O NF-kB regula a expressão de produtos de vários genes que, de um lado, controlam a sobrevida celular e, de outro, quando os genes estão desregulados, promovem disfunção celular que caracteriza um quadro patológico.

As proteínas formadas pela ativação dos fatores de transcrição citados estão envolvidas na ativação da proliferação celular, na manutenção da vida celular, na formação de metástases, na angiogênese, na radiorresistência das células tumorais, no desenvolvimento e na manutenção de processos inflamatórios, favorecendo a produção e a ativação de proteínas de ação antiapoptóticas.

Mecanismos reguladores da apoptose: vias não apoptóticas e ativação dos fatores NF-kB e JNK/AP-1

Cinases e proteínas G

Um dos mecanismos de comunicação entre proteínas consiste na modificação funcional e estrutural que a molécula-alvo sofre após ser fosforilada pela molécula indutora. As proteínas capazes de fosforilar outras são as cinases.

As cinases introduzem em outra molécula um radical fosfato rico em energia, proveniente do ATP, que passará a ADP. O radical fosfato do ATP é introduzido na proteína-alvo, no local onde tenha um ou mais dos três aminoácidos que possuam radicais hidroxilas (OH) livres. Esses radicais hidroxilas livres encontram-se nos aminoácidos serina, treonina e tirosina. Atuando em cadeia, as cinases vão ativando sucessivamente proteínas diferentes que comporão vias sinalizadoras que regulam as diversas funções da célula.

O genoma humano tem 518 genes que expressam proteinocinases. Isso representa cerca de 2% de todos os genes. Uma proteína fosforilada geralmente está ativada. Tem suas propriedades funcionais modificadas de vários modos. Por exemplo, (a) por aumento de atividade enzimática; (b) por ser capacitada para modificar outras proteínas também por fosforilação, atuando como retransmissora de sinais intracelulares; e (c) viabilizando a mudança da proteína fosforilada para outro compartimento celular.

A desativação ocorre pela remoção do radical fosfato previamente introduzido através de fosfatases que desfazem a ligação éster previamente estabelecida entre o fosfato e o aminoácido hidroxilado.

Outro modo de uma proteína ser ativada ou desativada é pela adição ou remoção indireta de radical fosfato, contido respectivamente nas moléculas de guanosina-5'-trifosfato (GTP) ou de guanosina-5'--difosfato (GDP).

Proteínas capazes de combinar com GTP e GDP são designadas genericamente proteínas G. Sob estímulo adequado, a GTP prende-se firmemente à proteína, ativando-a.

A proteína superficial RAS é uma proteína G com atividade GTPásica que está aderida a receptores superficiais estimuláveis por vários tipos de fatores de crescimento que promovem proliferação celular e diferenciação. Estando inativa, a RAS está firmemente ligada à GDP. Após estímulo do receptor periférico que ativará a RAS, ela é alterada, liberando a GDP. Seu lugar é imediatamente ocupado pela GTP, que ativa a RAS e que existe sempre em excesso no meio em relação à GDP.

A ação de numerosos fatores de crescimento via receptores superficiais se dá com a participação inicial de uma proteína G, que, em seguida, ativará uma cascata de cinases.

Essas são geralmente cinases serina/treonina citoplasmáticas que transduzem sinais extracelulares, em eventos reguladores da atividade celular. Essas cinases induzem a ativação ou inibição, de fatores de transcrição nuclear que afetam a função de genes específicos. Um desses módulos de ativação via receptores periféricos consiste em uma proteína G superficial à qual se seguem sucessão de três cinases.

Um sinal iniciado por um fator de crescimento ativa um receptor superficial que ativa a proteína G inicial.

Um caso frequente é o da proteína G ser a RAS, que, em virtude do estímulo promovido pelo fator de crescimento, troca a GDP (guanosina difosfato) a ela aderida pela GTP, sendo ativada. A RAS ativada funciona como proteína adaptadora que induzirá a ativação de RAF, que é uma MAP-cinase-cinase-cinase, uma molécula três vezes fosforilada, abreviada de dois modos, MAPKKK ou MAP3K.

As MAPK (*mitogen activated protein kinases*) representam vários grupos de cinases da maior importância no controle de funções ligadas ao desenvolvimento e à morte celular. A posição de um dos componentes do módulo é indicada pela repetição do termo cinase (Tabela 3.1). A primeira cinase, que é MAPKKK ou MAP3K, ativa fosforilando a segunda do bloco, que é a MAPKK ou MAP2K, também referida como MEK, que tem dois radicais fosfato. A MEK ativa a MAP-cinase MAPK (p. ex.: a cinase ERK *extracellular signal-regulating kinase*).

Os módulos efetores MAP3K→MAP2K→MAPK regulam estímulos extracelulares mediante respostas variadas, como proliferação, diferenciação e apoptose. Foram identificadas 21 MAP3K que ativam MAP2K (ou MEK) conhecidas.

Quatro conjuntos ou subfamílias de (*mitogen activated protein kinases*) MAPK se destacam:
1. as *extracellular signal-regulating kinases* – ERK, ERK1 e ERK2 (Figura 3.9 – segunda coluna);
2. a *c-Jun NH$_2$-terminal kinase* – JNK (Figura 3.9 – terceira coluna);
3. a p38MAPK (p38 α, β, δ, e γ); e
4. a ERK5.

Recentemente, as ERK3 e ERK7, atuando em vias que respondem a estímulos extracelulares, foram incorporadas à superfamília de MAPK. MAPK individuais são ativadas com alta especificidade por certas MAPK--cinase, como as MEK, já referidas, MAPK/ERK-cinase ou MAP2K (MEK) proteinocinases (Figura 3.9).

A p38 MAPK é importantíssima na inflamação. A inibição seletiva dessa cinase bloqueia a produção de IL-1 (interleucina-1), TNF-α e IL-6 *in vitro* e *in vivo*. A descoberta de novos inibidores dessa cinase terá aplicação no tratamento de processos inflamatórios, notadamente os crônicos.

As vias sinalizadoras pró-sobrevivência e pró--apoptose decorrentes do engajamento do TNF-R1 são ativadas em duas etapas.

Diferentemente do ligante Fas-L, a indução de apoptose não é a função primordial do TNF. A apoptose é mediada pelo TNF-R1 quando a síntese proteica está bloqueada, o que sugere a existência de proteínas celulares que protegem a célula de morrer por esta via. A expressão dessas proteínas supressoras é controlada por fatores de transcrição nuclear NF-kB e JNK/AP-1. Quando há inibição desses

Tabela 3.1 Sinopse sobre as MAP-cinases

Nível de ativação do módulo quinásico	Agente externo estimulante			
	Fatores de crescimento	Estresse, citoquinas Fatores de crescimento	Estresse, citoquinas Fatores de crescimento	Estresse Fatores de crescimento
Proteína G aderida a receptor (PGAR)	PGAR Ras	PGAR	PGAR	PGAR
MAPKKK	Raf-1*	ASK1** (MEKK5) LZK***	ASK1 (MEKK5) DLK****	MEKK3*****
MAPKK	MAPKK	MAPKK	MAPKK	MAPKK MEK5
MAPK	ERK 1/2	JNK	P38	ERK5
Fatores de transcrição nuclear Outros	Migração Diferenciação Controle da apoptose	Migração Controle da apoptose	Diferenciação Controle da apoptose	Embriogênese do sistema cardiovascular Controle da apoptose

* Raf-1 pode regular a incidência de apoptose bloqueando MEKK5 e ativando NF-κB.
** ASK1 (*apoptosis signal-regulating kinase*) está implicada no remodelamento promovido pela apoptose pós-infarto do miocárdio. Ativa as vias p38 e JNK envolvidas no desenvolvimento normal do coração.
*** LZK é MAP3K relacionada à DLK do cérebro humano.
**** DLK é MAP3K que ativa JNK no desenvolvimento do córtex cerebral do camundongo.
***** MEKK3 com expressão aumentada impede a apoptose em certos tumores.
A via MEKK3 → MEK5 → ERK5 representa cascata sinalizadora para a gênese do sistema cardiovascular e para o controle da apoptose.

fatores de transcrição, o engajamento de TNF-R1 por TNF leva à morte celular por apoptose.

Conquanto a via apoptótica seja menos utilizada que a não apoptótica, a quantidade de sinais de diferentes tipos que emanam do DISC faz com que a composição de moléculas atuantes junto ao DD do receptor TNFR1 varie apreciavelmente de um esquema de sinalização para outro.

Após engajamento, o TNF-R1 rapidamente recruta TRADD, TRAF2-RIP, formando o complexo I, que ativará vias de sobrevivência e proliferação celular representadas principalmente pela ativação do fator de transcrição NF-kB, que normalmente está inativo no citoplasma por combinação com um inibidor IkB (Figura 3.9).

A ativação do fator de transcrição NF-kB é feita por fosforilação pelo complexo IkB-cinase (IKK). O complexo IKK é composto de duas subunidades catalíticas IKK1 e IKK2 e várias subunidades reguladoras. A atividade catalítica desse complexo é acionada geralmente nas ativações usuais de NF-kB em resposta a uma variedade de estímulos. Por exemplo, em processo inflamatório, o complexo IKK fosforila IkB em resíduos específicos da molécula. Essa especificidade é determinada pela seleção feita dos elementos do complexo IKK mobilizados.

A fosforilação do IkB capacita essa proteína a ser degradada por ubiquitinação, liberando o NF-kB. Eventualmente, o IkB é proteolisado em proteossomos. O NF-kB liberado desloca-se para o núcleo, onde ativará proteínas que promoverão a ativação de genes cujas proteínas participam de mecanismos celulares os mais diversos (Figura 3.9).

A permanência do complexo I junto ao plasmalema é breve. Logo, ele se desarticula dos DD do receptor, separando-se da membrana da célula. O DD do TRADD liberado do DD do receptor TNF-R1 é ocupado pelo recrutamento de FADD, que recrutará a procaspase-8, formando o complexo II. Esse complexo II pode ativar vias de sobrevivência ou de apoptose. Se a ativação de NF-kB induzir a produção de elevados níveis de c-FLIP, estes, ao se combinarem com a FADD, impedirão a formação de caspase-8. Na ausência de condições de atuação do c-FLIP, a FADD induzirá a formação de caspase-8, que promoverá apoptose. A maioria dos estímulos que chegam ao complexo II por ativação do TNF-R1 será traduzida em ativação de vias não apoptóticas (Figura 3.10).

A duração da ativação do NF-kB é controlada por várias proteínas de ação inibidora. Para impedir uma ativação persistente da NF-kB, acredita-se que fosfatases atuem revertendo a fosforilação prévia de certas cinases. O NF-kB pode ser ativado tanto pela ativação do TNF-R1 como dos TRAIL R4/R5.

Subfamília de receptores TRAIL

É constituída por cinco receptores, dois dos quais, os receptores TRAIL-R1 (DR-4) e TRAIL-R2 (DR-5), também referidos como TRAIL DR4/DR5, têm, no citoplasma, DD, que, ao se combinarem com o FADD recrutado das vizinhanças, promovem ativação de caspases-8 e 10, levando à apoptose.

TRAIL-R3 e TRAIL-R4 desprovidos de DD funcionais não podem induzir apoptose. Atuariam como falsos receptores da superfamília TNF, comprometendo e anulando ligantes ativos sem gerar morte celular. O TRAIL-R5 é receptor solúvel de baixa afinidade pelo ligante. Seu papel não está bem definido.

A ligação de TRAIL com DR4 e DR5 promove a trimerização desses receptores, que iniciam o recrutamento dos componentes do DISC, que são o FADD e o iniciador da apoptose (a procaspase-8). Na ausência da caspase-8, a procaspase-10 é recrutada para promover apoptose.

Os mecanismos de ativação da caspase-8, após ligação dos receptores TRAIL-R1 e TRAIL-R2, são análogos aos que ocorrem no nível dos Fas-R (Figura 3.9), com a formação do DISC (Figura 3.10).

Como nos casos das duas subfamílias anteriores, o c-FLIP pode ser recrutado para compor o DISC. No interior do DISC, como no caso do receptor Fas-R, haverá a ativação autocatalítica das procaspases-8 ou 10. Se o nível de ativação da caspase-8 for elevado ou baixo, ocorre, respectivamente, a ativação direta da caspase-3 ou a da via mitocondrial. Neste caso, a caspase-8 cliva proteína citoplasmática Bid, formando o tBid. Este migra e se insere na MME.

As diferenças entre Fas-R e TRAIL aparecem quando as vias não apoptóticas dos receptores TRAIL são ativadas. Os TRAIL e os respectivos receptores são largamente distribuídos nas células normais de diferentes tipos. Podem ter vários graus de semelhança e de diferenças na *performance* de diferentes vias sinalizadoras. A ativação de vias não apoptóticas por engajamento dos DR4/DR5 pode apresentar diferenças no tipo de proteínas que serão recrutadas junto aos receptores ativados para acionar vias não apoptóticas e eventualmente também a apoptótica.

Na Figura 3.10, a linha curva tracejada separa o DISC dos elementos que podem atuar na ativação de vias não apoptóticas.

Apesar de a importância desses ligantes e receptores do grupo TRAIL como agentes antineoplásicos ser considerável, sua ocorrência e expressão em vários tipos celulares, em diferentes tecidos normais, sugerem que eles possam ter também um papel fisiológico por hora indeterminado.

Os receptores TNF-R1 e Fas necessitam de internalização por endocitose via clatrina para a formação do DISC. Existem autores que pretendem que os receptores TRAIL não necessitam necessariamente de interiorização no citoplasma via endocitose por vesículas revestidas por clatrina para que essa ativação ocorra. Em certas células tumorais, a ativação da caspase-8 levando à apoptose ocorre quando o DISC se encontra no interior de microdomínio (*lipid rafts*) do plasmalema. Nos casos de câncer, células resistentes ao tratamento por TRAIL por causa da ativação do fator nuclear NF-kB, o complexo molecular DISC, são formadas na fase da membrana fora dos microdomínios. Nesse DISC, estão recrutadas as proteínas RIP e c-FLIP, que impedem a ativação da procaspase-8.

O ligante TRAIL é proteína transmembrana que existe em forma solúvel e outra ligada à membrana celular. As duas formas, a solúvel e a transmembrana, têm capacidade de induzir rapidamente apoptose em numerosos tipos de células tumorais e em células transformadas.

As células normais não sofrem quase nenhum efeito tóxico por ligadura dos receptores TRAIL DR4/DR5. Vários tecidos humanos expressam normalmente o TRAIL.

Esses ligantes, em geral, possuem alta toxicidade seletiva para as células tumorais, sendo de grande valia como agentes antineoplásicos. No uso terapêutico contra as células cancerosas, tanto as formas solúveis como o TRAIL-R1 ligante para o DR4 e o TRAIL-R2 ligante para o DR5, e a transmembrana como TRAIL-CD34 (TRAIL veiculado por células CD34) são altamente eficientes.

A importância de TRAIL-R1 e TRAIL-R2 deriva da observação de que a ausência ou supressão deles promove sobrevivência das células cancerosas. Derivados recombinantes da molécula TRAIL podem induzir apoptose em linhagens celulares tumorais, até mesmo de forma específica, sem efeitos citotóxicos importantes para as células não cancerosas.

A proteína 53 (p53) tem poderosa ação supressora de tumores. Nas células cancerosas humanas, o gene que a codifica frequentemente está alterado, e o efeito indutor de apoptose dessa proteína está desativado. A p53 induz apoptose das células cancerosas por vários mecanismos, merecendo aqui destaque sua capacidade de interferir na homeostase de receptores como o Fas-L-R e os receptores TRAIL, favorecendo a ação destes.

Aspecto atraente para os esforços em se utilizar TRAIL na terapêutica antineoplásica é que ele induz apoptose independentemente de a p53 estar ativa ou não. Os tumores em que p53 sofreu mutação ou está inativa são pouco sensíveis à quimioterapia e/ou radioterapia.

OUTROS TIPOS DE MORTE CELULAR
Autofagia

A autofagia celular descrita há décadas foi interpretada como a autodigestão de partes do citoplasma para a reutilização como nutrientes das moléculas derivadas da lise estrutural realizada nos autofagossomos. Ocorre em várias circunstâncias, como no caso de desnutrição avançada por caquexia ou na involução das células do córtex cerebral do idoso.

Em ambos os casos, os produtos finais não totalmente degradáveis nos autofagossomos se compactam em grânulos irregulares de tamanho variável, os pigmentos de lipofuscina. O acúmulo citoplasmático deles confere cor parda à superfície onde células com o pigmento se encontram.

A autofagia tem ainda papel relevante na fisiologia das células, atuando com o sistema ubiquitina-proteossomo no processo de degradação e renovação dos componentes biomoleculares.

Autofagia como morte celular programada

Atualmente, a autofagia é considerada, em certos casos, um tipo não necrótico e não apoptótico de morte celular programada. É, depois da apoptose, o tipo de morte celular programada caspase independente mais descrito. Apesar disso, sua incidência é muito menor que a da apoptose e sua adequada caracterização em muitos casos se faz necessária, pois existem constatações de casos de autofagia com ativação de genes que atuam tanto na apoptose como no processo de autofagia.

Por exemplo, a remoção de nutrientes, de vários tipos de células cultivadas, induz morte por apoptose, com fenótipo nuclear típico, que tem início depois de 2 horas da remoção do nutriente. A porcentagem de células mortas sem exibir vacúolos autofágicos aumenta progressivamente. Após 24 a 48 horas, aparecem vacúolos autofágicos cujo número aumenta em função do tempo decorrido de desnutrição celular.

Alguns autores consideraram essas mortes representantes de casos de morte celular programada por autofagia. Não são raros os casos análogos a estes em que outros agentes apoptogênicos induzem o aparecimento de autofagia em células com fenótipo nuclear apoptótico. Para que mortes celulares como essas, envolvendo autofagia e fenótipo nuclear apoptótico, sejam inequivocadamente identificadas, são necessários testes bioquímicos e de microscopia eletrônica, que nem sempre são feitos.

A maioria dos genes relacionados com a autofagia foi descrita pela análise genética de leveduras com a caracterização de 16 genes, vários dos quais se mantêm conservados em outros organismos. A ativação de duas cinases, a *receptor-interacting protein*, uma cinase serina-treonina, e a Jun-aminoterminal-cinase, promove morte celular com morfologia de autofagia.

Na morte autofágica, participam os genes *ATG7* e *beclin I*. Como a inibição da caspase-8 induz a morte por autofagia, o uso terapêutico de inibidores de caspase pode eventualmente promover a morte celular por autofagia.

Outras cinases envolvidas no processo de morte por autofagia são a cinase-alvo da rapamicina (TOR) e a fosfatidilinositol 3-cinase (PI3K). A PI3K classe 3 atua principalmente nos estádios iniciais de formação da vesícula ou vacúolo autofágico, ao passo que TOR regula negativamente a formação do autofagossomo.

A inibição do TOR pela rapamicina bloqueia a progressão da célula dentro do ciclo proliferativo, e isso eventualmente resulta na autofagia dessa célula.

Paraptose

Um terceiro tipo de morte celular programada, além da apoptose e da autofagia, foi descrito em 2000. Não há ativação de caspases nem alterações nucleares do tipo apoptótico, tampouco formação de corpos apoptóticos (Tong-Sheng-Chen *et al.*, 2008). Os inibidores de caspase não influenciam o desenvolvimento dessa forma de morte. O fenótipo característico é a vacuolização progressiva do retículo endoplasmático e das mitocôndrias. Pode ocorrer em certos tumores ao lado da morte celular por apoptose.

Vias lisossômicas de morte celular

Existem observações sugerindo que catepsinas liberadas pelos lisossomos podem funcionar como proteases iniciadoras e efetoras da morte celular. As catepsinas podem promover a morte celular em certos casos em que, nas células cancerosas, a via mitocondrial não pode ser ativada em razão da expressão aumentada de Bcl-2 (Kirkegaard Sørensen & Jäättelä, 2008).

A descoberta de lisossomos que exibiam membranas aparentemente íntegras ao microscópio eletrônico de transmissão (MET) permite, em células estimuladas para morrer, a liberação para o citoplasma das enzimas contidas em seu interior. Essas observações vêm também em apoio à ideia da existência em células cancerosas tratadas por agentes citotóxicos de uma via de morte celular iniciada pelos lisossomos.

As catepsinas liberadas para o citoplasma, pela permeabilização de lisossomos que podem exibir membranas íntegras ao MET, ativariam a via mitocondrial, que poderia executar o programa apoptótico mediante a ativação das caspases-9 e 3 ou via caspase independente, em que a mitocôndria liberaria o *apoptosis inducing factor* (AIF).

As proteases lisossômicas também poderiam clivar certas proteínas pró-apoptóticas, como a Bid, produzindo a tBid, que ativaria a via mitocondrial. O papel dos lisossomos na apoptose não foi revelado antes porque os inibidores das caspases largamente empregados nos experimentos sobre apoptose como o Z-VAD0fmk impedem a permeabilização da membrana dessas organelas.

Morte celular imunogênica

A ausência de resposta inflamatória, pelas células que entram em apoptose fisiológica nos humanos, contadas diariamente aos bilhões, resulta de dois determinantes. Primeiro, as células apoptóticas são fagocitadas por macrófagos tão logo a fosfatidil serina (FS) que reside no folheto interno da bicamada de fosfolípides do plasmalema é translocada para o exterior da célula. Isto é sinal para os macrófagos de que a célula pode ser fagocitada. A exteriorização da FS precede a ruptura do plasmalema da célula morta, que permite a liberação de restos necróticos para o meio extracelular, induzindo inflamação. Além disso, a célula fagocitada induz no fagócito a liberação de moléculas com ação anti-inflamatória. Estas incluem os fatores de transformação do crescimento beta

(TGF-β) e o de ativação das plaquetas, a interleucina-10 (IL-10) e a prostaglandina E2. O contato entre o macrófago e a célula apoptótica contribui para a ação imunossupressora desta. Macrófagos, e não neutrófilos, são atraídos para o local onde células estão morrendo por apoptose. A inibição do recrutamento dos neutrófilos é essencial para evitar a reação inflamatória local. Células apoptóticas do linfoma de Burkitt inibem a quimiotaxia de neutrófilos secretando lactoferrina, que tem ação anti-inflamatória.

Na primeira década deste século, expandiram-se observações revelando que, no tratamento do câncer com radioterapia e/ou certas drogas como as antraciclinas, a morte celular por apoptose pode induzir eficiente resposta imunogênica. Essas terapias, além de eliminarem células cancerosas por apoptose, induzem reação imunogênica capaz de promover a completa erradicação das células neoplásicas. As células em processo de morte imunogênica reduzem a expressão de moléculas superficiais, como a de CD 47 (que dá o sinal "não me fagocite"), facilitando o englobamento da célula cancerosa por célula fagocítica apresentadora de antígeno. As antraciclinas e drogas similares vêm sendo estudadas inclusive em modelos experimentais desenvolvidos em camundongos. Horas após a administração da droga, um estresse, associado ao aumento intracelular de radicais livres, ocorre no retículo endoplasmático (RE) de células tumorais pré-apoptóticas. Esse estímulo faz com que a calreticulina (CRT) e as proteínas de choque térmico (*heat shock proteins* – HSP) residentes na luz do RE sejam transferidas e expostas na superfície da célula apoptótica. A CRT assim externalizada é reconhecida pela célula dendrítica, que fagocitará a célula em processo de morte apoptótica. A CRT e as HSPs normalmente controlam o tráfego de proteínas entre o retículo endoplasmático e a face imatura do aparelho de Golgi. Segundo a literatura, a CRT é transportada do RE para o aparelho de Golgi e, deste, para o exterior do plasmalema por microvesículas transportadoras. Presume-se que essa transferência deva ocorrer antes da fragmentação das cisternas de Golgi em microvesículas de 50 nm ou através de mecanismo ainda não mencionado. É especulativo se tais microvesículas que permanecem no citoplasma até a fase intermediária (D na Figura 3.11) da apoptose participariam do mecanismo de expor a CRT na superfície celular. Na apoptose induzida por antraciclinas, algum tempo depois que a FS é exposta para o meio extracelular, o plasmalema exibe rupturas e a célula morta tem condições de liberar para o exterior vários tipos moleculares, entre os quais se destacam a proteína da cromatina HMGB1 (*High Mobility Group B1*) e o ATP. Uma concentração adequada da CRT da superfície da célula morta e de HMGB1 e ATP no microambiente determinará se essa morte celular apoptótica será ou não imunogênica. Vêm se confirmando as constatações de que a morte celular induzida com liberação de HMGB1 para fora da célula deve ser percebida como do tipo imunogênico. Essa proteína, que normalmente tem várias funções intranucleares que resultam na modulação da transcrição do DNA quando está no meio extracelular, é poderoso agente inflamatório. A HMGB1 tem a capacidade de se ligar a numerosos receptores superficiais de diferentes células do sistema imune que compõem o quadro inflamatório de várias doenças ativando essas células. O controle de expressão da HMGB1 vem se revelando importante elemento do arsenal terapêutico geral. É a proteína mais importante do grupo das alarminas (Quadro 3.2).

A calreticulina é proteína com capacidade de se combinar com o cálcio. Suas várias funções no interior do retículo endoplasmático incluem a de, quando estimulada, se ligar a proteínas com estrutura defeituosa que estejam na luz do retículo, impedindo-as de migrar para o aparelho de Golgi de onde seriam redirecionadas para diferentes compartimentos do citoplasma.

A liberação do ATP pela célula apoptótica pós-tratamento por antraciclina é evento final de uma sequência que inclui ativação de caspases. O ATP ativa o receptor P2RX7 na superfície da CD madura que inicia a sequência de reações essenciais para que o linfócito T CD8(+) seja plenamente ativado.

CÉLULAS DENDRÍTICAS

Entre as células apresentadoras de antígeno, como macrófagos, monócitos, linfócitos B e células dendríticas, a que faz essa apresentação com maior eficiência é a célula dendrítica (CD). As células apoptóticas imunogênicas que aparecerem nos tecidos periféricos cancerosos após tratamento com antraciclinas serão fagocitadas por células dendríticas imaturas que processarão através de proteólise nos proteossomos as proteínas da célula morta. O resultado desse processamento do antígeno gerará um peptídio especial. Este, ao ser ligado ao complexo maior de histocompatibilidade classe I sintetizado pela CD (*major histocompatibility complex class I* – MHC I) é apresentado para linfócitos T citotóxicos CD8(+) imaturos que passarão a reconhecer, eliminando-as, as células tumorais semelhantes àquelas cujas proteínas originaram no proteossomo o peptídio que, neste caso, interage com o MHC I, da CD. A CD possui receptores superficiais que estimulam os linfócitos imaturos, com quem interagiu, a proliferarem, gerando clone especial de CD8(+). O conhecimento pormenorizado dos eventos estruturais e funcionais que ocorrem na célula dendrítica e no microambiente em que ela amadurecerá migrando da periferia para os gânglios linfáticos onde viabilizará a produção de anticorpos antitumorais é da maior relevância. Resultados animadores vêm sendo obtidos com a utilização de células dendríticas cultivadas e também de células dendríticas geradas a partir de monócitos sanguíneos de pacientes para produzir individualmente anticorpos para o tratamento de tumores.

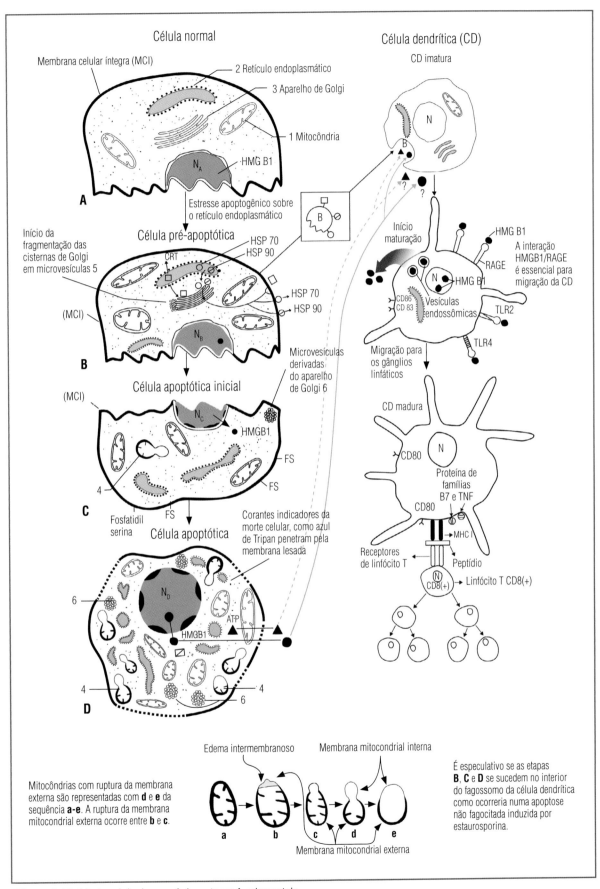

Figura 3.11 Morte celular imunogênica: etapas fundamentais.

Quadro 3.2 Morte celular, alarminas e HMGB1

Alarminas são espécies moleculares de vários tipos liberadas para o meio extracelular por células mortas ou lesadas. A presença dessas moléculas sensibiliza células do sistema imune. As causas da morte ou lesão celular podem ser endógena**s** – os padrões moleculares associados ao dano (*danger associated molecular patterns* – DAMPS) – ou devidas a agente microbiano – os padrões moleculares associados a patógenos (*pathogens associated molecular patterns* – PAMPS). Alguns autores incluem entre as alarminas também as moléculas produzidas por células do sistema imune atraídas para o local da lesão. Certas alarminas interagem com receptores de células apresentadoras de antígeno como as células dendríticas. Estas células podem iniciar tanto resposta imune do tipo inato como resposta do tipo adaptativo dependente de linfócitos. A alarmina protótipo é a proteína HMGB1 localizada nos nucleossomos. É proteína universal, sendo 98% idêntica nos humanos e em roedores. No núcleo da célula viva, tem papel regulador da transcrição. Liberada para o meio extracelular, atua como potente agente pró-inflamatório combinando-se com vários tipos de receptores de células do sistema imune. Essa característica de ser agente multiligante identifica o HMGB1 como ativador de receptores de células inflamatórias em patologias diversas, como sepse, trauma, artrite reumatoide e aterosclerose.

O receptor com o qual a HMGB1 tem maior afinidade é o receptor de produtos glicosilados terminais avançados RAGE (*receptor of advanced glycation end products* – RAGE), que é regulador de moléculas de adesão e de quimiocinas. Tem ainda grande afinidade pelos receptores *toll*-símiles (*toll-like receptor* – TLR) TLR-2, TLR-3, TLR-4, TLR-7 e TLR-9. A liberação de HMGB1 pelas células tumorais mortas é essencial para que ocorra eficiente apresentação de antígenos pelas células dendríticas quando estão moldando (*priming*) as células T citotóxicas CD8(+) antitumorais. A interação entre a HMGB1 e o RAGE é essencial para que ocorra a migração da célula dendrítica dos tecidos periféricos para os gânglios linfáticos. Eventualmente, o papel do RAGE nessa interação entre o HMGB1 e a CD é executado pelo TLR2 ou pelo TLR4.

A HMGB1 é secretada por vários tipos celulares, notadamente células do sistema imune, após estímulos especiais. No início de sua maturação, a célula dendrítica secreta ativamente HMGB1. Essa proteína é inicialmente transferida do núcleo para o citoplasma, onde aparece no interior de vesículas lisossômicas. Estas migram para o plasmalema e, aí por exocitose, soltam o conteúdo de HMGB1 para fora da célula. O HMGB1 é liberado passivamente pela célula necrótica quando a membrana desta é lesada. Também células apoptóticas obtidas experimentalmente por tratamento com algumas drogas apoptogênicas, como estaurosporina e teneposídeo, liberam HMGB1 para o meio extracelular. Neste caso, a célula apoptótica tem condições de produzir inflamação. Em outros experimentos, em células induzidas a entrar em apoptose, a HMGB1 permanece intracelular mesmo após a autólise da membrana celular. Presumivelmente, isso ocorre também e, primariamente, durante a apoptose fisiológica, que silenciosamente garante a homeostase numérica das células teciduais. Camundongos são impedidos de morrer por sepse induzida quando tratados com antagonistas de HMGB1 até 24 horas após o início da infecção. Experimentalmente, foi constatado que o bloqueio da HMGB1 melhora tanto a severidade da artrite induzida por colágeno como a da lesão pulmonar devido à administração de endotoxina.

A célula dendrítica (CD) imatura pode se assemelhar estruturalmente a um macrófago ou a um monócito. Após engolfar célula apoptótica, a CD inicia seu processo de maturação aumentando o volume celular. O citoplasma emite prolongamentos de molde a conferir à célula perfil estrelado. Ao mesmo tempo, seus mecanismos de processar as proteínas fagocitadas vão se estabelecendo. As primeiras observações em células apresentadoras de antígeno indicaram que os peptídios antigênicos que são ligados tanto aos complexos de histocompatibilidade classe I [MHC I – envolvidos na ação contra tumores e vírus através dos linfócitos CD8(+)] como aos da classe II [MHC II – envolvidos no combate a agentes infecciosos pela ação dos linfócitos CD4(+)] provinham de proteólises, do material fagocitado, realizadas respectivamente no proteossomo citoplasmático ou nas vesículas endossômicas das células dendríticas.

A célula dendrítica, uma vez ativada, aumenta seu estoque de receptores superficiais e passa também a secretar HMGB1 para o meio exterior. Esta HMGB1 secretada é essencial para a ativação dos receptores superficiais CD80, CD83 e CD86 e, para iniciar na CD, a produção da interleucina 12 (IL-12). O receptor CD86 é ativado no início da maturação da CD e o CD80 é encontrado na CD madura. Essas proteínas participam de eficiente apresentação de antígenos tumorais pelas células dendríticas. O CD80, e proteínas das famílias B7 e TNF, exercem ação estimuladora sobre a proliferação dos linfócitos T que já interagiram com a CD.

Quando o complexo MHC I adicionado do peptídio, que permitirá identificar a célula tumoral esteja exposto na superfície da CD, a competente geração de resposta ao tumor depende da interação entre a CD e o linfócito T citotóxico CD8(+). A passagem de informação antigênica da CD para o linfócito imaturo T CD8(+) é referida como "priming" em inglês. O mecanismo físico empregado é desconhecido. Essa interação com o linfócito T ocorre em um dos polos da CD. Observações em nódulos linfáticos de camundongo revelaram que só nos casos em que o contato entre linfócitos T e células dendríticas portadoras de elevadas doses de antígenos era duradoura os linfócitos T passavam a exibir memória imunológica sustentada, que é a adequada para a elaboração de vacinas. Quando a interação entre células T e CD era de curta duração, ocorria amnésia imunológica.

BIBLIOGRAFIA

Aymeric L, Apetoh L, Ghiringhelli F, Tesniere A, Martins I, Kroemmer G, Smyth MJ, Zitvogel L. Tumor cell death and ATP release prime dendritic cells and efficient anticancer immunity. Cancer Research. 2010;70(3):855-8.

Bell WC, Jiang W, Reich III FC, Pisetsky SD. The extracellular release of HMGB1 during apoptotic cell death. Am J Physiol Cell Physiol. 2006;291:C1318-C1325.

Chen TS, Wang XP, Sun L, Wang LX, Xing D, Monk M. Taxol induces caspase-independent cytoplasmic vacuolization and cell death through endoplasmic reticulum (ER) swelling in ASTC-a-1 cells. Cancer Lett. 2008;270(1):164-72.

Craig EA, Stevens MV, Vaillancourt RR, Camenisch TD. MAP3Ks as central regulators of cell fate during development. Dev Dyn. 2008;237:3102-14.

Dumitriu IE, Baruah P, Bianchi EM, Manfredi AA, Querini RP. Requirement of HMGB1 and RAGE for the maturation of human plasmacytoid dendritic cells. European Journal of Immunology. 2005;35: 2184-2190.

Fehrenbacher N, Bastholm L, Kirkegaard-Sorensen T, Rafn B, Bottzauw T, Nielsen C, et al. Sensitization to the lysosomal cell death pathway by oncogene-induced down-regulation of lysosome-associated membrane proteins 1 and 2. Cancer Res. 2008;68(16):6623-33.

Fucikova J, Kralikova P, Fialova A, et al. Human tumor cells killed by anthracyclines induce a tumor-specific immune response. Cancer Research. 2011;71:4821-4833.

Han IS, Kim Y, Kim T. Role of apoptotic and necrotic cell death under physiologic conditions. BMB Rep. 2008;1-10.

Harriman JF, Liu XL, Aleo MD, Machaca K, Schnellmann RG. Endoplasmic reticulum Ca(2+) signaling and calpains mediate renal cell death. Cell Death Differ. 2002;9(7):734-41.

Henrickson SE, Perro M, Loughhead SM, Senman B, Stutte S, Quigley M, Alexe G, Iannacone M, Flynn MP, Omid S, Jesneck JL, Imam S, Mempel TR, Mazo IB, Haining WN, Andrian UH. Antigen Availability Determines CD8+ T cell-dendritic cell interaction kinetics and memory fate decisions. Immunity. 2013;39:496-507.

Hunter I, Nixon GF. Spatial compartmentalization of Tumor Necrosis Factor (TNF) receptor 1-dependent signaling pathways in human airway smooth muscle cells. J Biol Chem. 2006;281(45):34705-15.

Jin Z, El-Deiry WS. Distinct signaling pathways in TRAIL – versus Tumor Necrosis Factor – induced apoptosis. Mol Cell Biol. 2006;26(21):8136-48.

Kirkegaard T, Jäättelä M. Lysosomal involvement in cell death and cancer. Biochim Biophys Acta. 2008.

Krysko DV, Kaczmarek A, Krysko O, Heyndrickx L, Woznicki J, Bogaert P, Cauwels A, Takahashi N, Magez S, Bachert C, Vandenabeele P. TLR-2 and TLR-9 are sensors of apoptosis in a mouse model of doxorubicin-induced acute inflammation. Cell Death and Differentiation. 2011;18:1316-1325.

Lei B, Popp S, Capuano-Waters C, Cottrell JE, Kass IS. Lidocaine attenuates apoptosis in the ischemic penumbra and reduces infarct size after transient focal cerebral ischemia in rats. Neuroscience. 2004;125:691-701.

Martins I, Wang Y, Michaud M, Ma Y, Sukkurwala AQ, Shen S, Kepp O, Métivier D, Galluzzi L, Perfettini J-L, Zitvogel L, Kroemer G. Molecular mechanisms of ATP secretion during immunogenic cell death. Cell Death and Differentiation. 2013;21:79-91.

Park SM, Schickel R, Peter ME. Nonapoptotic functions of FADD-binding death receptors and their signaling molecules. Curr Opin Cell Biol. 2005;17(6):610-16.

Schütze S, Tchikov V, Schneider-Brachert W. Regulation of TNFR1 and CD95 signalling by receptor compartmentalization. Nat Rev Mol Cell Biol. 2008;9(8):655-62.

Sesso A, Fujiwara DT, Jaeger M, Jaeger R, Li TC, Monteiro MM, Correa H, Ferreira MA, Schumacher RI, Belisário J, Kachar B, Chen EJ. Structural elements common to mitosis and apoptosis. Tissue Cell. 1999;31:357-71.

Sims PG, Rowe CD, Rietdijk TS, Herbst R, Coyle JA. HMGB1 and RAGE in inflammation and cancer. Annu Rev Immunol. 2000;28:367-88.

Song JH, Tse MC, Bellail A, Phuphanich S, Khuri F, Kneteman NM, et al. Lipid rafts and nonrafts mediate tumor necrosis factor-related apoptosis-inducing ligand-induced apoptotic and nonapoptotic signals in non-small cell lung carcinoma cells. Cancer Res. 2007;67(14):6946-55.

Sperandio S, Poksay K, Belle I, Lafuente MJ, Liu B, Nasir J, et al. Paraptosis: mediation by MAP kinases and inhibition by AIP-1/Alix. Cell Death Differ. 2004;11:1066-75.

Tel J, Anguille S, Waterborg CE, Smits EL, Figdor CG, de Vries IJ. Tumoricidal activity of human dendritic cells. Trends Immunol. 2013;13:160-9.

Wieder E. Dendritic cells: A basic review. International Society for Cellular Therapy. 2003.

CAPÍTULO 4

Lesões Celulares Reversíveis (Degenerações) e Irreversíveis (Morte Celular e Necroses) – Calcificações

Viciany Erique Fabris
Marcello Franco

INTRODUÇÃO

Quando o equilíbrio homeostático das células é rompido pelo efeito de uma agressão, as células tendem a se adaptar (processo adaptativo) e podem evoluir morfologicamente para um processo regressivo (degeneração) ou morrer (morte celular).

As alterações adaptativas podem ter um caráter fisiológico se o estímulo "agressivo" é fisiológico, como nas respostas das células a estímulos hormonais, como é o caso do aumento das mamas e do útero, na gravidez, ou da atrofia das gônadas, na senilidade. Os processos regressivos podem apresentar mecanismos adaptativos semelhantes aos dos anteriores, propiciando que a célula module o seu meio ambiente e se adapte, evitando a morte celular.

Nos casos em que a célula agredida não consegue desenvolver mecanismos eficazes de adaptação, tendo seu metabolismo reduzido e, portanto, sua função diminuída, diz-se que a célula apresenta *alteração regressiva-degenerativa*. Contrariamente, quando a agressão determina função celular aumentada, podem ocorrer *distúrbios do crescimento*, que incluem as hipertrofias, hiperplasias, regenerações, metaplasias e neoplasias.

As alterações regressivas incluem, como já citado, as *degenerações*, termo cunhado por Rudolph Virchow, patologista alemão, um dos fundadores da moderna Anatomia Patológica. Porém, como, sob o ponto de vista morfológico, é difícil afirmar que uma célula tem a função diminuída, hoje o termo mais usado é *alteração* ou *lesão reversível*, em vez de degeneração; os termos continuam intercambiáveis.

Como é possível deduzir, as degenerações situam-se entre a célula normal e a morte celular (lesão irreversível). Existindo diminuição da função celular, é compreensível que se acumule dentro da célula, ou mesmo fora dela, uma série de substâncias, produtos de um metabolismo alterado. Assim, as lesões degenerativas são classificadas de acordo com o acúmulo dessas substâncias. Portanto, há classicamente os seguintes acúmulos com as consequentes degenerações:

1. *Água: degeneração hidrópica* (sinônimos: inchação turva ou hidrópica, tumefação turva ou celular, degeneração vacuolar e edema celular).
2. *Lipídios: degeneração gordurosa* (esteatose). *Lipidoses.*
3. *Proteínas: degenerações hialinas* (hialinoses).
4. *Muco: degenerações mucoides. Mucopolissacaridoses.*
5. *Carboidratos: degeneração glicogênica. Glicogenoses.*

Embora classificadas como lesões reversíveis, algumas das degenerações constituem-se em grave dano celular.

Uma agressão pode ter como consequência, por exemplo, a alteração de uma única enzima. Sabe-se, porém, que a inibição de sua ação leva ao acúmulo do substrato; a falta do produto desta reação acarreta a inibição do passo seguinte, o que torna o processo progressivo e danoso para a célula.

As reações celulares, em sua maioria, ocorrem sob a forma de uma cascata de eventos. Nesse contexto, é importante lembrar que a alteração de uma enzima pode levar à formação de substâncias anômalas, que podem, então, interferir em outros sistemas.

Assim, fica claro que é difícil admitir que uma modificação celular atinja, por exemplo, apenas o metabolismo da água ou dos lipídios. O acúmulo de água na degeneração hidrópica na verdade é fenômeno secundário da agressão celular que leva à queda de ATP e enzimas capazes de manter o funcionamento da complexa bomba de Na/K. Portanto, as alterações do metabolismo aquoso, na verdade, dependem de modificações amplas e complexas do metabolismo celular. A seguir, serão apresentadas cada uma dessas alterações.

LESÕES CELULARES COM ACÚMULO DE ÁGUA

Degeneração hidrópica

Introdução

A Patologia clássica diferenciava a inchação turva da degeneração vacuolar. Como são fenômenos progressivos de patogênese idêntica, prefere-se hoje denominá-los degeneração hidrópica ou edema celular.

Os termos inchação turva ou tumefação turva, pouco usados, referiam-se mais ao aspecto macroscópico do tecido lesado que se apresentava opaco.

Definição

A degeneração hidrópica caracteriza-se pelo acúmulo de água no citoplasma, que se torna volumoso e pálido com núcleo normalmente posicionado. É vista, com mais frequência, nas células parenquimatosas, principalmente do rim, fígado e coração.

Macroscopia

O órgão atingido é pálido, aumentado de volume e peso, com perda do brilho (tumefação turva) (Figura 4.1).

Aos cortes, o parênquima sobrepõe-se à cápsula. O aumento de volume é consequência da água dentro das células, e a palidez é causada pela tumefação celular que comprime os capilares adjacentes ou sinusoides.

Microscopia

Ao microscópio óptico, as células tumefeitas apresentam-se com vacúolos pequenos, claros, e grânulos no citoplasma (Figura 4.2).

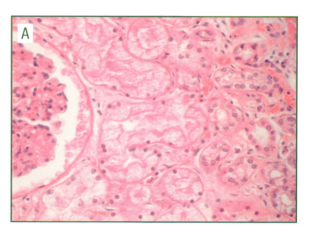

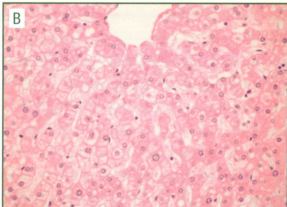

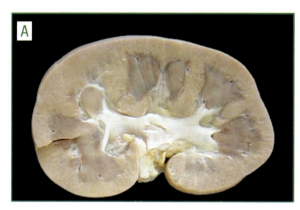

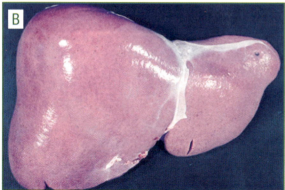

Figura 4.1 Rim (A), Fígado (B) – Degeneração hidrópica. Note a palidez e o espessamento da cortical renal e a palidez do fígado. Reflexos de luz e ligamentos hepáticos de cor branca.

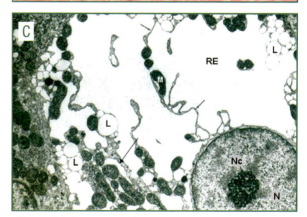

Figura 4.2 Degeneração hidrópica. Note as células tubulares renais (A) e hepatócitos (B) de cor clara, com citoplasma granuloso, microvacuolar. Em (C), ME mostrando cisternas do retículo endoplasmático (RE) dilatadas, preenchidas por água. Gotículas de lipídios (L) no citoplasma e mitocôndrias tumefeitas (seta): compare com as mitocôndrias normais (M) com leve perda das cristas. N: núcleo; Nc: nucléolo.

Ultraestrutura

O exame ultraestrutural revela mitocôndrias aumentadas de volume, vesiculosas, com perda das cristas (inchaço celular de baixa e alta amplitude); podem surgir pequenas densidades amorfas ricas em fosfolipídios. Essas alterações denotam perda da capacidade energética mitocondrial, com queda subsequente de ATP; as mitocôndrias alteradas correspondem ao aspecto granular observado na microscopia óptica.

O RE exibe segmentos distendidos em razão do acúmulo de água e do movimento de íons. O aparelho de Golgi pode também posteriormente se dilatar. Essas distensões de membranas cheias de água correspondem aos microvacúolos observados à microscopia óptica (Figura 4.2 C). Há dispersão dos ribossomos, com consequente diminuição do RNA e da síntese proteica, resultando na perda da basofilia citoplasmática.

A membrana plasmática pode apresentar vesiculações sob a forma de extrusões focais do citoplasma. Algumas das vesiculações podem se romper e ser eliminadas, sem afetar a viabilidade da célula.

Todas essas alterações são reversíveis uma vez retirada a agressão inicial e, embora traduzam uma alteração das funções celulares, não produzem transtornos funcionais graves.

Patogenia

A degeneração hidrópica ocorre em consequência do comprometimento da regulação do volume celular, que é processo basicamente centrado no controle das concentrações de sódio (Na+) e potássio (K+) no citoplasma. A pressão osmótica dentro da célula é maior do que a do espaço extracelular (interstício celular). Era de se esperar que a água fluísse de fora para dentro da célula para estabelecer um equilíbrio isosmótico. Isso não acontece porque a *membrana celular* possui bomba de Na+/K+, que, funcionando com gasto de energia, consumindo ATP (trifosfato de adenosina) e dependente de uma enzima denomina ATPase, faz a extrusão do Na+ para fora da célula. Portanto, todos os processos agressivos que reduzem a atividade da membrana plasmática, da bomba Na+/K+ e da produção de ATP pela célula, levam à retenção de Na+ no citoplasma, deixando escapar o K+; assim, há aumento de água no citoplasma para manter as condições isosmóticas, com o consequente inchaço da célula.

Etiologia

A causa mais comum de degeneração hidrópica é a anóxia (hipóxia). A falta de oxigênio altera a respiração celular, levando à queda de ATP. Todos os processos que requerem ATP, como a bomba de Na+/K+, são alterados. Na clínica, a condição de hipóxia é comum nos estados de choque circulatório. Enfim, todos os processos que interferem na *fosforilação oxidativa* e, consequentemente, na produção de ATP, seja por: (i) carência de oxigênio (hipóxia); (ii) falta de substratos (glicose, aminoácidos, ácidos gordurosos, como acontece na desnutrição grave); (iii) lise de enzimas de oxidação (ATPase), como ocorre nos estados toxi-infecciosos (toxinas bacterianas) e vários tóxicos (cloreto de mercúrio), podem produzir degeneração hidrópica.

Condições que agridem a *membrana celular*, como vírus (degeneração balonizante), cálcio, substâncias químicas e mesmo toxinas bacterianas, podem lesar diretamente a membrana plasmática e levar ao edema celular. Em clínica, as infecções e intoxicações determinam aumento do fígado (hepatomegalia), que é explicada pela degeneração hidrópica dos hepatócitos.

As *soluções hipertônicas* introduzidas no organismo para fins terapêuticos (p. ex.: tratar edema cerebral), como é o caso do manitol, da sacarose e mesmo da glicose, determinam edema das células tubulares proximais do rim. Nesses casos, o mecanismo proposto é a absorção do açúcar pela célula tubular renal com aumento da pressão osmótica intracelular e consequente desequilíbrio osmótico com entrada de água para o citoplasma.

Nos estados de vômitos constantes e diarreia, há perda acentuada de vários eletrólitos, incluindo o potássio (*hipocalemia*). Nessas condições, observa-se também vacuolização aquosa, de contornos bem definidos, no citoplasma das células tubulares do rim. O mecanismo íntimo do edema celular na hipocalemia é discutido; acredita-se que exista alteração na bomba Na+/K+ pela perda do potássio intracelular; o potássio tem papel importante em várias reações enzimáticas e na manutenção da permeabilidade da membrana.

Outras condições de edema celular, com patogenia menos conhecida, podem ser vistas nas células basais da epiderme no lúpus eritematoso e no líquen plano.

LESÕES CELULARES COM ACÚMULO DE LIPÍDIOS

Degeneração gordurosa (esteatose) – lipidoses

Definição

Degeneração gordurosa, esteatose, infiltração gordurosa ou metamorfose gordurosa refere-se ao acúmulo anormal de lipídios no interior das células parenquimatosas.

Como o fígado é o órgão diretamente relacionado com o metabolismo lipídico, é nele em que mais comumente ocorre a esteatose.

Para a compreensão dos mecanismos envolvidos no acúmulo de lipídios intracelulares no fígado, é importante conhecer as etapas fundamentais do metabolismo lipídico, no qual esse órgão tem papel fundamental.

Metabolismo lipídico

Os lipídios chegam ao fígado provenientes de duas fontes: dos alimentos ingeridos (dieta) e, em menor quantidade, em condições normais, da reserva orgânica, que é o tecido adiposo (Figura 4.3).

Diariamente, ingerem-se cerca de 25 a 105 g de lipídios, os quais estão, geralmente, sob a forma de triglicérides (TG) – no entanto, outras formas também fazem parte da dieta diária, como os fosfolipídios, o colesterol e as vitaminas lipossolúveis.

No intestino delgado, sob ação da bile (constituída por sais biliares + fosfolipídios + colesterol), os lipídios da dieta são emulsionados, formando partículas de 500 a 1.000 μm de diâmetro com, principalmente, TG. Essas partículas, no lúmen intestinal, ativam lipases pancreáticas que promovem a hidrólise dos TG para ácidos graxos livres e monoglicerídios. Uma vez formados, juntam-se a eles o colesterol e as vitaminas lipossolúveis por meio de uma micela de bile, formando assim uma micela mista que vai progressivamente incorporando mais colesterol e vitaminas lipossolúveis. Essas micelas, que podem conter mais de 1.000 moléculas e medir 5 a 10 μm, são ofertadas às microvilosidades das células do epitélio intestinal (enterócitos do jejuno proximal), difundindo-se para o citoplasma sob a forma de ácidos gordurosos livres, monoglicerídeos, colesterol e vitaminas lipossolúveis.

No interior do enterócito jejunal, os ácidos graxos livres e os monoglicerídeos são ofertados ao REL (retículo endoplasmático liso), sendo novamente convertidos em TG. O colesterol é convertido em ésteres de colesterol.

Os TG + fosfolipídios + colesterol e seus ésteres + ácidos graxos livres + vitaminas lipossolúveis reagem no REL com proteínas, formando partículas estáveis denominadas quilomícrons. A partir do próprio REL, forma-se um vacúolo que engloba os quilomícrons. Esses vacúolos se abrem para o espaço intercelular e os seus conteúdos são captados pela linfa, penetrando os dutos lactíferos e vasos linfáticos, chegando ao duto torácico, sendo então despejados na corrente circulatória venosa. Os quilomícrons não entram no sangue portal porque, sendo demasiadamente volumosos, não conseguem penetrar os capilares intestinais.

Uma vez na circulação, eles passam através dos sinusoides hepáticos, que têm parede descontínua, caem no espaço de Disse e são ofertados às vilosidades dos hepatócitos.

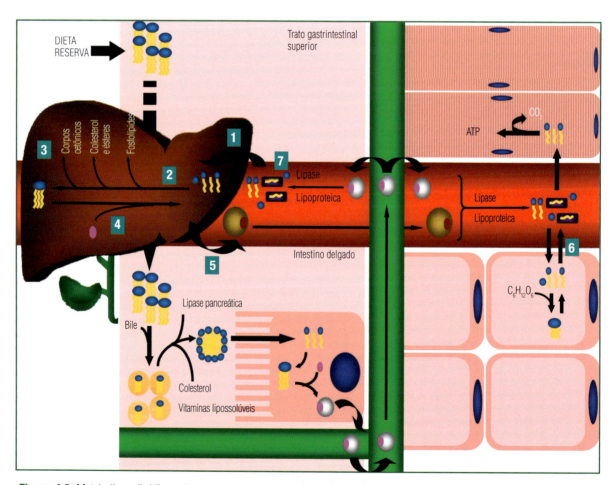

Figura 4.3 Metabolismo lipídico e degeneração gordurosa (esteatose) do fígado. Reporte-se ao texto para explicações. (Crédito da figura: Dr. Deilson E. Oliveira.)

Dos quilomícrons, o hepatócito remove os triglicérides, hidrolizando-os em ácidos graxos livres e glicerol. Alguns autores acreditam que a hidrólise ocorre pela ação de lipases lipoproteicas existentes nas células endoteliais dos capilares. Os ácidos graxos livres são usados para o metabolismo energético ou esterificados no RER, onde são conjugados com proteínas (proteínas receptoras de lipídios ou apoproteínas), formando lipoproteínas que são exportadas pelo hepatócito e utilizadas por outros órgãos. Na formação das lipoproteínas estáveis para exportação, são fundamentais os fosfolipídios sintetizados no hepatócito pela esterificação de grupos hidroxila do glicerol para o ácido fosfórico e os ácidos graxos; eles dão estabilidade à molécula lipoproteica, além de serem importantes na formação das membranas celulares. Os TG no RER podem ainda servir como fonte energética, ao serem convertidos em colesterol e ésteres que, incorporando fosfolipídios, são oxidados em corpos cetônicos.

Os quilomícrons são também ofertados aos adipócitos depois de serem convertidos em ácidos graxos livres e glicerol pela ação da lipase lipoproteica existente nas células endoteliais dos capilares, abundantes no tecido adiposo. O glicerol é ofertado ao fígado, onde é reutilizado. Uma vez no citoplasma dos adipócitos, os ácidos graxos são convertidos em TG por um sistema em que a glicose tem papel fundamental.

De acordo com as necessidades, os TG dos adipócitos são transformados em ácidos graxos livres e colesterol. Os ácidos graxos circulam ligados à albumina plasmática, que é então fundamental na utilização da gordura dos depósitos.

Causas e patogênese

O metabolismo lipídico ocorre basicamente no fígado. Caso se interfira em vários passos desse metabolismo, ocorre o acúmulo de lipídios no interior dos hepatócitos. Por vezes, uma única agressão pode determinar alterações em mais de um passo metabólico. Portanto, o aumento de TG no fígado pode ter diversas causas e patogênese, observadas na Figura 4.3 pelos números arábicos 1 a 6.

1. Entrada excessiva de ácidos graxos livres

a. *A fome, o jejum e as doenças consumptivas* produzem o aumento da mobilização de lipídios dos depósitos ofertados ao fígado e transformados em TG. No entanto, na falta de proteínas, carboidratos e lipídios na dieta, não há como formar depósitos de gordura ou mobilizar lipídios. Portanto, os indivíduos marasmáticos dos campos de concentração, ou a criança da favela que não come, não desenvolvem esteatose hepática, mas sim atrofia do fígado. A criança que come apenas carboidratos, isto é, tem um desbalanço proteico, mas não calórico (*kwashiorkor*), desenvolve fígado gorduroso. Quando a dieta é pobre em proteínas e gorduras e rica em carboidratos, a limitada habilidade do organismo em estocar carboidratos na forma de glicogênio faz grande parte dos carboidratos ser convertida em ácidos graxos, que são esterificados para TG, fazendo com que a criança seja "gordinha", porém desnutrida (distrofia farinácea).

b. *O aumento de ingestão de alimentos*, observado nas dietas hipercalóricas, produz entrada excessiva de ácidos graxos livres no fígado. O exemplo clássico é o observado após uma lauta feijoada, em que a incapacidade da célula em lidar com o excesso de oferta lipídica produz esteatose discreta e passageira; o ganso superalimentado produz um excelente fígado esteatótico com o qual se faz o melhor patê (*pâté de foie gras*).

c. *A adrenalina, o hormônio de crescimento e os corticosteroides* também aumentam a mobilização de gordura dos depósitos, produzindo fígado gorduroso.

2. Decréscimo da síntese proteica

a. *Tetracloreto de carbono* (CCl_4) – mediante a formação de compostos tóxicos no seu metabolismo (radicais livres de CCl_3), esta substância lesa o RE, impedindo a síntese de apoproteínas, o que compromete a formação de lipoproteínas.

b. *Etionina e fósforo* – esses compostos bloqueiam a síntese proteica ao lesarem as membranas do RE, impedindo, assim, a síntese de apoproteínas e lipoproteínas.

c. *Álcool* – o álcool produz esteatose por vários mecanismos que agem conjuntamente. No seu metabolismo hepático, há formação de acetoaldeídos, que são tóxicos mitocondriais, diminuindo, assim, a função mitocondrial de oxidação de ácidos graxos e de produção de proteínas.

d. *Falta de colina* (e seu precursor, a metionina) – a colina e seu precursor, a metionina, e o inositol são chamados de "fatores lipotrópicos"; são aminoácidos essenciais para a formação de fosfolipídios e a ausência deles na dieta leva à formação de moléculas lipoproteicas instáveis sem o essencial revestimento fosfolipídico.

e. *Hepatotoxinas* – nas colites e nas pancreatites, podem ser absorvidas toxinas intestinais lesivas aos processos metabólicos no fígado, levando ao acúmulo hepático de triglicérides.

f. *Drogas* – bismuto, arsênico, puromicina, hicantone, tetraciclina, dietilnitrosamina são drogas capazes de interferir na síntese proteica e, portanto, na produção de lipoproteínas.

3. Diminuição na oxidação de ácidos graxos

a. *Déficit de O_2* – a diminuição na oxidação dos ácidos graxos resulta, contudo, na sua melhor esterificação para TG, fazendo com que haja, assim, maior acúmulo deles nas células.

O déficit de O_2 pode ser observado nas *anemias prolongadas* e nos estados hipóxicos, como acontece na *insuficiência cardíaca* e no *choque*. Outros agentes hepatotóxicos que interferem nas funções da mitocôndria – onde ocorrem os fenômenos oxidativos celulares – também levam à esteatose. Nesse contexto, está o álcool, que é mais bem oxidado no fígado do que os ácidos graxos; assim, quando o fígado "queima" etanol, a oxidação de ácidos graxos é menor, permitindo que haja maior esterificação e consequente aumento dos TG citoplasmáticos.

4. Aumento na esterificação de ácidos graxos para TG

a. *Álcool* – a esterificação de ácidos graxos para triglicérides tem participação do alfaglicerolfosfato. Essa molécula está aumentada no alcoolismo por causa do aumento do glicerol plasmático, promovendo, assim, acúmulo de maior quantidade de TG na célula.

5. Aumento de triglicérides plasmáticos

a. *Álcool* – o álcool promove elevação dos triglicérides plasmáticos, determinando maior chegada de gordura ao fígado.

b. *Diabetes* – no diabetes descompensado, ocorre também elevação dos ácidos graxos livres, colesterol e triglicérides plasmáticos, aumentando a síntese de TG no fígado e no tecido gorduroso. Esse aumento na lipólise é consequência da ação inibitória que a insulina exerce na liberação de gordura do tecido adiposo. Mais ainda, o decréscimo na utilização da glicose resulta em diminuição do glicerol-3-fosfato, essencial na reesterificação dos ácidos graxos dentro dos adipócitos, aumentando, assim, os depósitos de gordura. De modo geral, com exceções, o diabético é gordo, e o gordo é diabético. Guarde esta frase em francês: *...la mediciné c'est comme l'amour, ni jamais, ni toujour!* (...a medicina é como o amor, nem nunca, nem sempre!).

Lembre-se da resistência periférica à insulina nos diabéticos. A esteatose hepática obeso-diabética acompanha esses pacientes.

6. Obstáculo na liberação de lipoproteínas do hepatócito

a. *Álcool* – o álcool impede a união adequada dos lipídios (TG) às proteínas para a formação de complexos lipoproteicos, levando, assim, ao acúmulo intracelular dos TG.

b. *Ácido orótico* – é agente de esteatose hepática pelo mesmo mecanismo: impedimento de conjugação de TG a proteínas.

Morfologia

O fígado gorduroso, esteatótico, tem volume e peso aumentados (pode chegar a mais de 3 kg), cor amarelada e consistência amolecida, como um pacote de manteiga. Os bordos são arredondados e fatias finas desses fígados, colocadas na água, boiam (Figura 4.4).

Microscopicamente, na coloração de rotina, pela hematoxilina-eosina, quando a esteatose é discreta, as gotículas de gordura são adjacentes ao RE e são vistas ao microscópio óptico como pequenos va-

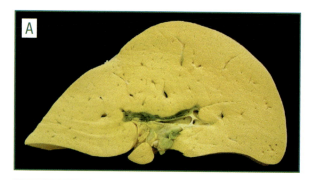

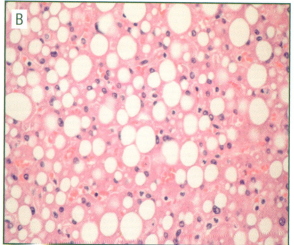

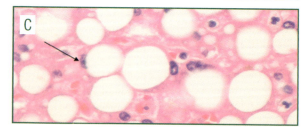

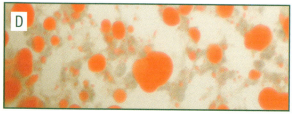

Figura 4.4 Fígado: Degeneração gordurosa (esteatose). (A) Fígado gorduroso, aumentado de tamanho, amarelado, com bordas rombas. (B) Hepatócitos com macrogotículas de lipídios que deslocam o núcleo perifericamente, visto em detalhe em C (seta). Corados pelo *oil red O*, demonstram os triglicérides em vermelho (D).

cúolos no citoplasma, próximo ao núcleo (esteatose microgoticular ou em pequenas gotas). Com a progressão do processo, os pequenos vacúolos fundem-se para criar um espaço claro maior que preenche todo o citoplasma, deslocando o núcleo perifericamente (esteatose macrogoticular ou em grandes gotas) (Figura 4.4 B e C).

Para a identificação dos lipídios, há necessidade de evitar os solventes de gordura comumente empregados na inclusão em parafina para a coloração de rotina. Os cortes histológicos devem então ser feitos com tecido fresco congelado, ou tecidos conservados em solução aquosa de formalina e corados pelo Sudan ou *oil red* O (Figura 4.4 D).

Consequências

As consequências da esteatose hepática são variáveis, dependendo da intensidade e da associação com outros fatores. Na grande maioria dos casos, a lesão é rapidamente reversível e, cessada a causa, a célula volta ao normal. Quando a esteatose é grave e duradoura, pode levar à morte do hepatócito, com alterações funcionais do órgão e progressão para a cirrose hepática.

São muitas as causas de esteatose do fígado. No entanto, o resultado final é o acúmulo de TG no interior do hepatócito, em dependência da quantidade de lipídios que se depositam, se formam ou são eliminados da célula. Os lipídios provêm da dieta e dos depósitos gordurosos. A maior parte dos lipídios é sintetizada no RE e destina-se à secreção na forma de lipoproteínas de baixa densidade. Na estabilização das lipoproteínas, são essenciais os fosfolipídios.

É possível separar as causas da esteatose hepática em três grupos: i) tóxicas e tóxico-infecciosas; ii) anóxicas; e iii) dietéticas. Entre as primeiras, estariam as provocadas por tóxicos exógenos: CCl_4, benzeno, clorofórmio, etionina, fósforo, bismuto, álcool e drogas ou tóxicos endógenos, como a ureia. As causas tóxico-infecciosas são os agentes biológicos produtores diretos ou indiretos de toxinas. As causas anóxicas são representadas principalmente pela insuficiência cardíaca e pelas anemias crônicas. Finalmente, as de causas dietéticas são relacionadas com doenças nutricionais, como dietas hipercalóricas, desnutrição, doenças consumptivas, dietas deficientes em fatores lipotrópicos, doenças policarenciais e o diabetes.

Embora muito menos frequente, o acúmulo de lipídios pode ocorrer nas células musculares cardíacas e no epitélio tubular renal.

No coração, pode ser visto nos casos de hipóxia prolongada, como nas anemias e leucemias, e nas miocardites, como na difteria. A toxina diftérica é uma exotoxina que interfere no metabolismo da carnitina, um cofator para a oxidação de ácidos graxos. Nos casos menos graves, a esteatose confere ao miocárdio uma alteração macroscópica na região subendocárdica dos músculos papilares, conhecida como *aspecto tigroide*. Esse aspecto é decorrente da preservação de células e do comprometimento de outras, em razão do tipo de vascularização do músculo papilar. O aspecto tigroide é dado por bandas amareladas (esteatose) intercaladas com bandas de miocárdio normal (Figura 4.5 A). No local onde existem as alças capilares venosas, a tensão de O_2 é baixa e as células miocárdicas próximas são mais afetadas pelo acúmulo de lipídios (Figura 4.5 B e C).

Quando a anóxia é grave ou em casos de envenenamento (p. ex.: por fósforo), todo o miocárdio é mole e amarelado e, virtualmente, todas as células contêm excesso de lipídios, caracterizados, na histologia, por vacúolos claros intracitoplasmáticos.

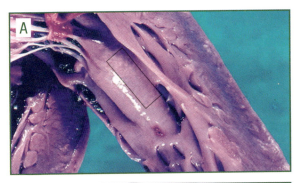

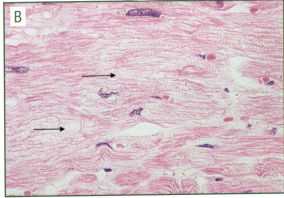

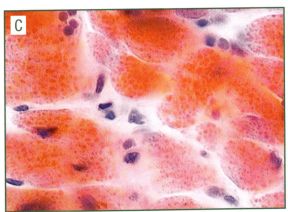

Figura 4.5 Coração tigrado (peito de tordo). (A) Esteatose em banda no músculo papilar. (B) Vacuolização lipídica em cardiócitos – setas – (C) que se coram em vermelho pelo Sudan IV ou *oil red O*.

Nos túbulos renais, a esteatose ocorre por absorção pinocítica de lipídios pela célula tubular.

A lipidúria ocorre em doenças renais em que existe síndrome nefrótica (diabetes, nefrose lipoídica, glomerulonefrite). O aspecto histológico é semelhante ao do hepatócito com esteatose: vacúolos bem definidos, em contraste com a microvacuolização hidrópica e *oil red* O positivo.

Outras condições em que há aumento de lipídios intracitoplasmáticos: lipidoses, aterosclerose e outros acúmulos

Existem condições nas quais o aumento de lipídios no citoplasma tem mecanismos bastante diferentes daqueles até agora discutidos.

Doenças do acúmulo (ou armazenamento): lipídios

Existem doenças por erro genético do metabolismo, cujo resultado é o acúmulo da substância não metabolizada no citoplasma. São doenças raras condicionadas pela ausência de determinadas enzimas lisossômicas responsáveis pela metabolização de substâncias; como não são metabolizadas, essas substâncias acumulam-se no citoplasma, resultando em doenças do armazenamento lisossômico. Conhecem-se, nesse grupo, cerca de 30 doenças, em geral autossômicas recessivas, afetando fundamentalmente crianças ou animais jovens.

Das doenças por acúmulo lipídico (lipidoses), as mais frequentes são: doença de Niemann-Pick: deficiência de esfingomielinase, com acúmulo de esfingomielina (Figura 4.6 A); doença de Gaucher (Figura 4.6 B), deficiência de glicocerebrosidase, com acúmulo glicocerebrosídeo; doença de Tay-Sachs ou idiotia amaurótica, com o acúmulo de um gangliosídeo (GM2). Essas substâncias, além de se depositarem nas células do sistema monocítico macrofágico do fígado, do baço, dos linfonodos e da medula óssea, fazem-no em neurônios do sistema nervoso central, levando a quadro de retardo mental.

Aterosclerose

Nesta condição, de enorme importância na patologia humana, existem acúmulos de colesterol e de seus ésteres no interior de células musculares lisas e macrófagos da íntima da aorta (Figura 4.7 A e B), grandes vasos arteriais, coronárias e polígono de Willis.

As células com lipídios formam agregados que se constituem nas estrias lipoídicas (Figura 4.8 A), nas placas ateromatosas e, quando grandes e salientes, nos ateromas (Figura 4.8 B). Com o tempo, esses agregados podem sofrer fibrose e outras complicações (calcificações, ulcerações, hemorragias, tromboses e aneurismas), levando à obstrução do vaso e a consequente infarto, que é a necrose isquêmica do tecido.

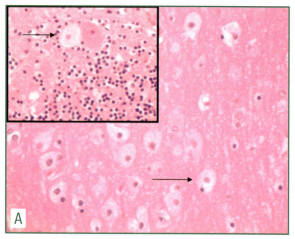

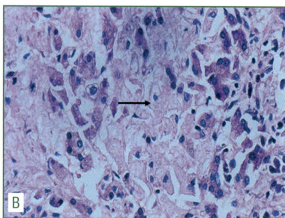

Figura 4.6 (A) Neurônios do córtex cerebral (seta) e célula de Purkinje no cerebelo (detalhe) com acúmulo de esfingomielina (seta) na doença de Niemann-Pick. Compare a célula doente com a célula sadia em vermelho. (B) Fígado na doença de Gaucher: hepatócitos com glicocerebrosídeos, conferindo aspecto de papel de cigarro amassado – seta (os cigarros antigamente eram embalados dentro das carteiras em papel aluminizado, que, quando amassados, lembravam as células da doença de Gaucher).

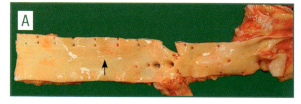

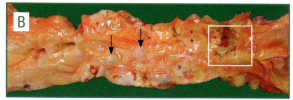

Figura 4.7 Aortas com aterosclerose. (A) Notam-se as estrias lipoídicas: pequenas áreas lineares amareladas (seta), que são os primeiros depósitos subintimais de colesterol. (B) Aterosclerose avançada com placas fibrosas (setas) e elevações amareladas (ateromas), algumas ulceradas (detalhe).

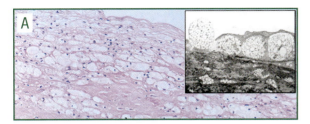

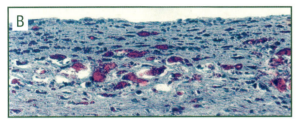

Figura 4.8 (A) Aorta com estrias lipoídicas: macrófagos fagocitando lipídios (colesterol-HDL) na subíntima do vaso. Detalhe em ME mostrando macrófagos lipidizados. (B) Mesmo corte histológico corado pelo Sudan IV, evidenciando lipídios em vermelho.

Hiperlipidemias

Nas hiperlipidemias, que podem ter origem genética (primária) ou adquirida (secundária), existe aumento dos níveis de colesterol plasmático. Nesses casos, encontram-se, além de aterosclerose pronunciada, depósitos de lipídios em células do sistema monocítico macrofágico, na pele (xantomas e xantelasmas), na vesícula biliar (colesterolose) (Figura 4.9 A, B, C e D) e, mais raramente, na córnea e nos tendões. São exemplos de hiperlipidemias secundárias aquelas que acompanham o diabetes *mellitus*, a síndrome nefrótica e o hipotireoidismo.

Lipídios livres no interstício

Quando os lipídios são liberados no interstício, quer seja por meio de traumatismo no tecido gorduroso (Figura 4.10 A), lise de tecidos em foco inflamatório supurativo (Figura 4.10 B) ou necrose de células nervosas nos infartos cerebrais, a gordura é fagocitada por macrófagos, cujo citoplasma assume o aspecto espumoso, dado pela microvacuolização de gotículas de gordura, constituindo-se nas *células grânulo-gordurosas*.

Acúmulo de lipídios de patogenia incerta

Existem algumas situações muito graves acompanhadas de degeneração gordurosa dos hepatócitos de patogenia pouco conhecida. Uma delas é *a esteatose aguda da gravidez*, que ocorre em gestantes no último trimestre da gravidez. Há quadro de insuficiência hepática com esteatose microgoticular. Outra condição com esteatose desse padrão aparece na *síndrome de Reye*, que acomete crianças em estados infecciosos febris (virais) que tenham tomado ácido acetilsalicílico (Aspirina®).

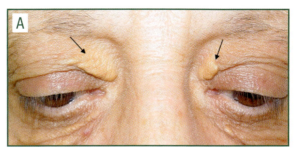

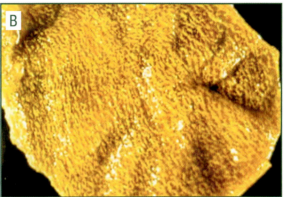

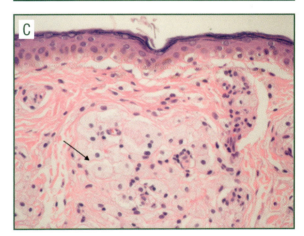

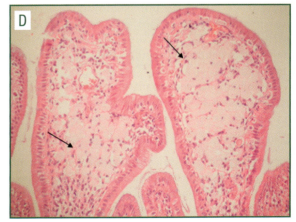

Figura 4.9 Pele da pálpebra (A, C) com xantelasma e vesícula biliar (B, D), de paciente com hipercolesterolemia familial, com colesterolose. Note a lesão amarelada em ambas as pálpebras e as estrias amareladas (em morango) por acúmulo de macrófagos com colesterol e derivados fagocitados na derme (C) e na submucosa da vesícula (D).

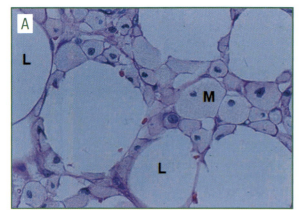

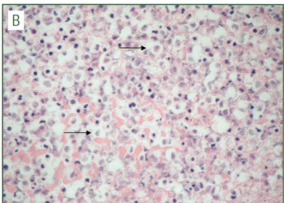

Figura 4.10 Tecido adiposo da mama. (A) Macrófagos (M) fagocitando lipídios (células espumosas) liberados pós-traumatismo do tecido adiposo (L) por biópsia. (B) Macrófagos vacuolizados com lipídios (setas) em área abscedida.

Infiltração por tecido adiposo no interstício dos órgãos: lipomatose

Essa é uma condição que nada tem a ver com os acúmulos intracelulares de lipídios já discutidos. Trata-se de infiltração por tecido adiposo adulto nos interstícios de órgãos em atrofia ou, como preferem alguns autores, de acúmulo de lipídios dentro das células do tecido conjuntivo estromal desses órgãos.

É comumente encontrada no pâncreas e no hilo renal (Figura 4.11).

Coração, glândulas salivares, músculos esqueléticos e timo

No coração, o ventrículo direito é o mais envolvido; o tecido gorduroso epicárdico estende-se pelo meio dos feixes musculares, podendo chegar até o endocárdio. O tecido adiposo afasta as células musculares sem molestá-las (Figura 4.12 A e B).

No pâncreas, o tecido gorduroso permeia os septos conjuntivos e, no rim, não penetra no órgão, mas acumula-se no hilo. A lipomatose é mais encontrada nos indivíduos obesos e nos órgãos atróficos, sem causar alterações funcionais.

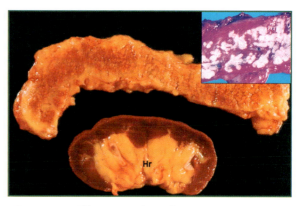

Figura 4.11 Pâncreas e rim – lipomatose. Aumento de tecido adiposo normal no interstício pancreático (cor amarela) e no hilo renal (Hr) em paciente obeso, com rins atróficos por hipertensão arterial. Detalhe: lipomatose do pâncreas com *oil red O*: gordura em vermelho e tecido pancreático em branco.

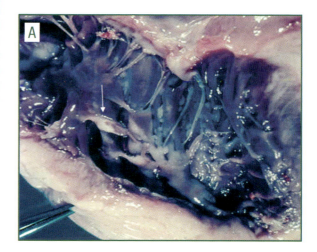

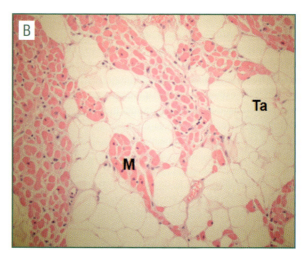

Figura 4.12 Coração – lipomatose. (A) Tecido adiposo penetrando a espessura do miocárdio do ventrículo direito e aflorando no endocárdio (setas). (B) Tecido adiposo normal (Ta) em meio aos feixes de miocárdio (M).

LESÕES CELULARES COM ACÚMULOS DE PROTEÍNAS

Degenerações hialinas (hialinoses)

Introdução e conceito

As degenerações hialinas ou transformações hialinas ou hialinoses são termos da Patologia clássica. Hialino refere-se simplesmente a qualquer material que, ao microscópio óptico, apresenta-se homogeneamente corado em róseo pela HE. O termo foi cunhado por Recklinghausen, por causa do aspecto vítreo da substância hialina (*hyalos* = vidro) quando vista macroscopicamente: compacta, homogênea, com certa transparência e brilho. Esse aspecto pode ser bem visto na chamada degeneração hialina da cápsula do baço.

As diversas lesões denominadas hialinoses ou degenerações hialinas, a não ser pelo aspecto morfológico, nada apresentam em comum e cada uma tem causa e patogênese distintas, que, às vezes, são bem conhecidas. Na Patologia clássica, são classificadas como processos degenerativos dependentes de metabolismo proteico alterado, com consequente acúmulo de proteínas. Hoje, sabe-se que nem sempre o distúrbio é do metabolismo proteico ou que nem sempre o processo traduz conceitualmente uma degeneração.

A importância de conhecer as substâncias hialinas reside no fato de representarem o substrato morfológico de várias doenças importantes.

Para facilitar o entendimento, será mantida a classificação (Tabela 4.1) da Patologia clássica, introduzindo, no entanto, os conhecimentos recentes. Serão usadas as expressões degenerações hialinas ou hialinoses como sinônimas, em que pesem as considerações anteriores.

Tabela 4.1 Classificações das degenerações hialinas (DH)

Extracelulares (conjuntivo-vasculares)
- DH propriamente dita
- Amiloidose

Intracelulares
- DH goticular
- Corpúsculo de Russel
- Corpúsculo de Councilman-Rocha Lima
- DH de Mallory
- DH na deficiência de alfa-1-antitripsina
- DH de Crooke
- Degeneração cérea de Zenker

Degeneração hialina extracelular (conjuntivo-vascular)

Degeneração hialina propriamente dita

É o tipo mais comum de DH, atingindo o tecido conjuntivo fibroso colágeno e a parede de vasos, daí também a designação: conjuntivo-vascular.

A hialinização do tecido conjuntivo fibroso é encontrada em cicatrizes antigas decorrentes da organização de processos inflamatórios. As cicatrizes recentes são vermelhas e tumefeitas pela quantidade de vasos, edema e tecido conjuntivo jovem composto por fibroblastos e fibras colágenas. Com o tempo, a cicatriz torna-se branca. Ao microscópio, vê-se que nessa área cicatricial branca, corada pela HE, existem poucos fibroblastos e alargamento, fusão e compactação de fibras colágenas, conferindo ao tecido aspecto de massa homogênea eosinofílica, portanto hialinizada.

A progressiva perda de água do interstício determina, de um lado, o aumento da concentração de substâncias intersticiais e, de outro, permite a aproximação das fibras colágenas. Na microscopia óptica, não é possível distingui-las separadamente, nem elas do interstício. A microscopia eletrônica mostra que as fibras colágenas hialinizadas mantêm a estrutura fibrilar estriada normal. Alguns autores acreditam que a hialinização das fibras ocorre em decorrência dos fenômenos já citados e da progressiva deposição nas fibras colágenas de protofibrilas, que são seus elementos precursores, normalmente presentes no interstício e provindas do tropocolágeno, sintetizados por fibroblastos.

A condição de cicatrização é classicamente vista nas úlceras da pele, incisões cirúrgicas, queimaduras. Por vezes, a cicatriz torna-se exuberante, composta por tecido de consistência firme, branco-amarelado ou avermelhado, quando é chamada de queloide.

Outras vezes, um processo inflamatório no interior dos órgãos causa um exsudato serofibrinoso, que se deposita sobre a cápsula. Se essa fibrina não é lisada por enzimas plasmáticas (fibrinolisinas), dos leucócitos e das células mesoteliais ou mesmo por meio da fagocitose, ela se organiza transformando-se em substância hialina do seguinte modo: a parte aquosa do exsudato é absorvida e os filamentos de fibrina agrupam-se e fundem-se em faixas largas, servindo de suporte para a penetração do tecido de granulação (fibroblastos + vasos neoformados + macrófagos) que depositará colágeno. A fibrina condensada somada às fibras colágenas sobre a cápsula dos órgãos (baço, fígado, pulmão) conferem um espessamento branco-nacarado, vítreo, homogêneo (hialino) à cápsula. Como resultam de processos inflamatórios, esses espessamentos hialinos são denominados paquipleurite, periesplenite (baço em glacê) etc.

Do mesmo modo que a fibrina dos exsudatos inflamatórios, a fibrina dos trombos também se organiza, conferindo aos trombos, depois de certo tempo, o aspecto hialino.

Outras degenerações hialinas extracelulares são observadas nas paredes dos vasos, principalmente de arteríolas e capilares glomerulares, em casos de hipertensão arterial, diabetes, lúpus eritematoso, glomerulonefrites etc. Em cada uma dessas situações clínicas, a substância hialina depositada tem padrão histológico semelhante, mas pode ter patogenia e composição diferentes.

Na *hipertensão arterial*, de qualquer causa, há espessamento fibrointimal das artérias (arteriosclerose) e espessamento hialino (hialinose) da arteríola aferente (arteriolosclerose) (Figura 4.13 A e B). Como consequência, os glomérulos tornam-se isquêmicos, atrofiam-se e hialinizam-se, transformando-se em bola hialina, homogênea e acidófila. Esse aspecto ocorre em virtude do fechamento isquêmico da luz das alças capilares, com espessamento, fusão e duplicação de suas membranas basais. O endotélio vascular sintetiza e secreta componentes da membrana basal sob a forma de colágenos IV e V, proteoglicana e fibronectina. Nesse processo, o glomérulo também aprisiona algumas proteínas plasmáticas e a matriz mesangial, que fazem parte da composição do glomérulo hialino. O rim se atrofia, deixando a superfície capsular finamente granular (nefrosclerose arteriolar).

No *diabetes*, ocorre hialinização das arteríolas, incluindo as arteríolas renais e das ilhotas de Langerhans. Na chamada microangiopatia diabética, que afeta, sistemicamente, as arteríolas, há hialinização da parede, que corresponde ao espessamento da membrana basal, podendo também ocorrer hiperplasia do músculo liso da camada média. A angiopatia diabética é o somatório das lesões arteriolares, já citadas, mais aterosclerose facilitada pela hiperglicemia, hipoinsulinemia e hiperlipidemia do paciente diabético. Ressalta-se que essas mesmas alterações das arteríolas ocorrem também nas arteríolas glomerulares (aferente e eferente – Figura 4.14 A) e da retina. No glomérulo diabético, podem surgir hialinizações nodulares (glomerulopatia nodular ou de Kimmelstiel-Wilson – Figura 4.14 B), que são acúmulos de material hialino PAS+ que contêm lipídios, fibrina e restos de células mesangiais.

A hialinização das ilhotas de Langerhans no diabetes está relacionada ao depósito de material com características da substância amiloide.

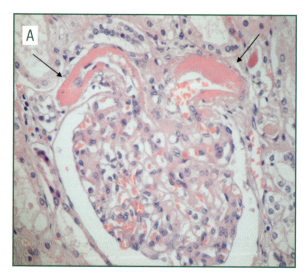

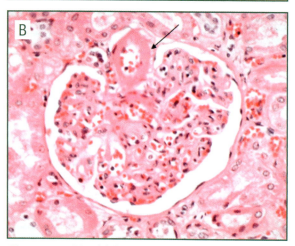

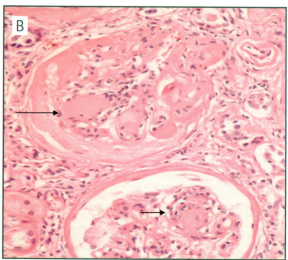

Figura 4.13 Rim. (A) Superfície granular do rim da hipertensão arterial. A irregularidade é dada pela alternância de áreas escleroatróficas, com glomérulos, vasos e túbulos atróficos, com áreas de néfrons intactos que se tornam vicariantes. (B) Arteríola aferente glomerular com espessamento hialino (seta).

Figura 4.14 Rim no diabetes. (A) Observa-se hialinização das arteríolas aferente e eferente. (B) A degeneração hialina nodular no mesângio glomerular (lesão de Kimmelstiel-Wilson).

Na *síndrome da angústia respiratória das crianças e dos adultos*, a membrana hialina que atapeta os alvéolos é composta por fibrina condensada, proteínas plasmáticas, lipídios e restos de células epiteliais necróticas (pneumócitos tipo II).

Finalmente, as DH extracelulares podem ser fisiológicas, como visto na cicatrização do corpo lúteo (corpo albicante) e na parede das arteríolas centro-foliculares e traves conjuntivas do baço, em indivíduos acima dos 20 aos 30 anos de idade, que correspondem à incorporação de fibrina na parede vascular e à hialinização do conjuntivo das traves que septam o órgão.

Outro tipo de DH extracelular de causa e patogenia peculiares é a *amiloidose*, assunto que será visto mais adiante.

Degeneração hialina intracelular

Nas DH intracelulares, encontra-se a substância hialina no interior das células, sob a forma de pequeninos grânulos acidófilos, homogêneos ou na forma de aglomerados irregulares, em consequência da coagulação de proteínas citoplasmáticas e, por isso, representando grave alteração da célula.

Degeneração hialina goticular

Caracteriza-se pelo aparecimento de numerosas gotículas hialinas refráteis (geralmente menores do que o núcleo ou uma hemácia) no citoplasma das células dos túbulos contornados do rim. Ocorre principalmente em doenças com comprometimento renal, em que o glomérulo doente deixa passar proteínas que são pinocitadas pela célula tubular e se unem aos lisossomos, formando um fagolisossomo, visto sob a forma de gotícula hialina ao microscópio.

À medida que cessa a proteinúria, as gotículas vão desaparecendo lentamente (Figura 4.16 A).

Corpúsculo de Russell

Em 1890, Russell descreveu a presença de corpúsculos hialinos esféricos em células localizadas na proximidade de certas neoplasias. Hoje, sabe-se que as células que contêm esses corpúsculos são plasmócitos que podem fazer parte da reação inflamatória, particularmente em processos inflamatórios crônicos em que há prolongada estimulação antigênica. A substância hialina corresponde a imunoglobulinas, principalmente IgG, que se cristalizam no citoplasma dos plasmócitos, no interior de cisternas do retículo endoplasmático (Fig. 4.17B). Elas adotam aspecto globular eosinofílico (Figura 4.16 B), deslocando o núcleo para a periferia, ou aspecto morular. Não se sabe o motivo pelo qual essas imunoglobulinas não são eliminadas e por que se cristalizam no citoplasma. Não se conhece nenhuma manifestação clínica decorrente, e o interesse nesse corpúsculo é apenas morfológico.

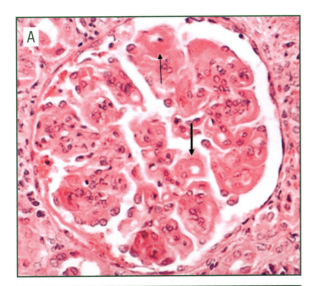
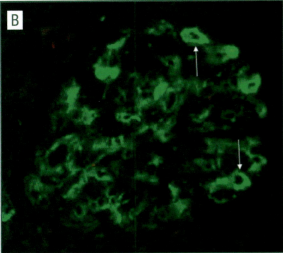

Figura 4.15 Rim no lúpus eritematoso sistêmico. (A) Capilares glomerulares com paredes hialinas espessadas ("em alça de arame"), resultado do depósito de complexos imunes, que pode ser documentado por imunofluorescência (B), com conjugados fluoresceínados.

No *lúpus eritematoso*, o espessamento hialino ocorre na parede dos capilares glomerulares, levando ao aspecto chamado de "alças de arame" (Figura 4.15 A), em consequência de depósitos de complexo Ag/Ac e fibrina. Esses depósitos podem ser documentados por imunofluorescência, que os coram em verde na luz ultravioleta com os conjugados anti-IgG e anti-C3 fluoresceínados (Figura 4.15 B). No lúpus eritematoso, pode também ocorrer depósitos de imunocomplexos na parede dos vasos, com fixação, ativação do complemento e consequente reação inflamatória com necrose da parede vascular, caracterizando a assim chamada necrose fibrinoide. (Ver em Necroses – *necrose fibrinoide* – sobre o assunto.)

Nas *glomerulonefrites*, o espessamento hialino da membrana basal capilar ou do mesângio glomerular é dado geralmente por depósitos de imunoglobulinas (IgG) e complemento.

Corpúsculo de Councilman-Rocha Lima

Nas doenças de base virótica que agridem o fígado, como as hepatites por vírus A ou B e a febre amarela, aparecem hepatócitos diminuídos de tamanho, com citoplasma hialino, soltos da trabécula e com núcleos picnóticos, fragmentados ou ausentes. Ultraestruturalmente, esta hialinose representa agregados de mitocôndrias alteradas e remanescentes de RE. Essas verdadeiras múmias celulares, refringentes e vermelhas, são os corpúsculos de Councilman-Rocha Lima. Na verdade, não são relacionados com os vírus e representam hepatócitos com morte celular lenta (apoptose).

Degeneração hialina de Mallory

Aparece em várias enfermidades hepáticas e foi descrita por Mallory na cirrose alcoólica do fígado, condição em que é mais frequente. Mais raramente, aparece nas síndromes colestáticas crônicas, na doença de Wilson, no carcinoma hepático, no choque, na avitaminose A e na hipóxia.

Os hepatócitos acometidos apresentam no citoplasma massas hialinas grumosas de tamanhos e formas diferentes, com bordas irregulares floconosas ou filamentosas (Figura 4.16 C).

Ultraestruturalmente, a DH de Mallory corresponde a filamentos paralelos de disposição irregular; há também mistura com restos de mitocôndrias, lisossomos, ribossomos e de membranas do RE. Os filamentos correspondem a restos de microtúbulos e microfilamentos, cujo componente básico são agregados de filamentos intermediários de pré-ceratina (citoceratina) (Figura 4.17 A). É possível sua visualização por técnica imuno-histoquímica.

A DH de Mallory também é chamada de DH alcoólica, por ser alteração frequente na hepatite alcoólica. É provável que essa degeneração seja irreversível, no contexto de processo de morte celular lenta.

Degeneração hialina na deficiência de alfa-1-antitripsina (A1AT)

A deficiência congênita da enzima alfa-1-antitripsina promove acúmulo de material hialino proteico no fígado. Dependendo do tipo de herança genética, pode aparecer em crianças a partir dos 3 meses de idade ou se manifestar nos adultos. A A1AT é produzida no fígado e nos fagócitos mononucleares, sendo enzima inibidora da tripsina e de outras proteases séricas (elastase). Os pacientes adultos apresentam

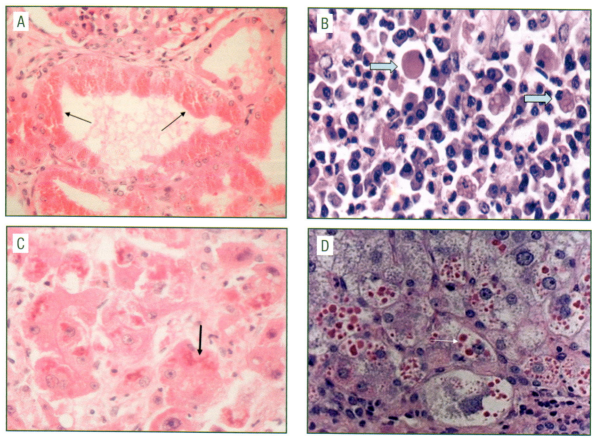

Figura 4.16 Degenerações hialinas (DH) intracelulares. (A) DH goticular no túbulo renal indicando proteinúria. (B) DH do plasmócito (corpúsculo de Russell) mostrando imunoglobulina não secretada. (C) DH do hepatócito no alcoolismo (DH de Mallory) indicando alterações do citoesqueleto e dano celular. (D) DH no hepatócito mostrando acúmulo de alfa-1-antitripsina.

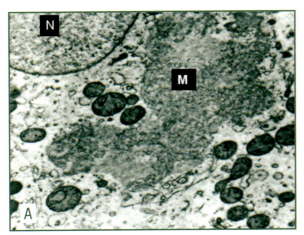 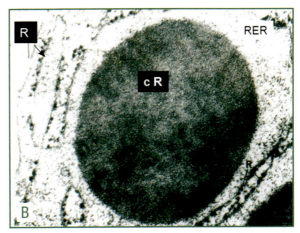

Figura 4.17 (A) ME de hepatócito com DH de Mallory (M): agrupamentos filamentosos do citoesqueleto (pré-ceratina), restos mitocondriais e de outras organelas, indicando desorganização estrutural e funcional da célula. (B) Corpúsculo de Russell (cR) representando aglomerado de imunoglobulinas no interior de cisterna do retículo endoplasmático rugoso (RER) com ribossomos (R) acoplados (seta).

enfisema pulmonar, pancreatite e cerca de 10% desenvolvem cirrose. As crianças desenvolvem episódios de icterícia neonatal, podendo evoluir também para cirrose.

A A1AT anormal não é secretada, sendo acumulada nos hepatócitos sob a forma de inclusões globulares hialinas de diferentes tamanhos no citoplasma dos hepatócitos (Figura 4.16 D), dentro das cisternas do RE. Esses glóbulos hialinos são PAS+ resistentes à diastase.

Degeneração hialina de Crooke

Esta DH é uma alteração observada nas células basófilas produtoras de ACTH da hipófise na síndrome de Cushing. Também aqui o ME demonstra que a substância hialina corresponde a agregados de filamentos intermediários. A base dessa alteração não é conhecida.

Degeneração cérea de Zenker

Como visto anteriormente, processos degenerativos e necróticos celulares, associados à coagulação focal de proteínas citoplasmáticas, levam ao aparecimento de massas homogêneas acidófilas (hialinas). Assim acontece na chamada degeneração cérea de Zenker, observada em células estriadas de músculos, como o diafragma, retroabdominais e gastrocnêmio, nos casos de doenças febris graves, como febre tifoide, difteria, leptospirose, septicemia e no choque anafilático. O sarcoplasma dos músculos citados coagula-se e perde a estriação, assumindo aspecto róseo, homogêneo (hialino) nos cortes corados pela HE.

À macroscopia, esses músculos mostram-se pálidos, opacos, semelhantes à cera de abelha, daí o nome "cérea" para essa degeneração.

Degeneração amiloide: amiloidose
Introdução – conceito

Em 1842, Rokitansky foi o primeiro a descrever uma substância homogênea que se depositava em certos órgãos (baço e fígado), conferindo-lhes cor pálida lardácea. Em 1855, Virchow, notando a coloração azul-escura dessa substância quando corada por iodo e ácido sulfúrico diluído, à semelhança do amido, denominou-a, bem como a doença causada por seu acúmulo, substância amiloide e amiloidose (degeneração amiloide).

Hoje, sabe-se que, conceitualmente, a amiloidose é uma síndrome que agrupa processos patológicos diversos, cuja característica comum é o depósito, intercelular (intersticial) e na parede de vasos, de substância hialina, amorfa, proteinácea, que, com o acúmulo progressivo, induz atrofia por compressão e isquemia das células adjacentes.

A substância amiloide tem características muito especiais:
a. estrutura molecular beta;
b. cora-se em rosa-avermelhado pelo vermelho congo, com birrefringência verde quando vista ao microscópio com luz polarizada;
c. é composta de fibrilas não ramificadas de comprimento não definido e diâmetro de 7,5 a 10 nm;
d. é pouco solúvel.

Esses aspectos conferem à substância amiloide características peculiares, distintas de outras substâncias hialinas. Embora todos os depósitos dessa substância tenham aparência uniforme e mesmas características tintoriais, hoje sabe-se que o amiloide não é uma entidade quimicamente pura. Desse modo, a amiloidose não deve ser considerada uma única doença, mas sim um grupo de doenças que têm em comum a deposição de proteínas de aparência semelhante. Portanto, deve-se falar em substâncias amiloides. Todas têm aparência fibrilar vistas ao ME; os componentes proteicos das fibrilas variam, apresentando, porém, as características listadas anteriormente.

Estrutura do amiloide
Física

É composto por *90% de fibrilas finas* não ramificadas e 10% de um componente fibrilar (*componente-P*). Cada fibrila de amiloide é constituída de cadeias de polipeptídios que se dobram sobre si mesmas, adotando a configuração de folha dobrada em pregas (padrão cruzado beta na análise cristalográfica à radiografia). Essas cadeias preguadas entrelaçam-se para formar os filamentos vistos ao ME. A estrutura betafibrilar somente é encontrada em proteínas de invertebrados. Por essa razão, e também em virtude do caráter heterogêneo das substâncias amiloides, as amiloidoses têm sido denominadas betafibriloses.

A afinidade do vermelho congo pela substância amiloide, a birrefringência verde e a resistência à digestão proteolítica se devem à configuração beta das cadeias polipeptídicas, comum para os diferentes amiloides.

Química

Segundo sua composição e sequência de aminoácidos, distinguem-se vários tipos de fibrilas (proteínas):
- *fibrila AL* – assim denominada por ser homóloga às cadeias leves (*light*) das imunoglobulinas. Como se poderia esperar, a proteína da fibrila de amiloide do tipo AL é produzida por células que secretam imunoglobulinas e o seu depósito, portanto, está relacionado com a secreção anômala pelas células B (plasmócitos). É por isso que esse tipo de amiloide (tipo AL) aparece nas discrasias plasmócíticas, englobando desde proliferação oculta dessas células, como nas hiperplasias medulares de plasmócitos, passando por plasmocitomas solitários até mielomas e outros linfomas da linhagem de células B, a macroglobulinemia de Waldeström e a doença de cadeias pesadas. A proteína AL tem reação cruzada com a proteína de Bence-Jones e quase todos os pacientes com mieloma, que desenvolvem amiloidose, apresentam essa proteína, fazendo crer que em alguns deles ela pode se depositar depois de modificada sob a forma de amiloide;
- *fibrila AA* (amiloide originado de proteína A) – são proteínas sem qualquer homologia estrutural com imunoglobulinas, derivadas de precursor plasmático, denominado proteína SAA (associado ao amiloide sérico), sintetizado no fígado. Entre as enfermidades que se associam à amiloidose de fibrilas AA, estão as doenças inflamatórias crônicas *infecciosas* (hanseníase, tuberculose, osteomielites e bronquiectasias) e *não infecciosas* (artrite reumatoide, sarcoidose, colite ulcerativa, psoríase e doença de Crohn), além de certas neoplasias (carcinoma de células tubulares do rim e doença de Hodgkin). Por esse motivo, esse tipo de amiloidose é também classificado como *secundário*;
- *outros tipos de fibrilas* – outras proteínas fibrilares menos comuns foram descritas como fazendo parte dos amiloides: a *fibrila AE*, que aparece em enfermidades endócrinas (carcinoma de células-C da tireoide – calcitonina e insulina); a *fibrila AS*, que aparece na amiloidose senil, que pode afetar um só órgão, como o coração; e a *fibrila AF*, descrita na amiloidose familial (polineuropatias amiloidóticas familiares ou "doença dos pezinhos", como é conhecida em Portugal), sendo constituída por proteína plasmática algo modificada, mutante, chamada *transtiretina* (esta proteína transporta a tiroxina e o retinol, daí o nome).

A amiloidose que se desenvolve em pacientes com hemodiálise de longa duração tem como precursor uma beta-2-microglobulina.

A proteína A4 (ou beta-2-amiloide) constitui o núcleo das placas senis e do amiloide das paredes dos vasos na doença de Alzheimer.

O amiloide que se deposita na pele (papila dérmica) é relacionado à ceratina. Existem outros amiloides para os quais se tem pouca informação estrutural, como aqueles encontrados nas articulações e dependentes da idade;
- *componente-P* – é o componente não fibrilar dos amiloides, assim denominado pela sua estrutura pentagonal observada ao ME, como se fossem pilhas de rosquinhas. Quimicamente, é uma alfa-1-glicoproteína presente no plasma mesmo de pessoas sadias. Este componente é o responsável por conferir ao amiloide certa positividade com o PAS. Há perfeita homologia estrutural desse componente com a proteína C-reativa produzida no fígado na fase aguda da resposta inflamatória;
- *glicosaminoglicanos* – são substâncias intersticiais que fazem parte dos amiloides tipo AL e AA, ao servirem de suporte para a deposição dessas proteínas.

Classificação

Como era de se esperar, pela complexidade e pelo desconhecimento dessa substância hialina, surgem de tempos em tempos, à medida que avança o conhecimento sobre os amiloides, várias classificações.

A mais antiga propunha a subdivisão da amiloidose em: *primária* (ou atípica) e *secundária* (ou típica). Outras classificações acrescentaram as formas *tumoral* e a *associada ao mieloma múltiplo* e *familial*. As amiloidoses primárias são aquelas sem causa aparente. As secundárias são aquelas associadas a doenças crônicas, como tuberculose, hanseníase, processos

Tabela 4.2 Classificação das amiloidoses

Situação anatomoclínica	Extensão do depósito (clínica)	Denominação genérica	Proteínas da fibrila	Proteína precursora
Inflamações crônicas • Hanseníase • Tuberculose • Artrites etc. Câncer • Mieloma e outros linfomas de células B Hereditária • Febre familial do Mediterrâneo • Neuropatias amiloidóticas Associada à hemodiálise • Insuficiência renal crônica	Sistêmica (generalizada ou reativa)	Amiloidose secundária Amiloidose das discrasias das células imunitárias Amiloidose heredofamilial Amiloidose associada à hemodiálise	AA AL AA AA Transtiretina Beta-2-microglobulina	SAA Cadeias leves (IG) SAA SAA Transtiretina Beta-2-microglobulina
Envelhecimento • Cardíaca • Cerebral (doença de Alzheimer) • Tumoral Endócrino • Câncer • Ca de tireoide • Insulina • Diabetes Pele	Localizada (isolada)	Amiloidose primária Amiloidose endócrina Amiloidose cutânea	Transtiretina A4 (betaproteína) AL Pró-calcitonina Pró-hormônio Ceratina	Transtiretina APP Cadeias leves Calcitonina Insulina-glucagon Ceratina

AA: proteína associada ao amiloide; AL: fragmentos de Ig de cadeias leves; SAA: proteína sérica associada ao amiloide; APP: proteína precursora de Alzheimer.

supurativos crônicos etc. A tumoral é aquela em que se depositam massas (tumor) de amiloide (língua, pulmão, laringe etc.). A associada ao mieloma é aquela que aparece na vigência dessa neoplasia.

Outra classificação útil, e baseada fundamentalmente na clínica, divide as amiloidoses em *sistêmicas* ou *localizadas*. As amiloidoses sistêmicas, também chamadas de generalizadas, envolvem vários órgãos ou sistemas, e podem ser *secundárias*, *primárias* ou *hereditárias* (heredofamiliares), se conhecidas ou não as causas predisponentes e se tiverem caráter genético ou de herança. A amiloidose é *localizada* (isolada) se os depósitos de amiloide se restringem a um órgão, como o coração, a língua, a pele etc.

Essas classificações são ainda úteis; porém, com o avanço dos conhecimentos, principalmente na área da natureza química dos amiloides, hoje é possível classificar as amiloidoses de modo mais completo, levando-se em consideração tanto as características clínicas como a natureza química do amiloide (Tabela 4.2).

Patogenia (Figura 4.18)

Durante muitos anos, a patogenia da amiloidose constituiu-se em capítulo obscuro da Patologia geral. Hoje, embora não se conheçam com precisão as causas e os mecanismos responsáveis pelos depósitos de amiloide, alguns princípios básicos são conhecidos:

a. existe sempre uma proteína precursora solúvel. A maioria dessas proteínas pode ser encontrada na circulação;

b. em alguns casos, há aumento sérico da proteína precursora (cadeias leves de Ig, SAA, beta-2-microglobulina) ou porque são feitas em excesso ou porque não são excretadas normalmente; todas são estruturalmente normais, à exceção da transtiretina, que, por um defeito genético, é estruturalmente anormal (substituição da metionina pela valina);

c. a conversão de precursores solúveis à forma insolúvel (amiloide) envolve formas de processamento ou degradação proteolítica.

A descoberta da estrutura molecular peculiar dos amiloides (pregueamento beta) ajudou a explicar as peculiaridades tintoriais e a compreender por que os amiloides resultantes de causas tão diferentes têm características semelhantes.

Recentemente, foi possível demonstrar que vários precursores proteicos, sob a ação de enzimas proteolíticas, podem dar origem a fibrilas com pregueamento beta.

A associação de amiloidose (fibrilas AL) com reações imunes, como vista nos animais hiperimunizados para produção de antissoros para uso humano e nos doentes portadores de neoplasias originárias de células B (plasmócitos), já demonstrava que a amiloidose surgia como consequência de distúrbio no sistema imunitário, acompanhado da produção de imunoglobulinas anômalas. Nesses casos, evidenciou-se que havia síntese excessiva de proteínas precursoras solúveis que eram fragmentos de Ig de cadeias leves. A clivagem subsequente desses fragmentos pelas enzimas prote-

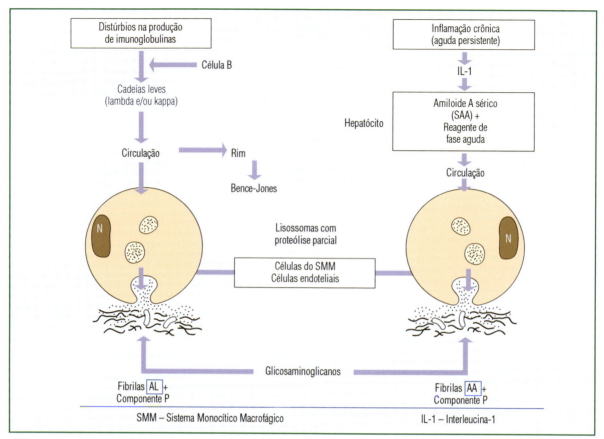

Figura 4.18 Amiloidose adquirida – patogenia.

olíticas lisossômicas do sistema fagocítico mononuclear induz a formação da fibrila de amiloide que se deposita nos tecidos (Figura 4.18). Pode-se obter *in vitro* fibrilas semelhantes ao amiloide ao se digerir enzimaticamente a proteína de Bence-Jones.

Não se sabe por que apenas alguns indivíduos com proteína de Bence-Jones ou com fragmentos de Ig de cadeia leve livres e circulantes no plasma desenvolvem amiloidose.

Nos casos de amiloidoses secundárias associadas a processos inflamatórios crônicos e das amiloidoses heredofamiliares, em que a proteína precursora é a SAA, o mecanismo de formação do amiloide é mais bem conhecido. A SAA é proteína sintetizada no fígado, circulando em associação com lipoproteínas; ela aumenta muitas vezes, dentro de 24 horas do início do processo inflamatório agudo, seja ou não induzido por um antígeno, em indivíduos normais. Esse aumento da SAA é intermediado pela ação de IL-2 (produzida por macrófagos), que ativa sua síntese pelo hepatócito. Nas inflamações crônicas ou supurativas de longa duração, há nível aumentado constante de SAA. Apenas poucos indivíduos que apresentam anomalia na degradação, por macrófagos, em produtos solúveis dessa substância geram, a partir de SAA, proteínas AA que se depositam sob a forma fibrilar do amiloide (Figura 4.18).

Na amiloidose familial e na forma isolada cardíaca, a deposição da transtiretina como fibrilas de amiloide não é o resultado do aumento da produção dessa proteína. Nesses casos, o amiloide contém fragmentos compostos por moléculas anormais dessa proteína que migram na eletroforese antes da albumina (daí o nome pré-albumina). Ela é propensa à agregação anormal, com deposição preferencial nos nervos periféricos e autonômicos. Aparentemente, não há digestão proteolítica envolvida na gênese desses depósitos (Figura 4.19).

Outros tipos de amiloides carecem ainda de informações precisas dos mecanismos envolvidos na deposição das fibrilas.

Em resumo, vários fatores devem agir para produzir os amiloides, incluindo alterações qualitativas e quantitativas das proteínas precursoras, associadas com proteólise defeituosa ou deficiente pelas enzimas lisossomais.

Gene mutante para transtiretina → Transtiretina anômala → Agregação e proteólise (?) → Fibrilas AF

Figura 4.19. Amiloidose genética (polineuropatias familiares e forma cardíaca isolada do envelhecimento): patogenia.

Morfologia

Nas amiloidoses secundárias associadas aos processos inflamatórios crônicos (fibrilas AA), os depósitos amiloides são mais sistêmicos e graves, envolvendo órgãos como fígado, rins, baço, suprarrenais e linfonodos.

Nas amiloidoses associadas às discrasias de células B (fibrilas AL), os depósitos são mais frequentes no coração, no trato gastrintestinal, nos nervos periféricos, na língua e mesmo no trato respiratório; podem também acometer os órgãos envolvidos na amiloidose secundária.

Hoje, é possível distinguir fibrilas AA, AL e transtiretina nos cortes histológicos. O tratamento do corte por permanganato de potássio após coloração pelo vermelho congo faz a proteína AA perder a coloração, enquanto outras formas de amiloides não o fazem. A técnica da imunoperoxidase usando anticorpos específicos é capaz de distinguir as proteínas das fibrilas de amiloide.

De qualquer maneira, em todos os casos a substância amiloide se deposita nos interstícios e na parede dos vasos, condicionando aumento de volume dos órgãos, atrofiando as células parenquimatosas por compressão e/ou isquemia local. Se o órgão contém muito amiloide, quando cortado em fatias finas, apresenta aspecto de toucinho (baço lardáceo); se o amiloide se deposita nas zonas perifoliculares do *baço*, comprimindo e atrofiando a polpa branca (corpúsculos de Malpighi), o órgão assume granulação semitransparente conhecida como baço sagu.

A *amiloidose renal* é a mais comum e, infelizmente, a mais grave, sendo a responsável pela maioria dos óbitos. Os depósitos ocorrem preferencialmente nos glomérulos, iniciando-se pela região mesangial, espessando as membranas basais dos capilares glomerulares; com o avanço dos depósitos, as luzes capilares são diminuídas e o glomérulo transforma-se em bola hialina afuncional. Os depósitos também acometem o interstício tubular, começando pelas membranas basais tubulares; o túbulo atrofia-se por compressão, acumulando cilindros proteicos na luz. As arteríolas espessam as paredes, produzindo isquemia com aumento da atrofia tubular (Figura 4.20 A e B).

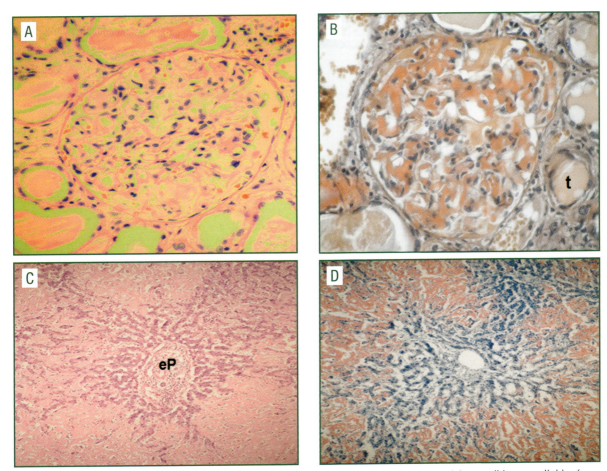

Figura 4.20 Amiloidose. (A) Glomérulo renal corado pela HE, em que se nota a região mesangial expandida por amiloide róseo e homogêneo, que se cora positivamente em tijolo pelo vermelho congo, visto em (B). Presença de túbulos (t) dilatados com material proteico na luz. (C) HE de fígado mostrando que o material amiloide se deposita nos espaços de Disse, atrofiando os hepatócitos (eP: espaço porta). (D) Mesmo amiloide corado pelo vermelho congo.

No fígado, o amiloide deposita-se inicialmente nos espaços de Disse, envolvendo progressivamente os sinusoides e atrofiando os hepatócitos (Figura 4.20 C e D). Por causa da grande reserva funcional do baço e do fígado, estes órgãos, quando acometidos, produzem pouca repercussão clínica.

No *coração*, a amiloidose (secundária, associada a discrasias das células B ou a do envelhecimento) começa com acúmulos subendocárdicos e por entre as fibras musculares do miocárdio, levando-as à atrofia. Se o acúmulo é grande na região subendocárdica, pode haver alterações no traçado eletrocardiográfico, arritmias e morte por lesão no sistema de condução.

Nos demais órgãos, vale destacar o envolvimento da suprarrenal, da tireoide e da hipófise, sendo pouco comum a disfunção dessas glândulas em virtude dos depósitos amiloides. Quando muito grandes na suprarrenal, levam à insuficiência (doença de Addison). O tubo digestivo pode estar envolvido desde a língua até o reto. A boca, incluída a língua, é afetada na maioria das amiloidoses sistêmicas, tanto que, para esses casos, a gengiva e o reto são os locais de escolha para a biópsia e posterior confirmação diagnóstica. Um amiloide especial (A4) foi recentemente descoberto no cérebro de pacientes com demência precoce (doença de Alzheimer), fazendo parte das placas senis e da parede de vasos. O amiloide associado à hemodiálise tem predileção para se depositar no ligamento transverso do carpo, produzindo a síndrome do túnel do carpo. Finalmente, depósitos de amiloide são relativamente frequentes na pele, acumulando-se na papila dérmica da pele do dorso ou da região anterior das pernas (Figura 4.21 A).

Repercussões clínicas

As consequências das amiloidoses são muito variáveis. Os sintomas variam com a quantidade e o local dos depósitos, bem como com a doença básica subjacente. As manifestações clínicas mais frequentes relacionam-se com o envolvimento renal, cardíaco e gastrintestinal. No primeiro caso, a proteinúria que se estabelece com a amiloidose renal consequente à síndrome nefrótica pode levar à grave hipoalbuminemia; com o avanço dos depósitos e obliteração glomerular, há insuficiência renal, uremia e morte. O envolvimento cardíaco pode levar a arritmias fatais e o gastrintestinal, a síndromes de má-absorção, constipação ou diarreia, ou mesmo dificuldade de deglutição ou da fala, nos casos de tumor amiloide da língua. As formas genéticas polineuropáticas, restritas a algumas áreas geográficas (Portugal, Japão, Suécia, Suíça, Alemanha, Estados Unidos), apresentam-se com parestesias, queda da temperatura e sensação de dor nas extremidades, sendo, porém, compatíveis com idade mais avançada (50 a 60 anos).

Em todas as formas sistêmicas de amiloidose, a evolução do paciente geralmente é fatal. Pacientes com mieloma e amiloidose morrem em 1 a 2 anos pela malignidade ou pelas complicações da amiloidose (cardíaca e renal). Na amiloidose secundária das doenças inflamatórias crônicas, a evolução é mais protraída, com sobrevida de cinco anos após o diagnóstico de envolvimento amiloidótico. Felizmente, o avanço no tratamento das doenças de base (hanseníase, tuberculose etc.) tem diminuído o aparecimento dessas amiloidoses.

O diagnóstico clínico de amiloidose não é fácil e apenas a biópsia mostrando depósitos hialinos, róseos ao HE, vermelho congo positivos e birrefringentes em verde à luz polarizada (Figura 4.21 A) ou amarelados, com a tioflavina T à luz ultravioleta (Figura 4.21 B), firma o diagnóstico. A gengiva, o reto e o rim são os locais preferidos para biópsia. Recentemente, foi demonstrado que a biópsia aspirativa por agulha fina da gordura abdominal dá excelente positividade para o diagnóstico de amiloidose com envolvimento sistêmico.

Embora existam relatos que demonstrem reabsorção de depósitos amiloides após a cura da doença subjacente, não se preconiza hoje nenhum tratamento dirigido especificamente para a reabsorção desses depósitos.

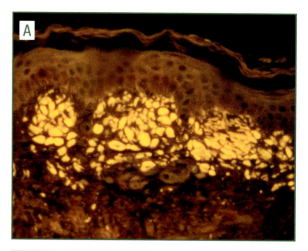
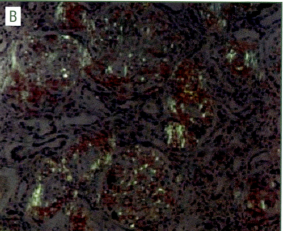

Figura 4.21 (A) Pele com depósitos de amiloide na papila dérmica, corados pela tioflavina T, sob luz ultravioleta. (B) Rim com amiloidose apresentando birrefringência verde com vermelho congo sob luz polarizada.

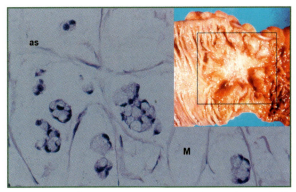

Figura 4.22 Cólon – degeneração mucoide – câncer séssil ulcerado (adenocarcinoma mucoso ou mucossecretor). O tumor é constituído de células malignas produtoras de mucina (M). O material mucoide acumula-se no citoplasma das células, produzindo a figura em "anel de sinete" (as). As células neoplásicas em meio ao muco têm mais facilidade para disseminação do câncer.

LESÕES CELULARES E INTERSTICIAIS COM ACÚMULO DE MUCO

Degenerações mucoides e mucopolissacaridoses

A *degeneração mucoide celular* ocorre nas células epiteliais que produzem muco. Nas inflamações das mucosas (inflamação catarral), há acúmulo excessivo de muco no interior das células. Em alguns cânceres, como os do estômago, intestino e ovário, o aspecto gelatinoso observado na macroscopia é dado por células malignas que produzem muco em excesso. As células com degeneração mucosa vistas nesses casos são chamadas *células em anel de sinete*, porque o muco deslocando o núcleo confere à célula o aspecto dos antigos anéis usados para colocar timbre no papel ou sobre lacres (Figura 4.22).

O *acúmulo de muco intersticial* (mucopolissacarídeos) pode ocorrer no tecido conjuntivo cartilaginoso dos discos intervertebrais e meniscos do joelho, promovendo as hérnias de disco e a rotura dos meniscos, no conjuntivo das valvas cardíacas ou subendocárdio nos casos de doença reumática, artrite reumatoide e lúpus eritematoso. É discutido se existe aumento de mucopolissacarídeos entre o tecido conjuntivo elástico da aorta na chamada degeneração mucoide ou medionecrose idiopática da aorta, condição essa que pode levar ao aneurisma dissecante da aorta.

Na mucoviscidose, uma doença hereditária de crianças, o muco produzido pelas células mucosas do pâncreas, glândulas salivares, brônquios e fígado é muito viscoso, obstruindo os ductos excretores e acarretando infecções (bronquiectasia com broncopneumonias), cirrose hepática etc.

Nas mucopolissacaridoses, que se constituem em doenças genéticas por erro do metabolismo de degradação dessas substâncias, elas são encontradas depositadas nas células do sistema monocítico-macrofágico, nas células musculares lisas da íntima e no coração (síndromes de Hurler e de Hunter).

LESÕES CELULARES COM ACÚMULOS DE CARBOIDRATOS

Degeneração glicogênica

O metabolismo alterado dos glicídios (carboidratos), substâncias utilizadas principalmente como fonte de energia, pode levar a alterações decorrentes de sua *diminuição intracelular*, como acontece de forma generalizada nos indivíduos caquéticos e desnutridos, ou de *alterações da utilização*, que levam às hiperglicemias observadas na obesidade e no diabetes, ou ainda de alterações *decorrentes do armazenamento anômalo*, como acontece nas síndromes genéticas por defeito metabólico na síntese ou metabolismo do glicogênio com seu consequente acúmulo intracelular.

No diabetes, há distúrbio crônico do metabolismo dos hidratos de carbono, gorduras e proteínas por alteração da produção e/ou utilização da insulina. Os pacientes com diabetes *mellitus* podem ter defeitos nos receptores periféricos de insulina da célula-alvo, na própria molécula da insulina ou na interação receptor-molécula. Em qualquer situação, esses pacientes têm quadro persistente de hiperglicemia e glicosúria. A glicose é, então, reabsorvida pelas células tubulares renais (túbulo contornado distal c ramo descendente da alça de Henle) e hepatócitos, sendo armazenada na forma de glicogênio, conferindo às células tubulares aspecto finamente vacuolizado (degeneração glicogênica de Armanni-Epstein), que se assemelha à degeneração hidrópica.

No fígado, por razões desconhecidas, o glicogênio é observado mais nos núcleos dos hepatócitos, que se tornam muito claros, vacuolizados (degeneração glicogênica de Askanasi – Figura 4.23).

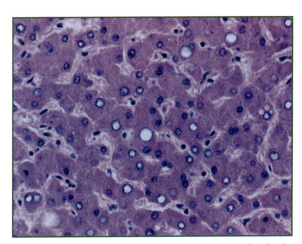

Figura 4.23 Fígado de diabético apresentando acúmulo de glicogênio nos núcleos de hepatócitos, documentado pelo aspecto claro, vacuolizado, nuclear. O glicogênio é hidrófilo e deixa sua imagem negativa em cortes fixados em formalina, como no presente caso.

É provável também que a entrada de água no núcleo contribua para essa morfologia, já que o glicogênio é bastante hidrófilo. Por essa característica, o glicogênio não é visualizado se o tecido é imerso em fixador aquoso, como é a formalina. A degeneração de Askanasi não é específica do diabetes, podendo ser encontrada nas hepatites viróticas e por drogas, caquexia e congestão passiva crônica.

A coloração positiva pelo PAS, feita em tecidos fixados em soluções não aquosas, demonstra o glicogênio.

As síndromes genéticas com erros enzimáticos que interferem na síntese do metabolismo do glicogênio são chamadas glicogenoses.

Glicogenoses

Nessas doenças, há acúmulo do glicogênio no fígado, nos rins e no coração, dependendo do tipo específico de síndrome. São doenças infantis geralmente de herança autossômica recessiva.

Dessas síndromes, a mais conhecida é a *doença de von Gierke*, também chamada glicogenose tipo I.

O glicogênio acumula-se no fígado e nos rins por deficiência da enzima glicose-6-fosfatase, responsável pela degradação do glicogênio para glicose. A criança tem hepatomegalia, nefromegalia e hipoglicemia. A mortalidade é alta, chegando a 50%. As células carregadas de glicogênio são grandes, claras, de contornos nítidos, simulando uma célula vegetal.

Outra condição com armazenamento de glicogênio é vista na *síndrome de McArdle* ou glicogenose tipo V, na qual o glicogênio se acumula somente nos músculos esqueléticos por falta de uma fosforilase muscular; o acúmulo ocorre em posição subsarcolemal. Clinicamente, há câimbras dolorosas e mioglobinúria; a doença é compatível com longevidade normal.

Finalmente, a *doença de Pompe*, ou glicogenose tipo II, acontece por falta de uma glicosidase lisossômica (maltase ácida). O glicogênio é visto nas células musculares cardíacas e no músculo esquelético. Há cardiomegalia e hipotonia muscular com grave insuficiência cardíaca e morte dentro de dois anos.

Existem outras glicogenoses mais raras. O diagnóstico anatomopatológico das glicogenoses é difícil, e a dosagem laboratorial da enzima deficiente é sempre fundamental para o diagnóstico final.

LESÕES CELULARES IRREVERSÍVEIS

Morte e necrose celular

Introdução

Na primeira parte deste capítulo, mostrou-se que as agressões podem romper o mecanismo homeostático da célula e, ao fazê-lo, diminuir a função e acumular uma série de substâncias no citoplasma, alterações que, de modo geral, têm o caráter de reversibilidade.

Quando a agressão é suficientemente forte, a célula não consegue mais se adaptar e caminha progressivamente para a morte. É sobre esse caminho que se tratará nesta segunda parte.

Definições

Define-se *morte celular* como "a perda irreversível das atividades integradas da célula com consequente incapacidade de manutenção de seus mecanismos de homeostasia", isto é, do equilíbrio da célula com o seu meio.

A partir do momento em que ocorre morte celular após uma agressão, havendo incapacidade irreversível de retorno à integridade bioquímica, funcional e morfológica, a célula passa a desencadear uma série de fenômenos bioquímicos e, consequentemente, funcionais e morfológicos. Essa sequência de fenômenos que ocorrem após a morte celular é denominada *necrose celular*. A necrose celular pode ocorrer em consequência da atuação de enzimas da própria célula – fenômeno denominado *autólise* – ou de enzimas extracelulares provindas de macrófagos e leucócitos que aportam ao local da morte celular. Neste último caso, diz-se que a necrose celular ocorre por *heterólise*.

Existe uma condição em que a *morte celular* acontece sem posterior necrose. É o caso dos tecidos fixados para estudos morfológicos. Nessas situações, os tecidos são embebidos em formalina ou glutaraldeído e as células são mortas pelo fixador, que interrompe bruscamente o funcionamento dos mecanismos enzimáticos, impedindo a necrose celular, isto é, a desintegração subsequente da célula após a morte.

Para que haja morte celular, é necessária uma agressão à célula. Entre outras, as agressões podem ser nutricionais, genéticas, físicas, químicas, biológicas, aqui incluídas as agressões imunológicas. A agressão perturba o equilíbrio homeostático e a célula pode reagir de diferentes modos, dependendo da combinação entre o tempo, a dose e a intensidade de atuação do agente agressor. Assim, ou a célula se adapta à agressão, ou sofre alterações morfofuncionais discretas, diminuindo a função (degenerações), ou morre.

A dinâmica da morte e necrose celular

A seguir, há a demonstração da dinâmica desses fenômenos, isto é, dos estágios de uma célula submetida à agressão – modificada de Trump, 1975 (Figura 4.24).

O *estágio 1* mostra a célula normal desempenhando funções específicas que lhe foram geneticamente atribuídas; caminha na curva A.

Em determinado ponto de sua existência, ocorre uma *agressão*, que pode ser *letal ou subletal*. No caso da agressão letal, a célula perde sua habilidade de equilíbrio com o meio, isto é, sua homeostasia ao longo da curva C. Entretanto, antes do ponto de *morte celular*,

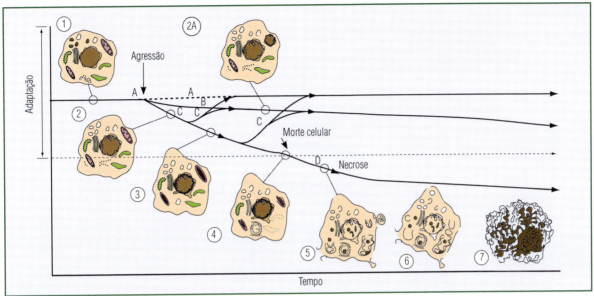

Figura 4.24 Estágios de agressão celular. Na abscissa, está o tempo e, nas ordenadas, estão os limites da habilidade homeostática da célula.

a célula pode se recuperar se o estímulo agressivo é retirado. Essa recuperação pode dar-se ao longo da curva C' ou C". No *estágio 2*, a principal alteração consiste na dilatação do retículo endoplasmático (RE) e na discreta condensação da cromatina nuclear; alguns ribossomos podem se destacar do RE rugoso (RER) e a célula tem maior quantidade de água no citoplasma, isto é, ocorre *edema celular*.

No *estágio 3*, as mitocôndrias são condensadas, a célula é mais inchada e tumefações bolhosas, irregulares, começam a aparecer ao longo da membrana celular.

Após o ponto de *morte celular* que caracteriza o *estágio 4*, a célula não é mais recuperada, mesmo que o estímulo agressor seja retirado; diz-se então que a célula entra na fase de *necrose*. O *estágio 4* não difere muito do estágio 3, exceto pelo fato de que as mitocôndrias estão marcadamente inchadas, enquanto outras porções dos seus compartimentos internos estão condensadas. Os lisossomos permanecem intactos; há aumento da dispersão dos ribossomos e do inchamento da célula. Durante a fase de *necrose*, já no *estágio 5*, a célula sofre degradação por autólise e desnaturação proteica representadas por irregularidades grosseiras da membrana celular, floculações densas na matriz mitocondrial, lisossomos primários aumentados e inúmeros lisossomos secundários.

No *estágio 6*, os lisossomos primários e secundários começam a desaparecer; grandes espaços, representando soluções de continuidade da membrana celular e irregularidade da superfície da membrana citoplasmática, podem ser vistos.

No *estágio 7*, pouco se reconhece da estrutura normal da célula. Veem-se restos de membranas, resultados da fragmentação e distorção das organelas e sombras das subestruturas celulares.

O *estágio 2A* representa uma adaptação subletal comum: ocorrem numerosos lisossomos secundários preenchidos com restos digeridos de componentes da célula. Todas as outras organelas são preservadas. Ressalte-se que a recuperação incompleta da célula, durante as fases reversíveis após a agressão, pode resultar em novo estado de equilíbrio, representado pelo ombro das curvas C' e C".

A seguir, há um esquema, nos mesmos estágios, da sequência de eventos que acabaram de ser descritos – modificado de Scarpelli, 1971 (Figura 4.25). Em cada compartimento celular, foram observadas sequencialmente as alterações bioquímicas e morfológicas que acontecem em uma célula agredida por isquemia.

Deste quadro, destacam-se os seguintes pontos: com a falta de O_2, há queda da fosforilação oxidativa e consequente dos ATP. O uso da glicólise anaeróbica aumenta os lactatos e induz queda do ATP. Por sua vez, a falta de ATP diminui a eficácia da bomba de NA^+/K^+; o Na^+ entra para o interior da célula e o K^+ sai; entra também Ca^{++} para o citoplasma. A pequena quantidade de Ca^{++}, normalmente sequestrada na mitocôndria, dispersa-se para o citosol. Com aumento do gradiente osmótico no interior da célula, entra água no citoplasma, acumulando-se nas cisternas do RE e inchando a célula. Com isso, há dispersão dos polissomos, com diminuição da síntese proteica. Os lisossomos incham-se e, em fase tardia, liberam hidrolases que promovem a degradação dos constituintes celulares; essas enzimas são liberadas para o sangue, onde se apresentam em níveis plasmáticos elevados (p. ex.: transaminases, creatinofosfocinases etc.).

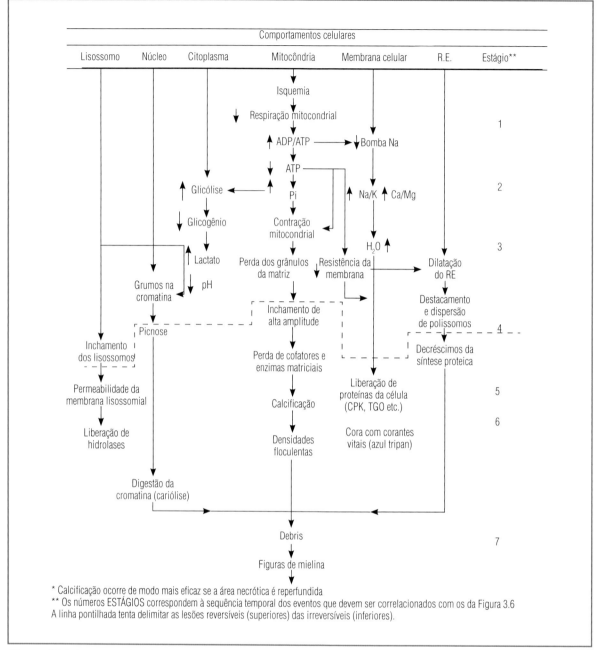

Figura 4.25 Agressão celular induzida pela isquemia.

A entrada do Ca++ é responsável pela ativação de fosfolipases endógenas, que degradarão os fosfolipídios das membranas. A essa altura, a célula tem o núcleo picnótico ou já em cariólise; as membranas celulares degradadas formam as chamadas figuras de mielina vistas no estágio 7 da progressão da agressão.

Sob o ponto de vista morfológico óptico, a morte celular e a consequente necrose podem ser evidenciadas por três estágios do núcleo da célula: *picnose*, *cariorréxis* e *cariólise*, fenômenos que ocorrem quando o sistema enzimático autodigestivo da célula está ativado. Enzimas lisosomais, como desoxirribonucleases e ribonucleases liberadas no citoplasma, penetram o núcleo, fragmentando e destruindo a cromatina. A *picnose nuclear* está relacionada com a queda do pH intracelular e a diminuição da produção de RNA. A picnose nuclear define para o patologista a fase inicial de lesão celular irreversível.

Ao microscópio eletrônico, observam-se alterações citoplasmáticas que antecedem as alterações nucleares e são indicativas da irreversibilidade das lesões celulares provocadas pela agressão. Essas alterações são basicamente relacionadas com as membranas celulares, o que será visto adiante. Agora, veremos o que acontece com as organelas.

As organelas na agressão celular

Mitocôndria

Principal fonte de energia da célula, a *mitocôndria* é uma das organelas mais sensíveis à agressão celular. Rapidamente, após agressão por isquemia, há perda dos grânulos da matriz, que se relaciona funcionalmente com a queda da fosforilação oxidativa, e concomitante decréscimo de ATP.

A seguir, com o progredir da agressão, ocorre condensação da matriz, com perda das membranas internas relacionadas com o aumento na produção de ADP e AMPc, que são fosfatos de baixa energia. Em seguida, há edema mitocondrial de baixa e, depois, de alta amplitude. Trata-se do substrato morfológico do movimento de água e íons que entram para o interior da organela provenientes da paralisação da bomba de Na^+/K^+, que funciona à custa de ATP. A presença concomitante de depósitos floculentos matriciais traduz a agregação de proteínas desnaturadas e o início da irreversibilidade da lesão mitocondrial. Finalmente, há depósitos de cálcio e fosfatos, transformando a organela em massa amorfa.

Retículo endoplasmático

Ao mesmo tempo em que essas alterações estão ocorrendo na mitocôndria, observa-se no RE dilatação das *cisternas*, que são preenchidas por água e íons. Nesta fase, diz-se que há, como já foi referido, *edema celular* ou degeneração hidrópica. O RER degranula-se com dispersão dos ribossomos e polissomos para o citoplasma, que leva à perda da função, com queda da síntese proteica.

O progredir da agressão leva à peroxidação dos lipídios das membranas celulares, que são liberados e hidratados, dando, então, origem a formações laminares concêntricas denominadas *figuras de mielina*, observáveis ao microscópio eletrônico.

Lisossomos

No *sistema lisossomal*, notam-se fundamentalmente alterações tardias que ocorrem depois da morte celular, isto é, depois do ponto de irreversibilidade. Surgem *vacúolos autofágicos*, isto é, detritos de organelas celulares lesadas dentro de um saco composto por membranas duplas. A membrana externa desse saco pode fundir-se com lisossomos primários ou secundários, dando origem aos chamados *corpos residuais*, que, por sua vez, podem permanecer no interior do citoplasma – se a célula não morrer – sob a forma de pequenos grânulos amarelo-acastanhados conhecidos como pigmento lipofuscínico. Esses pigmentos originam-se da peroxidação de lipídios polissaturados das membranas subcelulares desintegradas.

Nas células letalmente agredidas, as membranas dos lisossomos primários ou secundários rompem-se, liberando para o citoplasma e o espaço extracelular enzimas que podem ser medidas no sangue e colaborar no diagnóstico clínico de várias doenças, como infarto do miocárdio, hepatites etc.

Mecanismos de agressão levando à morte celular (Figura 4.26)

Diminuição da produção de energia (ATP)

Influxo de cálcio

Um evento muito importante que "sela a morte celular" é a difusão do Ca^{++} que estava ligado às membranas do RE e da mitocôndria, e advindo de fora da célula, para dentro do citosol e para o interior da matriz e cristas mitocondriais. O Ca^{++} *é poderoso inibidor da fosforilação oxidativa*. Quando o tecido moribundo é reperfundido, esse íon penetra facilmente na célula e difunde-se no citoplasma, aumentando a lesão.

É importante lembrar que o maior gradiente iônico em todas as células vivas é o do cálcio. A concentração de íons cálcio nos fluidos extracelulares é de ordem milimolar (10^{-3}M). Contrariamente, a concentração no citosol é de 10^{-7}M, isto é, cerca de 10 mil vezes menor. Esse fantástico gradiente é mantido tanto através da impermeabilidade passiva da membrana plasmática como da extrusão ativa do cálcio da célula. Esses íons são biologicamente muito ativos e, ao se acumularem em células moribundas ou mortas, contribuem para as transformações morfológicas encontradas na necrose do tipo coagulativo (veja adiante).

Esse conhecimento pode ser explorado na clínica com o provável bloqueio na membrana citoplasmática dos canais difusores do Ca^{++} (verapamil), impedindo a necrose coagulativa que ocorre após a reperfusão de células hepáticas. Qualquer que seja o papel do cálcio, a *quebra da permeabilidade da membrana plasmática e o influxo do Ca^{++} parecem constituir o evento crítico na morte celular.*

Desconexão da fosforilação oxidativa

A desconexão da oxidação e fosforilação ocorre ou por reações químicas ou por desacoplamento mecânico das enzimas da membrana mitocondrial. Toda vez em que há inchamento da mitocôndria (observado em muitos tipos de agressões como a hipóxia, tóxicos etc.), existe desconexão na cadeia de reações da fosforilação oxidativa.

Hipoglicemia

A glicose é o principal substrato para a produção de energia na maioria dos tecidos, sendo a única fonte energética para as células do cérebro. A falta de glicose nas células por déficit nos níveis de glicose circulante (hipoglicemia) resulta em produção deficiente de ATP – que é mais profunda no cérebro.

Hipóxia

A falta de oxigênio é mecanismo básico na diminuição da energia celular. Acontece em várias condições que serão alvo de comentários posteriores (veja "Causas das necroses", adiante).

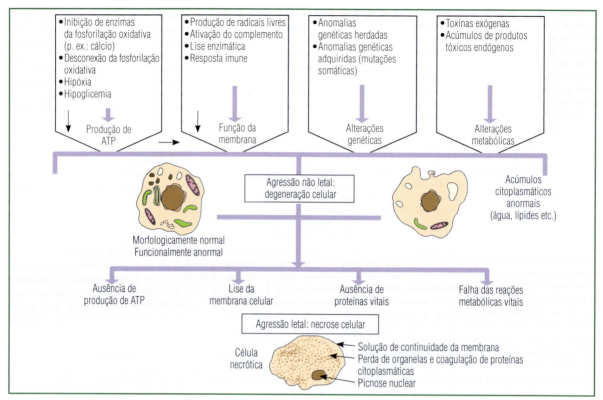

Figura 4.26 Mecanismos de agressão levando a degeneração, morte e necrose celular. (Modificada de Chandrasoma P; Taylor CR, 1991.)

Alterações na função das membranas e metabólicas

Lesões de membranas

Inúmeros mecanismos bioquímicos podem produzir lesões de membranas com diminuição da sua função. O modelo funcional-estrutural de Singer & Nicholson (1972) da membrana celular, denominado "mosaico fluido", foi fundamental para explicar e entender essas lesões.

Inicialmente, os fosfolipídios, componentes básicos das membranas e que estão continuadamente em processo de ressíntese, podem sofrer processo de degradação ou diminuição da síntese. A degradação está intimamente associada à ativação de fosfolipases endógenas ativadas pelo aumento do cálcio no citosol; a síntese diminuída está associada com o decréscimo na reacilação dos fosfolipídios. É importante lembrar que, na isquemia, o cálcio encontra-se em níveis elevados no citosol. A isquemia, produzindo queda de O_2, diminui a produção de ATP, que é fundamental na ressíntese de novos fosfolipídios, interferindo, portanto, na permeabilidade seletiva da membrana plasmática.

Radicais livres

Interagindo com os lipídios da membrana celular (peroxidação lipídica), os radicais livres levam a graves alterações desta. Pela importância, este assunto será visto com mais detalhes. Os radicais livres são elementos cada vez mais estudados e importantes, participando da patogenia de muitas doenças (inclusive em relação ao envelhecimento). Induzem lesões celulares, particularmente as de membranas. São moléculas altamente reativas que se caracterizam por possuírem um número ímpar de elétrons na órbita periférica. Entre esses radicais, estão alguns íons metálicos, o hidrogênio, o oxigênio, alguns compostos inorgânicos como o óxido nítrico (NO) e o dióxido de nitrogênio (NO_2). Qualquer composto pode se transformar em radical livre ao adquirir um elétron adicional; é, por exemplo, o que ocorre com o oxigênio, que se transforma por redução no radical livre superóxido (O_2^-). A radiólise da água (H_2O) resulta no aparecimento dos radicais livres hidrogênio (H*) e hidroxila (OH*). Pela perda de um elétron pareado da última órbita, também se forma um radical livre, como na oxidação do ácido ascórbico.

De todos os radicais livres, os mais frequentes derivam do oxigênio, do qual se formam radicais aniônicos superóxidos, que, por sua vez, podem se converter em radicais hidroxílicos altamente reativos. Esses radicais livres derivados do oxigênio são responsáveis por muitos efeitos biológicos tóxicos capazes de lesar diversos componentes celulares. Eles estão presentes: (a) em reações de oxirredução do metabolismo celular, especialmente na fosforilação oxidativa mitocondrial; (b) no decorrer do metabolismo enzimático de substâncias químicas e farmacológicas; (c) em reações causadas por radiação ionizante; e (d) em eventos relacionados com substâncias encontradas na poluição ambiental, como o ozônio e o óxido de nitrogênio.

Há evidências de que os radicais livres de oxigênio são produzidos em níveis baixos no miocárdio isquêmico; no entanto, existe aumento acentuado desses radicais quando o fluxo sanguíneo é restaurado. Desse modo, conclui-se que o mecanismo da assim chamada "lesão de reperfusão" aparentemente é um paradoxo, isto é, o tecido isquêmico piora suas condições de necrose ao ser reperfundido. Alguns autores acreditam que o oxigênio tóxico possa advir em grande parte de leucócitos que aportam à área de necrose após a reperfusão e, associados ao influxo do cálcio, lesariam mortalmente a célula moribunda.

Um exemplo bastante clássico na formação de radical livre é o que ocorre na intoxicação pelo tetracloreto de carbono (CCl_4). O metabolismo dessa droga no RE liso (citocromo P450) do fígado resulta na formação de um radical livre de CCl_3 e Cl^- que inicia a peroxidação dos fosfolipídios das membranas. Ocorrendo lesão das membranas reticulares, há desagregação de ribossomos, queda da síntese proteica e incapacidade de produção de lipoproteínas e de proteínas receptoras de lipídios. Com isso, os triglicerídeos não podem sair da célula, acumulando-se no citoplasma e produzindo uma lesão que até certo ponto é reversível, denominada *degeneração gordurosa* ou esteatose hepática, como já foi visto. Com o progredir das lesões, há agressão das membranas dos lisossomos e liberação do conteúdo enzimático hidroproteolítico, que, com as lesões de membrana plasmática, permitem entrada de Na^+, H_2O e Ca^{++}, necrosando o hepatócito.

A peroxidação lipídica que está na base de toda a ação dos radicais livres é iniciada por radicais hidroxilas que reagem com os ácidos graxos insaturados dos fosfolipídios da membrana, gerando radicais livres de ácidos orgânicos que logo reagem com o oxigênio, formando peróxidos. Esses peróxidos interagem com os radicais livres em reação autocatalítica, que destroem mais ácidos graxos insaturados, induzindo assim graves lesões nas membranas.

Os radicais hidroxila que aparecem com a radiação ionizante interagem com água intracelular e também com o DNA, levando à inibição da replicação. Para células estáveis ou permanentes não proliferativas, como o hepatócito ou neurônio, a incapacidade de replicação do DNA tem poucas consequências. No entanto, para as células lábeis com função proliferativa, como os epitélios e células hematopoiéticas, a falta de duplicação do DNA representa a perda de uma função fundamental. Quando isso acontece, entram em ação mecanismos que conduzem a célula à morte. Nesse processo, pode estar envolvida a síntese de novas proteínas, uma vez que já foi demonstrado que, ao se inibir a síntese proteica, a morte celular é prevenida. A indução da morte celular, ao inibir a replicação celular, serviria para o organismo se livrar "naturalmente" das células que perderam sua função primordial. Parece ser esse o mecanismo de morte das células que morrem "espontaneamente" nos órgãos (apoptose).

Felizmente, os radicais livres existem normalmente em pequenas concentrações, tendo vida média muito curta (de poucos microssegundos). O organismo também tem sistemas de inativação desses radicais, que incluem os antioxidantes endógenos (ou exógenos, como a vitamina E e o selênio), enzimas, como a superóxido-dismutase, catalases (presentes nos peroxissomos) e a glutation-peroxidase. Acredita-se que os processos patológicos que ocorrem em função dos radicais livres têm como base o desequilíbrio entre a formação e a destruição desses radicais.

Em resumo, a morte celular que ocorre em várias situações, como durante a oxigenoterapia, inflamações, reperfusão de tecido isquêmico, toxicidade química, radioterapia e carcinogênese química, dependeria da formação de radicais livres de oxigênio que, pela peroxidação lipídica, lesam as membranas.

O papel do ferro

Recentemente, tem-se evidenciado, em inúmeros trabalhos, o papel do ferro na morte celular induzida pelos radicais derivados do oxigênio (superóxido: O_2^-, peróxido de hidrogênio: H_2O_2 e íons hidroxila: OH).

Todas as células que respiram necessitam do ferro (Fe), utilizado nos citocromos mitocondriais para transporte de elétrons. A célula capta o Fe do plasma que estava acoplado à transferrina; livre no citoplasma, ele se apresenta na forma férrica trivalente Fe_3^+ e tem de ser reduzido à forma ferrosa bivalente Fe_2^+ para ser ativo na reação de Fenton: $Fe^{2+} H_2O_2 \rightarrow Fe^{3+} + OH + OH^-$. Essa redução pode ser acelerada pelo superóxido, que, desse modo, torna-se importante porque produzirá radicais hidroxila. Esses radicais hidroxila também podem ser gerados em reação começando com ânions superóxidos e catalisada pelo Fe^{3+}, quando então é denominada reação de Haber-Weiss: $O_2^- + H_2O_2 \rightarrow OH + OH^- + O_2$. Os radicais hidroxilas, formados nas duas reações, promovem a peroxidação lipídica, alterações proteicas e do DNA, como já comentamos.

Ativação do sistema complemento

A ativação da cascata do complemento resulta no final em complexos das frações C5b, C6, C7, C8 e C9, que exercem uma função lítica tipo fosfolipase, destruindo enzimaticamente a membrana. O fenômeno da fixação e ativação do complemento é importante componente da resposta imune que causa a morte celular quando estas são reconhecidas como estranhas ao organismo.

Enzimas lipolíticas

As enzimas com poder de atuar sobre lipídios agridem mortalmente as membranas. Um exemplo desse efeito é visto quando o pâncreas inflamado libera lipases, causando extensa necrose nos tecidos locais (veja adiante). Alguns microrganismos (Clostridium perfringens) também produzem enzimas que exercem efeito lipolítico.

Filamentos intermediários

Em trabalhos recentes, foi demonstrado que, no miocárdio isquêmico, quando há edema celular, os filamentos intermediários que dão suporte às miofibrilas, ancorando-as na membrana plasmática, destacam-se, deixando a membrana passível de estiramento e rotura. O mecanismo proposto seria novamente o aumento intracitoplasmático de cálcio, ativando proteases que destruiriam a vinculina, proteína estrutural básica dos filamentos intermediários.

Vírus

Atuam na morte celular por dois mecanismos básicos de agressão: pelo efeito citopático direto, no qual a replicação viral interfere de algum modo no metabolismo celular; e pela indução de resposta imunológica contra antígenos virais ou antígenos das próprias células infectadas que foram modificados pelo vírus. O exemplo clássico desse último tipo é a lesão do hepatócito, determinada pelo vírus B da hepatite, que é mediada pela citólise induzida por linfócitos T.

Assim como o vírus da poliomielite, o vírus da hepatite B encontra receptores na superfície da célula, facilitando sua penetração no citoplasma. No interior das células, o vírus replica-se e, no processo de liberação dos novos vírus para o exterior da célula, há fixação de proteínas virais na superfície externa da membrana plasmática. Essas proteínas são agora reconhecidas como estranhas pelo sistema imunológico, desenvolvendo-se, então, resposta imune celular e humoral, com liberação de fatores citolíticos e citotóxicos, que determina a morte da célula infectada.

Outras alterações metabólicas que levam a acúmulos intracelulares e, por vezes, à morte celular foram discutidas anteriormente (degenerações).

Alterações genéticas

O DNA dos cromossomos representa a base genética do controle da função celular. O DNA controla a síntese de proteínas estruturais, proteínas de replicação celular e enzimas.

As *anormalidades genéticas herdadas* passam de geração a geração, ao passo que as *anormalidades genéticas adquiridas* são mutações somáticas resultantes da alteração do material genético, por efeito de radiações, vírus, drogas etc.

Assim, o DNA lesado pode levar à falha na *síntese de proteínas estruturais vitais*, causando necrose celular (radiação, vírus). Interferência nas *proteínas de replicação* – por exemplo, nas células da medula óssea – leva à depleção de hemácias (anemia) e neutrófilos (neutropenia); falha na replicação de células germinativas leva à esterilidade; muitas drogas produzem esse efeito. Alterações nas proteínas que regulam o crescimento e replicação celular por alterações do DNA podem resultar em câncer. Falhas na síntese de enzimas levam a doenças congênitas (erros inatos do metabolismo); se um sistema enzimático vital é afetado, há morte celular.

Considerações finais

Ao concluir sobre a patogenia da morte celular, deve-se ressaltar que as células morrem bioquimicamente antes de apresentarem alterações estruturais. A homeostasia celular depende de mecanismos finamente regulados. Assim, as diferentes causas de lesão irreversível talvez não sejam o resultado da agressão a um único sistema ou a uma organela específica, mas sim um somatório de lesões bioquímicas que, quando presentes, ultrapassam o limiar de adaptação da célula. Parece, então, que "não existe um único calcanhar de Aquiles na célula". Seria mais prudente dizer que a morte celular está relacionada a múltiplas alterações que se somam e são sinérgicas. Por vezes, uma lesão celular focal pode desencadear mecanismos em cascata que levam a célula à morte. Nem sempre é necessário um grande terremoto em alto-mar para produzir um *tsunami*!

Resumo

As agressões celulares subletais permitem sua recuperação se as condições forem favoráveis, ao contrário da morte e da necrose celular.

As mitocôndrias são as primeiras organelas a sofrerem com agressões não letais, diminuindo a produção de ATP e acumulando água e lipídios. A primeira é mais vista nas células tubulares do rim, e a segunda, nos hepatócitos. É nas mitocôndrias que se observam as primeiras alterações estruturais, como a perda dos grânulos da matriz e o inchamento de baixa amplitude.

A eosinofilia observada nas células mortas se dá em virtude da perda do RNA ribossomal e da coagulação de proteínas citoplasmáticas. As proteínas (enzimas) podem ser liberadas das células mortas e ser detectadas no sangue, servindo como meio diagnóstico.

Os principais alvos para agressão celular são, então, as mitocôndrias, as membranas, o citoesqueleto e o DNA nuclear. Em consequência da interdependência das organelas, a agressão a uma delas leva em cascata ao dano de outras. Radicais livres do oxigênio são muito lesivos a células e são produzidos na isquemia dos tecidos e também na reperfusão. A perda de ATP implica na falta de síntese de substâncias celulares, com consequente acúmulo de outras substâncias. O cálcio livre no citosol ativa enzimas intracelulares potentes, determinando a morte e a necrose celular.

NECROSE TECIDUAL: CAUSAS, PADRÕES MORFOLÓGICOS, CONSEQUÊNCIAS E EVOLUÇÕES

Introdução

No item anterior, foram definidos vários conceitos sobre a morte e a necrose da célula. Foram vistas as alterações morfológicas ópticas e ultraestruturais da morte e posterior necrose celular, o que essas alterações representam sob o ponto de vista bioquímico e funcional da célula e também foi abordada a patogênese, isto é, os mecanismos envolvidos na morte da célula.

Com a soma de uma célula necrótica com outra célula necrótica, e assim por diante, tem-se um "conjunto de necroses celulares individuais", constituindo, assim, a *necrose tecidual*. Se houver vários focos de necrose, pode ocorrer a necrose de uma parte do órgão ou eventualmente de todo o órgão. Fica claro então que o conceito de necrose tecidual faz sentido em indivíduos vivos, não cabendo o conceito de morte tecidual em indivíduos mortos. Para o caso de morte do organismo como um todo, diz-se que houve *morte somática*, e os fenômenos líticos que ocorrem depois são denominados *autólise*, e não necrose.

Causas de necroses

A Tabela 4.3 explicita as causas que determinam agressão celular e, portanto, necrose tecidual.

Hipóxia

Causa extremamente importante e frequente de agressão e necrose teciduais. Os fatores que provocam a *isquemia* que ocorre quando a corrente sanguínea arterial é interrompida, como na aterosclerose obstrutiva ou nas tromboses ou tromboembolias, constituem-se nas causas mais comuns de hipóxia. Outra causa é a oxigenação inadequada do sangue em virtude de insuficiência cardíaca e/ou respiratória.

A perda da capacidade do sangue de transportar oxigênio, como ocorre nas anemias ou no envenenamento por monóxido de carbono, é causa menos comum de morte celular e necrose tecidual; assim também é o envenenamento por cianeto, que, inibindo as enzimas celulares oxidativas (citocromo-oxidase), impede a respiração celular com consequente queda de ATP nas células e morte do indivíduo em minutos.

Dependendo do estado hipóxico, as células podem se adaptar, sofrer lesões reversíveis ou morrer. Assim, se a artéria femoral estiver com a luz reduzida, as fibras musculares esqueléticas, poupando gasto de energia na baixa concentração de oxigênio e nutrientes, diminuem de tamanho, atrofiando-se.

A redução da massa celular muscular pela diminuição no tamanho das fibras alcança um equilíbrio entre as necessidades metabólicas e a disponibilidade de oxigênio: a atrofia, portanto, é uma forma de adaptação à agressão. As lesões por *radicais livres* derivados do oxigênio já foram comentadas anteriormente.

Tabela 4.3 Causas de agressão celular

Oxigênio
1. Hipóxia (O$_2$ baixa)
 - Anemias, envenenamento (CO, insuficiência cardiorrespiratória)
2. Anóxia (O$_2$ ausente)
 - Afogamento, pré-parto
3. Isquemia (falta de circulação)
 - Trombos, êmbolos, aterosclerose, compressões
4. Radicais livres

Agentes físicos
1. Mecânicos (traumatismos)
2. Temperatura (frio, calor)
3. Variações repentinas da pressão atmosférica
4. Radiações ionizantes
5. Correntes elétricas

Agentes químicos
1. Venenos (mercuriais, arsênico, cianeto, fenóis, CCl$_4$, agentes alquilantes etc.)
2. Drogas medicamentosas
3. Drogas não terapêuticas
4. Poluição do ar (tabagismo, pneumoconioses)
5. Inseticidas, herbicidas, CO
6. Agentes inócuos em proporções inadequadas (manitol, sódio, glicose, O$_2$)

Agentes biológicos
1. Vírus (citolíticos, citopáticos e oncogênicos)
2. Riquétsias
3. Bactérias (endotoxinas e exotoxinas)
4. Metazoários
5. Fungos

Mecanismos imunes
1. Imunidade humoral (células B)
2. Imunidade celular (células T)

Distúrbios genéticos
1. Hereditários
2. Adquiridos

Distúrbios nutricionais
1. Avitaminoses (escorbuto, xeroftalmia)
2. Desnutrição proteica – calórica (marasmo e *kwashiorkor*)

Envelhecimento

Agentes físicos

Entre os agentes físicos mais comuns, capazes de induzir agressão celular, estão os traumatismos mecânicos, as variações da temperatura, as mudanças repentinas da pressão atmosférica, as radiações ionizantes que produzem radicais livres e o choque elétrico.

Agentes químicos

São inúmeros os agentes químicos, incluindo as drogas, que podem produzir lesões celulares. Agentes potentes, como os venenos (tetracloreto de carbono – CCl$_4$), os sais mercuriais e o arsênico, são exemplos de substâncias que, em pequenas doses, podem lisar células em minutos. Agentes simples, como a glicose ou o sódio, em concentrações hipertônicas, podem causar agressão celular por perturbarem a homeostasia líquida e eletrolítica da célula. Até mesmo o oxigênio em altas concentrações é gravemente tóxico. Substâncias do dia a dia (como os poluentes ambientais, inseticidas, herbicidas), riscos ocupacionais (como a exposição à sílica e ao asbesto), estímulos sociais (como o álcool, o fumo, as drogas), além de grande variedade de medicamentos, são causas de morte celular.

Agentes biológicos

Os agentes biológicos, melhor dizendo, os agentes infecciosos, que podem variar desde os vírus até os grandes vermes, e entre eles se intercalando as riquétsias, as bactérias, os protozoários e os fungos, causam agressão celular pela via direta, com replicação no interior da célula, como acontece com os vírus, ou por meio de endotoxinas e exotoxinas, que são venenos para a célula, ou, ainda, por indução de fenômenos imunológicos.

Mecanismos imunes

As reações imunes salvam vidas ou podem ser letais. Embora o sistema imunológico sirva como defesa contra agentes biológicos, as reações imunes também podem causar lesão celular por meio de fenômenos ligados à imunidade celular ou humoral. A reação anafilática a uma proteína estranha ou a uma droga ingerida é exemplo clássico dessa agressão. O organismo pode desenvolver anticorpos contra antígenos do próprio corpo, e assim desenvolver as chamadas enfermidades autoimunes.

Distúrbios genéticos

Causam lesões celulares, podendo produzir desde pequenos erros metabólicos até malformações congênitas, porque a célula torna-se mal programada para seguir sua diferenciação normal. Um exemplo clássico é a anemia falciforme, na qual um pequeno defeito genético (troca da valina pelo ácido glutâmico na posição 6 da cadeia beta da hemoglobina) causa anomalia na molécula da hemoglobina. Alterações enzimáticas sutis, induzidas por defeito do DNA, produzem as chamadas doenças por erros inatos do metabolismo.

Distúrbios nutricionais

Nos países em desenvolvimento, os distúrbios nutricionais são ainda causas importantes de lesões celulares. A deficiência de vitaminas específicas causa número elevado de mortes. Ironicamente, o excesso de alimentos, notadamente os lipídios, causa lesão celular entre os indivíduos socialmente privilegiados ao acelerar a aterosclerose.

Envelhecimento

O envelhecimento talvez seja uma forma programada geneticamente de morte celular. O envelhecimento acelerado pode ser visto em doenças genéticas como a síndrome de Down.

Fibroblastos normais colocados em cultura passam por somente 50 duplicações de população, situação após a qual a cultura morre. As células normais em cultura constituem-se em bom modelo de estudo da senescência.

Tipos de necrose: padrões morfológicos

Como visto, a listagem das causas de agressão celular é gigantesca. No entanto, se essa lista (Tabela 4.4) for comparada com os tipos morfológicos de necroses (Figura 4.10), veremos que existe enorme desproporção; isso quer dizer que as causas são muito mais numerosas do que a expressão morfológica que o tecido morto pode assumir. Portanto, conclui-se que diferentes agressões produzem um mesmo tipo morfológico de necrose.

Tabela 4.4 Tipos morfológicos de necrose

1. Coagulação
2. Liquefação
3. Caseosa
4. Gordurosa
5. Gomosa
6. Hemorrágica
7. Fibrinoide
8. Gangrenosa

São apenas oito os tipos de necroses. A classificação é baseada na expressão morfológica que a célula e o tecido morto adquirem. A morte da célula não significa desaparecimento imediato do seu arcabouço. As diferentes vias de dissolução que se seguem após a morte celular dependem do equilíbrio entre a proteólise progressiva e a coagulação das proteínas citoplasmáticas e, eventualmente, da calcificação. São esses condicionantes que determinam os diferentes tipos morfológicos de necrose. A importância da classificação reside no fato de que a correta identificação do tipo de necrose dá a pista para a sua causa.

Por incrível que pareça, a classificação dos tipos de necroses é controversa. Alguns autores preferem classificá-las em apenas quatro tipos: *coagulação, liquefação, caseosa* e *gordurosa*. As necroses *hemorrágica* e *gomosa* seriam formas de necrose de coagulação; por sua vez, a *gangrenosa* seria uma forma de evolução da necrose de coagulação, e a *fibrinoide*, uma necrose envolvendo mais de um mecanismo: o imunoalérgico e o da necrose de coagulação. Cada uma será vista com mais detalhes. As necroses constituem o dia a dia do patologista.

Necrose de coagulação

Constitui-se no tipo mais comum de necrose. A área morta, macroscopicamente, tem cor amarelo-pálida, sem brilho, de limites mais ou menos precisos e de forma irregular ou triangular, dependendo do órgão atingido e do tipo de circulação que esse órgão apresenta. Essa necrose, em 99% das vezes, depende da obstrução de ramo arterial em órgão com circulação anatômica e funcionalmente terminal. A tonalidade pálida da área necrótica a faz ser denominada *necrose isquêmica* (Figura 4.27 A, Figura 4.28 A e Figura 4.30).

As necroses de coagulação, na sua grande maioria, são observadas nos *infartos* (*necrose de coagulação isquêmi-ca*) como aqueles que ocorrem no rim (Figura 4.28 A e B), no coração (Figura 4.27 A, B e C), no baço (Figura 4.30) e nos tumores de crescimento rápido.

São ainda vistas em queimaduras e nas lesões produzidas por ácidos e bases fortes. Um exemplo típico de coagulação citoplasmática é a que ocorre com a clara do ovo no óleo quente. A desnaturação (coagulação) é consequência das quebras das ligações peptídicas que unem os aminoácidos que formam as proteínas.

O termo coagulação refere-se ao aspecto físico da célula morta, que de um estado solúvel (líquido) passa a um estado de gel (sólido), basicamente por perda de água e coagulação (desnaturação) proteica. Há verdadeira mumificação da célula. A coagulação do citoplasma é resultado da ação de enzimas (hidrolases) ativadas pelo cálcio que atuam sobre as proteínas estruturais. Com o tempo, as hidrolases são inativadas, impedindo, assim, que exista proteólise autolítica por completo da célula morta. Mais tarde, se existirem condições locais, aportam nessa área leucócitos do sangue que liberam, no local, enzimas proteolíticas. Esse foco necrótico vai, então, sendo desfeito por heterólise, e os restos das células mortas serão fagocitados por macrófagos que também aportam ao local. Deve-se lembrar que os macrófagos são monócitos do sangue que assumem poder fagocítico nos tecidos.

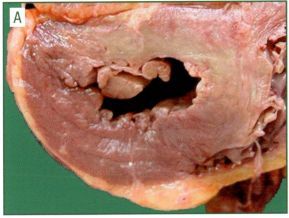

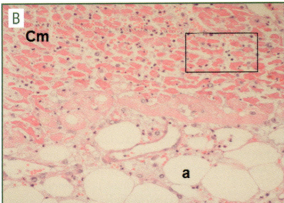

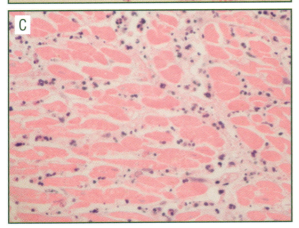

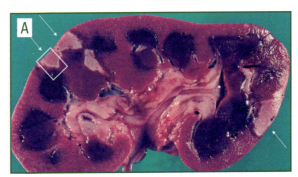

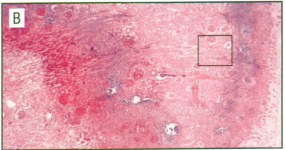

Figura 4.27 (A) Coração com necrose de coagulação (infarto recente) – área branco-amarelada posterosseptal denotando isquemia do miocárdio. (B) Cardiócitos acidofílicos mortos (Cm) junto à rima de miocárdio com degeneração hidrópica e epicárdio com adipócitos (a). (C) Necrose coagulativa do miocárdio com restos nucleares e influxo neutrofílico.

Figura 4.28 (A) Rim com áreas de necrose de coagulação isquêmica (setas). A falta de aporte de sangue arterial nessas áreas determina a morte do tecido. (B) Corte histológico mostra necrose de coagulação (área rósea pálida), marginada por halo basofílico em virtude do influxo de neutrófilos e um halo vermelho que correspondem a vasodilatação e hemorragia, induzidos por mediadores liberados, na área necrótica, sobre esses vasos (inflamação).

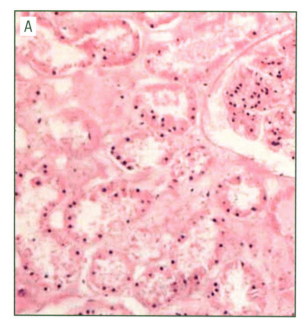

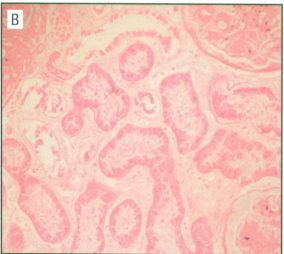

Figura 4.29 Rins: duas fases da progressão da necrose coagulativa. (A) Túbulos com células necróticas mostrando núcleos em picnose. (B) A maioria dos túbulos com núcleos em lise (cariólise). As células glomerulares são mais resistentes à necrose e morrem mais tardiamente, daí alguns núcleos ainda em picnose. É característica da necrose de coagulação a manutenção "fantasmagórica" (sombras) dos contornos celulares.

A área necrótica apresenta, histologicamente, necrose de coagulação caracterizada pela conversão da célula em arcabouço acidofílico opaco. Isso ocorre, em geral, com perda do núcleo, mas com preservação da forma celular, permitindo o reconhecimento dos contornos celulares e da arquitetura do tecido. Na necrose de coagulação, olhando o "fantasma" das células que morreram, é possível diagnosticar o órgão.

A acidofilia do citoplasma observada na coloração de hematoxilina-eosina (HE) é função da perda da basofilia produzida pelo RNA citoplasmático (ribossomol), que é inativado, e pela afinidade da eosina com as proteínas desnaturadas e os radicais ácidos que se acumulam na célula necrótica (Figuras 4.27 B e C e 4.29 A e B).

Com a queda do pH intracelular, existe condensação cromática do núcleo, possivelmente por perda de água, resultando em pequena massa retrátil, densa (*picnose*). Com o progredir da lesão, a cromatina é progressivamente fragmentada por DNAases de origem lisossomial (*cariorréxis*) e, finalmente, pode ser lisada por completo (*cariólise*) (Figura 4.29 A e B).

Uma causa menos comum de necrose de coagulação, que é de natureza hipoxêmica e não isquêmica, é a observada no *choque*. Esta condição – que determina hipotensão prolongada – induz hipóxia em diferentes órgãos. O rim e o fígado são órgãos bastante vulneráveis aos efeitos do choque. Há necrose de coagulação dos túbulos corticais do rim (necrose tubular aguda) e de hepatócitos na região centrolobular (Figura 4.31).

Na zona centrolobular do fígado, também existe necrose nos estados de hipóxia prolongada, como é visto na congestão passiva crônica desse órgão que ocorre na insuficiência cardíaca (direita) de longa data.

Alguns tóxicos, como o clorofórmio, o bromobenzeno e as toxinas bacterianas, podem induzir necrose de coagulação centrolobular no fígado. Assim, as necroses de padrão coagulativo são semelhantes entre si, porém podem ter causas diversas.

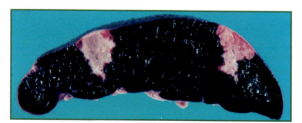

Figura 4.30 Baço com duas áreas de necrose de coagulação isquêmica (infartos brancos). Áreas pálidas, com halo vermelho, de formato triangular com o vértice voltado para o ponto de oclusão arterial.

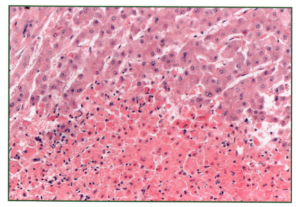

Figura 4.31 Fígado de paciente em choque com hipotensão grave: necrose de coagulação na região centrolobular, na zona de menor oxigenação do órgão. Hepatócitos eosinofílicos com núcleos picnóticos.

Necrose de liquefação (Figura 4.32)

A necrose de liquefação ou necrose liquefativa, ao contrário da necrose de coagulação, apresenta a área necrótica de consistência mole; na maioria das vezes, o tecido morto encontra-se mesmo liquefeito.

Essa necrose resulta da ação de enzimas hidrolíticas poderosas, com dissolução enzimática rápida e total do tecido morto, favorecida por sua estrutura e constituição. Há nesses casos uma prevalência da autólise e heterólise sobre a situação que favorece a desnaturação das proteínas.

Esse tipo de necrose é característico da destruição pela isquemia do tecido cerebral, que, sendo rico em lipoides, água e enzimas lisossomiais e pobre em proteínas, apresenta diminuta capacidade de coagulação, o que facilita seu amolecimento e sua liquefação (*necrose liquefativa por autólise – amolecimento cerebral*). A necrose de liquefação do sistema nervoso central leva à formação de cavidades (pseudocistos) preenchidas por restos de material liquefeito, tendo, na periferia, reação glial que persiste por toda a vida do indivíduo (Figura 4.33).

Outra ocasião em que esse tipo de necrose pode ser encontrado é vista nas lesões produzidas por determinados microrganismos, denominados bactérias piogênicas. Aqui, as enzimas das bactérias, das células mortas e dos leucócitos que afluem ao local da agressão contribuem para a digestão proteolítica liquefativa do tecido lesado (*necrose liquefativa por heterólise*). Nesses casos, observa-se que o produto final da lise é um líquido viscoso, amarelado, denominado *pus* (Figura 4.34 A e B). O pus, portanto, é o resultado da agressão celular por agente que evoca

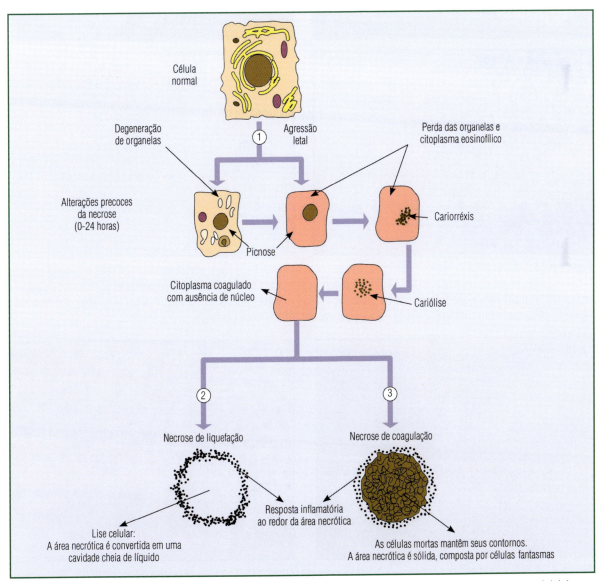

Figura 4.32 Alterações celulares causadas por agressão letal (1): progressão da necrose mostrando as alterações iniciais e a diferença das necroses dos tipos liquefação (2) e coagulação (3). (Modificada de Chandrasoma P; Taylor CR, 1991.)

reação inflamatória supurativa, isto é, com muitos leucócitos. Quando esse processo supurativo é localizado, restrito a um ponto do órgão, é denominado *abscesso* (Figura 4.34 A).

Se o processo supurativo é difuso, sem limites definidos, é denominado *flegmão*; se o pus preenche uma cavidade pré-formada, como a cavidade torácica, a vesícula biliar etc., denomina-se *empiema*.

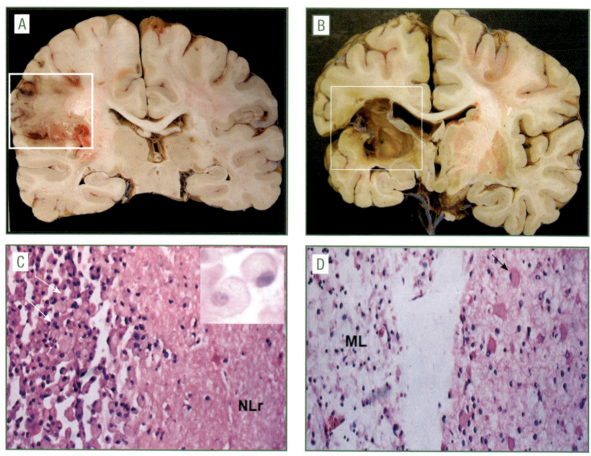

Figura 4.33 (A) Cérebro com necrose liquefativa recente (infarto cerebral). (B) *Idem*, porém lesão antiga onde o material necrótico se liquefez, formando um pseudocisto, e drenou quando o cérebro foi cortado, deixando uma cavidade. (C) Necrose de liquefação recente (NLr) com a chegada de células gliais fagocíticas (células grânulo-gordurosas – setas e detalhe). (D) Material liquefeito (ML) com restos celulares e gliose reativa ("gemmisted cells" – seta) periférica.

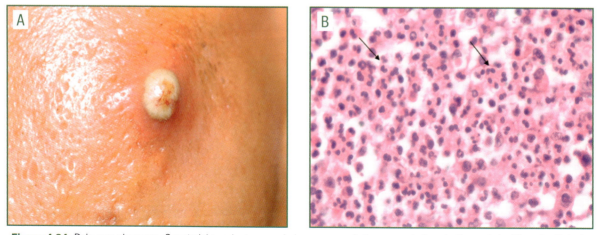

Figura 4.34 Pele com abscesso. O material purulento amarelado corresponde à necrose de liquefação por heterólise, de etiologia bacteriana (A). Histologicamente, o pus (B) corresponde à grande quantidade de leucócitos (neutrófilos – setas), associado a fibrina, restos celulares e bactérias fagocitadas, que, associadas ao conteúdo lipídico das células, dão cor amarelada ao material.

Capítulo 4
Lesões Celulares Reversíveis (Degenerações) e Irreversíveis (Morte Celular e Necroses) – Calcificações

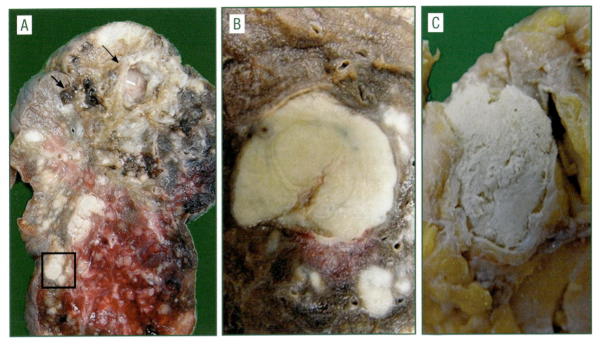

Figura 4.35 Necrose caseosa. (A) Pulmão com massas opacas, semelhantes a queijo fresco (cottage), resultado da destruição tecidual com reação granulomatosa produzida pelo bacilo da tuberculose. Quando o material necrótico é drenado, formam-se cavernas (setas). (B) Note o detalhe do material necrótico, opaco e friável. (C) Mesmo aspecto visto em linfonodo do mesentério.

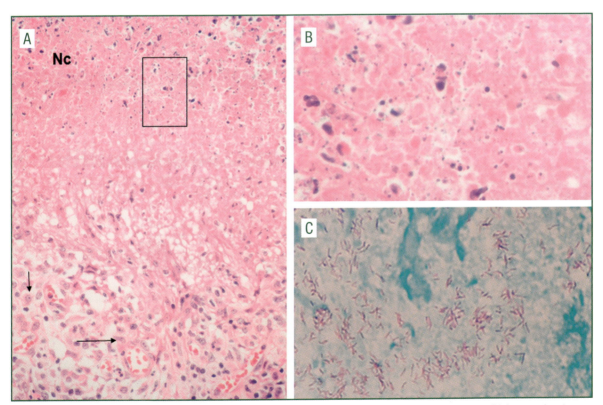

Figura 4.36 Pulmão com necrose caseosa (tuberculose). Observe em (A) o aspecto "sujo" da necrose (Nc), uma parede envoltória com macrófagos (núcleos redondos – seta curta) e células epitelioides (macrófagos modificados – núcleos alongados – seta longa). Essa reação inflamatória é denominada granulomatosa. (B) Detalhe da área caseosa com restos celulares não completamente desintegrados. No interior de macrófagos, a coloração de Ziehl-Neelsen mostra os bacilos de Koch (BAAR) em vermelho (C).

Necrose caseosa

A necrose caseosa ou necrose de caseificação é outra forma peculiar de necrose. Recebe esse nome porque a estrutura necrótica assemelha-se grosseiramente à massa grumosa do queijo branco, *fresco* (*caseum*). Apresenta-se como massa amorfa, amarelo-esbranquiçada, sem brilho, de consistência pastosa, friável e seca (Figura 4.35 A, B e C).

Na verdade, representa uma combinação da necrose de coagulação com a necrose de liquefação e é comumente o resultado da agressão celular pelo bacilo de Koch; portanto, essa necrose é a marca registrada da *tuberculose*.

Microscopicamente, a necrose caseosa é constituída por massa eosinofílica com muitos restos nucleares fragmentados, que dão à necrose uma aparência suja, com perda dos pormenores dos contornos celulares. As células não são totalmente liquefeitas nem seus contornos são bem delineados como acontece na necrose de coagulação, criando, desse modo, um aglomerado de material granular amorfo (Figura 4.36 A e B).

Após a morte celular, existe, depois de certo tempo, uma parada dos mecanismos enzimáticos líticos. Acredita-se que a cápsula do bacilo da tuberculose – *Mycobacterium tuberculosis* – contenha lipopolissacarídios que interagem com as células mortas, inibindo as enzimas proteolíticas e oferecendo o aspecto caseoso. Sabe-se também que existe uma correlação entre o desenvolvimento de hipersensibilidade na tuberculose e o aparecimento da necrose caseosa. O *M. tuberculosis* não possui exotoxinas, endotoxinas ou enzimas hidrolíticas conhecidas.

Em casos característicos, a necrose caseosa está contida no interior de uma parede inflamatória granulomatosa; em outras palavras, circunscreve à necrose um tipo especial de inflamação em que existem macrófagos especiais denominados células epitelioides; há também células gigantes, formadas pela fusão de macrófagos, além de linfócitos e macrófagos comuns. O aspecto caseoso e sua parede granulomatosa envoltória são muito sugestivos para o diagnóstico histológico de tuberculose (Figura 4.36 A). Porém, é importante lembrar que outras doenças infecciosas podem determinar o mesmo aspecto de necrose caseosa, como tularemia, paracoccidioidomicose, histoplasmose. A paratuberculose ou doença de Johne nos ruminantes, especialmente bovinos, e a própria tuberculose animal também são causadas por bacilos álcool-acidorresistentes (BAAR). No entanto, se, no material caseoso, pela coloração de Ziehl-Neelsen, for demonstrada a presença de BAAR (Figura 4.36 C), associado a parâmetros clínico-laboratoriais, o diagnóstico de tuberculose é bastante confiável. Hoje, existem técnicas sofisticadas, de biologia molecular, como a de hibridização do DNA do bacilo, que demonstram com segurança a presença dele em lesão suspeita.

Necrose gordurosa

A necrose gordurosa ou *esteatonecrose* é a necrose que ocorre no tecido adiposo. Na maioria das vezes, é o resultado da ação lítica de enzimas pancreáticas (*necrose gordurosa enzimática*); outras vezes, aparece como consequência da agressão mecânica traumática no tecido gorduroso (*necrose gordurosa traumática*).

Em ambos os casos, a aparência macroscópica é de pingos de vela ou depósitos de giz branco ou pingos de vela sobre o tecido adiposo (Figura 4.37 A, B e C).

A *necrose gordurosa enzimática* é comumente encontrada como resultado de inflamação aguda do pâncreas, denominada *pancreatite aguda*, ou de tumores do pâncreas. Em ambos os casos, há destruição dos ácinos pancreáticos com liberação de enzimas (lipases e proteases), que causam a necrose dos tecidos gordurosos peripancreáticos e da cavidade abdominal e do próprio pâncreas.

As fosfolipases e proteases agridem a membrana celular adiposa liberando triglicerídeos, que são hidrolisados pelas lipases pancreáticas, produzindo ácidos graxos livres. Esses ácidos graxos podem sofrer processo de saponificação, fazendo complexos com o cálcio e criando, então, os sabões de cálcio, que podem ser vistos macroscopicamente na gordura sob a forma de depósitos amorfos, esbranquiçados, de consistência dura e cor basofílica na coloração pela HE (Figura 4.38 B).

A *necrose gordurosa traumática* geralmente aparece no subcutâneo de pessoas obesas, notadamente na mama. Está presente também na gordura subcutâ-

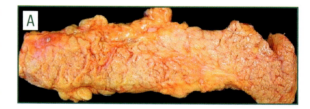
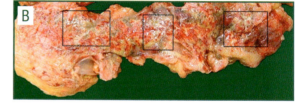
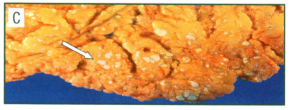

Figura 4.37 (A) Pâncreas normal, (B) pâncreas e (C) mesentério com focos de esteatonecrose. Observe, em (B), o aspecto de giz sobre o tecido pancreático que se encontra inflamado (alcoolismo/pancreatite aguda) e o formato de pingos de vela (seta) sobre o mesentério, produtos da ação de lipases (e proteases) pancreáticas sobre o tecido adiposo.

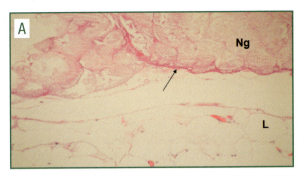

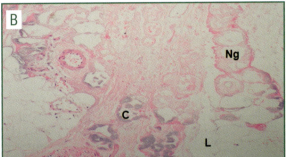

Figura 4.38 Tecido adiposo com necrose gordurosa (Ng) – esteatonecrose; compare em (A) os adipócitos normais (L) com os necróticos (seta) com o conteúdo digerido pelas lipases advindas do pâncreas inflamado (pancreatite). (B) Focos necróticos calcificados (c) azulados, consequência da saponificação da gordura com formação de sabões de cálcio.

nea e peritoneal do gado transportado inadequadamente em trens e caminhões por longas distâncias. Acredita-se que nesses casos os triglicerídeos são hidrolisados por lipases presentes no próprio adipócito lesado. O nódulo necrótico é fagocitado por macrófagos e células gigantes, aparecendo posteriormente um tecido cicatricial no local, que pode ser confundido, se na mama, com carcinoma. Histologicamente, a esteatonecrose toma a forma de focos necróticos nos quais se notam os contornos imprecisos da célula gordurosa morta cujo conteúdo lipídico foi lipolisado (Figura 4.38 B). Os contornos sombreados das células gordurosas podem ser rodeados por uma zona de inflamação.

Necrose hemorrágica

Um outro tipo de necrose, na qual predomina no local necrótico grande quantidade de sangue, é chamada de *necrose hemorrágica*. A necrose hemorrágica na realidade é mais uma denominação macroscópica do que microscópica (Figura 4.39 A).

Exemplo clássico de necrose hemorrágica é visto no pulmão. Essa necrose ocorre quando um ramo da artéria pulmonar é obstruído (geralmente por tromboembolia). Ao exame histológico, a área pulmonar necrótica preserva os contornos estruturais, denotando uma necrose do tipo de coagulação, isquêmica. No entanto, a área isquêmica é invadida por sangue,

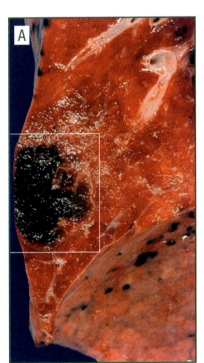
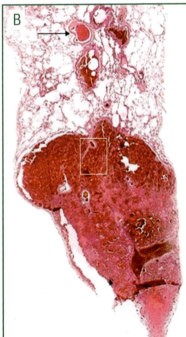
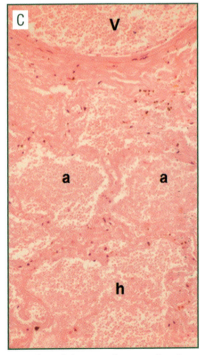

Figura 4.39 Pulmão: necrose hemorrágica. (A) Área enegrecida em evidência, correspondente à hemorragia no parênquima pulmonar (infarto hemorrágico). Os pontos pretos na pleura são de pigmento de carvão (antracose). (B) Histologia da área hemorrágica, observando-se ramo da artéria pulmonar obstruído por êmbolo trombótico (seta). (C) Necrose de vaso e de septos alveolares inundados por hemácias (h).

derramado dos vasos periféricos à necrose. Esse tipo de necrose assim cheia de sangue acontece porque o tecido pulmonar é muito frouxo e pelas peculiaridades circulatórias do pulmão com dupla circulação: artérias pulmonar e brônquica. Vale lembrar que, nos pacientes com circulação cardiovascular adequada, o suprimento arterial feito pela artéria brônquica pode manter vivo o parênquima pulmonar, apesar da obstrução de *ramo da artéria* pulmonar. Nesses casos, pode ocorrer hemorragia no tecido pulmonar, mas não necrose. Então, o achado histológico diagnóstico de infarto hemorrágico pulmonar é a necrose de coagulação do tecido pulmonar, dentro da área hemorrágica. A necrose pulmonar sempre afeta as paredes alveolares, os bronquíolos e os vasos (Figura 4.39 B e C).

Outro exemplo de necrose hemorrágica, também nesse mesmo contexto, é a necrose da região centrolobular do fígado, que ocorre na congestão passiva. Essa condição é observada em pacientes com insuficiência cardíaca direita, em que há estagnação do sangue nas áreas centrolobulares do fígado. O sangue fica represado e, com isso, há hipóxia e consequente necrose de hepatócitos dessa área. Esse fato mostra um aparente paradoxo: a presença de sangue junto com necrose isquêmica. Acontece que o sangue está simplesmente estagnado e não é portador do oxigênio vital para a sobrevivência das células (Figura 4.40 A e B).

Outro exemplo de necrose hemorrágica é a aquela que ocorre após o desenvolvimento de uma hemorragia dentro do cérebro. Após a ruptura de um vaso cerebral intraparenquimatoso, forma-se um hematoma intracerebral que acarreta a necrose das células nervosas envolvidas na hemorragia. É uma necrose isquêmica e, ao mesmo tempo, hemorrágica.

Em outras ocasiões, pode se dar a obstrução de uma artéria cerebral com consequente necrose do tipo liquefativo; antes que o foco necrótico se liquefaça, pode haver inundação da área por sangue provindo do vaso obstruído no qual o trombo foi lisado ou de vasos que tiveram suas paredes necrosadas dentro do foco necrótico. No primeiro caso, quando há, de início, uma ruptura de vaso, denomina-se *hemorragia cerebral* (na verdade, forma-se um *hematoma*); no segundo, quando a área já morta é invadida

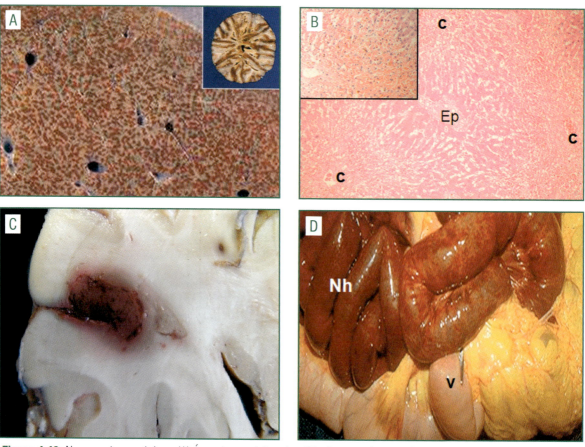

Figura 4.40 Necroses hemorrágicas. (A) Áreas hemorrágicas (pontilhado escuro) nas regiões centrolobulares do fígado de paciente com insuficiência cardíaca direita em choque. Este é o fígado em "noz moscada", especiaria mostrada em corte no detalhe. (B) Necroses hemorrágicas centrolobulares (c): estase sanguínea em sinusoides centrolobulares com consequente necrose de hepatócitos (detalhe). (C) Necrose hemorrágica cerebral (hematoma). (D) Necrose hemorrágica intestinal. Compare a porção necrótica (Nh) com a porção viável (v).

por sangue, denomina-se *infarto hemorrágico cerebral* (Figura 4.40 C).

Necroses hemorrágicas ocorrem também quando a drenagem venosa é comprometida. Estruturas pediculadas ou móveis, como são os ovários e os testículos, o tubo gastrintestinal e certas neoplasias, são passíveis de torções e invaginações, com consequente necrose hemorrágica por impedimento do retorno venoso. Ainda nos intestinos, por peculiaridades da vascularização, com anastomoses em arco, quando há obstrução arterial, o segmento isquêmico é invadido por sangue (Figura 4.40 D).

Necrose gomosa

Tipo de necrose mais rara. Alguns autores a classificam como um tipo de necrose de coagulação. Esse é o tipo de necrose encontrado especialmente na *sífilis tardia* ou *terciária* e na *sífilis congênita*, quando então é chamada *goma sifilítica*.

A área necrótica apresenta-se compacta, uniforme e elástica como uma goma, isto é, uma borracha, ou, mais raramente, fluida e viscosa, como a goma-arábica.

O que necrosa nesse caso é o tecido inflamado em resposta ao agente da sífilis, que é o *Treponema pallidum*. Esse tecido de granulação é rico em vasos, tecido conjuntivo, plasmócitos e linfócitos e, quando sofre necrose, mantém, de certa forma, as estruturas conjuntivas e vasculares, que dão uma consistência firme e borrachuda à necrose (Figura 4.41 A, B e C).

Uma coloração específica com base na impregnação pela prata demonstra as formas espiraladas do *T. pallidum* (Figura 4.41 C).

Necrose fibrinoide

Tipo especial de necrose. Há pouca repercussão morfológica macroscópica, porém sua ocorrência tem grande significância clínica.

A necrose fibrinoide pode surgir nas paredes dos vasos nos casos de hipertensão arterial maligna, lúpus eritematoso e poliarterite nodosa. A necrose é representada por alteração granular e eosinofílica da parede vascular. Histologicamente, nos casos de hipertensão, demonstra-se fibrina na parede (Figura 4.42 A e B); nos casos de lúpus e poliarterite, há presença de imunocomplexos, detectados por imunofluorescência.

Além das paredes vasculares, a necrose fibrinoide pode ocorrer no tecido conjuntivo intersticial, nas assim chamadas *doenças do tecido conjuntivo* ou *colagenoses*. Nesse contexto, é vista na febre reumática, na artrite reumatoide e também no lúpus eritematoso, tendo, nessas condições, patogenia imunoalérgica com depósitos locais de complexos Ag-Ac ou produtos de reações locais Ag-Ac associadas ao complemento. De qualquer modo, nesses casos, há lesão celular com liberação local de substâncias mediadoras do processo inflamatório, fazendo com que aportem ao local substâncias plasmáticas, incluindo fibrina, daí o nome fibrinoide. Portanto, a natureza e a composição do material fibrinoide são variáveis e dependem do processo patológico. O termo necrose fibrinoide não é apropriado, uma vez que a eosinofilia das proteínas plasmáticas acumuladas na parede vascular e nos interstícios torna difícil afirmar se há com certeza necrose nessas localizações; por isso, alguns autores preferem o termo degeneração fibrinoide (veja "Degenerações hialinas conjuntivo-vasculares").

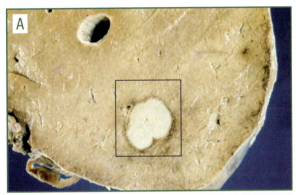
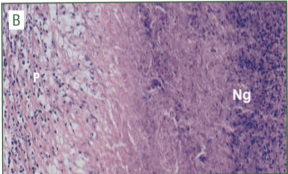
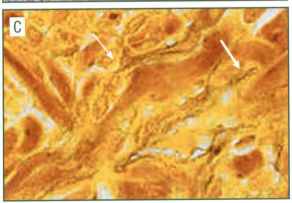

Figura 4.41 Fígado com necrose gomosa. (A) Área branca nodular de consistência borrachuda, que corresponde à necrose da sífilis (terciária). (B) Tecido de granulação sifilítico com necrose central (Ng) e inflamação rica em plasmócitos (p) na periferia. Colorações pela prata demonstram espiroquetas do *Treponema pallidum* (setas).

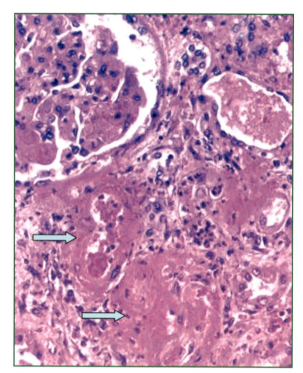 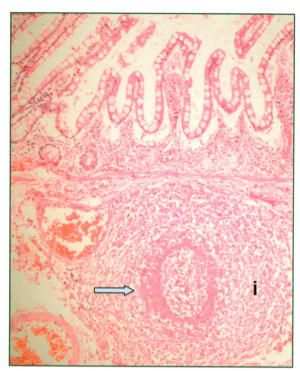

Figura 4.42 Rim e intestino delgado (ID) com necrose fibrinoide. No caso do rim, paciente com hipertensão arterial maligna. Note o espessamento granuloso dado pela necrose da parede arteriolar (setas), o mesmo acontecendo com vaso do ID, associado à inflamação (i), em caso de lúpus eritematoso. Lesões histológicas semelhantes, porém de patogenia distinta.

Necrose gangrenosa

A necrose gangrenosa, ou simplesmente *gangrena*, é um tipo de necrose que alguns autores consideram uma evolução de uma necrose de coagulação (isquêmica), mais do que um tipo especial de necrose.

Para o patologista, *gangrenas* são necroses que ocorrem sempre à custa do somatório de dois fenômenos anatomopatológicos: o da isquemia e o de liquefação à custa de bactérias e leucócitos; um pode vir antes do outro, ou vice-versa. As bactérias geralmente são anaeróbicas, levando à putrefação do tecido necrótico.

As gangrenas que ocorrem comumente nas extremidades dos membros inferiores são em geral consequência de tromboses ou tromboembolias arteriais, aterosclerose, arteriopatia diabética, traumatismos, tromboangeíte obliterante ou doença de Berger, como a documentada nos maços de cigarro pelo Ministério da Saúde (MS), alertando os fumantes: Pare enquanto é tempo! (Figura 4.44 C).

Histologicamente, há necrose de coagulação da pele, dos músculos, enfim, de todas as estruturas do pé e/ou da perna, e presença de bactérias com inflamação supurativa nas bordas marginais à área necrótica.

Outro tipo de gangrena em que o processo inflamatório supurativo bacteriano vem antes da necrose isquêmica é a chamada *papilite necrosante do rim*, vista geralmente em diabéticos. O processo inflamatório dificulta a nutrição da papila renal, que morre por isquemia. Na histologia, observa-se uma mistura de necrose de coagulação e necrose liquefativa devida a bactérias e leucócitos (Figura 4.43 A e B).

Em sentido muito mais amplo, porém impreciso, sob o ponto de vista anatomopatológico, são também denominadas gangrenas as necroses de extremidades apenas com o fenômeno isquêmico. Na realidade, essas lesões deveriam ser chamadas apenas de necrose de coagulação isquêmica de extremidades ou infartos de extremidades. Porém, o nome gangrena, mesmo errôneo, já é consagrado na prática clínica. Para diferenciar gangrena infectada de extremidades de não infectada, dá-se o nome à primeira de *gangrena úmida* (Figura 4.44 C e D) e, à última, de *gangrena seca*. Quando o microrganismo infectante produz gás, como *Clostridium*, a gangrena passa a se chamar *gangrena gasosa*. Estas duas últimas são vistas em ferimentos (acidentes automobilísticos e ferimentos de guerra). Podem-se ver ainda verdadeiras gangrenas no pulmão, na vesícula biliar, nos intestinos e no apêndice cecal, que são locais propícios para infecção após necrose isquêmica, pois são órgãos propícios para a proliferação de microrganismos. Na gangrena de Fournier, a necrose gangrenosa acomete a região períneo-escrotal de diabéticos.

Na gangrena seca, o tecido necrosado em contato com o ar desidrata, tornando-se seco e duro, assemelhando-se aos tecidos das múmias, por isso o processo é conhecido como mumificação. A parte gangrenada, além de seca e dura por perda de água, torna-se negra por alteração da hemoglobina e é bem delimitada dos tecidos viáveis (Figura 4.44 A e B).

Capítulo 4
Lesões Celulares Reversíveis (Degenerações) e Irreversíveis (Morte Celular e Necroses) – Calcificações

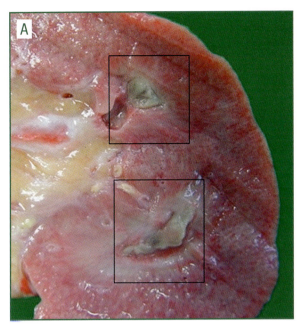
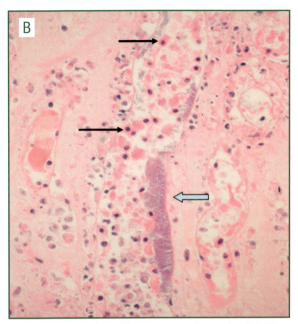

Figura 4.43 Necrose gangrenosa (gangrena das papilas renais), a assim denominada papilite necrosante de um rim diabético. (A) Note o material necrótico amarelado resultante da infecção bacteriana com leucócitos e a necrose isquêmico-liquefativa superajuntada. (B) Túbulos e interstício com necrose de coagulação e leucócitos. Note a picnose e a eosinofilia das células tubulares (setas), leucócitos e as colônias bacterianas azuladas (seta maior).

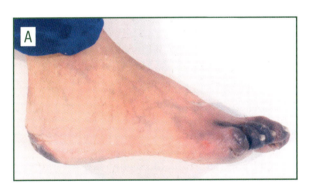
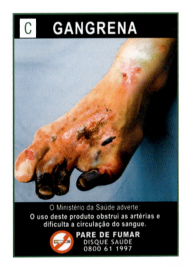
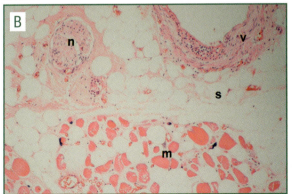
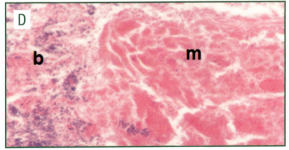

Figura 4.44 Pés com gangrena. (A) Pé com os artelhos e o calcanhar negros, necróticos (gangrena seca), resultante da obstrução arterial aguda. (B) Histologicamente, a necrose de coagulação compromete o músculo estriado (m), os vasos (v), os nervos (n) e o subcutâneo (s). (C) Advertência do Ministério da Saúde em maço de cigarros mostrando gangrena úmida, representada em (D) por necrose muscular (m) e contaminação bacteriana (b).

Esse tipo de gangrena é observado em condições fisiológicas no cordão umbilical da criança e de outros mamíferos após o nascimento.

Consequências das necroses

As consequências das necroses são extremamente variáveis e dependem da causa da necrose, da extensão da área lesada e do local onde ocorrem. Assim, em órgãos como o baço, vastas áreas de necrose não levam a maiores consequências para a saúde do indivíduo e, na maioria das vezes, ocorrem sem nenhuma manifestação clínica. Outras vezes, pequenas áreas de necrose podem determinar a morte do paciente, como no caso em que existe isquemia com morte tecidual atingindo o sistema de condução do coração. Intermediando esses extremos, há uma série de outras consequências: a necrose da cápsula interna do cérebro pode causar hemiplegia, a necrose extensa do rim pode produzir hipertensão etc.

Evoluções das necroses (Tabela 4.5)

O tecido necrótico comporta-se como algo estranho ao organismo, que procura eliminá-lo de todas as formas. A maneira de se proceder a esse descarte varia também na dependência do local necrosado, da extensão e da causa da necrose.

O foco necrótico pode sofrer *absorção* pelos tecidos vivos circunvizinhos, principalmente mediante a fagocitose por macrófagos. Essa forma de evolução ocorre quando a área de necrose é pequena e desde que haja capacidade do tecido circunjacente de proceder à fagocitose.

Tabela 4.5 Evolução das necroses

1. Absorção
2. Drenagem
3. Cicatrização
4. Calcificação
5. Encistamento
6. Ulceração
7. Gangrena

O foco necrótico pode sofrer *drenagem* através de vias excretoras normais ou neoformadas, como são os casos das fístulas. São exemplos de vias excretoras normais a árvore brônquica, o intestino, o colédoco etc. Um exemplo clássico de drenagem de material necrótico por vias normais é a necrose caseosa da tuberculose do pulmão, que, drenando o tecido pulmonar morto por meio da árvore brônquica, dá lugar à formação das cavernas.

Uma forma frequente de evolução das necroses é a sua *substituição por cicatriz fibrosa*. É encontrada comumente nos infartos (necroses isquêmicas) e nas necroses provocadas por inflamação.

A *calcificação* do tecido necrosado é outra possibilidade evolutiva. Há deposição de sais de cálcio no tecido morto. É a chamada calcificação distrófica, cuja patogênese não é inteiramente conhecida.

O *encistamento* é outra possibilidade evolutiva do foco necrótico. Na verdade, formam-se pseudocistos; isso pode ser visto especialmente em algumas necroses do cérebro. Como o tecido nervoso tem pouca capacidade para absorver o produto necrótico e também não há meio para ele ser drenado, a área necrosada passa a constituir uma cavidade cheia de líquido e revestida por tecido vivo circunjacente. O mesmo processo pode ocorrer em outros órgãos e tecidos maciços, desde que o material necrótico se liquefaça e não possa ser drenado ou absorvido.

Se o material necrótico de uma superfície como a pele e as mucosas é eliminado, deixa uma solução de continuidade, que é denominada úlcera.

Resumo

Podem ser identificados vários tipos de necrose, sendo o mais comum a necrose de coagulação, consequência quase sempre da oclusão do suprimento arterial do tecido. A necrose de liquefação é vista no cérebro e nas infecções piogênicas. A necrose caseosa é a marca registrada da tuberculose, e a gomosa o é da sífilis. A necrose gordurosa é geralmente o efeito de lipases pancreáticas sobre o tecido gorduroso intra-abdominal. A necrose hemorrágica é uma necrose de coagulação inundada de sangue. Gangrena é uma necrose com dois componentes: isquêmico e infeccioso. A necrose fibrinoide é vista na hipertensão arterial grave e nas vasculites.

DEPÓSITOS DE CÁLCIO: CALCIFICAÇÃO

Introdução

Os depósitos nos tecidos de sais de cálcio ou calcificação é um processo que ocorre normalmente na formação dos ossos e das cartilagens. Como visto anteriormente, a entrada do cálcio na célula moribunda sela a sua morte; o cálcio acumula-se nas mitocôndrias inibindo a fosforilação oxidativa e ativando fosfolipases endógenas. Esse tipo de cálcio intracelular não é visível ao microscópio comum.

Sabe-se que o cálcio e o fósforo (HPO_4) encontram-se no plasma em quantidades próximas da saturação. A calcemia normal em um indivíduo adulto é de 8 a 10 mg/100 mL e guarda relação constante com o fósforo, que tem concentração de 3 a 4 mg/100 mL. Esses dois elementos estão em equilíbrio e a elevação de um leva à queda do outro.

A regulação do cálcio e fósforo não é inteiramente conhecida, porém sabe-se que nela interfere fundamentalmente o *paratormônio*, excretado pela paratireoide e que exerce pelo menos três funções: sobre os osteoclastos, promovendo a reabsorção óssea; sobre os intestinos, absorvendo cálcio; e sobre as células tubulares renais, impedindo a reabsorção de fosfatos. Para que o cálcio seja absorvido no intestino, é fundamental a presença de vitamina D.

Tipos de calcificação

Dependendo da constituição do tecido onde se precipita o cálcio e conforme exista ou não alteração do metabolismo do cálcio com consequente hipercalcemia, existem três tipos de calcificação: i) resultante de lesões do próprio tecido: *calcificação distrófica;* ii) consequente de alteração no metabolismo do cálcio, ou *calcificação metastática;* e iii) *calcificação de etiologia desconhecida (idiopática).*

Calcificação distrófica

Esta calcificação é encontrada nos tecidos com necrose, principalmente dos tipos caseosa, de coagulação e gordurosa, e mais raramente do tipo liquefativa. Sua presença é quase constante nos ateromas, sendo vista também nas valvas cardíacas lesadas pela febre reumática ou por processos degenerativos do envelhecimento (calcificação do anel da valva aórtica).

O mecanismo exato dessas deposições de cálcio não é bem conhecido, mas o processo parece ser muito semelhante ao de ossificação. A calcificação distrófica não reflete apenas o acúmulo de cálcio derivado do corpo das células mortas, mas, principalmente, uma deposição sobre o tecido necrótico do cálcio da circulação e dos fluidos intersticiais. A alteração do pH local no tecido lesado parece ser muito importante, fazendo o organismo depositar cálcio para neutralizá-lo. É o que ocorre comumente na necrose gordurosa enzimática pós-pancreatite aguda, em que os ácidos graxos liberados pela ação da lipase pancreática combinam-se com o cálcio, formando sabões de cálcio e, posteriormente, carbonato de cálcio, que se precipita (Figura 4.38 B).

Assim como as áreas de necrose se calcificam, podem sofrer calcificações todos os tecidos que tenham a atividade vital diminuída, como são os tecidos atróficos, as cicatrizes e as cartilagens e células nervosas do sistema nervoso central dos idosos (corpos amiláceos – Figura 4.45 A). A calcificação dos bócios é explicada por mecanismos isquêmicos que levam a áreas de necrose.

Trombos calcificam-se frequentemente, sobretudo os encontrados nas valvas cardíacas e nas veias (flebólitos). Cistos de qualquer natureza também se calcificam, bem como secreções retidas nos ductos pancreáticos, nos casos de pancreatite crônica (calcificante) dos alcoólatras.

Sempre que existe necrose, há probabilidade de calcificação pela exposição de grupos ácidos que conjugam fosfatos e agem como núcleos para os depósitos de cálcio. É o que acontece em zonas de infartos (necrose de coagulação), áreas de tuberculose (necrose caseosa), fetos mortos retidos (litopédio), áreas de necrose de tumores malignos, especialmente o carcinoma papilífero da tireoide, o carcinoma seroso papilífero do ovário (corpos psamomatosos) e as neoplasias mamárias da cadela. Calcificam-se também os tecidos mortos por inflamação, notadamente pleurites e pericardites, as secreções glandulares, principalmente as das glândulas salivares (sialolitíase). A calcificação distrófica também é o tipo encontrado na média das artérias, notadamente dos membros inferiores (arteriosclerose de Monckeberg). A calcificação é uma complicação comum nas placas ateroscleróticas das artérias, dificultando sobremaneira os enxertos coronarianos (Figura 4.45 B).

A calcificação distrófica, embora na maioria das vezes não produza sintomas clínicos, a não ser que se desenvolva em pontos críticos (coronárias, valvas cardíacas), desempenha importante papel no diagnóstico radiológico. Quando a mamografia revela microcalcificação, é sinal sugestivo de câncer de mama. Microcalcificações também são vistas radiologicamente no cérebro de crianças com toxoplasmose congênita. A calcificação tipo Monckeberg é também muito típica na radiografia (artéria em traqueia de passarinho), e a calcificação fisiológica da pineal indica precisamente a linha média do cérebro, no exame radiográfico.

Calcificação metastática

Enquanto a calcificação distrófica ocorre nos tecidos previamente lesados e com calcemia normal, *a calcificação metastática* se deve ao aumento do cálcio circulante (hipercalcemia). É, portanto, encontrada quando há aumento do paratormônio (hiperparatireoidismo), excesso de vitamina D, aumento da mobilização do cálcio ósseo, como ocorre nas graves destruições de ossos por tumores e também por doenças renais crônicas que levam à retenção de fosfatos com alterações do balanço do cálcio e hiperparatireoidismo secundário. A sarcoidose, o hipertireoidismo, a doença de Addison, as leucemias, algumas síndromes paraneoplásicas e imobilizações ósseas prolongadas são exemplos de hipercalcemias moderadas com possibilidade de calcificações metastáticas.

O cálcio circulante aumentado deposita-se em tecidos normais, acentuando-se mais nos locais onde houver tecidos lesados. Como o cálcio é mobilizado de outras áreas, depositando-se a distância, a calcificação é denominada metastática. Nesse tipo de calcificação, o cálcio se deposita em meios ácidos, como na parede dos alvéolos pulmonares, nas glândulas profundas do corpo e fundo gástrico e em túbulos e interstício do rim (*nefrocalcinose* – Figura 4.45 C), quando, então, pode levar à insuficiência renal crônica.

Tanto na calcificação distrófica como na metastática, o cálcio precipitado é visto mais na forma de fosfatos; cálculos de bilirrubinato de cálcio são presentes na vesícula biliar e de carbonato ou oxalato de cálcio, nas calculoses renais.

Calcificação idiopática

A calcificação idiopática não tem relação nem com tecidos lesados nem com hipercalcemia. Aparece na forma de *calcinose localizada* no tecido subcutâneo do

PATOLOGIA
PROCESSOS GERAIS

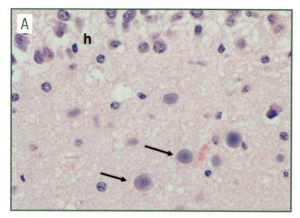
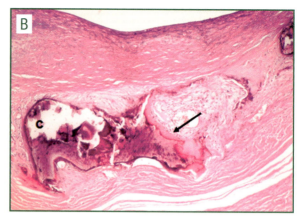
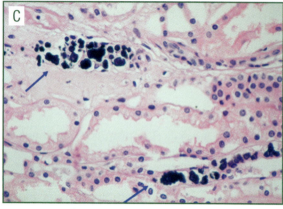
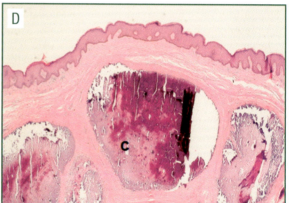

Figura 4.45 Calcificações. (A) Corpos amiláceos (setas) que são neurônios mortos e calcificados em hipocampo de paciente idoso. Compare com os neurônios normais (h). (B) Parede arterial com calcificação (c) definida pelas concreções basofílicas com a HE, em placa aterosclerótica. Em rima periférica, há área de ossificação (seta). (C) Nefrocalcinose (calcificações intersticiais e tubulares – setas) em paciente com insuficiência renal crônica. (D) Calcificação (c) idiopática na derme do escroto.

homem e de animais (calcinose circunscrita) e também, de forma isolada, no escroto, na chamada calcinose escrotal (Figura 4.45 D). A *calcinose intersticial* mostra depósitos de cálcio próximo das articulações e, finalmente, a *miosite ossificante* é lesão pseudotumoral que aparece após traumatismo em músculos esqueléticos. Não é raro que os focos de calcificação se ossifiquem.

Macroscopia – microscopia

O depósito de cálcio nos tecidos pode se dar sob a forma microscópica de grânulos brancos parecidos com os da areia (*psammos*, daí psamomatoso) ou ainda de massas branco-amareladas de consistência pétrea. Com a HE, assumem cor azul e coram-se em preto pela coloração de Von Kossa.

Resumo

As calcificações podem ser distróficas, nas quais ocorre deposição de cálcio em tecidos previamente lesados, principalmente necroses. A calcificação metastática resulta do aumento do cálcio circulante e pode ocorrer em tecidos normais, sendo geralmente decorrente do aumento do paratormônio. A calcificação idiopática não tem causa definida.

BIBLIOGRAFIA
Degeneração hidrópica

Butler WH, Judah JD. Ultrastructural studies on mitochondrial swelling. Biochem J. 1970;118:883-6.
Perez-Tamayo R. Mechanisms of disease. An introduction to pathology. 2. ed. Chicago: Year Book Medical Publisher, Inc.; 1985, Chaps. 1, 2, 3.
Trump BF, et al. Cellular change in human disease: a new method of pathological analysis. Hum Pathol. 1973;4:89-109.
Trump BF, et al. Recent studies on the patho-physiology of ischemic cell injury. Beitr Pathol. 1976;158:363-88.

Degeneração gordurosa

Dixon K. Solubilization and fatty change. Histochem J. 1973;5:363-87.
Geokas MC, et al. Ethanol, the liver and the gastrointestinal tract. Ann Intern Med. 1981;95:198-204.
Lombardi B. Considerations on pathogenesis of fatty liver. Lab Invest. 1966;15:1-15.
Reid IM. Pathogenesis of fatty liver in fasted cows. Proc Nutr Soc. 1977;36:41-6.
Stein O, et al. Lipoproteins and the liver. Prog Liver Dis. 1972;4:45-62.

Lipídios

Arey JB. The lipidoses: morphologic changes in the nervous system in Gaucher's disease, GM2-gangliosidoses and Niemann-Pick disease. J Clin Lab Sci. 1975;5:475-81.

Havel RJ. Symposium on lipid disorders. Med Clin North Am. 1982;66:317-65.

National Institutes of Health (NIH) Consensus Development Panel of the Health Implications of Obesity – Healthy implications of obesity. Ann Intern Med. 1985;103:147-58.

Poordad FF. Nonalcoholic fatty liver disease: a review. Expert Opin Emerg Drugs. 2005;10(3):661-70.

Riely CA. Acute fatty liver of pregnancy. Semin Liver Dis. 1987;7:47-52.

Ross R. The pathogenesis of atherosclerosis – an update. N Engl J Med. 1986;314:488-500.

Steinberg D. Thematic review series: the pathogenesis of atherosclerosis. An interpretive history of the cholesterol controversy, part iii: mechanistically defining the role of hyperlipidemia. J Lipid Res. 2005;46:2037.

Degeneração

Gamble CN. The pathogenesis of hyaline arteriosclerosis. Am J Pathol. 1986;122:410.

Hsu SM, et al. Russell bodies. A light and electron microscopic immunoperoxidase study. Am J Clin Pathol. 1982;77:311.

Phillips MJ. Mallory bodies and the liver. Lab Invest. 1982;47:311.

Searle J, et al. The significance of cell death by apoptosis in hepatobiliary disease. J Gastroenterol Hepatol. 1987;2:77.

Yunis EJ, et al. Fine structural observation of the liver in alpha-1-antitrypsin deficiency. Am J Pathol. 1976;82:265.

Amiloidose

Cohen AS, Connors LE. The pathogenesis and biochemistry of amyloidosis. J Pathol. 1987;15:1.

Fabris VE. Amiloidose experimental no hamster induzida pelo Paracoccidioides brasiliensis [tese]. Campinas: FCM, Unicamp; 1976.

Glenner GG. Amyloid deposits and amyloids: the beta-fibrillosis (part I e II). N Engl J Med. 1980;302:1283-92.

Kumar V, Abbas AK, Fausto N, Miychell RN. Robbins – Patologia básica. Rio de Janeiro: Guanabara Koogan; 2008.

Pepys MB. Amyloidosis. Ann Rev Med. 2006;57:223.

Rubin E, Farber JL. Patologia. 4. ed. Rio de Janeiro: Guanabara Koogan; 2005.

Zerovinik E. Amyloide-fibril formation. Proposed mechanisms and relevance to conformational disease. Eur J Biochem. 2002;269:3362.

Mucopolissacaridoses

Glew RH, et al. Lysosomal storage diseases. Lab Invest. 1985;53:250.

Muenzer J. Mucopolysaccharidoses. Adv Pediatr. 1986;33:269.

Degeneração glicogênica

Kolodny EH. Lysosomal storage diseases. N Engl J Med. 1976;294:1217.

Lysosomes storage diseases [editorial]. Lancet. 1986;2:898.

McAdams AJ, et al. Glycogen storage disease. Types I to X. Criteria for morphologic diagnosis. Hum Pathol. 1974;5:463.

Morte e necrose celular

Alles A, et al. Apoptosis: a general comment. FASEB J. 1991;5:2127-8.

Dong Z, Saikumar P, Weinberg JM, Venkatachalam MA. Calcium in cell injury and death. Ann Rev Pathol: Mechanisms of Disease. 2006;1:405.

Farber JL. Biology of disease: membrane injury and calcium homeostasis in the pathogenesis of coagulative necrosis. Lab Invest. 1982;47:114-23.

Kumar V, Abbas, AK, Fausto N, Mitchell RN. Robbins – Patologia básica. Rio de Janeiro: Guanabara Koogan; 2008.

Majno G, La Gattuta M, Thomson TE. Cellular death and necrosis: chemical, physical and morphological changes in rat liver. Virchows Arch Pathol Anat Physiol. 1960;333:421-65.

Rubin E, Farber JL. Patologia. 4. ed. Rio de Janeiro: Guanabara Koogan; 2005.

Scarpelli DG, Trump BF. Cell injury. Michigan: Upjohn Co, Kalamazoo; 1971. (Preparado para universidades que atuam em pesquisa e educação em Patologia.)

Trump BF, Asrtila AV. Cellular reaction to injury. In: Lavia MF, Hill RB. Principles of Pathobiology. 2. ed. New York: Oxford University Press; 1975.

Necrose tecidual

Brasileiro Filho G. (Bogliolo) Patologia geral básica. Rio de Janeiro: Guanabara Koogan; 2006.

Chandrasoma P, Taylor CR. Concise pathology. Connecticut: Appleton & Lange; 1991.

Lopes de Faria J. Patologia geral. Rio de Janeiro: Guanabara Koogan; 2003.

Sandritter W, et al. Color atlas and textbook of macropathology. Chicago: Year book medical publishers, Inc.; 1967.

Sandritter W, Wartman WB. Color atlas and textbook of tissue and cellular pathology. Chicago: Year book medical publishers, Inc.; 1967.

CAPÍTULO 5

Pigmentos e Pigmentação Patológica

Silvia Vanessa Lourenço
Thales de Brito

INTRODUÇÃO

Pigmentos são substâncias de origem, composição química e significado biológico diversos que têm cor própria. Denomina-se pigmentação a formação e/ou o acúmulo de pigmentos nos diversos tecidos do organismo, podendo este ser um processo fisiológico ou patológico.

No organismo humano, há três classes de pigmentos: (1) melanina; (2) hemoglobina e seus derivados; e (3) lipocromos.

Eles são considerados pigmentos endógenos, pois são produzidos por meio da atividade metabólica das próprias células do organismo.

Pigmentos exógenos, por sua vez, são aqueles advindos do exterior e que alcançam o interior dos tecidos por via respiratória, digestiva ou por inoculação (pele e mucosas).

A presença de pigmentação é uma característica conservada entre as espécies, entretanto a variação de cores que se observa nos animais e nas plantas nem sempre depende da presença de pigmentos, isto é, de substâncias de cor própria. muitas vezes, as cores são produzidas por difusão, reflexão e refração da luz. assim, a cor azul observada nas penas de muitas aves não depende de um pigmento azul, mas da refração da luz ao atravessar as finas membranas que constituem as penas. da mesma forma, muita das cores das asas de borboletas ou a iridescência observada em alguns insetos e pássaros nada tem a ver com corantes.

PIGMENTOS ENDÓGENOS
Melanina

A coloração normal da pele, dos pelos e dos olhos deve-se fundamentalmente à melanina (do grego, *melas* = negro), um pigmento acastanhado que aparece em negro quando mais concentrado. Contribuem, no entanto, para a coloração da pele, os pigmentos exógenos amarelos – os carotenoides – e também o tom vermelho dado pela hemoglobina oxigenada nos capilares e a coloração azulada da hemoglobina reduzida nas vênulas da derme. Quando acumulado mais profundamente na derme, o pigmento mclânico pode aparecer com uma tonalidade azulada vista através da pele, como acontece com o nevo azul, que é uma neoplasia benigna da pele (Figura 5.4).

Os melanócitos são as células responsáveis pela produção da melanina e são derivados de células precursoras da crista neural que migram para diversos tecidos do organismo. São encontrados na epiderme e nos anexos cutâneos, nas mucosas, no globo ocular e na leptomeninge. Dois tipos de melanócitos são descritos segundo o seu fenótipo – os *melanócitos secretores*, que apresentam dendritos (presentes na epiderme e nos folículos pilosos), e os *melanócitos continentes*, desprovidos de processos dendríticos e presentes nas leptomeninges, na retina e na derme. Os melanócitos secretores são os únicos que produzem melanina após a embriogênese.

Na pele e nas mucosas, os melanócitos localizam-se primordialmente na camada basal do epitélio, entre os queratinócitos basais (proporção de cerca de 1 melanócito para 36 queratinócitos). São também encontrados na matriz do folículo piloso. Os melanócitos são responsáveis por funções fisiológicas importantes tanto no desenvolvimento como na manutenção de tecidos. Sua função metabólica mais importante é a síntese de melanina a partir dos aminoácidos precursores tirosina e cisteína, envolvendo, neste processo, mais de 100 produtos de genes específicos. Esses eventos bioquímicos complexos incluem desde a formação da melanina até seu armazenamento e sua transferência para outras células. A melanina é produzida e armazenada nos melanossomas, que são organelas intracitoplasmáticas, e posteriormente transferida para os processos dendríticos dos melanócitos que estão em contato com os queratinócitos por via fagocítica ou por fusão de membranas. Uma vez que os melanossomas são incorporados pelos queratinócitos, estes são degradados por enzimas lisossomais, resultando em pequenos grânulos de melanina que têm maior capacidade de proteger a pele da radiação ultravioleta. Na pele, cada melanócito se relaciona com cerca de 35 a 40 queratinócitos, formando as chamadas *unidades epidérmicas de melanização* (UEM). Alterações nos melanócitos podem envolver acúmulos patológicos de pigmento, alterações sensoriais, autoimunidade e neoplasias. Fatores ambientais como a radiação UV e fatores químicos combinados com alterações genéticas são os principais riscos associados às alterações dos melanócitos.

As principais funções fisiológicas dos melanócitos são a fotoproteção e termorregulação, as quais estão relacionadas com a produção da melanina, que, por sua vez, determina o fototipo da pele.

Produção da melanina

A melanogênese dá origem a dois tipos de melanina: a feomelanina e a eumelanina (de cor vermelho-amarelado e castanho-enegrecido, respectivamente). Esses dois tipos de melanina não só diferem na cor, mas também nos tamanhos dos seus grânulos, forma e armazenamento. Entretanto, ambas são derivadas de uma via comum de síntese – a via tirosinase-dependente –, com o mesmo precursor, a tirosina. A partir desse passo inicial, há hidroxilação da tirosina em dopaquinona com auxílio da enzima tirosinase (que é complexo enzimático cúprico-proteico), sintetizado nos ribossomos e transferido por meio do retículo endoplasmático para o aparelho de Golgi, sendo armazenado em unidades envoltas por membrana, isto é, o *melanossoma*. Desta reação, também deriva a dioxifenilalanina (L-DOPA). A partir da dopaquinona, as vias de síntese da feomelanina e eumelanina divergem, como descrito a seguir.

A *eumelanogênese* é iniciada a partir da redução da dopaquinona em ciclodopa e dopacromo, este último o precursor da eumelanina. Duas enzimas são fundamentais na progressão desse processo: a proteína relacionada com a tirosinase ou TRP1 e a dopacromo tautomerase ou TRP2 – ambas importantes marcadores da diferenciação dos melanócitos.

A *feomelanogênese* ocorre com a adição redutora da cisteína à dopaquinona, produzindo cisteinildopa e, posteriormente, benzotiazeno, o qual é característico da feomelanina. Como resultado, a feomelanina é mais fotossensível e pode produzir peróxido de hidrogênio, superóxido e radicais livres, desencadeadores do estresse oxidativo, que pode produzir danos ao DNA celular.

Os melanócitos sintetizam os dois tipos de melanina em equilíbrio determinado pelo balanço de variáveis, que incluem expressão de enzimas do pigmento e a disponibilidade de tirosina e agentes redutores contendo sulfidril presente nas células. Altos níveis de tirosinase no melanócitos produzem eumelanina, ao passo que baixos níveis resultam na síntese de feomelanina.

Os melanossomas podem apresentar-se em diferentes estágios evolutivos, dependendo da etapa da síntese de melanina:

- *estágio I:* pequena vesícula de membrana nítida que contém tirosinase identificável por métodos histoquímicos.
- *estágio II:* vesícula oval, rica em filamentos com periodicidade própria.
- *estágio III:* obscurecimento parcial da estrutura interna das vesículas pela presença de grande quantidade de grânulos melânicos.
- *estágio IV:* obscurecimento total da estrutura interna das vesículas pela deposição intensa de melanina, que se apresenta como um corpúsculo elétron-opaco.

Uma vez sintetizada, a melanina é empacotada nos melanossomas e transferida aos queratinócitos através do receptor ativado de protease (PAR2). A formação, a maturação e o trânsito dos melanossomas através dos microtúbulos são fundamentais e determinantes para a pigmentação. Uma vez transferidos, os melanossomas são distribuídos, em resposta aos estímulos da radiação UV, são posicionados como guarda-sóis ao lado dos núcleos dos queratinócitos, onde têm ação protetora para o material genético dessas células.

Além da influência dos raios UV, os melanócitos da pele recebem influência hormonal e, evidentemente, genética. Os próprios queratinócitos também influenciam esta proliferação, o número de dendritos dos melanócitos e a produção melânica por meio de fatores solúveis, sendo o mais ativo o fator de crescimento fibroblástico (FGF), produzido pelos queratinócitos em fases de divisão celular intensa.

Os melanócitos são influenciados especialmente pelos hormônios da hipófise – *melanotropina* e *melatonina*. Hormônios sexuais como estrógeno e progesterona também interagem com os melanócitos e suas funções, porém de forma ainda desconhecida. Essas interações podem causar hiperpigmentação da pele em picos hormonais, como na gravidez condição em que se observa, ocasionalmente, a mancha gravídica.

A melanotropina, em suas três formas – alfa, beta e gama –, tem grande semelhança à parte da molécula do ACTH sendo provavelmente também produzido pelas mesmas células. A produção da melanotropina e do ACTH na hipófise é reprimida por hormônios da cortical da suprarrenal. Em processos patológicos que resultam na destruição dessa glândula ou alterações na sua função, ocorre escurecimento da pele fotoexposta e mucosas, bem como maior eliminação do hormônio pela urina. Isso é observado na doença de Addison, caracterizada pela insuficiência crônica das suprarrenais com destruição glandular.

Nem todos os pigmentos particulados de coloração marrom ou negra em nosso organismo devem ser considerados melanina. Pigmentação com essas características e designada como neuromelanina está presente em neurônios do sistema nervoso central (substância negra e lócus *caeruleus*), nas células da medula das suprarrenais e em outros componentes do sistema cromafim. O pigmento no sistema nervoso central, particularmente na substância negra, apresenta alta densidade ao microscópio eletrônico, em um tamanho que varia de 0,5 μm a 2,5 μm, e está em estruturas limitadas por uma única membrana, sem as estriações observadas nos melanossomos típicos.

A pigmentação do olho – úvea e retina – também é derivada da ação dos melanócitos. Na retina, o pigmento melânico não é derivado de células originárias da crista neural, e sim de células do tronco encefálico primitivo (camada externa da taça óptica).

Durante a migração embrionária dos melanócitos, alguns podem ficar detidos na derme, com produção de melanina que resulta em uma coloração azulada devido a fenômenos de refração da luz sobre o pigmento. Esse fenômeno é observado na mancha mongólica, nos nevos de Ota e de Ito e no nevo azul.

Os distúrbios da pigmentação melânica podem ocorrer em consequência da formação excessiva ou falha na formação do pigmento, podendo ser um processo focal ou generalizado. Esses defeitos podem ser genéticos ou adquiridos, primários ou secundários em consequência de alterações em outros sistemas do organismo. Alterações na pigmentação também podem decorrer de neoplasias benignas ou malignas. Exemplos desses distúrbios estão nas Tabelas 5.1 e 5.2. Nas Figuras 5.1 e 5.2, são descritas as etapas das vias morfológica e metabólica da pigmentação melânica da epiderme e a síntese das melaninas (eumelanina e feomelanina).

Tabela 5.1 Exemplos patológicos de hipomelanose

Albinismo oculocutâneo	Defeito da melanização dos melanosomas por atividade alterada da tirosinase
Piebaldismo	Migração aberrante de melanoblastos normais da crista neural que não podem sobreviver em ambiente anormal
Vitiligo	Diminuição adquirida e progressiva do número de melanócitos
Fenilcetonúria	Inibição competitiva da tirosinase por elevados níveis de fenilalanina ou seus metabólitos

Tabela 5.2 Exemplos patológicos de hipermelanose

Lentigo simples	Hiperplasia de melanócitos que pode estar presente nas manchas da neurofibromatose, síndrome de Peutz-Jegers, doença de Albright
Efélides	Aumento da pigmentação melânica por produção excessiva de melanina
Melanoma	Aumento da pigmentação devido à proliferação neoplásica de melanócitos malignos
Nevo melanocítico	Aumento da pigmentação melânica devido à proliferação neoplásica benigna de melanócitos

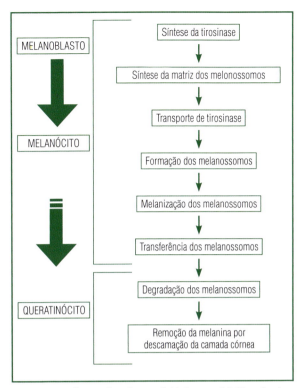

Figura 5.1 Etapas das vias morfológica e metabólica da pigmentação melânica da epiderme.

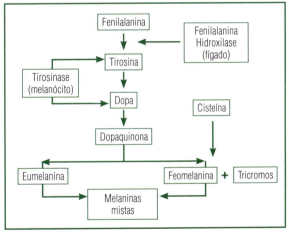

Figura 5.2 Síntese das melaninas: eumelanina e feomelanina.

Distúrbios pigmentares envolvendo substâncias aparentadas com a melanina: *melanosis coli* e ocronose

A *melanosis coli* é uma condição em que a mucosa do cólon assume coloração enegrecida, geralmente de ocorrência em indivíduos que fazem uso de laxativos. O pigmento responsável tem o mesmo aspecto da melanina, mas ocorre no interior de macrófagos na mucosa intestinal e parece estar relacionado com a lipofuscina. Os grânulos de pigmento estão dentro de lisossomos e resultam da fagocitose de restos de células do revestimento mucoso que foram danificadas pela ação tóxica medicamentosa.

A *ocronose* é uma condição autossômica recessiva que produz um defeito enzimático com falta de oxidase homogentísica. O ácido homogentísico é um produto intermediário normal do metabolismo da tirosina e fenilalanina. Ao ser formado, ele é logo transformado em ácido malil-acetoacético, por ação da oxidase no fígado e nos rins. Na ausência desta enzima, o ácido homogentísico permanece como tal, entra na circulação e é eliminado na urina. A urina, ao ser oxidada, principalmente em meio alcalino, adquire cor enegrecida – alcaptonúria –, o que é característico da presença do ácido homogentísico. Nos tecidos, a oxidação deste ácido também dá origem ao pigmento, que é similar à melanina. O pigmento é depositado na pele, no tecido conjuntivo e nas cartilagens. O nome ocronose se deve à cor ocre que os tecidos adquirem na doença.

HEMOGLOBINA E DERIVADOS

A hemoglobina é o pigmento que dá a cor vermelha às hemácias, sendo a substância responsável pelo transporte de oxigênio dos pulmões para os tecidos e do retorno do gás carbônico para os pulmões. A molécula consta de duas partes fundamentais: a globina, uma proteína, e o heme, que possui quatro anéis pirrólicos que contêm ferro. As hemácias têm vida média de 100 a 120 dias, após os quais são retiradas da circulação principalmente do sistema monocítico fagocitário (reticuloendotelial), particularmente o baço, sendo aí degradadas. Quando isso ocorre, a molécula de hemoglobina é dividida em três partes: a globina, que reverte como uma proteína para a engrenagem metabólica do organismo; a bilirrubina, que se constitui no pigmento da bile; e o ferro. No final, após a destruição das hemácias, dois pigmentos podem se formar: a hemossiderina e a bilirrubina.

Os distúrbios causados pela deposição do pigmento hemossiderina decorrem dos seguintes mecanismos: (1) excessiva destruição de hemácias ou (2) excessiva absorção intestinal.

O excesso de ferro circulante no plasma é armazenado e/ou sequestrado por proteínas, como a ferritina, a transferrina, a hemossiderina, entre outras. A ferritina está em equilíbrio com o ferro do plasma. As ligeiras elevações no plasma correspondem ao maior depósito de ferritina, e vice-versa. A quantidade de ferro no plasma gira em torno de 2 a 3 mg. Todavia, calcula-se que cerca de 30 mg de ferro passam pelo plasma diariamente, sendo 20 a 25 mg derivados das hemácias velhas na medula óssea; o restante provém da absorção intestinal. No plasma, o ferro está ligado à transferrina, uma glicoproteína transportadora. Em condições normais, a transferrina circula ligada ao ferro muito abaixo do seu ponto de saturação. Assim, ela consegue atravessar o fígado e atingir a medula óssea, onde o ferro é captado por hemácias imaturas (eritroblastos). Quando há excesso de ferro e a transferrina fica saturada, esta grande molécula assim formada fica retida no fígado, no qual deposita o seu ferro. Esse mecanismo é favorecido pela microcirculação hepática, onde os sinusoides fenestrados permitem a fácil passagem de macromoléculas, que assim se oferecem à captação pelos hepatócitos.

O ferro alimentar sofre absorção seletiva de acordo com as necessidades do organismo. No nível da mucosa intestinal, há uma barreira que impede a penetração excessiva de ferro no organismo. Entretanto, se a quantidade de ferro na dieta é aumentada exageradamente, pode-se dar uma absorção maior que o normal. Assim, a quantidade de ferro no organismo depende de dois fatores: (1) destruição de hemácias e (2) absorção intestinal.

A absorção intestinal, por sua vez, depende das necessidades de ferro do organismo e da quantidade de ferro da dieta. As necessidades do organismo são ditadas principalmente pela eritropoiese. Assim, os eritroblastos podem ser considerados fundamentais na regulação da absorção de ferro. Em doenças com defeitos na eritropoiese, principalmente anemias de fundo genético, há solicitação para maior absorção de ferro e este acaba não sendo utilizado, formando um círculo vicioso, com excessiva acumulação de ferro no organismo, inicialmente como ferritina, mas, depois, como hemossiderina.

Hemossiderina

Forma de armazenamento do ferro. Cerca de 20 a 30% da quantidade corporal de ferro está armazenada como hemossiderina e ferritina no fígado, no baço, na medula óssea e nos linfonodos (elementos constituintes do sistema reticuloendotelial). A hemossiderina é produto complexo e heterogêneo que contém quantidades variáveis de carboidratos, proteínas, lipídios e ferro (sob forma trivalente). O ferro é um participante fundamental de vários processos biológicos, como o transporte de oxigênio e de elétrons e síntese de DNA; portanto, deve haver equilíbrio entre sua absorção, armazenamento, transporte e utilização. Em concentrações elevadas, o ferro é capaz de catalisar a formação de radicais livres, podendo peroxidar lipídios, proteínas, DNA e outros componentes celulares. Para evitar o efeito oxidativo lesivo de seu excesso, ele é armazenado e/ou sequestrado por proteínas, como a ferritina, transferrina, hemossiderina, entre outras.

A ferritina nas células é acumulada nos lisossomos secundários (siderossomos). À medida que aumenta a quantidade de ferritina acumulada, suas moléculas agregam-se em micelas progressivamente maiores, ao mesmo tempo em que parte de seu componente proteico é clivado por enzimas lisossômicas. Formam-se assim as micelas de hemossiderina, que nada mais são que acúmulos de ferritina cuja proteína foi modificada. O ferro contido nas micelas de hemossiderina é estável e de difícil mobilização. A hemossiderina pode ser detectada ao microscópio óptico, como grânulos intracitoplasmáticos grosseiros, castanho-escuros ou amarelo-dourados.

A excessiva destruição de hemácias forma a hemossiderina, que se acumula principalmente em macrófagos do baço e, em menor proporção, nas células de Kupffer do fígado. Quando o acúmulo de ferro ocorre por excessiva absorção intestinal, a deposição do pigmento se faz predominantemente no citoplasma dos hepatócitos e, em menor grau, nos macrófagos do baço. Caso a deposição, por fatores variados, seja acentuada, a hemossiderina aparece também nas fibras cardíacas e nas células epiteliais do rim e do pâncreas. Em casos extremos, a pigmentação pode acometer vários órgãos e estruturas que normalmente não acumulam ferro, inclusive a pele e anexos. Essa condição é conhecida como *hemocromatose*.

Na *hemocromatose primária* (idiopática), a causa é uma herança genética autossômica recessiva que causa aumento da absorção intestinal.

Na *hemocromatose secundária*, há uma alteração da transferrina com eritropoiese deficiente (talassemia *major*, anemia sideroblástica hereditária ligada ao cromossomo X e deficiência da enzima piruvato cinase), causando a deposição excessiva de hemossiderina, levando a repercussões clínicas importantes, como cirrose hepática, lesão endócrina e exócrina do pâncreas, podendo haver diabetes e escurecimento da pele (diabetes bronzeado).

Quando a maior absorção de ferro ocorre pela presença desse elemento na dieta, há, usualmente, depósitos de hemossiderina nos hepatócitos, sem outras alterações histológicas hepáticas.

A hemossiderose pode ser *focal ou difusa*. As formas focais são consequentes de hemorragias ou hematomas, em que as hemácias são metabolizadas pelo SRE local e o seu pigmento aprisionado nos macrófagos ou depositados no colágeno. A porção resultante da degradação das hemácias não unidas ao ferro dá origem a um pigmento amarelado semelhante à bile, a *hematoidina*.

Nas formas difusas, há aquelas que são resultado de destruição excessiva de hemácias (anemias hemolíticas, transfusões repetidas), em que a hemossiderina aparece nos macrófagos do SRE, sem maiores repercussões clínicas.

Pigmento malárico

Os parasitos da malária crescem no interior das hemácias, consomem e alteram a hemoglobina e provocam rotura da célula vermelha. A hemoglobina alterada se transforma em pigmento negro que contém ferro em uma forma não revelável pela clássica reação do azul da Prússia. O pigmento aparece fagocitado no citoplasma de macrófagos do baço e a sua quantidade, por vezes, pode ser considerável. Ele tem sido designado como hemozoína e sua natureza comparada à hematina, pigmento negro que se obtém *in vitro* ao tratar a hemoglobina das hemácias com ácidos ou álcalis fortes. A presença do pigmento no interior do citoplasma de macrófagos aparentemente não provoca maior alteração e pode persistir por muito tempo.

Pigmento esquistossomótico

Indistinguível do pigmento malárico nas preparações histológicas comuns, o pigmento esquistossomótico é considerado de natureza hematínica. Ele é produzido no interior do tubo digestivo do esquistossoma a partir do sangue do hospedeiro. Este sangue é ingerido, alterado e regurgitado pelos vermes adultos.

Bilirrubina

Trata-se de outro pigmento que se origina da decomposição da hemoglobina e se constituirá no pigmento da bile. A bilirrubina está associada à função fisiológica antioxidante. Adicionalmente, em níveis normais ou discretamente aumentados, a bilirrubina tem ação moduladora sobre o sistema imunológico, inibindo a proliferação de leucócitos induzida pela fito-hemaglutinina, a produção de IL-2 e a citotoxicidade mediada por células dependentes ou independentes de anticorpos.

A produção e a excreção da bilirrubina (Bb) podem ser divididas em (1) formação da Bb; (2) transporte no sangue; (3) captação e transporte pelo hepatócito; (4) conjugação com o ácido glicurônico; e (5) excreção nos canalículos biliares.

No interior do citoplasma de macrófagos, a hemoglobina é inicialmente dividida em globina e heme. O heme sofre, então, ação de uma enzima oxidante – a heme-oxidase –, que, ligada ao citocromo P450, converte o heme em biliverdina. Esta é imediatamente convertida em bilirrubina pela ação da biliverdina redutase. Como consequência da presença de ambas as enzimas em macrófagos, os passos sequenciais na degradação do heme até a bilirrubina são facilmente visualizados em áreas de hematomas, onde as mudanças de coloração refletem a conversão da hemoglobina extravasada e deoxigenada para biliverdina e, depois, para hematoidina, que é considerado um isômero da bilirrubina. A hematoidina surge nos tecidos sob a forma de grânulos alaranjados ou de pequenas placas romboidais a partir do 60º dia após a hemorragia.

A bilirrubina é o produto final da degradação da porção heme da hemoglobina, derivada de eritrócitos senescentes e outras hemoproteínas, como citocromos e enzimas.

A bilirrubina é um produto potencialmente tóxico, quando livre (forma não conjugada), já que é insolúvel em soluções aquosas de pH fisiológico. Entretanto, acoplada à proteína transportadora, que faz parte da fração albumina do plasma, pode circular e ser excretada ou atingir o fígado, onde é captada pelos hepatócitos (9% é acoplada à apoliproproteína D). Em situações onde há hemólise grave do recém-nascido ou dos prematuros, a bilirrubina não conjugada ligada ou não à albumina pode atravessar a barreira hematoencéfalica ainda não completamente desenvolvida ou lesada por injúria hipóxico-isquêmica e causar lesão neuronal irreversível. A impregnação do tecido nervoso pela Bb pode ser identificada macroscopicamente como áreas amareladas em diversos núcleos cerebrais, cerebelares e do tronco encefálico, fenômeno denominado "kernicterus" ou icterícia nuclear (Figura 5.5 B).

Em situação fisiológica, a bilirrubina circula acoplada à albumina graças à enzima ligandina. Nesta fase, baixos níveis de ligandina no fígado neonatal contribuem para o aparecimento da icterícia fisiológica do recém-nascido. No processo de conjugação, o fígado transforma a bilirrubina, que era lipossolúvel (não conjugada), em hidrossolúvel. Esta, então, pode ser facilmente excretada. A função de conjugação para transformar uma substância lipossolúvel em hidrossolúvel se constitui em atividade fundamental do fígado, exercida também sobre hormônios, colesterol e a maioria das drogas. Algumas drogas podem competir com a bilirrubina, dificultando sua conjugação. A bilirrubina não conjugada é ainda designada como bilirrubina indireta, pois sua interação com o antigo e clássico reativo diazônico só se dá após a adição de álcool. Já a bilirrubina conjugada reage imediatamente com tal reativo e, por isso, foi chamada de bilirrubina direta ou imediata. Na superfície sinusoidal do hepatócito, esse complexo se dissocia e a bilirrubina entra no hepatócito por meio de difusão facilitada. Esse processo, independente de ATP, é bidirecional. No interior do hepatócito, a bilirrubina se combina com proteínas citosólicas, principalmente a glutationa-s-transferase (GST). Esse acoplamento inibe o efluxo de bilirrubina. No retículo endoplasmático, a bilirrubina captada sofre o processo de glucuronidação, necessário para a excreção da bilirrubina na bile. Esse processo torna a bilirrubina solúvel em água e reduz sua toxicidade, o que facilita sua excreção. Nessa fase, alterações na glucuronidação resulta no acúmulo de bilirrubina não conjugada no plasma. A excreção canalicular da bilirrubina e de outros ânions orgânicos (sais biliares) é dependente de ATP. Nos dúctulos biliares, há absorção de eletrólitos e adição de água, e, nos ductos, pode haver adição de material mucoplissacáride, o que ocorre em grande parte da bile acumulada na vesícula biliar. A bile é drenada, por meio das vias biliares extra-hepáticas, para o intestino (segunda porção do duodeno) e degradada por bactérias intestinais. Aí, a bilirrubina é convertida em urobilinogênio (incolor), sendo eliminada nas fezes, enquanto pequena parte volta para a circulação. A urobilina, produto da oxidação do urobilinogênio é responsável pela coloração das fezes. Ainda, uma pequena porção de urobilina é excretada na urina, enquanto uma fração é reaproveitada como bilirrubina pelo hepatócito, o que cria um ciclo êntero-hepático no metabolismo da bilirrubina. Ausência de urobilinogênio nas fezes e urina indica obstrução completa do ducto biliar.

Nos distúrbios do metabolismo da bilirrubina, há elevações nos níveis normais e o pigmento amarelado pode impregnar a pele e outros tecidos (icterícia). Colestase designa uma falha da secreção da bile que se acompanha de acúmulo no sangue de substâncias normalmente excretadas pela bile, como bilirrubina, sais biliares e colesterol. Portanto, frequentemente, a icterícia e a colestase são concomitantes.

Exemplos de alterações do metabolismo da bilirrubina

1. *Excessiva formação de bilirrubina* – ocorre quando há hemólise intravascular ou excessiva destruição de hemácias anormais no baço. A destruição excessiva de hemácias provoca dificuldade de oxigenação do fígado, e a captação e conjugação de excesso de bilirrubina em situações de anóxia se tornam críticas. O resultado é a presença de excesso de bilirrubina não conjugada, levando à icterícia e anemia.

2. *Dificuldade de conjugação da bilirrubina* – ocorre na doença de Crigler-Najjar tipo 1, defeito genético caracterizado pela deficiência de glicoronil-transferase nos hepatócitos, impedindo a formação da bilirrubina conjugada. A doença é fatal, pois a bilirrubina não conjugada acaba impregnando os núcleos da base cerebral – *kernicterus*. Na doença de Gilbert, também com base genética, ocorre defeito semelhante, porém em menor intensidade, sem o prognóstico reservado como na Crigler-Najjar. Na doença de Gilbert, admitem-se também alterações enzimáticas no polo sinusoidal do hepatócito, o que contribui para certo grau de má-absorção da célula e a elevação da bilirrubina não conjugada.

3. *Dificuldade de a célula hepática lesada executar o metabolismo da bilirrubina* – ocorre em doenças difusas dos hepatócitos (inflamatórias ou tóxicas) que se acompanham de colestase e icterícia.

4. *Dificuldade de excreção da bile* – obstrução do fluxo biliar, seja dentro dos próprios lóbulos hepáticos (obstrução biliar intra-hepática), seja nos ductos mais calibrosos intra ou extra-hepáticos (obstrução biliar extra-hepática), faz com que a bile fique retida no fígado e haja profunda elevação no plasma da bilirrubina já conjugada. A bilirrubina conjugada é excretada na urina e no suor. Sua ausência no intestino permite que as fezes fiquem descoradas (fezes acólicas).

Na Figura 5.3, são descritos mecanismos das disfunções e do acúmulo de bilirrubina.

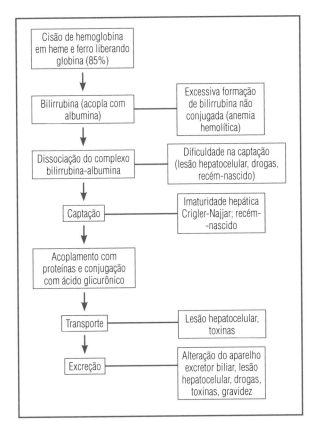

Figura 5.3 Mecanismos das disfunções e acúmulo de bilirrubina.

LIPOFUSCINA OU PIGMENTO LIPOFUSCÍNICO (DO LATIM, *FUSCUS* = MARROM)

O acúmulo de pigmento marrom-amarelado relacionado ao envelhecimento celular, em geral em células pós-mitóticas, é um fenômeno reconhecido tanto na espécie humana como em animais. Esses pigmentos acastanhados emitem fluorescência amarelada quando excitados pela radiação ultravioleta ou luz azul. Seu acúmulo em humanos é relatado em cerca de 0,6% do volume das células do miocárdio por década. O pigmento pode ocupar cerca de 40% do citoplasma das células pós-mitóticas de animais idosos. Embora estudos morfológicos, patológicos e bioquímicos dessas substâncias tenham sido realizados, suas características e formas de acúmulo são amplamente desconhecidas e temas de controvérsia. Esses pigmentos são conhecidos como lipofuscina.

A lipofuscina pode estar presente em neurônios, no músculo cardíaco e no epitélio da retina. Pigmento similar, denominado ceroide, é detectado em células com capacidade mitótica, como hepatócitos, músculo liso, entre outros, e é geralmente visto no soro de pacientes em pós-operatórios de grandes cirurgias ou no choque.

Lipofuscina e ceroide se acumulam no compartimento lisossômico como resultado de autofagocitose ou heterofagocitose e, provavelmente, os seus mecanismos de síntese sejam os mesmos. A principal diferença entre lipofuscina e ceroide é que o primeiro decorre de acúmulo lento em células pós-mitóticas e é mais resistente à digestão, enquanto o ceroide se forma rapidamente em qualquer tecido e em qualquer fase da vida.

Os grânulos de lipofuscina têm, em geral, de 1 a 5 μm de diâmetro e são ligados entre si por membranas de 100 μm. Lipofuscina é caracterizada histoquimicamente pelas propriedades de basofilia devido à presença de grupos ácidos. Entretanto, sua composição bioquímica varia entre tecidos e espécies, sendo formada basicamente por lipídios (20 a 50%), proteínas (30% a 50%) e resíduos resistentes à hidrólise (10 a 30%). Há também a presença de polissacárides diversos.

Os órgãos em que a lipofuscina se acumula adquirem coloração parda, semelhante à cor do charuto. Como na maioria dos casos o acúmulo ocorre em idosos ou portadores de doenças caquetizantes, cujos órgãos são atróficos, a alteração recebe a denominação de atrofia fosca.

PIGMENTOS EXÓGENOS

Antracose

Dos pigmentos exógenos, o mais frequente é o carvão. Presente como poluidor do ar atmosférico, principalmente nas grandes cidades, o carvão é aspirado sob a forma de pequenas partículas e atinge os alvéolos pulmonares. A maior parte do carvão é inspirada e retida ao longo da árvore respiratória pelo muco e expelido pelos movimentos ciliares e tosse.

As partículas, suficientemente pequenas para chegar aos alvéolos, são aí fagocitadas por macrófagos que podem retornar com sua carga de carvão para o interstício pulmonar, onde o pigmento pode atingir vasos linfáticos e ser depositado tanto ao longo deles ou, preferentemente, nos linfonodos hilares e mediastínicos. Assim sendo, quase todos os indivíduos adultos exibem pigmentação enegrecida pulmonar que, quando vista sob a pleura, dispõe-se em linhas, desenhando a periferia dos lóbulos. Nas áreas cicatriciais, principalmente nas vizinhanças de antigas lesões tuberculosas, a pigmentação se acentua, pois a fibrose dificulta a drenagem linfática. O processo, conhecido como antracose, não causa qualquer alteração funcional, não sendo responsável pela fibrose pulmonar. Porém, quando associada ao tabagismo, agrava os efeitos nocivos do fumo sobre os pulmões.

Siderose

Nos trabalhadores que atuam em minas de minério de ferro, pequenas partículas ferruginosas podem ser inaladas do ar atmosférico, levando a um processo similar ao da antracose. Na siderose dos mineiros, entretanto, observa-se coloração ferruginosa dos pulmões. Frequentemente, há sideroantracose. Desde que não haja sílica presente (fator fibrogênico para os pulmões), a siderose, assim como a antracose, não causa alteração das funções pulmonares.

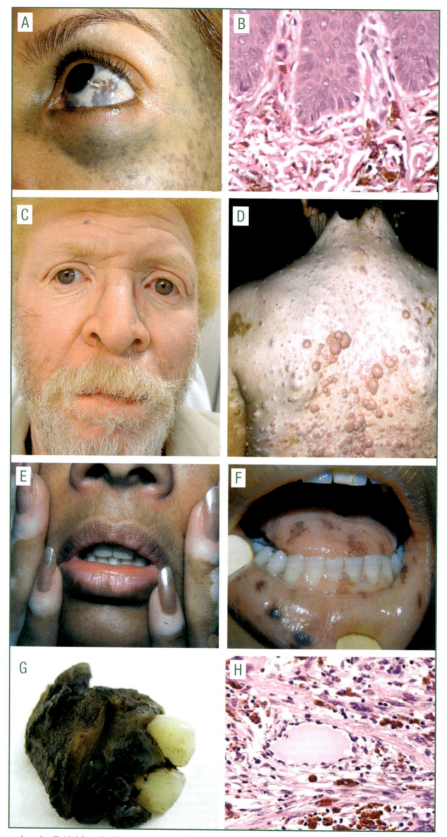

Figura 5.4 Exemplos de distúrbios da pigmentação melânica. (A) e (B) Nevo de Ota – pigmentação acinzentada no globo ocular e na pele e presença de proliferação de melanócitos na derme. (C) Albinismo. (D) Manchas café com leite na neurofibromatose. (E) Vitiligo. (F) Doença de Peutz-Jeghers. (G) e (H) Melanoma: peça macroscópica de melanoma da maxila – note a coloração negra do espécime (G). (H) Proliferação neoplásica de melanócitos malignos – melanoma.

Pigmentação por uso de medicamentos

Dos pigmentos ingeridos, a maior parte pertence à classe dos medicamentos. Em doentes que fazem uso crônico de analgésicos como a fenacetina, pigmentação amarelada pode se vista nos hepatócitos. Em indivíduos que fazem uso prolongado de antimaláricos, pigmentação acinzentada, devido à deposição de sais do medicamento, pode ser observada na pele e em mucosas (Figura 5.5).

Chumbo

Intoxicação pelo chumbo pode provocar a formação de uma linha azul característica ao redor das gengivas, devido à deposição de chumbo unido à albumina e sua posterior reação com produtos sulfurados dos alimentos.

Tatuagem

As tatuagens representam exemplos de pigmentação exógena, em que os pigmentos são inoculados, em geral, deliberadamente na pele. Aí, os pigmentos são fagocitados por macrófagos, uma parte é drenada para linfonodos regionais, mas a maior parte fica depositada permanentemente no local da inoculação. A composição química dos pigmentos utilizados na tatuagem varia amplamente, sendo o alumínio, o titânio e o carbono os elementos mais comumente encontrados. Na prática odontológica, tatuagem acidental da mucosa por pequenas partículas de amálgama (prata e mercúrio) das restaurações é comum, deixando áreas com coloração cinza-enegrecida próximas ao dente restaurado.

Nas Figuras 5.4 e 5.5, há exemplos de distúrbio da pigmentação melânica e pigmentação endógena e exógena, respectivamente.

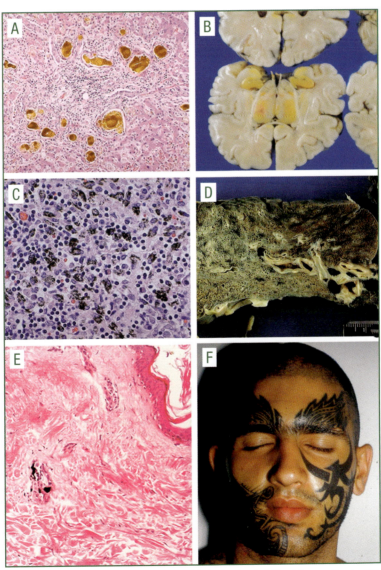

Figura 5.5 Exemplos de pigmentação endógena e exógena. (A) Acúmulo de bilirrubina no fígado. (B) *Kernicterus*. (C) e (D) Antracose. (E) e (F) Tatuagem.

BIBLIOGRAFIA

Lin JY, Fisher DE. Melanocyte biology and skin pigmentation. Nature. 2007;455:843-50.

Norlund JJ, Boissy RE, Hearing VJ, King RA, Oetting WS, Ortonne JP. The pigmentary system: physiology and pathophysiology. 2. ed. Oxford, UK: Blackwell Publishing; 2006.

Shibahara S, Kitamuro T, Takahashi k. Heme degradation and human disease: diversity is the soul life. Antioxid Redox Signal. 2002;4:593-602.

Yin D. Biochemical basis of lipofuscin, ceroid and age pigment-like fluorophores. Free Radic Med. 1996;21:871-88.

CAPÍTULO 6

Perturbações Circulatórias

Paulo Cardoso de Almeida
Manoel Barretto Netto (*in memoriam*)
Mário R. Montenegro (*in memoriam*)

INTRODUÇÃO

Este capítulo apresenta as maiores perturbações que envolvem a hemodinâmica e o fluxo sanguíneo. A saúde das células e dos tecidos depende não só de circulação sanguínea adequada e intacta para a distribuição do oxigênio, mas também da homeostasia dos fluidos biológicos. Várias patologias podem perturbar essa circulação e homeostasia, possibilitando uma variedade de condições mórbidas que podem levar à morte. Assim, as perturbações circulatórias descritas neste capítulo são importantes em um largo espectro das doenças humanas.

EDEMA

Cerca de 60% da massa corpórea é constituída por água, dois terços dos quais são intracelulares e o restante fica nos compartimentos extracelulares, principalmente fluido intersticial. Apenas 5% da água corpórea encontra-se no interior do sistema circulatório. Edema é o aumento da quantidade de líquido intersticial dos tecidos ou das cavidades orgânicas. Macroscopicamente, o edema apresenta-se como aumento de volume dos tecidos, que cedem facilmente à pressão localizada, dando origem à depressão, que lentamente desaparece. Microscopicamente, o edema expressa-se por alargamento dos espaços entre os constituintes celulares (acúmulo de líquido). O líquido de edema, quando rico em proteínas, cora-se em róseo pela hemotoxilina-eosina (HE).

Causas de edema

As causas de edema podem ser entendidas se houver conhecimento prévio dos fatores que regulam a saída e entrada de líquidos nos capilares.

a. *Alterações da parede capilar* – uma primeira causa é justamente o comprometimento da parede capilar, com aumento de permeabilidade, o que permite a passagem para o interstício, além da água e dos íons, das proteínas plasmáticas. É o caso do edema inflamatório, decorrente de lesão tóxica da parede capilar e de reações alérgicas agudas.

b. *Diminuição da pressão osmótica do plasma* – na hipoproteinemia, há baixa pressão coloidosmótica do plasma, o que leva à predominância da pressão hidrostática do sangue e saída de água e íons em excesso para o interstício. É o que se observa, por exemplo, na síndrome nefrótica e nas enfermidades perdedoras de proteínas.

c. *Aumento da pressão hidrostática do sangue* – o aumento da pressão hidrostática do sangue eleva a pressão de filtração, produzindo o edema. Tal mecanismo é verificado, de certo modo, na insuficiência cardíaca congestiva, determinando dificuldade do retorno venoso e, provavelmente, em circunstâncias mais graves, pela deficiência do fator natriurético atrial, e também se relacionando com o eixo renina-angiotensina-aldosterona, pela redução do fluxo renal do sangue. Observa-se também aumento da pressão hidrostática sanguínea no edema localizado nas pernas, causado por trombose ou compressão das veias principais do membro.

d. *Retenção de sódio* – havendo retenção de sódio, como na glomerulonefrite pós-estreptocócica e no aldosteronismo secundário, instalam-se a expansão do volume líquido intravascular e consequente edema.

e. *Diminuição da drenagem linfática* – determinadas condições patológicas interferem nos vasos linfáticos ocasionando sua obstrução e interrompendo o fluxo no seu interior. É o caso da filariose, causada por várias espécies de filárias, que, por vezes, podem levar à instalação da elefantíase pelo desenvolvimento de edema crônico.

Formas de edema

O edema pode ser localizado ou generalizado. Quando generalizado, é acompanhado de acúmulo de líquido nas várias cavidades do corpo, sendo chamado de *anasarca*. A coleção de líquido na cavidade pleural é designada *hidrotórax*; no saco pericárdio, *hidropericárdio*; e na cavidade peritoneal, *ascite*. Os edemas inflamatórios, ricos em proteínas, são denominados *exsudatos* e os não inflamatórios, *transudatos*.

CONGESTÃO E HIPEREMIA

Estão relacionadas ao aumento da quantidade de sangue dentro do sistema vascular. Basicamente, a diferença entre congestão e hiperemia é que a congestão é um processo passivo, ao passo que a hiperemia é um processo ativo.

Hiperemia

Repleção sanguínea do leito capilar consequente à vasodilatação arterial ou arteriolar. Esse mecanismo é importante, mesmo na regulação fisiológica do fluxo sanguíneo aos diferentes tecidos, para atender à variação de sua atividade metabólica. Pode depender de mecanismo central, por meio de reflexos originados nos centros vasomotores, ou de mecanismo periférico localizado, regulado por substâncias vasoativas circulantes ou originadas nos próprios tecidos lesados.

O exemplo mais importante de hiperemia patológica observa-se na inflamação aguda associada a aumento da permeabilidade vascular. Esses dois fenômenos em conjunto explicam os quatro sinais cardinais classicamente descritos na inflamação (calor, rubor, tumor, dor).

Congestão

Depende de distúrbio na circulação venosa ou de retorno. O seu mecanismo pode estar relacionado a: (1) alteração do órgão central da circulação (insuficiência cardíaca congestiva); (2) mecanismo localizado, com perturbação da circulação venosa por causas intrínsecas do vaso (trombose, varizes etc.); ou (3) compressão extrínseca das veias. Os processos mais intensos de congestão passiva podem trazer como consequência, em fases avançadas, particularmente em órgãos com rica circulação, alterações de fibrose difusa, como se pode observar na denominada induração parda dos pulmões (usualmente devida à estenose mitral) e na cirrose congestiva do fígado ("cirrose cardíaca"). A seguir, as principais consequências e mecanismos da congestão passiva crônica dos citados órgãos (Figura 6.1).

O aspecto macroscópico dos órgãos com congestão passiva caracteriza-se por alteração da cor, que

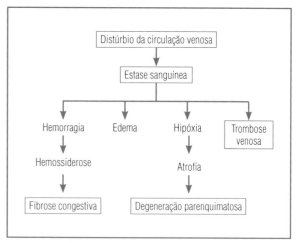

Figura 6.1 Consequência da congestão passiva crônica.

passa a ser vermelho-azulada, sendo que a intensidade do azul (cianose) dependerá da quantidade de hemoglobina reduzida. A congestão passiva é frequentemente acompanhada de aumento do líquido intersticial (edema), o que confere aos órgãos aspecto úmido.

As congestões passivas podem ser agudas, como quando se comprimem as veias que drenam um dedo com um cordão (o dedo rapidamente fica cianótico), ou crônicas. Alguns órgãos são mais frequentemente acometidos por congestão passiva crônica, especialmente nos casos de falência cardíaca. No caso da falência do ventrículo esquerdo, são os pulmões que ficarão hiperêmicos, encharcados e de coloração vermelho-azulada. Quando a falência é à direita, o primeiro órgão afetado é o fígado, que aumenta de volume e se torna também vermelho-escuro, e nele se acentua a lobulação por causa do acúmulo de sangue em volta da veia centrolobular; o aspecto desses fígados foi comparado ao da noz-moscada.

Nas congestões passivas crônicas, ocorrem fagocitose local de hemácias e digestão da hemoglobina, o que acarreta acúmulo local de pigmentação derivada da hemoglobina e, principalmente, de hemossiderina. O resultado é que à cor vermelho-azulada dos órgãos lesados se associa uma tonalidade ferruginosa bastante característica.

HEMORRAGIA

Saída de sangue dos vasos e do coração em virtude de inúmeras causas. Pode depender de uma causa vascular localizada, de fatores extrínsecos (p. ex.: trauma), de fatores intrínsecos ao vaso ou ao organismo (p. ex.: arteriosclerose, aneurisma, hipertensão arterial) ou pode se relacionar à deficiência das plaquetas ou de um ou mais dos fatores envolvidos no mecanismo intrínseco e/ou extrínseco da coagulação sanguínea. Mais raramente, pode depender de anormalidade vascular mais ou menos generalizada, hereditária ou adquirida (p. ex.: escorbuto). Frequentemente, esses diversos mecanismos associam-se em determinado caso, tornando ainda mais complexas a avaliação clínica e laboratorial das doenças hemorrágicas, também chamadas de *diáteses hemorrágicas*.

Formas de hemorragia

A lesão hemorrágica, conforme o aspecto macroscópico, compreende vários tipos, como: petéquias (hemorragias puntiformes); víbices (hemorragias lineares); púrpuras (quando maiores, com até 1 cm e de bordas regulares); equimoses (maiores e irregulares); hematomas (com aspecto tumoral). Se as hemorragias ocorrem nas cavidades corpóreas, recebem também denominações especiais: hemotórax (nas cavidades pleurais); hemopericárdio (no saco pericárdico); e hematoperitônio (na cavidade peritoneal).

As consequências de uma hemorragia podem depender de vários fatores, por exemplo, ações mecânicas, por vezes fatais, como se pode observar nos efeitos compressivos dos hematomas cerebrais ou no hemopericárdio agudo, com tamponamento cardíaco. Pode haver consequências graves em decorrência de efeito destrutivo da estrutura ou função de órgão vital, como ocorre na hemorragia no tronco encefálico. O processo de organização de um hematoma (semelhante à do exsudato inflamatório) pode implicar sequelas sérias, como encarceramento pulmonar consequente a hematoma pleural. Frequentemente, os efeitos das hemorragias dependem da cronicidade do processo, como se verifica, por exemplo, na anemia ferropriva consequente à ancilostomíase, ou do modo, agudo e mais ou menos rápido, como ocorre perda sanguínea, cuja expressão mais grave é o choque hemorrágico.

CONTROLE DO SANGRAMENTO: HEMOSTASIA

Em condições normais, o extravasamento do sangue de um vaso lesado é detido pela ação integrada de três elementos: a vasoconstrição, a agregação plaquetária e a coagulação sanguínea. O fenômeno da hemostasia é mais bem visto em vasos de pequeno calibre.

A sequência de eventos se dá geralmente como se segue. Logo após a lesão vascular, há hemorragia que o vaso tenta debelar, geralmente sem resultados, pela vasoconstrição. As plaquetas aderem ao tecido conjuntivo do anel de abertura do vaso e, em minutos, é visível massa plaquetária frouxa que preenche a abertura do vaso à maneira de rolha. A agregação plaquetária parece ser determinada fundamentalmente pela liberação local de ADP. Outras substâncias, como a trombina, e mesmo complexos antígeno-anticorpos, podem levar à agregação plaquetária.

Assim que a "rolha" de plaqueta é formada, o escape de sangue diminui e o vaso se contrai em torno da massa, aumentando o efeito obstrutivo. O sangramento cessa em cerca de 3 minutos, mas pode ser intermitente durante algum tempo, antes de cessar de maneira total. O plasma continua a filtrar por mais tempo através da rolha formada na abertura. À microscopia eletrônica, na fase em que cessa o sangramento, observa-se que a "rolha" está formada principalmente por plaquetas agregadas. Percebe-se também, na porção central, a presença de alguns agrupamentos de hemácias sugerindo fluxo sanguíneo nessa região. Pouca fibrina é visível nas margens da lesão e as plaquetas conservam individualmente sua morfologia.

Com o passar do tempo (5 a 30 minutos), a rolha torna-se mais compacta e coesiva. As plaquetas começam a exibir alteração de forma e a apresentar degranulação. A fibrina, então, é mais evidente tanto na periferia da "rolha" como nos interstícios do agregado plaquetário. Isso parece determinar maior solidez à "rolha", da mesma maneira que o cimento agrega melhor e solidifica a união entre os tijolos de uma parede.

Em fase ainda mais tardia (24 horas), a rolha está constituída em grande parte por fibrina, tendo de mistura restos plaquetários. O estágio final do processo é o de reparação. Fibroblastos e vasos de neoformação crescem e transformam a "rolha" em massa conjuntiva.

O processo descrito aplica-se a vasos de pequeno e médio calibres, particularmente às veias. Nas artérias maiores, a força da corrente sanguínea impede a formação de "rolha" plaquetária adequada. Dessa maneira, mesmo que o fluxo sanguíneo diminua pelo fenômeno de vasoconstrição, ele não cessa, a menos que se intervenha cirurgicamente.

A maneira pela qual o sangramento capilar cessa é ainda controvertida. Parece, entretanto, que as plaquetas são capazes de, individualmente ou em pequenos grupos, obliterar as aberturas capilares. Alguns autores ainda assinalam a possibilidade de contração de células endoteliais que fazem proeminência para a luz e reduzem de maneira acentuada o lúmen capilar diminuindo, assim, o fluxo sanguíneo. A abertura dos espaços entre as células endoteliais que decorre dessa contração dá saída ao plasma, que embebe o conjuntivo circunjacente e favorece o colapso da luz capilar.

Mecanismos da coagulação sanguínea

A base do fenômeno da coagulação sanguínea é essencialmente uma série de conversões de proenzimas inativas em enzimas ativas, culminando com a passagem de protrombina, que é uma alfa-2-globulina presente no plasma, para trombina. Esta última age sobre o fibrinogênio, uma proteína solúvel do plasma, em fibrina, um polímero insolúvel que se deposita sob a forma de uma rede.

Admitem-se, hoje, duas vias possíveis, uma extrínseca e outra intrínseca, capazes de ativar a coagulação sanguínea e que confluem ativando o fator X e liberando os fosfolipídios complexos. Esse conjunto, unindo-se ao fator V e na presença de íons de cálcio, leva, conforme foi dito, à passagem de protrombina para trombina. Tais vias estabelecem interações entre si, donde se depreende que a separação dos processos nessas vias não é inteiramente exata. O processo de ativação e transformação dessas proteínas, que é bastante complexo e caracterizado por uma série de reações, é conhecido como cascata coagulativa (Figura 6.2).

Mecanismos anticoagulantes

A reação em cadeia que levaria à coagulação total do sangue é impedida por complexo mecanismo, do qual participam: a eliminação dos fatores de coagulação ativados; a inibição de certos fatores, como a exercida pela antitrombina III na presença de heparina e trombina; e a proteína C, na preservação da trombomodulina e da proteína S, inativando os fatores Va e VIIIa. Além dos processos citados, há a fibrinólise.

Fibrinólise

Curiosamente, o desencadeamento da coagulação sanguínea propicia o aparecimento de mecanismos fibrinolíticos. São estes representados pela ativação de plasminogênio plasmático, que passa à plasmina, a qual age degradando o fibrinogênio e a fibrina e, portanto, dissolvendo o coágulo.

A ativação do plasminogênio na via extrínseca surge mediante a liberação de fatores de células endoteliais, capilares e também dos leucócitos. Na via extrínseca, o fator XII (Hageman) e o XI são os responsáveis pela ativação do plasminogênio.

Cinina

Ainda, tanto no decurso dos fenômenos de coagulação quanto no de fibrinólise, pode atuar o mecanismo de liberação de cininas, que são importantes mediadores da inflamação e propiciam vasodilatação e aumento da permeabilidade capilar. Tanto o fator XII (Hageman) da coagulação como a plasmina formada no mecanismo de fibrinólise agem na passagem de calicreinogênio para calicreína. Esta age sobre cininogênios, que são alfa-2-globulinas do plasma, que passam então a cininas. Por sua vez, o fator XII é também responsável pela atração de neutrófilos para o foco inflamatório.

Morfologia do coágulo

Morfologicamente, o que se vê após a coagulação sanguínea são agregados de plaquetas com filamentos de fibrina na periferia. As plaquetas na microscopia óptica aparecem como agregados granulares

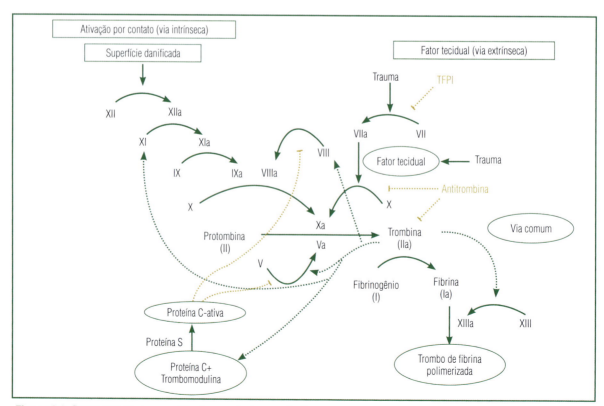

Figura 6.2 Representação esquemática da cascata de coagulação.

acidófilos. À microscopia eletrônica, observam-se, à medida que o processo evolui, plaquetas agregadas que se apresentam degranuladas e de contornos irregulares. Sabe-se hoje que as plaquetas são ricas em ATP e possuem todos os elementos necessários para a respiração aeróbica. São, inclusive, capacitadas para realizar fagocitose.

Uma proteína particular, isolada das plaquetas, tem propriedades próximas de actomiosina, vista no músculo. É denominada tromboastenina e, aparentemente, tem como função a retração do coágulo.

As plaquetas contêm a maior parte da serotonina (5-hidroxitriptamina) do sangue. Ela não é sintetizada pelas plaquetas ou megacariócitos, mas é agregada por meio de um mecanismo de transporte ativo, contra gradiente de concentração. A adrenalina e a noradrenalina também podem ser estocadas nas plaquetas por mecanismo semelhante. A histamina é encontrada em alta concentração nas plaquetas de coelhos, porém não nas de outras espécies.

TROMBOSE

Os fenômenos que envolvem a hemostasia em condições normais tornam-se patológicos quando ocorre, em um ser vivo e por razões diversas, a coagulação do sangue dentro do sistema vascular. É o fenômeno de trombose, que pode ser determinado pelo menos por três tipos de alterações (tríade de Virchow).

Fatores determinantes

a. *Alterações da parede vascular* – as lesões das células endoteliais determinam o aparecimento de tromboses. Isso é bem evidente quando a superfície dos vasos é focalmente desnudada de células endoteliais, com exposição do colágeno e/ou fibras elásticas subjacentes. Outro método efetivo para produção de tromboses é colocar uma superfície estranha, tal como um fio cirúrgico, em contato com a corrente sanguínea. Em qualquer das eventualidades, o quadro trombótico inicia-se por depósito de plaquetas no sítio da lesão. Em determinadas circunstâncias, entretanto, a microscopia óptica não detecta alterações morfológicas de células endoteliais na vigência desse depósito inicial trombótico. Isso é bem-visto particularmente em veias. Admitem-se, nesse caso, alterações no nível das uniões intercelulares ou mesmo da camada mucopolissacarídica, que envolve a célula endotelial, particularmente na sua face luminal. Os tipos de agressões leves capazes de produzir alterações endoteliais em veias são aqueles produtores de anóxia, como estase venosa ou compressão prolongada da veia. Na artéria, as doenças primárias como a aterosclerose levam à distorção da arquitetura da íntima, com lesão extensa do endotélio. Do mesmo modo, as modificações da parede vascular conduzem a pontos de maior agressão pelas alterações do fluxo sanguíneo. Nesses pontos, onde a corrente sanguínea atrita com maior violência o endotélio, pode haver lesão, propiciando o início da formação de trombo.

Todas essas alterações descritas, principalmente aquelas vigentes nas artérias, são válidas para o coração, que deve ser encarado como um vaso modificado.

A formação do trombo segue, em grande parte, àquelas modificações dependentes do fenômeno de hemostasia. No local da lesão endotelial, percebem-se, no início, depósitos de plaquetas que alteram sua morfologia à medida que o tempo passa. ADP e trombina parecem ser aqui também os fatores básicos para o fenômeno de agregação plaquetária. Posteriormente, a fibrina surge na periferia do agregado plaquetário, aumenta progressivamente, e seus filamentos se insinuam por entre as plaquetas alteradas, substituindo-as em grande parte. Essa porção do trombo, firmemente aderida à área de lesão endotelial, é conhecida como cabeça. Histologicamente, está formada por plaquetas conglutinadas, que assumem disposição semelhante ao tronco e ramos de árvore, tendo no interstício filamentos densos de fibrina. Nas malhas desta, ficam presos hemácias e granulócitos da corrente sanguínea.

Se o trombo for arterial, onde a corrente sanguínea é rápida, ele poderá manter fundamentalmente essa constituição. Se em uma veia, onde a corrente é mais lenta, ele poderá crescer pelo aumento da rede fibrinosa, com elementos do sangue presos de permeio. Forma-se, desse modo, o pescoço do trombo, que é uma parte intermediária na qual se percebem estrias esbranquiçadas em fundo vermelho. À medida que se prolonga, tende a ocluir a luz da veia, o que leva à parada da corrente sanguínea. O sangue se coagula a jusante do trombo, conservando a disposição de seus elementos e surgindo como uma cauda de coloração avermelhada. Se esta aflora em uma ramificação venosa, ela se constitui em superfície áspera e estranha em contato com a corrente sanguínea, onde poderão se depositar novamente os agregados plaquetários, reiniciando, dessa maneira, o processo anterior. É desse modo que os trombos depositados em veias crescem, progressivamente, na direção do coração.

b. *Alterações do fluxo sanguíneo* – a lesão do endotélio, com o depósito plaquetário, não se constitui no único fator determinante de trombose. Esta é grandemente facilitada e surge mesmo espontaneamente em locais onde há alteração da corrente sanguínea, particularmente quando esta tem sua velocidade diminuída ou quando se formam correntes ou redemoinhos.

Um dos pontos preferenciais de formação de trombos são as aurículas ou átrios, onde, principalmente quando há doenças do coração, formam-se redemoinhos que favorecem a trombose. Nessa situação, ou em outras em que a circulação se torna turbulenta, há condições para fragmentação dos elementos figurados do sangue, inclusive das plaquetas, e produção de fatores da coagulação, que, em virtude da queda da velocidade circulatória, são concentradas no local. O mesmo ocorre nos aneurismas, em que o sangue circula de forma turbulenta.

A própria presença de um trombo aderido à parede vascular torna a circulação turbulenta, favorecendo a sua progressão.

c. *Alterações nos constituintes do sangue* – condições que aumentam o número de plaquetas na circulação predispõem à trombose. Após o parto ou depois de cirurgias, a tendência ao desenvolvimento de trombose é paralela ao progressivo aumento de plaquetas. Também na policitemia vera, em que há grande aumento de glóbulos vermelhos, percebe-se concomitante aumento de plaquetas, o que predispõe à trombose.

Os agentes químicos sabidamente capazes de determinar agregação plaquetária *in vitro*, como ADP, trombina e certos ácidos graxos não esterificados, são capazes, quando presentes na circulação, de desencadear trombose. Naturalmente, os ácidos graxos não esterificados circulam na corrente sanguínea unidos a proteínas e, dessa forma, não promovem agregações plaquetárias. Entretanto, é possível que, em determinadas circunstâncias, eles entrem na corrente sanguínea em quantidade superior à capacidade fixadora das proteínas e, assim, determinem a agregação plaquetária.

No caso de neoplasias, o seu crescimento acentuado propicia aparecimento de áreas de necrose. Dessa maneira, libera-se na circulação o fator tecidual que desencadeia a via extrínseca de coagulação sanguínea, culminando com a produção de trombina, determinando a agregação plaquetária e a tendência à trombose. A ocorrência de trombose sem causa aparente é, às vezes, a primeira manifestação de uma neoplasia. Esses fenômenos, paralelos no decurso das neoplasias em geral, são chamados de paraneoplásicos, e a trombose é um dos mais frequentes.

Destruição de glóbulos vermelhos, seja por parasitas, seja por mecanismo autoimune ou de base genética, libera fosfolipídios que aceleram a coagulação sanguínea, culminando com a formação de trombina, com as consequências já assinaladas. Exemplos de doenças capazes de desencadear fatores de coagulação sanguínea por esses mecanismos são malária, anemia hemolítica microangiopática e transfusões de sangue incompatível.

No decurso de viremias, queimaduras, meningococemias, toxemias por germes gram-negativos e rejeição hiperaguda de enxertos, há possibilidade de lesão endotelial em vários pontos do organismo e ativação do fator de Hageman. Desencadeia-se uma síndrome denominada coagulação intravascular disseminada (CIVD).

Coagulação intravascular disseminada

É caracterizada por plaquetopenia, consumo de proteínas plasmáticas específicas e presença de trombos fibrinosos na circulação. A ativação do fator XII sugere como um dos mecanismos a via intrínseca de coagulação sanguínea. Entretanto, a via extrínseca também pode ser ativada, como é o caso da liberação do fator tecidual no decurso de queimaduras ou neoplasias que sofrem necrose. Por qualquer um desses mecanismos, acumula-se trombina na circulação, o que determina o aparecimento ulterior de pequenas massas de fibrina que circulam e terminam impactadas em pequenos vasos como os da pele, glomérulos renais e capilares pulmonares. A marca está representada por esses pequenos trombos fibrinosos em vasos da periferia, sem reação inflamatória em torno. A CIVD constitui-se em epifenômeno no decurso de várias entidades de etiologia diversa.

Ao se desencadear a coagulação sanguínea, por qualquer um desses mecanismos há consumo de fatores que entram no processo de coagulação, conduzindo a déficit relativo deles em outros pontos do organismo (coagulopatia de consumo). Nesses outros locais, observam-se, então, extensas áreas de hemorragia, dependentes seja do déficit relativo das plaquetas, seja da ativação do mecanismo fibrinolítico.

Classificação dos trombos

De acordo com sua aparência macroscópica e, particularmente, de acordo com sua cor, os trombos são designados *brancos*, *vermelhos* e *mistos*.

Os *trombos brancos*, também chamados de fibrinosos, são constituídos principalmente de plaquetas e fibrina, dispostas em camadas alternadas, entremeadas de hemácias, que fornecem um aspecto lamelar característico, conhecido como estrias de Zahn. Os trombos brancos são secos e friáveis, e ocorrem de preferência nas artérias e cavidades cardíacas.

Os *trombos vermelhos* são úmidos, gelatinosos e se assemelham ao coágulo sanguíneo, sendo também designados de coagulação ou de estase. São constituídos predominantemente de hemácias e se localizam de preferência nas veias.

Os *trombos mistos* são os mais frequentes, caracterizando-se pela associação de camadas fibrinosas (brancos) e de coagulação (vermelhos).

Nos trombos alongados que se observam nas veias periféricas, a "cabeça" representa um trombo "branco", o "colo ou pescoço", um trombo "misto" e a "cauda", um trombo "vermelho".

Os trombos são ainda classificados em trombo mural e trombo oclusivo, conforme ocluam apenas parte da luz dos vasos e das cavidades cardíacas ou toda luz vascular. Os trombos parietais são mais frequentemente observados no coração e na aorta, enquanto os oclusivos são mais comuns em artérias de médio calibre, como coronárias, cerebrais, ilíacas e femorais, assim como nas veias.

Evolução dos trombos

O trombo poderá desaparecer logo após a sua formação. Conforme assinalado anteriormente, o sistema fibrinolítico poderá ser acionado tanto mediante o dano tecidual (via extrínseca) como pelo fator XII e pelo fator XI combinados (via intrínseca). O plasminogênio ativado passará a plasmina, que é capaz de atuar sobre o fibrinogênio e a fibrina, dissolvendo o trombo em formação.

Outra possibilidade é a organização do trombo. Com o tempo, o trombo tende a perder água e se retrair, formando-se fendas em sua intimidade. No processo de organização, percebe-se, a partir da parede do vaso, proliferação dos vasos de neoformação que, com fibroblastos e macrófagos, invadem a massa trombótica. Os fibroblastos que fazem parte desse tecido são, na verdade, células capazes de sintetizar fibras colágenas e elásticas; ao mesmo tempo, os vasos de neoformação diminuem de número, restando, entretanto, alguns que, com o progredir do processo, adquirem parede espessa e luz ampla. Os macrófagos fagocitam as hemácias degradadas, restando no citoplasma dessas células pigmento amarelo-acastanhado, granuloso, ferro-positivo (hemossiderina). Os macrófagos que fagocitam plaquetas mostram, ao fim do processo de degradação destas últimas, gordura acumulada no seu citoplasma. O processo como um todo culmina com a predominância de colágeno e fibras elásticas no trombo e a sua retração progressiva.

Ainda outra possibilidade é a recanalização. Se a massa trombótica oclusiva não é extensa, os vasos mais antigos do tecido de granulação podem parcialmente comunicar as duas extremidades, restituindo a luz do vaso obstruído. Em outros casos, à retração da massa trombótica, segue-se o destaque do trombo de uma das paredes do vaso, com o aparecimento de fendas que comunicam as duas extremidades obstruídas. Há reendotelização dessa superfície, reconstituindo-se, assim, a continuidade da luz. Ainda é possível a penetração desse revestimento endotelial neoformado na intimidade do trombo, revestindo as fendas que se formam em seu interior em decorrência da retração progressiva.

EMBOLIA

Por embolia, entende-se o transporte pelo sangue de fragmentos de trombo, gordura, gases ou outros corpos estranhos a pontos distantes de sua sede de origem. Quase 99% das embolias correspondem a deslocamento de trombos (trombembolismo). São outros exemplos de êmbolo glóbulos de gordura, fragmentos de medula óssea, bolhas de gases, fragmentos de placas ateromatosas, células tumorais, parasitas e líquido amniótico.

Tromboembolismo

Pode ocorrer tanto na circulação pulmonar como na sistêmica. A embolia pulmonar é a forma mais comum de tromboembolismo e uma das mais graves ocorrências, de vez que não raramente é fatal.

Os êmbolos pulmonares originam-se em cerca de 95% dos casos de trombos das veias das pernas.

O diâmetro do ramo da artéria pulmonar ocluído mantém relações com o diâmetro da veia trombosada, de onde se origina o êmbolo.

A consequência da embolia pulmonar depende basicamente das dimensões do êmbolo e do estado da circulação pulmonar. Assim, os *grandes êmbolos* (com diâmetro aproximado das veias femorais) podem se alojar na emergência do ventrículo direito, nos ramos principais da artéria pulmonar ou na sua bifurcação (êmbolo em sela). A consequência habitual desse tipo de embolia é a *morte súbita*. É o caso, por exemplo, de passageiros que permanecem longo tempo sentados e se levantam ao final da viagem causando a migração de um trombo venoso.

Os êmbolos de tamanho médio não determinam lesões significativas em indivíduos sadios, nos quais a circulação colateral pelas artérias brônquicas se faz de maneira eficiente. Se, entretanto, a circulação pulmonar está comprometida, como no caso de insuficiência crônica do ventrículo esquerdo, a embolia desse tipo determinará *infarto pulmonar*.

Os *pequenos êmbolos* podem ser clinicamente inaparentes, mas, quando múltiplos e repetitivos, podem comprometer a microcirculação pulmonar e determinar *hipertensão pulmonar*.

No tromboembolismo da circulação sistêmica, os êmbolos são observados com mais frequência nas artérias do cérebro, nas extremidades inferiores, no baço e nos rins. Os êmbolos originam-se em trombos das cavidades esquerdas do coração (infarto do miocárdio e endocardite) e, mais raramente, de trombos da aorta e grandes artérias (aterosclerose).

Embolia gasosa

A introdução de ar no sangue tem sido observada em várias circunstâncias em que se produzem soluções de continuidade na parede dos vasos, principalmente veias.

A pressão negativa consequente à pressão negativa intratorácica quando da inspiração transmite-se às grandes veias do pescoço e do tórax se ocorre solução de continuidade de sua parede durante cirurgia ou traumatismo, e o ar é aspirado para dentro das veias. Nos abortos, a contração da musculatura uterina pode injetar ar da luz para as grandes veias do leito placentário. As pequenas bolhas podem coalescer e formar massas maiores, suficientes para ocluir vasos no cérebro ou pulmão.

Um tipo especial de embolia gasosa é observado na descompressão rápida da pressão atmosférica em mergulhadores e escafandristas (doença dos caixões).

Nessas condições, o ar que se encontrava dissolvido no sangue, com a descompressão brusca, libera oxigênio, gás carbônico e nitrogênio. O nitrogênio é menos propenso a difundir-se através da membrana alveolar pulmonar, acumulando-se no sangue sob a forma de bolhas, as quais atuam como êmbolos, principalmente cerebrais.

Obedece a idêntico mecanismo a embolia gasosa observada em indivíduos que atingem rapidamente grandes altitudes (aviadores).

As lesões isquêmicas dependentes da obstrução capilar pelos êmbolos gasosos podem ser agravadas pelo surgimento de coagulação intravascular disseminada, resultante da aderência das plaquetas às bolhas de nitrogênio e ativação da cascata da coagulação.

Nos casos mais graves, a embolia dos vasos cerebrais pode causar necroses extensas e morte. Por vezes, a obstrução dos capilares dos nervos e músculos determina contração muscular e dor intensa. Na medula óssea, podem ocorrer áreas de necrose isquêmica e comprometimento ósseo da cabeça do fêmur, tíbia e úmero.

Embolia gordurosa

Caracteriza-se pela presença de glóbulos de gordura na circulação sanguínea. Geralmente, a embolia gordurosa está relacionada com fraturas extensas de ossos longos, e a gravidade da doença, com a extensão e a gravidade delas. É o caso, por exemplo, do piloto de Fórmula 1 Ronnie Peterson, que, após um acidente na pista, foi levado ao hospital considerado "fora de perigo" e morreu mais tarde. A necropsia revelou trombose gordurosa. Todavia, casos graves de embolismo sistêmico têm sido referidos como traumas de pequenas proporções (microtraumas).

Embora a presença de glóbulos de gordura seja comprovada na circulação em cerca de 90% dos pacientes com fraturas graves, apenas 1 a 17% dos casos apresentam a chamada "síndrome do embolismo gorduroso". Essa síndrome caracteriza-se por: trombocitopenia, petéquias na pele e conjuntiva, taquipneia e dispneia, confusão mental e coma. Os glóbulos de gordura ocluem vasos de microcirculação, principalmente em pulmão, cérebro, rins, pele e coração.

Tem sido demonstrado que os glóbulos de gordura aumentam de volume quando estão em circulação, o que explica por que os pequenos glóbulos que ultrapassam os capilares pulmonares se tornam obstrutivos nos capilares sistêmicos. Também a adesão de plaquetas aos glóbulos de gordura pode aumentar o seu volume e causar trombose.

As lesões macroscópicas mais características são encontradas no encéfalo, sendo representadas por numerosos focos de hemorragia petequial. Em menor intensidade, são observadas petéquias no endocárdio parietal, no pericárdio e na pele.

Ao exame microscópico, as hemorragias puntiformes do encéfalo são centralizadas por um capilar com êmbolo de gordura e necrose. Êmbolos de gordura são observados em capilares com o emprego de colorações para gordura.

Embolia de medula óssea

Fragmentos de medula óssea caracterizados pela presença de gordura e células hematopoiéticas são por vezes encontrados na circulação sanguínea em casos de traumatismo ósseo.

É frequente o achado de êmbolos pulmonares na medula óssea de pacientes que sofreram fratura de costela no decurso de ressuscitação cardiopulmonar. Esse tipo de embolia não tem expressão clínica.

Embolia de placas ateromatosas

Material proveniente da ulceração de grandes placas ateromatosas pode cair na circulação e se alojar em pequenas artérias sistêmicas, particularmente dos rins e do cérebro. No cérebro, pode determinar ataques de isquemia transitória.

Embolia de líquido amniótico

Durante trabalho de parto tumultuoso, o líquido amniótico pode penetrar em seios venosos uterinos rompidos e embolizar.

O líquido amniótico é rico em tromboplastina, a qual induz a coagulação intravascular disseminada, responsável pelas principais manifestações clínicas e, ocasionalmente, pela morte.

É importante considerar que o líquido amniótico contém epitélio escamoso fetal, pelos e gordura do feto, bem como mucina e mecônio, elementos esses que podem fazer parte dos êmbolos pulmonares. Embora não sendo responsáveis pelas manifestações clínicas, tais elementos são importantes no reconhecimento histológico da embolia por líquido amniótico.

INFARTO

O infarto é uma área localizada de necrose isquêmica. A isquemia é definida como deficiência do suprimento de sangue em determinada área de tecido ou órgão. Geralmente, a isquemia é produzida por trombose ou embolia.

Na maioria das vezes, o infarto é consequente à oclusão arterial, mas, em determinadas circunstâncias, a obstrução venosa também produz infarto (p. ex.: infarto intestinal).

Além da trombose e embolia, outras causas de obstrução arterial, como placas ateromatosas, arterites, compressões e torções vasculares, podem determinar infarto. Admite-se também que o espasmo vascular e a isquemia relativa possam ser causas isoladas ou coadjuvantes de infarto.

Os infartos podem ser anêmicos ou hemorrágicos.

Infarto anêmico ou branco

Os infartos anêmicos resultam da oclusão de artérias e ocorrem em órgãos compactos, como rins, coração e baço. Admite-se que o infarto branco tenha uma fase inicial vermelha, de curta duração.

O infarto branco é caracteristicamente isquêmico, isto é, os vasos que o percorrem não contêm sangue. Na periferia do infarto, os vasos apresentam-se congestos (halo hiperêmico-hemorrágico).

Infarto hemorrágico ou vermelho

Os infartos hemorrágicos correspondem a áreas localizadas de necrose, com hemorragia maciça associada. Decorrem geralmente da oclusão venosa e afetam de preferência órgãos que possuem dupla circulação. São frequentes nos pulmões e intestinos.

No encéfalo, em razão de sua riqueza em água e lipídios, a necrose amolece precocemente e, por essa razão, os seus infartos são também chamados de amolecimento. O infarto cerebral pode ser também hemorrágico, principalmente quando a necrose é produzida por êmbolos.

Morfologia do infarto

Os infartos assumem, em geral, uma forma de cunha, tendo o ápice voltado para o vaso ocluído que lhe deu origem (Figuras 6.3 a 6.5).

No início, a área de infarto é pouco definida, mas tende a ser mais escura, mais consistente que o tecido normal circulante. Nas 12 a 24 horas seguintes, o infarto torna-se mais demarcado, com alterações de cor mais acentuadas: nos órgãos sólidos, o infarto apresenta-se mais pálido que o tecido adjacente e, nos órgãos esponjosos, as coleções sanguíneas tornam o infarto de coloração vermelho-azulada.

Após alguns dias, o infarto anêmico assume coloração branco-amarelada, com contorno bem definido e circundado por halo avermelhado de hiperemia. No infarto hemorrágico, a demarcação é menos nítida.

Microscopicamente, a necrose das células parenquimatosas só se torna visível à microscopia de luz se o paciente sobreviveu um mínimo de 6 a 12 horas após a oclusão vascular. Com exceção do tecido nervoso, onde a necrose é de liquefação, a necrose nos demais órgãos é coagulativa, representada principalmente pela acidofilia aumentada do citoplasma, associada à picnose e à carioréxis nucleares. Um exsudato inflamatório surge após algumas horas, tornando-se mais definido nos dias seguintes. As enzimas lisossômicas dos neutrófilos que integram esse exsudato são liberadas e promovem a lise das células necróticas. Os elementos macrofágicos removem os detritos celulares, ao mesmo tempo em que os fibroblastos iniciam processo de reparação e fibrose.

No infarto cerebral, o tecido necrosado sofre liquefação e o material desintegrado é removido pela

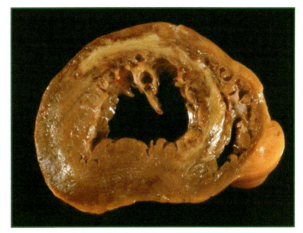

Figura 6.3 Infarto do miocárdio.

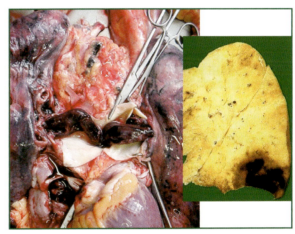

Figura 6.4 Tromboembolismo pulmonar-infarto pulmonar (macro).

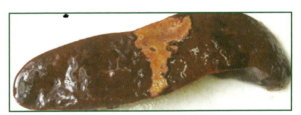

Figura 6.5 Infarto isquêmico do baço – provável tromboembolismo arterial.

micróglia, um macrófago especial do sistema nervoso. A cicatrização do infarto se dá principalmente pela proliferação dos astrócitos, conduzindo à gliose, um processo equivalente à fibrose de outros órgãos.

DISTÚRBIOS DA DINÂMICA E DISTRIBUIÇÃO DOS LÍQUIDOS

Choque

Outro tipo de perturbação circulatória periférica, bem mais complexo que os anteriores, é o quadro de choque ou colapso circulatório, que implica alterações progressivas na perfusão sanguínea dos tecidos.

Esse tipo de distúrbio circulatório agudo pode ser desencadeado por alterações hemodinâmicas variadas, particularmente aquelas que causam perturbações nos três setores básicos da circulação sanguínea, isto é, mediante o mecanismo de hipovolemia, hipotonia vascular periférica ou as alterações agudas no esvaziamento ou no enchimento do coração. Essas alterações circulatórias iniciais atuam desencadeando complexas reações homeostáticas, envolvendo hiperatividade simpática e redistribuição do sangue circulante, com o que o quadro hipotensivo pode ser compensado ou não, dependendo de variados fatores. A falha, ou mesmo persistência desses mecanismos compensadores, conduz à deficiência da perfusão e/ou do retorno sanguíneo dos tecidos para o coração, a qual, se mantida, determina o progressivo estado de hipóxia tecidual, com consequente acidose metabólica, e uma possível agressão irreversível da fisiologia celular. O choque tem como principais causas:

a. *diminuição do volume sanguíneo (choque hipovolêmico)* – a hipovolemia pode decorrer de hemorragia interna ou externa ou da perda excessiva de líquidos, como acontece nas queimaduras, diarreias e vômitos ou em qualquer outra condição que conduza à desidratação.

b. *vasodilatação periférica* – a vasodilatação generalizada de pequenos vasos condiciona a redução do volume sanguíneo efetivo, a diminuição do retorno venoso e, consequentemente, a diminuição do débito cardíaco (insuficiência circulatória periférica). A vasodilatação periférica é o mecanismo básico do choque endotóxico (choque séptico da bacteremia gram-negativa, do choque anafilático e do choque neurogênico).

c. *diminuição acentuada do débito cardíaco (choque cardiogênico)* – ocorre caracteristicamente no infarto agudo do miocárdio, na miocardite aguda, na ruptura do coração e nas arritmias.

d. *obstrução aguda do fluxo sanguíneo* – ocorre na obstrução do cone da pulmonar e dos ramos principais da artéria pulmonar por êmbolos maciços e na obstrução súbita do orifício da valva mitral por trombos atriais (*ball thrombus*).

Lesões produzidas pelo choque

Alguns órgãos são particularmente comprometidos pelo choque:

- *coração* – distinguem-se dois grupos de lesões: as necroses e hemorragias subendocárdicas e subpericárdicas e as lesões zonais ou em faixa do miocárdio. A necrose vai desde lesões isquêmicas de fibras miocárdicas isoladas até áreas de micro e macroinfartos.
As lesões zonais ao microscópio eletrônico correspondem a faixas transversas opacas do miócito (bandas de contração), geralmente localizadas próximas a um disco intercalar. Observam-se também distorção dos miofilamentos e deslocamento das mitocôndrias.

- *pulmões* – os pulmões são resistentes à isquemia e, portanto, são pouco lesados no choque hipovolêmico puro. Todavia, são frequentemente afetados quando ocorre trauma ou septicemia, constituindo o chamado "pulmão de choque", uma condição equivalente à síndrome de angústia respiratória de adulto (SARA) ou "lesão alveolar difusa". O quadro se caracteriza por acentuado edema intrasseptal, seguido de coleção de líquido de edema e exsudato proteico nos espaços alveolares, além da presença ocasional de membranas hialinas.

- *rins* – as lesões localizam-se nos túbulos de todos os níveis. O padrão mais característico é o da "necrose tubular aguda".

- *suprarrenais* – apresentam as alterações comuns a todos os tipos de estresse, como exaustão lipídica e necrose das células corticais a partir da zona reticular.

- *tubo digestivo* – podem ocorrer necrose e hemorragia focais da mucosa, designadas "gastrenteropatia hemorrágica".

- *fígado* – nos casos mais graves, pode ser observada necrose centrolobular. A esteatose é frequentemente observada.

- *cérebro* – as lesões cerebrais variam com a sensibilidade das células atingidas, constituindo no conjunto a encefalopatia hipóxica.

BIBLIOGRAFIA

Abraham WT, Schrier RW. Body fluid volume regulation in health and disease. Adv Intern Med. 1994;39:23.

Bick RL, Murano G. Physiology of hemostasis. Clin Lab Med. 1994;14:677.

Dudney TM, Elliot CG. Pulmonary embolism, fat and air. Prog Cardiovasc Dis. 1994;36:447.

Green KB, Silverstein RL. Hypercoagulability in cancer. Hematol Oncol Clin North Am. 1996;10:499.

Mitchell RN, Cotran RS. Hemodynamic disorders, thrombosis and shock. In: Robbins SL, Cotran RS, editors. Pathologic basis of disease. 7. ed.; 2005.

Rosendaal FR. Risk factors for venous thrombosis: prevalence, risk and interactions. Semin Hematol. 1997;34:171.

CAPÍTULO 7

Inflamações – Conceitos Gerais e Inflamação Aguda

Denise Fecchio
Marcello Franco
Nathanael Pinheiro
Mário R. Montenegro (*in memoriam*)

INTRODUÇÃO

Inflamação é a reação local dos tecidos vascularizados à agressão. Ocorre como resposta inespecífica caracterizada por uma série de alterações que tende a limitar os efeitos da agressão.

Por muito tempo, a inflamação foi considerada doença, e somente a partir do século XVIII Hunter definiu-a como resposta benéfica. Desde Celsus (contemporâneo de Cristo), caracteriza-se a inflamação por quatro sinais "cardinais": rubor; calor; tumor; e dor. Virchow, no século XIX, acrescentou um quinto sinal: a perda da função.

O rubor e o calor são resultado de aumento da circulação na área inflamada. O tumor é consequência do aumento local do líquido intersticial (edema), e a dor, do acúmulo, no local, de substâncias biológicas que atuam sobre as terminações nervosas. A perda da função decorre de vários fatores, especialmente do edema e da dor. Os sinais cardinais foram descritos a partir das observações das inflamações da superfície corpórea ou das articulações, porém inflamações com as mesmas características ocorrem em todos os tecidos e órgãos agredidos.

INFLAMAÇÕES AGUDAS E CRÔNICAS

Dependendo de sua duração, as inflamações são divididas em agudas e crônicas. Assim, inflamações que duram desde poucos minutos até poucos dias são chamadas de agudas, ao passo que as que persistem por semanas e meses são denominadas crônicas. Do ponto de vista funcional e morfológico, as inflamações agudas caracterizam-se pelo predomínio dos *fenômenos exsudativos*, ou seja, consequentes a alterações da permeabilidade vascular, permitindo o acúmulo, na região inflamada, de líquido (edema), fibrina (que se forma no interstício pela interação entre componentes do plasma e fatores dos tecidos), leucócitos, especialmente neutrófilos, e hemácias. Nas inflamações crônicas, além desses elementos, ocorrem, no local, *fenômenos produtivos*, ou seja, proliferação de vasos, fibroblastos (com consequente deposição de colágeno), e também acúmulo e proliferação local de monócitos e linfócitos. De maneira geral, os dois conceitos – temporal e morfológico – coincidem.

AS PRIMEIRAS FASES DA INFLAMAÇÃO

É possível evidenciar três fases da inflamação. A primeira corresponde a alterações causadas diretamente pela agressão (p. ex.: o tecido destruído por uma queimadura), caracterizando a *fase alterativa*. Segue-se a *fase exsudativa*, caracterizada pelas alterações vasculares que propiciam a saída dos vasos de seus constituintes líquidos e de células. Por fim, desenvolve-se a *fase produtiva*, identificada pela proliferação e pelo acúmulo local de vasos e células. Esta última corresponde à fase de *reparo* das alterações causadas pelas fases alterativa e exsudativa.

A maneira mais fácil de compreender o que acontece na inflamação é acompanhar as consequências de um estímulo agressor em um tecido suficientemente transparente para que se possa observá-lo ao microscópio, como o mesentério de rã.

A primeira alteração que se observa é uma fugaz vasoconstrição arterial, que logo é seguida por dilatação das arteríolas, dos capilares e das veias do local. Os esfíncteres pré-capilares relaxam-se e, como consequência, numerosos capilares, que estavam fechados, em repouso, abrem-se, aumentando significativamente o número de vasos funcionantes. Diz-se que a área ficou hiperemiada, o que representa a demonstração morfológica do rubor e do calor. Aliás, o termo inflamação origina-se do latim *inflamare*, "ficar em chamas".

O fenômeno seguinte é um aumento da permeabilidade dos capilares e das vênulas. Esses vasos têm paredes muito finas, constituídas principalmente pelo endotélio, pela membrana basal e por alguns pericitos. As células endoteliais e os pericitos contêm, em seu citoplasma, actina e miosina, sendo contráteis. Por causa de sua contração, podem ampliar as junções intercelulares imediatamente após o estímulo nocivo, com duração entre 10 e 45 minutos.

Os capilares normais têm canais que permitem a passagem seletiva de pequenas moléculas (peso molecular de até 40 kDa). Por sua vez, o endotélio pode transportar, do sangue para os interstícios, moléculas maiores mediante transcitose. As trocas de líquido ocorrem pela diferença de pressão hidrostática e osmótica entre o plasma e os tecidos. À medida que o líquido sai do segmento proximal dos capilares, onde a pressão hidrostática é maior, ele vai diluindo as proteínas do interstício, diminuindo sua pressão oncótica. Ao mesmo tempo, a pressão hidrostática cai ao longo dos capilares e, como no seu segmento proximal houve perda de líquido, a concentração das proteínas do plasma aumenta e, consequentemente, a pressão oncótica também aumenta em sua luz. O resultado é que, nos segmentos proximais dos capilares, um ultrafiltrado do plasma passa para os interstícios e, no seu segmento distal e nas vênulas, ocorre o contrário, ou seja, a pressão oncótica aumentada na luz e a hidrostática diminuída chamam líquido do interstício para a luz.

Na inflamação, existe aumento da permeabilidade capilar (Figura 7.1). Na inflamação, como consequência de substâncias farmacologicamente ativas que se formam no local, os endotélios e os pericitos contraem-se, separando as junções intercelulares e facilitando a passagem sucessiva de líquido, macromoléculas e, eventualmente, de células do sangue para o interstício. Por vezes, os próprios agentes agressores são capazes de lesar os vasos, permitindo que grandes quantidades de fluido, macromoléculas e células acumulem nos interstícios. Os leucócitos aderidos ao endotélio também podem liberar substâncias capazes de lesar o endotélio. Na fase de *reparo* da lesão, haverá proliferação de células endoteliais para substituir o endotélio lesado e formação de novos vasos (angiogênese). Os vasos jovens não são barreiras eficientes, facilitando o extravasamento de líquido e de células para o interstício.

Mais ainda, os estímulos inflamatórios poderão aumentar o trânsito de moléculas e de água através do endotélio, colaborando para o aumento do líquido intersticial. O aumento da permeabilidade vascular pode variar com o tipo de agressor e sua intensidade (Figura 7.2).

O aumento imediato e de curta duração da permeabilidade vascular inicia-se rapidamente após a agressão, atinge o máximo após cerca de 15 minutos e

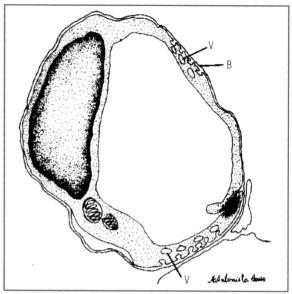

Figura 7.1 Esquema de um capilar visto à microscopia eletrônica. Ele é constituído de uma única célula. Note a junção que fecha a luz do capilar no segmento inferior à direita. São vistas vesículas pinocitóticas (V) e a membrana basal (B).

termina aproximadamente em 45 minutos. Esse tipo de resposta ocorre após agressões leves e de curta duração, mediado principalmente pela histamina e como consequência da abertura das junções entre as células endoteliais.

Por sua vez, o aumento imediato e prolongado acontece quando a agressão é mais intensa e depende de alterações graves da parede vascular com necrose do endotélio tanto de capilares quanto de vênulas, o que explica a rápida e prolongada passagem do conteúdo dos vasos para o interstício.

O aumento tardio pode ocorrer dias após a agressão e envolve capilares e vênulas. Um exemplo conhecido de todos é a exposição ao sol. Somente após várias horas de exposição é que se notam rubor, calor, dor e eventualmente edema (bolhas). A permeabilidade aumenta em consequência de alterações do endotélio dos capilares, levando a "vazamentos" pelas áreas do endotélio lesado e pelas junções intercelulares.

O EXSUDATO INFLAMATÓRIO

O líquido rico em macromoléculas e células que se acumula nos interstícios da área inflamada recebe o nome de *exsudato*, para distingui-lo do *transudato*, que pode se acumular especialmente em cavidades como pleura, peritônio ou pericárdio. Os transudatos não contêm macromoléculas e são consequência do aumento da pressão hidrostática (p. ex.: insuficiência cardíaca), não sendo acompanhada de abertura das junções interendoteliais ou diminuição da pressão oncótica do plasma (p. ex.: hipoproteinemia da desnutrição).

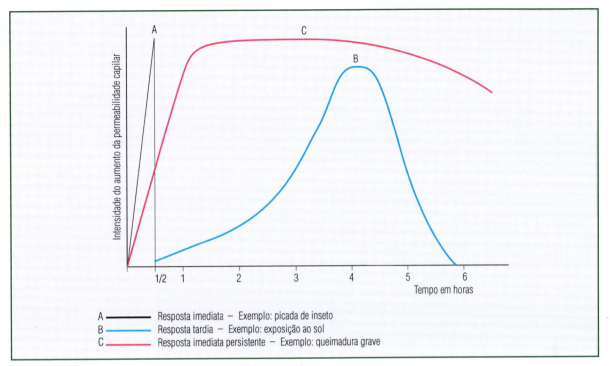

Figura 7.2 As três fases de aumento da permeabilidade vascular.

Já os *exsudatos* têm constituição parecida com a do plasma (Tabela 7.1).

Na inflamação, como consequência do aumento da permeabilidade vascular, ocorre aumento da concentração dos elementos figurados do sangue, isto é, sucede a hemoconcentração, o que aumenta a viscosidade sanguínea no local da inflamação. Essa alteração amplia o contato das células com o endotélio, facilitando sua saída dos vasos. Contudo, com a progressiva queda da velocidade da circulação, a área inflamada passa a ser mal oxigenada, podendo haver morte dos tecidos envolvidos na inflamação.

O aumento da quantidade de líquido nos interstícios também leva a aumento da drenagem linfática, permitindo que o agressor seja retirado, mas podendo disseminá-lo.

O exsudato inflamatório consequente ao aumento da permeabilidade vascular é importante na contenção e limitação da agressão, pois dilui o agente agressor, facilita sua retirada do local e traz para o interstício células, anticorpos, frações do complemento e outras macromoléculas envolvidas na inibição ou destruição direta do agressor, na modulação da resposta inflamatória e na iniciação da resposta imune adaptativa. O fibrinogênio, presente no exsudato, em contato com o interstício, polimeriza-se, constituindo a fibrina, importante elemento estrutural nas inflamações agudas.

O COMPONENTE CELULAR DO EXSUDATO

O aumento da permeabilidade vascular associado à dilatação do leito capilar e venoso, além de outros fatores, como o aumento da adesividade das plaquetas e a hemoconcentração, colabora para progressivo retardo da circulação na área inflamada. Uma das consequências é a mudança do padrão da circulação. Em condições normais, os elementos figurados do sangue circulam no centro da corrente, e somente o fluido está em contato com o endotélio. Na inflamação, essa situação modifica-se e leucócitos, por serem mais pesados e maiores, tendem a permanecer na periferia do fluxo, com hemácias e plaquetas ao centro (fluxo laminar). Essa nova disposição favorece a interação dos leucócitos com o endotélio modificado pela ação dos mediadores inflamatórios. Dessa maneira, o compartimento vascular é o protagonista da sequência de eventos iniciais da inflamação e assegura que ela ocorra nos sítios onde se encontra o agente agressor.

A saída dos leucócitos dos vasos ocorre em estágios: *marginação; pavimentação/rolagem; adesão forte; e diapedese*. Cada etapa é um complexo finamente regulado

Tabela 7.1 Constituição do plasma, dos transudatos e dos exsudatos

	Plasma	Transudato	Exsudato
Proteínas	6 a 7 g/dL	0 a 1,5 g/dL	1,5 a 6 g/dL
Tipos de proteína	Todas*	Albumina	Todas*
Fibrina	Não	Não	Sim
Células	Sangue	Não	Inflamatórias

* Albumina, globulinas, anticorpos, complemento, proteínas associadas à coagulação e fibrinólise e outras macromoléculas.

de interação molecular com o endotélio, envolvendo três tipos de adesinas: as *selectinas*, as *integrinas* e as moléculas da *superfamília das imunoglobulinas*.

O primeiro passo, a *marginação* leucocitária, é consequência principalmente das alterações do fluxo sanguíneo nas áreas inflamadas. Em seguida, as selectinas, presentes no endotélio (P-selectina e E-selectina) e nos leucócitos (L-selectina), ligam-se a açúcares presentes na superfície da maioria das células, derivados do antígeno de Sialyl-Lewis X. Essa fase de adesão fraca é responsável pela *pavimentação e rolagem* dos leucócitos sobre o endotélio. A P-selectina existe pré-formada no interior dos corpúsculos de Weibel-Palade, característicos da célula endotelial. Quando o endotélio é estimulado (p. ex.: por TNF-α e IL-1), há mobilização rápida dessas moléculas à membrana citoplasmática, aumentando sua adesividade. A E-selectina (também chamada de ELAM – *endothelial leukocyte adhesion molecule*) é produzida pelas células endoteliais após estímulo por mediadores como a histamina, a trombina e o PAF (*platelet activation factor*). Sua síntese leva algum tempo e é mantida enquanto o estímulo persiste, o que assegura a permanência do aumento de adesividade do endotélio. As L-selectinas são produzidas pela maioria dos leucócitos.

Nesse momento, *quimiocinas* presas ao endotélio ligam-se aos receptores de superfície dos leucócitos, ativando as *integrinas* – glicoproteínas transmembrana dos leucócitos que, além de interagir com as moléculas de adesão do endotélio, comportam-se como receptores para componentes da matriz extracelular (colágeno, laminina, fibronectina etc.). Estão presentes em forma de baixa afinidade na membrana dos leucócitos e, na presença dos mediadores, modificam sua estrutura tridimensional e distribuição na membrana celular, dando início à *adesão forte* ao endotélio. As integrinas ligam-se a moléculas da superfamília das imunoglobulinas na superfície endotelial.

A *família das imunoglobulinas* é composta pelas ICAM (*intercellular adhesion molecules*), VCAM (*vascular cell adhesion molecules*) e PECAM. Não estão pré-formadas, sendo necessários estímulo e tempo para sua síntese.

O passo seguinte é a *diapedese*, que envolve complexos fenômenos celulares, dependentes da interação entre moléculas de PECAM-1 (*platelet endothelial cell adhesion molecule* – CD31) nos leucócitos e concentradas nas junções intercelulares do endotélio. Após migrarem para o espaço subendotelial, os leucócitos degradam a membrana basal vascular pela produção de colagenases e atingem os interstícios.

O tipo de célula que migra do sangue ao tecido durante a inflamação é controlado pelos diversos tipos de quimioatraentes produzidos. Os polimorfonucleares neutrófilos (PMN) são as células dominantes nas primeiras 24 a 48 horas após a agressão. A seguir, começa a migração de monócitos do sangue, que, nos tecidos, recebem a denominação de histiócitos, e, depois, a dos eosinófilos e dos linfócitos. Ocorre também extravasamento de hemácias em locais de dano vascular. Elas podem ser as células predominantes quando a lesão é grave (Figura 7.3). Os PMN continuam chegando em grande número ao foco inflamatório por períodos variáveis, às vezes de semanas, na dependência do tipo de agressor e de sua permanência no tecido.

Uma vez no interior dos tecidos, as células migram direcionalmente por meio de um gradiente de concentração de mediadores inflamatórios, em um fenômeno chamado de *quimiotaxia*. A movimentação ocorre pela formação de pseudópodos e complexos de polaridade que guiam a célula na direção da maior concentração. O fenômeno depende da existência, nos leucócitos, de moléculas de actina e miosina, que se associam e dissociam rapidamente na dependência de Ca++ e outras proteínas, entre as quais a *calmodulina*.

A ocupação dos receptores não se limita a ativar os movimentos dos leucócitos. Ela também dispara sua degranulação e inicia a produção de metabólicos de oxigênio. Há ainda ativação de fosfolipases, cuja ação termina pela liberação dos íons Ca++ envolvidos na movimentação.

Os *polimorfonucleares neutrófilos* constituem a primeira onda de migração. Originam-se de células da medula óssea e levam cerca de seis dias para atingir a maturação. Quando maduros, poderão continuar na medula por alguns dias antes de passar à circulação. Na circulação, permanecem cerca de 6 a 7 horas e, a seguir, deixam os vasos e se instalam no interstício. Fora dos vasos, vivem pouco, morrendo após o máximo de dois dias. Logo, é necessário que a produção de neutrófilos pela medula seja capaz de compensar sua contínua destruição para manter o número fisiológico circulante.

Nos tecidos inflamados, o neutrófilo movimenta-se e aparentemente se locomove apoiado em estruturas pré-formadas. A fibrina, consequente à polimerização do fibrinogênio exsudado dos vasos, pode servir de apoio a essa movimentação.

Tanto substâncias exógenas quanto endógenas podem ser quimiotáticas. Entre as mais importantes, estão quimiocinas, produtos bacterianos, frações do complemento, especialmente C5a e produtos da lipoxigenação do ácido araquidônico, em especial o leucotrieno B4. Além de seu papel na quimiotaxia, os agentes quimiotáticos exercem outras funções, entre as quais a de ativação dos leucócitos, a qual é acompanhada de ativação de fosfolipases, com consequente produção dos metabólitos do ácido araquidônico, degranulação com liberação para o interstício de enzimas, além de modulação das moléculas de adesão da membrana do leucócito.

Os grânulos dos neutrófilos são lisossomos que contêm várias substâncias. Os grânulos azurófilos ou primários são os mais densos e contêm mieloperoxidases,

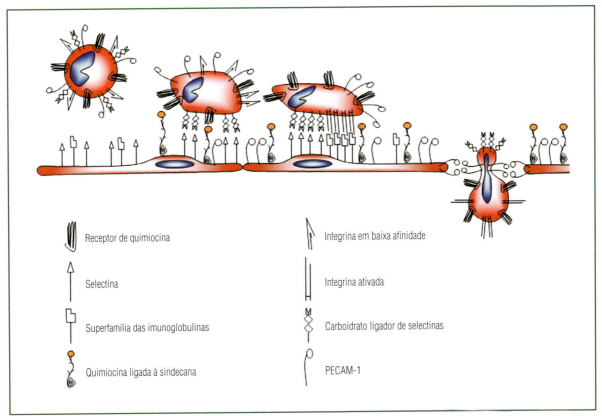

Figura 7.3 Moléculas envolvidas nos diferentes estágios da migração celular do sangue para o tecido. O leucócito circulante reconhece na parede endotelial moléculas da família das selectinas (especialmente P-selectina e E-selectina). O contato de glicoconjugados complexos na membrana leucocitária com as selectinas endoteliais acarreta diminuição da velocidade do leucócito e sua aproximação do endotélio (pavimentação/rolagem). Nesse momento, quimiocinas presas a glicoproteínas da família das sindecanas interagem com receptores na superfície do leucócito e desencadeiam ativação de integrinas. Estas últimas respondem pela forte adesão entre o leucócito e a célula endotelial. A célula agora está pronta para mergulhar nas junções entre células endoteliais (diapedese), ricas em PECAM-1 (CD31). Essas moléculas têm diferentes papéis na migração através do endotélio e da membrana basal dos vasos.

lisozimas, elastases, catepsinas, proteínases, colagenases, N-acetil-glucoronidases, glicerofosfatases e defensinas. Os grânulos secundários contêm lisozima, colagenase, gelatinase, fosfatase alcalina, lactoferrina, citocromo b-245 e receptores para laminina. Todas essas enzimas digerem as substâncias fagocitadas ou são liberadas no interstício, onde agem agredindo os tecidos inflamados.

Como os neutrófilos, os *eosinófilos* são células que se originam na medula óssea. Na circulação, permanecem por 6 a 12 horas, passando a seguir para os interstícios, onde degranulam e morrem após alguns dias.

Os grânulos dos eosinófilos são lisossomos especiais que contêm algumas enzimas semelhantes às dos neutrófilos, porém com maior quantidade de peroxidases, as responsáveis pelo aspecto cristalino do conteúdo de alguns dos grânulos. Na sua membrana, há receptores para IgE e frações do complemento. Os eosinófilos maduros apresentam receptores para imunoglobulinas e complemento e podem ser ativados por muitos fatores, como IL-2, derivados de linfócitos T, macrófagos, do endotélio, PAF, TNF, interferons e derivados de parasitas. Diferentemente dos neutrófilos, têm vida longa (vários dias e mesmo semanas) e, dessa forma, agem por muito mais tempo.

Os eosinófilos estão relacionados com a destruição de complexos antígeno-anticorpo, sendo muito encontrados em reações de hipersensibilidade, especialmente naquelas relacionadas a anticorpos de tipo IgE (hipersensibilidade imediata ou anafilática). Os eosinófilos contêm substâncias bloqueadoras da ação da histamina e dos leucotrienos liberados pelos mastócitos. Assim sendo, desempenham papel nas fases tardias de algumas inflamações, colaborando para a recuperação da área lesada e a modulação das reações alérgicas. Alguns de seus grânulos com forte carga iônica são muito importantes na defesa do hospedeiro contra parasitas.

Basófilos, no sangue periférico, originam-se de precursores mieloides na medula óssea e são chamados de *mastócitos*, nos tecidos. Não são propriamente elementos do exsudato inflamatório, mas desempenham importantes funções na inflamação. Secretam vários dos mediadores da inflamação, entre eles a histamina e a bradicinina. Os mastócitos de diferentes tecidos têm características próprias de secreção de substâncias e de receptores; mastócitos da mucosa intestinal diferem daqueles da pele ou do interstício pulmonar, por exemplo. Mastócitos e basófilos têm receptores com grande afinidade para IgE e são ativados por poucas moléculas dessa imunoglobulina. Ambos desempenham papel importante em reações de hipersensibilidade imediata.

Os *linfócitos* e *plasmócitos*, que serão estudados no Capítulo 10, constituem a população de células associadas à resposta imune adaptativa. Originam-se na medula óssea e colonizam os órgãos do sistema linfoide, onde proliferam. Nesse momento, é suficiente referir que desempenham papel importante no desenvolvimento da resposta imunitária adaptativa.

Existem três grupos de linfócitos: *linfócitos B*, relacionados à produção de imunoglobulinas; *linfócitos T* e suas diferentes subpopulações – auxiliares, supressores e citotóxicos, envolvidos na imunidade celular –; e *linfócitos NK*, citotóxicos independentemente de estimulação antigênica.

Os *macrófagos*, como a maioria das células que participam da inflamação, têm origem na medula óssea. Monoblastos, na medula óssea, dão origem aos monócitos circulantes. Estes migram aos tecidos e diferenciam-se em macrófagos. Diferentemente do que acontece com neutrófilos e eosinófilos, quando o monócito cai na circulação, ainda é uma célula imatura, mantendo a capacidade de se reproduzir e sobreviver nos tecidos. As tatuagens permanecem na pele como consequência da fagocitose do pigmento pelos macrófagos. Essas células são encontradas em praticamente todos os órgãos e tecidos e, como os mastócitos, têm características diferentes conforme o órgão em que se situam; assim, embora desempenhem importantes funções de defesa, suas atividades são muito variadas, indo desde a apresentação de antígenos até a produção de citocinas essenciais não só na inflamação, mas também nos fenômenos da imunidade adaptativa.

São células especialmente preparadas para a fagocitose, apresentando receptores para o segmento Fc das imunoglobulinas, para frações de complemento, como C3b, e para muitas outras substâncias, inclusive carboidratos; sua membrana apresenta vários antígenos, entre eles os antígenos de histocompatibilidade do grupo II (MHC-II – *major histocompatibility complex*), essenciais na apresentação de antígenos aos linfócitos T.

São macrófagos residentes as células de Kupffer do fígado, a micróglia do tecido nervoso, os osteoclastos e as células dendríticas da pele.

Nem todos os macrófagos do tecido são iguais. Alguns são estimulados e diferenciam-se no sentido de serem células eminentemente fagocitárias; estas possuem um sistema de lisossomos que contêm numerosas enzimas hidrolíticas, algumas das quais com importante ação microbicida. Outros macrófagos podem se diferenciar por serem células capazes de agir sobre células neoplásicas ou, ainda, exercerem outros tipos de atividade lítica. Sob a ação de determinados estímulos, podem se transformar em células epitelioides, que têm a capacidade de se unir umas às outras formando estruturas nodulares, os *granulomas*. Nesses, as células epitelioides podem fundir seus citoplasmas formando células gigantes. As células epitelioides são células especiais que perdem parte de sua capacidade fagocitária, diferenciando-se e adquirindo o poder de produzir e excretar enzimas líticas para o interstício.

Os macrófagos secretam várias substâncias que podem ter papel importante na defesa ou na destruição dos tecidos, como lisozima (potente agente bactericida), fator ativador do plasminogênio, fatores estimuladores da proliferação de fibroblastos e de vasos, colagenase, elastase, além de metabólitos derivados de oxigênio e do ácido araquidônico. Secretam, ainda, fatores do complemento (C2, C3, C4, C5), interferon e TNF-α. Podem ser ativados inespecificamente ou por intermédio de linfocinas, quando aumentam seus movimentos, espalham-se, ficam com numerosas microvilosidades e aumentam o número de lisossomos (macrófago ativado). Podem também ter imunoglobulinas presas à membrana, o que aumenta o seu poder para destruir microrganismos. São células fundamentais nas reações imunitárias, participando ativamente de várias de suas fases, cooperando com os sistemas B e T.

As *plaquetas*, também originadas da medula óssea, possuem três tipos de grânulos que contêm várias substâncias farmacologicamente ativas e desempenham papéis importantes, como já visto no capítulo sobre alterações circulatórias.

Quimiocinas

São uma superfamília de citocinas estruturalmente relacionadas, muito importantes no tráfego de leucócitos e na interação entre linfócitos e células apresentadoras de antígenos nos linfonodos. Além disso, essas pequenas moléculas desempenham importante papel na quimiotaxia e na ativação de integrinas. Os seus receptores são proteínas com sete passagens transmembrana, ligados à proteína G, cuja sinalização intracelular depende de cálcio. Uma grande variedade de células pode produzir e ser influenciada pelas quimiocinas, incluindo as células endoteliais, os leucócitos, os fibroblastos e as células epiteliais.

De maneira geral, as quimiocinas estão ligadas a sindecanas na matriz extracelular ou no glicocálice de células endoteliais. Essa característica é muito importante por evitar que se dissolva nos líquidos corporais, mantendo um gradiente de concentração.

A expressão coordenada de quimiocinas é parcialmente responsável pelos diferentes tipos de células que migram do sangue para o tecido nos diversos estágios do processo inflamatório. A recirculação de linfócitos e também de células de origem mieloide é regulada pela expressão de gradientes de concentração das quimiocinas e seus receptores.

FAGOCITOSE

Uma das principais funções dos polimorfonucleares e dos macrófagos é a *fagocitose*. Atraídos para o foco inflamatório, esses fagócitos procuram englobar os agentes da agressão ou outras estruturas anômalas ali encontradas.

O fagócito reconhece estruturas a serem fagocitadas quando elas têm certas características, uma das quais estar recobertas por fatores do soro, as opsoninas. Entre estas, as imunoglobulinas e a fração C3b do complemento são das mais importantes. O C3b pode ser liberado por mecanismos imunológicos e não imunológicos.

As partículas opsonizadas prendem-se a receptores específicos da membrana dos fagócitos. Uma vez aderidas a esses receptores, desencadeia-se o processo de englobamento e internalização das partículas, formando uma estrutura intracitoplasmática revestida por membrana, o *fagossomo*.

A ligação da partícula opsonizada ao receptor para IgG é suficiente para desencadear a fagocitose. A ligação com o receptor de C3b requer a ligação simultânea com *fibronectina e laminina* dos tecidos ou, ainda, com produtos solúveis de linfócitos T.

Os fagolisossomos formam-se pela fusão dos lisossomos do fagócito aos fagossomos, liberando enzimas para o seu interior. Uma vez destruída ou neutralizada a partícula, os receptores são reciclados para a membrana citoplasmática e pode sobrar, do fagossomo, um "corpo residual". Durante esse processo, pode haver vazamento de produtos metabólicos e enzimas para fora do fagócito. O fenômeno da fagocitose é regulado pelos mesmos processos que controlam a formação de pseudópodos na movimentação celular.

A morte do agente ou a degradação da partícula fagocitada depende de dois tipos de fenômenos: dependente ou não de oxigênio.

1. *Mecanismo dependente de O_2* – a fagocitose ativa a NADPH-oxidase. A ativação leva a aumento de consumo de oxigênio com ativação do *shunt* da hexosemonofosfato. A NADPH-oxidase diminui o oxigênio molecular ao ânion superóxido (O_2^-), que, reduzido a H_2O_2, é microbicida. Nos grânulos dos neutrófilos e macrófagos, existe outra enzima, a mieloperoxidase, que, em presença de cloro, converte o H_2O_2 em HOCl, um poderoso oxidante com maior poder microbicida.
2. *Mecanismo independente de O_2* – a ação microbicida na ausência de oxigênio depende de outras substâncias encontradas nos grânulos dos leucócitos, entre as quais a lisozima, proteína que aumenta a permeabilidade da membrana dos microrganismos. Essa enzima hidrolisa a ligação entre o ácido murânico-N-acetil-glucosamina, encontrado na capa glicoproteica das bactérias, e a lactoferrina, captadora de ferro.

Os grânulos dos PMN possuem hidrolases ácidas (capazes de digerir mucopolissacarídeos), elastases e catepsinas (capazes de digerir elastina e colágeno) e fosfolipase A2 (capaz de agredir as membranas celulares mediante oxidação).

A atividade de muitas dessas enzimas é controlada por antienzimas. Um bom exemplo é a alfa-1-antitripsina, produzida pelo fígado, que inibe a ação da elastase. Na sua falta, como ocorre na deficiência de alfa-1-antitripsina, há aumento da atividade da elastase com sérias consequências; a progressiva degradação das fibras elásticas nos pulmões (causada pelas frequentes e passageiras infecções pulmonares, acompanhadas de migração e degranulação de fagócitos) leva ao desenvolvimento do enfisema.

MEDIADORES DA RESPOSTA INFLAMATÓRIA

O controle da intensidade da resposta inflamatória, assim como seu desencadeamento, é realizado à custa de substâncias mediadoras, que podem estar no plasma, sob a forma de pré-enzimas, estocadas no interior de células, ou ser sintetizadas durante o processo inflamatório. Aqui, cada grupo de mediadores será descrito isoladamente. Entretanto, é importante ressaltar que a ativação deles ocorre de forma concomitante e integrada.

Aminas vasoativas

Acredita-se que a vasodilatação e o aumento da permeabilidade vascular que ocorrem na fase imediata do processo inflamatório são mediados pela histamina e pela serotonina. Esses mediadores estão estocados no interior dos lisossomos e são liberados em decorrência de estímulo apropriado. No ser humano, a histamina é armazenada em mastócitos, basófilos e plaquetas, e a serotonina, em plaquetas. Em roedores (ratos e camundongos), a serotonina é estocada também em mastócitos.

A liberação de histamina no foco inflamatório pode ser desencadeada por dano tecidual, pelo complexo antígeno-anticorpo (IgE) e pelas frações C3a e C5a do complemento. Esses fatores promovem a degranulação dos mastócitos e basófilos, com liberação da histamina no meio extracelular.

A histamina exerce suas funções interagindo com receptores, que podem ser de três tipos: H1, H2 e H3. A interação com receptores do tipo H1 desencadeia aumento de permeabilidade vascular em vênulas pós-capilares. Além disso, o receptor H1 está envolvido com contração de músculo liso nos brônquios, no intestino e no útero, aumento da secreção de muco nasal, produção de prostaglandinas pelo tecido pulmonar, aumento da quimiotaxia de leucócitos etc. A ativação de receptores H2 inibe a quimiotaxia de leucócitos e estimula linfócitos T supressores, entre outras funções. A estimulação concomitante de receptores H1 e H2 promove vasodilatação máxima. Finalmente, a interação com receptores H3, mais bem estudada no sistema nervoso central, faz parte de um sistema de retroalimentação negativa, inibindo a síntese e a secreção de histamina.

A detecção das várias atividades biológicas da histamina só foi possível por meio do emprego de anti-histamínicos específicos para cada tipo de receptor. As drogas anti-histamínicas empregadas nos processos inflamatórios, como nas alergias, bloqueiam especificamente os receptores do tipo H1.

Sistemas plasmáticos

A resposta inflamatória é parcialmente mediada pelos componentes de alguns dos maiores sistemas enzimáticos dos fluidos corpóreos. Quatro deles participam da reação inflamatória:

1. *sistema de coagulação*: é responsável pela coagulação sanguínea e também apresenta a função de limitar a expansão do agente agressor.
2. *sistema fibrinolítico*: controla a formação e a degradação de trombos.
3. *sistema de cininas*: estimula alterações vasculares e é responsável pela dor na inflamação.
4. *sistema complemento*: promove lise do agente agressor, estimula alterações vasculares e migração celular.

Esses quatro sistemas são constituídos por vários componentes que ocorrem nos fluidos na forma inativa e são ativados sequencialmente em processo denominado *ativação em cascata*. Além disso, os quatro sistemas apresentam pontos de interação entre si. Talvez o ponto de interação mais importante seja o fator XII (anteriormente conhecido como *fator de Hageman*), que, uma vez ativado, inicia a ativação sequencial do sistema de coagulação, das cininas e do sistema fibrinolítico. Este último, por sua vez, estimula o sistema complemento.

O fator XII é uma betaglobulina encontrada no plasma na forma inativa. Em sua forma inativa, conhecida como pré-fator XII não apresenta atividade enzimática. Sua ativação é o resultado de contato com o colágeno, os complexos imunes, os polissacarídeos da parede bacteriana e a membrana basal da parede vascular (laminina). Essa ativação por contato não parece requerer clivagem e, provavelmente, é resultante da exposição de sítios ativos mediante modificação estrutural na molécula. Um segundo mecanismo de ativação envolve clivagem do fator XII por meio de enzimas proteolíticas como plasmina e calicreína.

Sistema de coagulação

O produto final do sistema de coagulação é a fibrina, elemento essencial para a formação de trombo sanguíneo. A ativação do sistema de coagulação pode ser desencadeada pelo fator XII ativado, que atua em um conjunto de enzimas plasmáticas denominado tromboplastina (Figura 7.4). Esta, por sua vez, converte a protrombina em trombina, que transforma o fibrinogênio em monômeros de fibrina, os quais se organizam em filamentos originando polímeros.

Os produtos gerados na ativação do sistema de coagulação apresentam propriedades pró-inflamatórias. No processo de formação da fibrina, a molécula de fibrinogênio perde peptídios (fibrinopeptídios A e B), que são quimiotáticos e aumentam a permeabilidade vascular. Além disso, a trombina gerada nesse sistema promove aumento da adesão de leucócitos e da proliferação de fibroblastos.

Sistema fibrinolítico

A função mais importante do sistema fibrinolítico é dissolver os trombos formados por polímeros de fibrina e, desse modo, manter o sangue em fluxo contínuo. Esse sistema também é ativado pelo fator XII, que catalisa a conversão do pré-ativador de plasminogênio, dando origem à formação de plasmina, enzima proteolítica que cliva a fibrina em produtos solúveis (Figura 7.5). Uma segunda via de formação de plasmina é decorrente de dano tecidual, que desencadeia a liberação do fator desativador de plasminogênio nas paredes dos pequenos vasos sanguíneos. A participação da plasmina na resposta inflamatória envolve a ativação da via alternativa do sistema complemento

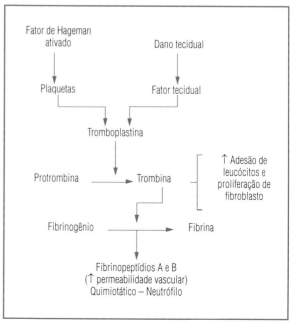

Figura 7.4 Sistema de coagulação.

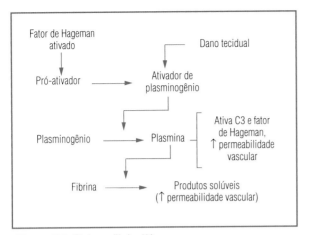

Figura 7.5 Sistema fibrinolítico.

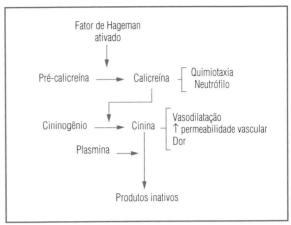

Figura 7.6 Sistema de cininas.

(descrito adiante). Além disso, a degradação da fibrina e do fibrinogênio pela plasmina gera produtos com capacidade de aumentar a permeabilidade vascular. A plasmina promove ainda a ativação do fator XII, amplificando a ativação dos sistemas enzimáticos envolvidos no processo inflamatório.

Sistema de cininas

A geração de cininas no plasma é obtida pela sequência de três reações enzimáticas: ativação do fator XII; ativação de pré-calicreína em calicreína; e clivagem do cininogênio em cininas, usualmente a bradicinina, descoberta em 1948 por Maurício da Rocha e Silva, da Universidade de São Paulo (Figura 7.6). De modo geral, a bradicinina não é detectada no exsudato inflamatório, pois é inativada rapidamente por cininases.

A ativação desse sistema enzimático durante a reação inflamatória promove aumento da permeabilidade vascular, uma vez que a bradicinina é potente agente vasodilatador. A bradicinina induz também contração de musculatura lisa e produz dor. Além disso, a calicreína apresenta atividade quimiotática para neutrófilos.

Sistema complemento

Constituído de pelo menos 20 componentes encontrados no soro na forma inativa, os quais são ativados sequencialmente. Esse sistema pode ser ativado por duas vias, denominadas clássica e alternativa (Figura 7.7).

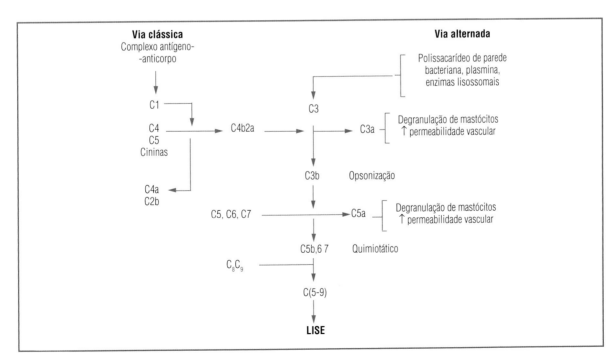

Figura 7.7 Sistema complemento.

O sistema complemento é constituído de nove componentes, identificados pela letra C com o respectivo número (C1, C2, C3, ..., C9); quando ativados, são expressos com uma barra na horizontal sobre o número. A ativação de um componente desencadeia a clivagem do componente subsequente, em cascata.

A via clássica inicia-se pela ativação do componente C1 por meio da reação antígeno-anticorpo (Ag-Ac), havendo, portanto, necessidade de uma resposta imune estabelecida. O componente C1 promoverá a clivagem de C4 em C4a e C4b. O componente C1 também agirá sobre C2, dando origem aos fragmentos C2a e C2b, formando o complexo C4b2a, que é denominado C3-convertase. Esse último converte C3 em C3a e C3b. A ativação dos demais componentes (C5 e C9) ocorre pela ação simultânea de C4b2a e C3b, resultando em complexo decamolecular que contém uma molécula de C5b, uma de C6, uma de C7, uma de C8 e seis de C9. A lise promovida pelo sistema complemento inicia-se pela fixação de C5b a receptores na membrana da célula-alvo e é potencializada pelos componentes restantes (C6 a C9).

A via alternativa inicia-se no componente C3, que é ativado por lipopolissacarídeos da parede bacteriana e por enzimas de outros sistemas como plasmina, trombina e enzimas lisossomiais. Em contraste à via clássica, esta não envolve a interação com complexo antígeno-anticorpo, não requerendo, portanto, uma resposta imune estabelecida. Os produtos gerados durante o processo de ativação do sistema complemento apresentam várias atividades sobre a resposta inflamatória:

- *C2*: quando clivado, exerce efeito semelhante ao das cininas;
- *C3b*: facilita a fagocitose realizada por macrófagos em um processo denominado opsonização, além de estimular plaquetas a liberarem mediadores da inflamação e fatores de coagulação;
- *C3a*: promove a degranulação de mastócitos, causando a liberação de histamina e leucotrienos;
- *C5a*: estimula liberação de enzimas lisossomais, histamina e leucotrienos, além de ser quimiotático para fagócitos ao foco inflamatório, sendo a última ação também desenvolvida pelo complexo C5-6-7.

Mecanismos reguladores

Os processos de ativação dos quatro sistemas enzimáticos descritos anteriormente são importantes para a manutenção da integridade do organismo como um todo e podem ser extremamente úteis na eliminação de um agente agressor. Entretanto, são necessários mecanismos que controlem, modulem, a atividade desses sistemas. A regulação/modulação endógena dessas vias enzimáticas é realizada por meio de inibidores, presentes no plasma, que se li-

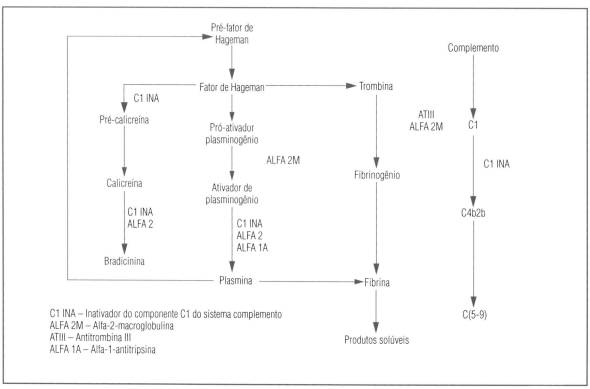

Figura 7.8 Inibidores dos sistemas enzimáticos.

gam às enzimas ativadas, inativando-as. A Figura 7.8 integra os quatro sistemas e mostra os pontos em que os inibidores bloqueiam cada via. Vale ressaltar que um mesmo inibidor do componente C1 do sistema complemento bloqueia esse sistema e impede a geração de plasmina e bradicinina, além de inibir a amplificação da ativação dos sistemas, bloqueando a ação da calicreína sobre o fator XII. A Figura 7.9 integra as várias atividades inflamatórias promovidas pelos sistemas enzimáticos.

PRODUTOS DO METABOLISMO DO ÁCIDO ARAQUIDÔNICO

Os produtos do metabolismo do ácido araquidônico compõem um conjunto de mediadores que modulam a resposta inflamatória e a imunológica. Só ocorrem após estimulação das células e decorrem da oxidação do ácido araquidônico, o qual é gerado pela ação da enzima fosfolipase A2 sobre fosfolipídios da membrana celular. A oxidação do ácido araquidônico é realizada por duas vias enzimáticas: da ciclo-oxigenase (COX) e da lipoxigenase (LOX).

A ação do sistema enzimático da COX sobre fosfolipídios de membrana leva à formação de prostaglandinas da série E2, F2 e D2 (PGE2, PGF2, PGD2), prostaciclina (PGI2) ou tromboxana A2 (TXA2) (Figura 7.10). São conhecidas duas isoformas de COX: a COX1 – constitutiva e envolvida principalmente em processos fisiológicos – e a COX2 – sintetizada durante o processo inflamatório.

A outra via de metabolização do ácido araquidônico, pela 5-lipoxigenase, leva à produção de um conjunto de mediadores denominados leucotrienos (LT). Os quatro principais LT conhecidos até o momento são: LTB4, LTC4, LTD4, LTE4, gerados a partir de um precursor muito instável (LTA4) (Figura 7.11). Os leucotrienos foram descritos, há muitos anos, como substâncias liberadas durante a reação anafilática no pulmão, que promovia a contração lenta em preparações de músculo liso isolado. Por esse motivo, foram denominados substância anafilática (SRS-A – *slow-reacting substance of anaphylaxis*).

As prostaglandinas são liberadas em amplo espectro de condições, como no sítio inflamatório, na reação anafilática, na agregação de plaquetas, no ventrículo cerebral durante a febre, durante a menstruação etc. As prostaglandinas mais frequentemente encontradas no organismo são PGE2, PGF2-alfa e tromboxana A2.

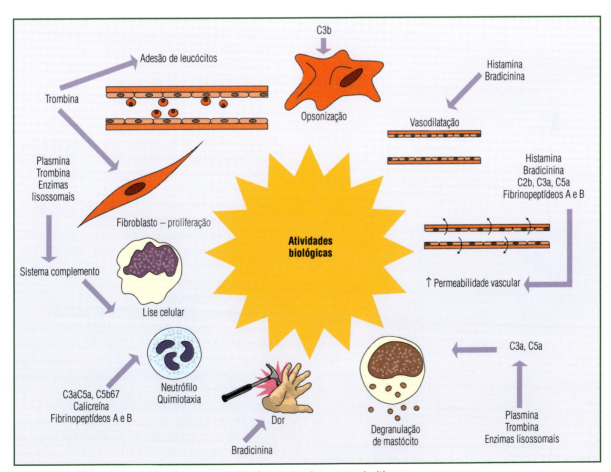

Figura 7.9 Efeitos inflamatórios dos componentes dos quatro sistemas enzimáticos.

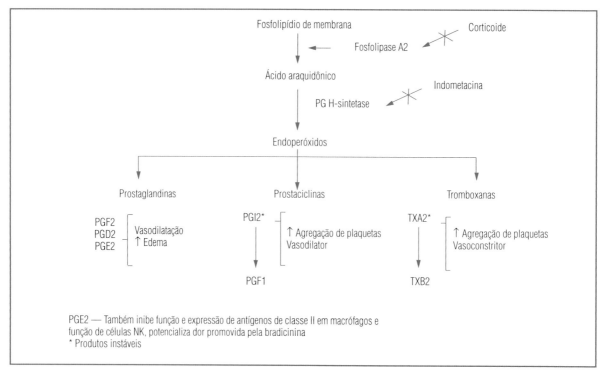

Figura 7.10 Metabolização do ácido araquidônico pela ciclo-oxigenase.

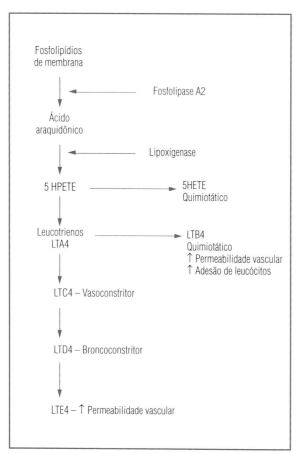

Figura 7.11 Metabolização do ácido araquidônico pela lipoxigenase.

Os produtos gerados pela via da ciclo-oxigenase apresentam, entre outras, as seguintes atividades na resposta inflamatória:
- *PGI2 (prostaciclinas)*: promove vasodilatação e inibe a agregação de plaquetas;
- *TXA2*: promove vasoconstrição e agregação de plaquetas;
- *PGE2*: promove vasodilatação, potencializa a dor promovida pela bradicinina, modula a função de macrófagos e células NK, estimulando-as quando em baixa concentração e inibindo-as em altas concentrações.

Os leucotrienos, por sua vez, apresentam os seguintes efeitos na resposta inflamatória:
- *5HETE (ácido hidroxieicosatetranoico)*: quimiotaxia;
- *LTB4*: aumento da permeabilidade vascular, quimiotaxia, agregação e adesão de leucócitos às células endoteliais;
- *LTC4*: vasoconstrição;
- *LTE4*: aumento da permeabilidade vascular.

Durante a resposta inflamatória, a principal fonte celular de TXA2 e PGE2 é o macrófago, enquanto PGI2 é sintetizada por células endoteliais. Os leucotrienos são sintetizados por mastócitos, basófilos e neutrófilos.

O conhecimento da participação dos metabólitos do ácido araquidônico no processo inflamatório foi obtido mediante o emprego de drogas inibidoras de sua síntese, uma vez que eles não são estocados no interior das células. Esses inibidores agem bloqueando uma via enzimática específica.

Exemplos clássicos da inibição da síntese de PG são a indometacina e o ácido acetilsalicílico (a aspirina), que agem sobre a COX.

O bloqueio na produção de leucotrienos pode ser obtido empregando-se, por exemplo, zileuton, um derivado do ácido hidroxiamínico. Outro ponto de bloqueio na metabolização do ácido araquidônico ocorre no nível da fosfolipase A2, impedindo a geração de todos os metabólitos (PG, TXA2, LT). O mepacrine e a cloroquina são exemplos desse tipo de droga. O bloqueio da PLA2 pelo uso de corticoides é efetuado pela produção de calmodulina ou lipocortina dos macrófagos.

Entretanto, recentemente vêm sendo descritos mediadores lipídicos endógenos, sintetizados durante o processo inflamatório, denominados lipoxinas (LX), resolvinas (Rv), protectinas (PD) e maresinas (MaR), que "resolvem" a resposta inflamatória, em vez de inibi-la, sendo chamados de mediadores pró-resolução. A descoberta desses mediadores demonstrou que o processo de restauração do tecido inflamado não ocorre de forma passiva, pela simples diminuição na quantidade de PG e LT, mas por um processo ativo que envolve a síntese de LX, Rv, PD e MaR. O processo envolvido no retorno do tecido a um estado não inflamatório é conhecido como "catabasis" e envolve a participação de células e de mediadores pró-resolução.

As lipoxinas são produtos da metabolização do ácido araquidônico pela lipoxigenase (LOX), mas sua biossíntese é transcelular, exigindo contato célula-célula. Por exemplo, neutrófilos ativados metabolizam o ácido araquidônico pela 5-LOX gerando leucotrieno A4 (LTA4) que, quando transferido para plaquetas, as quais têm apenas a 15-LOX, produz LXA4 ou LXB4. As LX atuam reduzindo a vasodilatação, inibindo a atividade de neutrófilos, células NK e linfócitos, bloqueando a ação de leucotrienos, ativando monócitos e macrófagos a fagocitarem células apoptóticas e debris – sem promover liberação de mediadores pró-inflamatórios (fagocitose não flogística) –, inibindo síntese de citocinas pró-inflamatórias, aumentando produção de IL10 etc.

Uma nova classe de mediadores lipídicos sintetizados a partir de ácidos graxos ômega 3, ácido eicosapentaenoico (EPA) e ácido docoxahexaeinoico (DHA) vem sendo descrita com atividade pró-resolução e citoprotetora. Esses mediadores incluem resolvinas da série E (RvE1 e RvE2) derivados do EPA e resolvinas de série D (RvD1, RvD2, RvD3, RvD4, RvD5 e RvD6), neuroprotecninas/protectinas (NPD1/PD1) e maresinas (MaR1) derivados do DHA. Entre as várias atividades biológicas já descritas para esses mediadores, temos inibição da ativação e adesão de neutrófilos, estímulo da migração de macrófagos e aumento da fagocitose não flogística, inibição na produção de citocinas pró-inflamatórias etc.

A descoberta desses mediadores pró-resolução da resposta inflamatória abriu um amplo campo de investigação, no qual se busca a possibilidade de interferir no processo na tentativa de resolvê-lo, e não de inibi-lo, chamando atenção para o fato de que esses mediadores atuam em concentrações muito baixas (ng/pg), o que dificulta uma abordagem segura e efetiva no equilíbrio do processo inflamatório.

FATOR ATIVADOR DE PLAQUETAS (PAF)

Outro fosfolipídio que participa da resposta inflamatória é o fator ativador de plaquetas (PAF – *platelet activating factor*), obtido pela primeira vez a partir de leucócitos sensibilizados incubados com antígeno, quando se observou que ele induzia a liberação de aminas vasoativas pelas plaquetas. Apesar de esses leucócitos terem sido identificados como basófilos, sabe-se atualmente que eosinófilos, neutrófilos, mastócitos, monócitos e macrófagos também podem liberar PAF após estimulação adequada.

PAF é fosfolipídio de membrana sensível à fosfolipase A2 (PLA2), caracterizado quimicamente como alquil-acetilglicerofosfocolina. A Figura 7.12 mostra o ciclo metabólico do PAF ou PAF-acéter, como também é conhecido. O PAF não é estocado na célula, mas está presente na forma de precursor inativo ligado à membrana. A ativação da PLA2 converte esse precursor em liso-PAF, o qual, sob ação da acetil coenzima A, dá origem ao PAF-acéter. No meio extracelular, o PAF apresenta vida média muito curta, sendo rapidamente convertido a liso-PAF, perdendo suas atividades biológicas.

O PAF promove, entre outros, os seguintes efeitos durante a resposta inflamatória:
- ativação e agregação de plaquetas, promovendo liberação de tromboxana;
- aumento da permeabilidade vascular;
- influxo de neutrófilos e eosinófilos;
- ativação de fagócitos seguida da liberação de radicais livres, enzimas lisossomiais e produtos do metabolismo do ácido araquidônico;
- produção de IL-1 pelas células endoteliais.

O estudo das atividades biológicas do PAF vem sendo ampliado pelo emprego de antagonistas, os quais agem bloqueando receptores específicos. Outra abordagem utilizada consiste no emprego de análogos de PAF.

Citocinas

Podem ser definidas como uma família de peptídios sintetizados por monócitos e linfócitos e também são conhecidas como monocinas e linfocinas, respectivamente. Entre as várias citocinas descritas, serão destacadas apenas a interleucina-1 (IL-1) e o fator de necrose tumoral (TNF – *tumor necrosis factor*).

A IL-1 pode ser produzida por todas as células nucleadas. No foco inflamatório, é sintetizada por macrófagos, neutrófilos, células endoteliais, fibroblastos e linfócitos. Em suas duas formas moleculares, apresenta efeito pleiotrópico, ativando a própria célula que o produziu (efeito autócrino) e células circunvizinhas (efeito parácrino) e atuando em outros órgãos de forma sistêmica (efeito endócrino).

O mecanismo de ação da IL-1 envolve a presença de receptores específicos na superfície da célula-alvo. Entretanto, o mecanismo que leva à ativação celular ainda não foi esclarecido. A atividade da IL-1 pode ser controlada por fatores endógenos que modulam a expressão de receptores na membrana ou interferem no metabolismo celular, impedindo que ocorra a transmissão de sinais de transdução após estímulo no receptor. As prostaglandinas, particularmente as PGE2, inibem a síntese de liberação de IL-1, enquanto os leucotrienos estimulam sua produção. Outro mediador que pode modular a síntese de IL-1 é o PAF. Experimentos *in vitro* demonstram que baixas concentrações de PAF (< 10 nm) estimulam a produção de IL-1 por monócitos humanos, ao passo que altas concentrações (> 10 nm) inibem a síntese de IL-1. Além disso, o TGF-β (*transforming growth factor – beta*), corticoides e hormônio estimulador alfa de melanócito também apresentam efeito antagonista não específico sobre a IL-1.

A Figura 7.13 resume as várias atividades da IL-1, que serão discutidas em conjunto com as do TNF, uma vez que esses dois mediadores apresentam ações similares na resposta inflamatória.

O TNF foi descrito pela primeira vez como substância com capacidade de induzir necrose hemorrágica *in vivo* em certos tumores e, posteriormente, como responsável pelo emagrecimento durante infecções parasitárias. Atualmente, sabe-se que o TNF é mediador que apresenta múltiplas atividades, promovendo efeitos locais e a distância. Também é proteína que ocorre em duas formas moleculares distintas: TNF-α – produzido principalmente por macrófagos, mas também por muitas células (p. ex.: célula endotelial, fibroblasto, linfócitos T e B – em baixas quantidades) – e o TNF-β, também conhecido como linfotoxina-alfa, sintetizado por linfócitos T auxiliares (Th1).

À semelhança do que ocorre com a IL-1, o TNF atua sobre a célula-alvo, mediante interação com receptores de membrana. Vários mediadores endógenos estimulam a liberação de TNF, como o leucotrieno B4, IL-1, PAF, interferon-gama, IL-3, o próprio TNF etc.

Durante o processo inflamatório, a IL-1 e o TNF podem apresentar as seguintes atividades biológicas em vários tipos celulares:

- *neutrófilos*: ativação metabólica; pode agir como agente quimiotático;
- *macrófagos*: ativação metabólica com aumento na síntese de prostaglandinas, IL-8 (conhecida anteriormente como fator quimiotático para neutrófilos), IL-6 (inicialmente chamado de interferon-beta; apresenta amplo espectro de atividades, entre elas aumento da síntese de proteínas de fase aguda, potencializando a inflamação), IL-1 e TNF;
- células *endoteliais*: atividade mitogênica e angiogênica; aumenta a expressão de moléculas de adesão; estimula síntese de substâncias pró-coagulantes, IL-1, inibidores de ativador de plasminogênio e de prostaglandinas;
- *fibroblasto*: atividade mitogênica e de aumento da atividade metabólica;

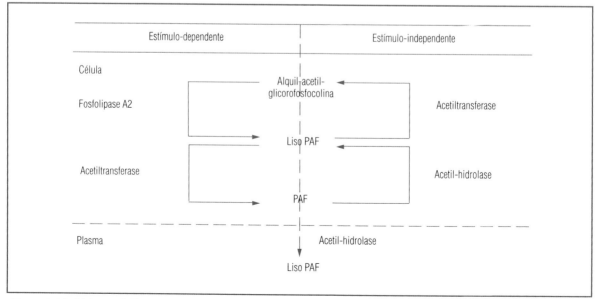

Figura 7.12 Ciclo metabólico do PAF.

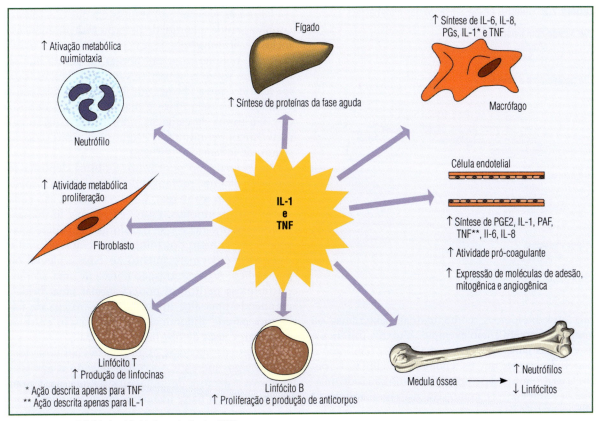

Figura 7.13 Atividades biológicas de IL-1 e TNF.

- *linfócitos T*: aumenta a produção de citocinas e de receptores para Il-2 (importantes na ativação do ramo celular da resposta imune);
- *linfócitos B*: ação direta aumentando a proliferação e a produção de anticorpos; ação indireta estimulando linfócitos T auxiliares.

Além disso, tanto IL-1 quanto TNF têm efeitos sistêmicos, induzindo:

- *febre*: agem no centro termorregulador no hipotálamo promovendo aumento da temperatura corporal;
- *hematopoiese*: induzem proliferação de células precursoras em medula óssea por meio da estimulação de fatores estimuladores de colônia (CSF);
- *lipólise*: promovem aumento na atividade da lipoproteína lipase em adipócitos. Isso explica o emagrecimento observado em indivíduos com infecções crônicas;
- *proteínas de fase aguda*: estimulam a síntese pelas células hepáticas.

Um fato importante é que a IL-1 e o TNF estão envolvidos simultaneamente com a inflamação aguda e crônica e com o processo de reparação tecidual (como será visto em capítulo posterior). Ressalte-se ainda que todos os mediadores envolvidos na resposta inflamatória agem de forma integrada e que mecanismos fisiológicos os mantêm em equilíbrio. Além disso, essas substâncias são pleiotrópicas e redundantes (vários efeitos de um mesmo mediador e diferentes mediadores com atividades biológicas similares). Nesse contexto, a intensidade e a evolução de um processo inflamatório serão determinadas por vários fatores relacionados ao tipo de agente agressor, ao tecido onde o processo está se desenvolvendo e às condições gerais do hospedeiro.

CLASSIFICAÇÃO MORFOLÓGICA DAS INFLAMAÇÕES

Como já referido, as inflamações são classificadas em *agudas* e *crônicas* de acordo com sua duração. Do ponto de vista morfológico, nas agudas predominam os fenômenos *exsudativos*, ao passo que, nas crônicas, os *produtivos*.

Outros critérios de classificação podem ser usados, salientando-se suas causas (etiologia). Assim, pode haver inflamações consequentes a causas físicas, químicas ou biológicas.

Entre as causas físicas, as mais importantes são os traumas, as variações de temperatura (queimaduras e congelamentos) e as irradiações. A obstrução do ducto excretor de uma glândula é uma causa física de inflamação (como na pancreatite consequente à obstrução do ducto).

Destacam-se, entre as causas químicas, os ácidos e álcalis fortes, os gases venenosos e mesmo alguns

Tabela 7.2 Critérios de classificação das inflamações

De acordo com a duração
    Agudas
    Crônicas

De acordo com a causa
    Físicas
    Químicas
    Biológicas
        Agressores vivos (fungos, bactérias, vírus etc.)
        Enzimas e toxinas biológicas
    Imunológicas

De acordo com o exsudato
    Serosas
    Fibrinosas
    Purulentas
    Hemorrágicas

Tipos especiais
    Úlcera
    Abscesso

produtos biológicos, como toxinas bacterianas ou enzimas. Servem como exemplos a toxina diftérica e as enzimas pancreáticas. Deve ainda ser lembrado o papel importante que os fenômenos imunitários, pelos seus produtos, desempenham como causa de inflamações (Tabela 7.2), como será visto no Capítulo 12 (Imunopatologia).

As causas biológicas (microbiológicas) incluem os parasitas, os fungos, as bactérias e os vírus.

INFLAMAÇÕES AGUDAS

São classificadas de acordo com as características do exsudato. Conforme o tipo, a intensidade e a duração da agressão, há maior ou menor alteração da permeabilidade vascular e, como consequência, variação da proporção dos elementos do exsudato.

Quando o exsudato é predominantemente constituído por líquido, as inflamações são denominadas *inflamações serosas*. São principalmente observadas nas cavidades pré-formadas, como pleura, pericárdio, peritônio e cavidades articulares. Nesses casos, o líquido que se acumula contém macromoléculas (albumina), algumas células, especialmente neutrófilos e hemácias. Dessa forma, é possível distingui-lo dos transudatos, que podem se formar nas cavidades em condições de aumento da pressão hidrostática, como na insuficiência cardíaca; neste caso, o líquido acumulado é muito pobre em células e contém baixas concentrações de macromoléculas.

Outro exemplo de inflamação serosa são as *bolhas* que podem se formar na pele como consequência de agressões leves como queimaduras ou traumatismos. O líquido, com macromoléculas e poucas células, acumula-se logo abaixo da epiderme ou dissocia a epiderme.

Na verdade, as primeiras fases de quase todas as inflamações são constituídas por acúmulo de líquido nos interstícios.

Inflamações fibrinosas são aquelas em que o exsudato contém grande quantidade de proteínas plasmáticas, inclusive fibrinogênio. Este, em contato com o interstício, polimeriza-se em fibrilas de fibrina que se depositam sobre as superfícies serosas e mucosas. Já foi referido que a fibrina, nos interstícios, favorece a migração dos neutrófilos e macrófagos. Sua deposição, em forma de camadas, confere um aspecto característico, permitindo o diagnóstico macroscópico seguro de inflamação fibrinosa.

Na pleura e no pericárdio, a fibrina deposita-se nos dois folhetos, promovendo sua aderência (aspecto de pão com manteiga). Caso o processo não ceda e não haja fibrinólise, essas "aderências fibrinosas" poderão se organizar e se transformar em aderências fibrosas, com fusão dos folhetos parietal e visceral e consequente desaparecimento do espaço pleural ou pericárdico. A transformação fibrosa de uma aderência fibrinosa peritoneal poderá formar uma "brida", prendendo uma alça intestinal ou a trompa de Falópio à parede abdominal. As bridas estão entre as principais causas de obstrução intestinal.

No caso das mucosas, as inflamações fibrinosas têm padrão algo diferente. Ocorrem quando a agressão promove a necrose de segmentos da mucosa. Como consequência, a parte líquida do exsudato que se forma cai para a luz e a fibrina se deposita na superfície mucosa, formando uma "pseudomembrana": "pseudo", porque é uma membrana falsa constituída por fibrina e pelo segmento necrótico da mucosa e desprende-se facilmente do tecido subjacente. As pseudomembranas caracterizam as *inflamações pseudomembranosas*, frequentemente observadas na faringe, na difteria e no tubo digestivo (colite pseudomembranosa), geralmente associadas à infecção pelo *Clostridium difficile*.

Quando o comprometimento vascular é muito grave, com destruição das paredes, as hemácias passam a constituir o elemento dominante do exsudato; essas inflamações são chamadas de *hemorrágicas*.

Quando o exsudato contém grande número de neutrófilos, a inflamação é denominada *purulenta* ou *supurativa*. Certos agressores como bactérias (estafilococos, neisserias) ou substâncias químicas (terebentina) produzem grandes quantidades de fatores quimiotáticos para neutrófilos e, como consequência, promovem exsudação rica em neutrófilos. A presença de grande número de neutrófilos resulta na liberação local de grande quantidade de enzimas líticas, o que determina a liquefação do centro da área inflamada e dos tecidos circunvizinhos. Isso ocorre pela liberação de parte de suas enzimas para o interstício durante a fagocitose e morte celular. A necrose liquefativa resultante da digestão dos agentes e dos tecidos infectados, como também das próprias células inflamatórias, chama-se *pus*, que confere o nome de supurativa ou purulenta à inflamação (Figura 7.14).

Um exemplo comum de inflamação supurativa é a "espinha", tão frequentemente observada na pele

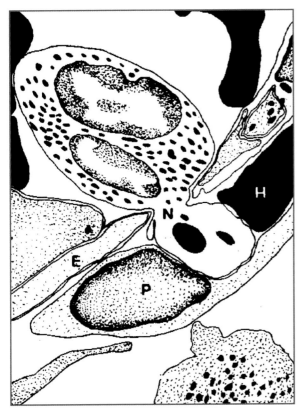

Figura 7.14 Note um neutrófilo (N) saindo do capilar; na luz do vaso, que está na parte de cima da figura, há duas hemácias, que aparecem como manchas negras. A parede do vaso é constituída por células endoteliais (E); parte do neutrófilo se insinuou pela junção e está fazendo saliência para fora do vaso, onde já existe uma hemácia (H), à direita. A célula por fora do vaso é um pericito (P).

do rosto dos adolescentes. É o resultado da invasão dos folículos pilosos por bactérias piogênicas (produtoras de pus). Uma vez no fundo do folículo, as bactérias desencadeiam a sequência já conhecida de alterações, que se inicia por congestão e discreto edema da pele envolvente, às vezes acompanhados de dor. Logo a seguir, a parte central da pequena lesão vai ficando amarela e saliente, o que corresponde ao acúmulo de pus no fundo do folículo. Em pouco tempo, a pele que recobre o microabscesso se rompe, o pus e as bactérias são eliminados e ocorre a *reparação* da lesão.

As cavidades cheias de pus resultantes da maioria das inflamações purulentas são chamadas de *abscessos*, coleções localizadas de pus que podem ser encontradas em variadas situações.

Quando a inflamação supurativa se desenvolve em tecidos frouxos, em vez de se localizar, tem tendência a se difundir ao longo de espaços pré-formados, como as fáscias dos membros ou do pescoço, ou, ainda, de espaços entre os feixes musculares do apêndice. Nesses casos, em que a inflamação supurativa é difusa e se estende pelos interstícios, é chamada de *flegmonosa*. *Flegmão*, portanto, é uma inflamação purulenta sem limites precisos.

Quando há uma coleção de pus em uma cavidade pré-formada (cavidade pleural, articulação, vesícula biliar), denomina-se *empiema*.

Úlcera é uma forma de inflamação caracterizada pela perda de tecido em uma superfície da pele ou das mucosas. No caso das mucosas, quando a perda não atinge o cório, o termo *erosão* é às vezes empregado. As úlceras podem ser a consequência de traumatismos ou de outros tipos de agressão, por exemplo, da ação de toxinas bacterianas (como acontece no intestino, nas infecções por shigelas) ou, ainda, pela ação de substâncias químicas como a ação cloridropéptica, no esôfago.

Os fenômenos inflamatórios nesses casos ocorrem no tecido periférico à área lesada. O exsudato inflamatório acumula-se no fundo da úlcera e tem o papel de remover o tecido necrótico. O espaço que fica será recoberto primeiro por fibrina e elementos do sangue e depois, progressivamente, será preenchido por tecido fibrovascular, neoformado, denominado *tecido de granulação*. Quando houver dissolução da membrana basal, o *reparo* das lesões ocorrerá por fibrose, resultando em *cicatriz*. Caso a membrana basal permaneça íntegra, o epitélio das bordas prolifera e recobre a área lesada, sem deixar *cicatriz*, em um processo chamado *regeneração*.

Em conclusão, antes de terminar os comentários sobre a classificação das inflamações, é importante lembrar que frequentemente se classifica uma inflamação usando mais de um critério, por exemplo: úlcera traumática, abscesso estafilocócico, pielonefrite aguda purulenta obstrutiva.

EVOLUÇÃO DAS INFLAMAÇÕES AGUDAS

A inflamação aguda é uma forma eficiente de o organismo neutralizar, inativar ou eliminar o agente agressor. Os resultados dessa resposta podem ser: (1) eliminação do agente agressor e retorno da estrutura local normal; (2) eliminação do agressor, mas com lesão tecidual e substituição dos tecidos lesados por fibrose; ou (3) permanência do agressor, com evolução para inflamação crônica (como se verá no capítulo seguinte).

Nas inflamações causadas por pequenas agressões como uma picada de inseto, uma vez diluídos os produtos inoculados pelo inseto e diluídos ou inativados os mediadores, a vasodilatação cede, a permeabilidade vascular volta ao normal e o exsudato remanescente é drenado pelos linfáticos; em poucas horas, tudo volta ao normal.

Quando há supuração e destruição tecidual ou quando a própria agressão destrói o tecido, é necessário eliminar o pus e reparar o dano causado. O pus pode ser eliminado pela drenagem natural ou cirúrgica do abscesso. Quando a agressão determina perda de tecidos, há preenchimento do espaço por tecido de granulação.

Nos primeiros momentos, macrófagos fagocitam os restos teciduais e logo se inicia proliferação de vasos e fibroblastos, que se dirigem ao sítio da lesão. Esse conjunto formado por vasos de neoformação com o cortejo celular de fibroblastos, de mistura a macrófagos, linfócitos e plasmócitos, constitui o *tecido de granulação*. O evento terminal será representado pelo progressivo desaparecimento do infiltrado linfomononuclear-plasmocitário e dos vasos e pela deposição de fibras colágenas. Forma-se, ao fim de algum tempo, uma cicatriz fibrosa no local da lesão. A porção parenquimatosa do órgão, se formada por células capazes de regeneração (células lábeis ou estáveis), pode se refazer em parte ou totalmente, dependendo da extensão da lesão inicial.

BIBLIOGRAFIA

Akdis Mb, Burgler S, Crameri R, et al. Interleukins, from 1 to 37, and interferon-γ: Receptors, functions, and roles in diseases. J. Allergy and Clin. Immunol. 2011.

Huang JF, Thurmond RL. The new biology of histamine receptors. Curr Allergy Asthma Rep. 2008.

Lippitz BE. Cytokine patterns in patients with cancer: a systematic review. The Lancet Oncology. 2013.

Ricciotti E, FitzGerald GA. Prostaglandins and Inflammation. Arteriosclerosis, Thrombosis, and Vascular Biology. 2011.

Serhan CN, Chiang N. Resolution phase lipid of inflammation: agonists of resolution. 2013.

Sica A. Mantovani,A. Macrophages plasticity and polarization: in vivo veritas J. Clin. Invest. 2012.

Widgerow AD. Cellular resolution of inflammation-catabasis. Wound Rep. Reg. 2012.

Zhong W, Kolls JK, Chen H, McAllister F, Oliver PD, Zhang Z. Chemokines orchestrate leukocyte trafficking in inflammatory bowel disease. Front Biosci. 2008.

CAPÍTULO 8

Inflamação Crônica

Marcello Franco
Mário R. Montenegro (*in memoriam*)

INTRODUÇÃO

As inflamações agudas, como resultado dos mecanismos defensivos humorais e celulares, são de curta duração e autolimitadas. A resolução do processo inflamatório agudo inclui a remoção, limpeza, dos tecidos lesados e do exsudato inflamatório, com restabelecimento da arquitetura tecidual local à custa de regeneração e/ou cicatrização.

Assim, a inflamação aguda pode ter quatro tipos de evolução:
1. *resolução sem sequelas* – quando a lesão é pequena, ao se eliminar o agressor, tudo volta à normalidade; um exemplo é um pequeno traumatismo da mucosa bucal – após horas, nada resta da lesão ou da inflamação.
2. *cicatrização* – quando há destruição de tecido, o dano é *reparado*, sendo a área lesada substituída por uma cicatriz; é o caso de queimadura na pele.
3. *formação de abscesso* – quando agentes bacterianos ou químicos capazes de produzir exsudato purulento instalam-se na profundidade dos tecidos, destruindo-os com a formação de cavidade preenchida por pus, como uma "espinha", por exemplo.
4. *progressão para inflamação crônica* – ocorre quando o agente ou mecanismo de agressão não é eliminado ou controlado pelo processo inflamatório agudo, ocorrendo então dano tecidual persistente.

Como resultado, o organismo, em defesa, mantém os mecanismos e as alterações do processo inflamatório agudo, ao mesmo tempo em que produz neodefesas para tentar debelar e controlar a agressão inflamatória.

A inflamação crônica é então caracterizada por persistência das alterações inflamatórias agudas (congestão, aumento de permeabilidade vascular, exsudato inflamatório) ao lado de proliferação de defesas (*fase proliferativa*), com aumento local de vasos (*neoformação vascular*), proliferação de linfócitos e monócitos e de tecido conjuntivo fibroso de sustentação para as novas defesas inflamatórias, localmente proliferadas (*tecido de granulação*). Concomitantemente, as células do tecido ou órgão inflamado, capazes de se multiplicar e que permaneceram viáveis, começam a se multiplicar, na tentativa de restabelecer a estrutura tecidual original, visando normalizar a função. Em geral, a inflamação crônica tem início gradual e duração prolongada, com sinais e sintomas menos graves dos vistos na inflamação aguda.

Assim, quando o agente causador da agressão é inerte ou pouco agressivo ou, ainda, quando ele persiste a despeito das defesas inflamatórias agudas, a reação inflamatória assume características morfológicas diferentes. Em vez de exsudato rico em líquido, fibrina e neutrófilos, haverá aumento na proporção de linfócitos e macrófagos, plasmócitos e eosinófilos, e proliferação de vasos e de fibroblastos, com deposição de colágeno.

Os motivos pelos quais os agentes agressores persistem na área inflamada são variados. Às vezes, eles o fazem por serem inertes, insolúveis e, portanto, capazes de permanecer nos tecidos em que pese a ação do exsudato da inflamação. Como exemplos, podemos citar corpos estranhos como gravetos, fragmentos de vidro ou de outros materiais insolúveis.

Em outras circunstâncias, um agente pouco agressivo permanece por haver dificuldade anatômica para sua eliminação. É o que acontece com alguns processos supurativos localizados na profundidade dos tecidos ou no interior das vísceras (abscessos crônicos).

O agente agressor pode, ainda, invadir as células do hospedeiro e nele se instalar e se reproduzir. É o que ocorre em várias doenças infecciosas como hanseníase, tuberculose, doença de Chagas e viroses. Nesses casos, o agente agressor persiste, reproduz-se e seus produtos são reconhecidos pelo sistema imunitário do hospedeiro. O resultado é que o hospedeiro montará uma resposta imunológica dependente da ação combinada de macrófagos e linfócitos, como se verá adiante. Essa resposta, apesar de seu objetivo de defesa, é capaz de manter ou mesmo exacerbar a reação inflamatória local.

As inflamações crônicas diferem das agudas por sua longa duração e pela ausência ou pouca evidência dos quatro sinais cardinais da inflamação. Do ponto de vista histológico, suas características dependerão do agente. Assim, por exemplo, uma *inflamação crônica* causada por agressores antigênicos poderá ser principalmente constituída por linfócitos, macrófagos e plasmócitos; quando acompanhada de morte celular, haverá também proliferação de vasos, fibroblastos e deposição de colágeno.

Quando o agente for um corpo estranho inerte, ele será progressivamente circundado por linfócitos e macrófagos; esses últimos fundem seus citoplasmas, assumindo aspecto de sincício (células gigantes), que envolvem o corpo estranho. Segue-se proliferação de fibroblastos, que depositam uma cápsula fibrosa; o conjunto isola o corpo estranho dos tecidos do hospedeiro (granuloma tipo corpo estranho).

Às vezes, a inflamação crônica é precedida por inflamação aguda com sinais clínicos e laboratoriais, ou por inflamações agudas repetidas, como no caso das pielonefrites. Outras vezes, ela é insidiosa e desenvolve-se quase sem manifestações clínicas agudas, como nas infecções por agentes intracelulares e em muitas doenças causadas por reações imunológicas.

DEFINIÇÃO

Inflamação crônica é a soma das reações do organismo como consequência da persistência do agente agressor (biológico, físico, químico, imunológico), que não é eliminado pelos mecanismos da inflamação aguda.

Em consequência, há persistência das células inflamatórias, o estroma reage e torna-se hiperplásico, e há destruição tecidual, com cicatrizes e alterações da função do órgão envolvido. Exemplos de doenças inflamatórias crônicas, com grave disfunção do órgão afetado, são artrite reumatoide, doença pulmonar enfisematosa crônica, colite ulcerativa, úlcera péptica, entre outras.

Como já descrito, os processos inflamatórios agudo e crônico fazem parte de um espectro contínuo de lesões, com achados morfológicos que se superpõem.

CLASSIFICAÇÃO

A proporção relativa dos componentes das inflamações crônicas varia muito de acordo com o agente e com a resposta do hospedeiro, o que permite classificar as inflamações crônicas em:

1. *específicas* – quando os elementos da reação dispõem-se formando acúmulos nodulares de limites mais ou menos precisos, chamados de *granulomas*. As células predominantes são macrófagos e o processo é pouco vascularizado. O termo "específico" origina do conceito de que a morfologia e a disposição dos diferentes componentes do granuloma são suficientes para sugerir a etiologia da lesão. Na verdade, embora a disposição dos elementos do granuloma seja sugestiva de sua etiologia, o diagnóstico etiológico só pode ser estabelecido pelo encontro do agente na lesão. Exemplos comuns de doenças caracterizadas por processo inflamatório crônico específico, granulomatoso, são tuberculose, micoses profundas, esquistossomose e leishmaniose cutânea;

2. *inespecíficas* – quando a disposição dos diferentes elementos das reações não sugere a sua etiologia. A reação é feita por exsudato inflamatório, rico em células linfomononucleares, proliferação de vasos neoformados e de tecido conjuntivo fibroso. Esses componentes são os elementos constituintes da maioria das inflamações crônicas, não permitindo nenhuma suspeita da etiologia do processo (*tecido de granulação*).

As inflamações crônicas podem ainda ser classificadas em *imunológicas*, dependendo do papel desempenhado pela imunidade na sua patogenia.

COMPONENTES

As características morfológicas mais marcantes da inflamação crônica são o predomínio de células mononucleares (linfócitos, macrófagos, plasmócitos) e a proliferação de fibroblastos e de vasos.

A alteração vascular da inflamação aguda caracteriza-se pelo aumento da permeabilidade, o que permite a passagem dos elementos de defesa do espaço intravascular para o meio extravascular, onde está ocorrendo o processo inflamatório. Nas crônicas, o papel dos vasos é ainda muito importante, ocorrendo aumento do número de vasos, ou seja, neoformação vascular.

A neoformação vascular depende da presença, no foco inflamatório, de fatores de crescimento. Nos últimos anos, vêm sendo caracterizados polipeptídios capazes de estimular a proliferação de vários tipos de células, inclusive do endotélio vascular. Entre eles, salientamos:

a. *fator de crescimento epidérmico (EGF)* – capaz de estimular a proliferação de células epiteliais e fibroblastos;

b. *fator de crescimento derivado de plaquetas (PDGF)* – estimula a proliferação de células endoteliais, células musculares lisas e vários tipos de células tumorais. É armazenado nos grânulos das plaquetas e liberado quando as plaquetas são ativadas. Além de estimular a proliferação do endotélio, estimula a migração e a proliferação de fibroblastos, células musculares lisas e macrófagos. Os macrófagos produzem também um fator de crescimento parecido ou talvez idêntico ao derivado de plaquetas, além de gerar *interleucina-1 (IL-1) e fator de necrose tumoral (TNF)*, entre outros produtos.

c. *fator de crescimento de fibroblastos (FGF)* – estimula a proliferação de fibroblastos e induz todos os passos necessários à neoformação de vasos, que são: degradação da membrana basal do vaso de origem, migração das células endoteliais, sua proliferação com a formação de um tubo sólido constituído por células endoteliais jovens e, finalmente, escavação do tubo, originando a luz, que se comunica com a luz do vaso de origem.

d. *fatores transformadores de crescimento alfa e beta (TGF-α, TGF-β)* – o alfa tem ação semelhante ao do fator de crescimento epidérmico, enquanto o beta tem papel reverso, inibidor de crescimento. Este último também é quimiotático para fibroblastos e estimula a produção de colágeno. A IL-1 e o TNF também podem ser mitogênicos e quimiotáticos para fibroblastos. Como no caso do fator transformador de crescimento beta, há outras moléculas inibidoras de crescimento, entre as quais o interferon-alfa (IF-α) e a prostaglandina E2 (PGE2).

Todos esses fatores estimuladores e inibidores de crescimento formam-se e interagem nos focos inflamatórios e são responsáveis pela neoformação vascular e fibrose que acompanham as inflamações crônicas. Do seu balanço, dependerá a extensão, progressão ou resolução da reação.

Além dos vasos e dos fibroblastos, as outras células envolvidas na inflamação crônica são os linfócitos, monócitos e macrófagos, que, como já referido, serão mais amplamente discutidos no Capítulo 11 (Figura 8.1). Os monócitos, células fundamentais no processo inflamatório crônico, produzem substâncias biologicamente ativas, tóxicas, como os metabólitos do oxigênio, causam influxo de outras células, como de outros monócitos e linfócitos, e provocam proliferação de fibroblastos, que leva à deposição de colágeno, fibrose e cicatrização. Em contrapartida, os linfócitos T, atraídos ao foco inflamatório crônico, ativam macrófagos, estabelecendo, assim, um mecanismo de autorregulação, importante para a sobrevivência do organismo, sede da inflamação crônica.

TECIDO DE GRANULAÇÃO

Tanto nas inflamações agudas quanto nas crônicas, como também na organização dos infartos e dos trombos, os estímulos à proliferação de vasos e fibroblastos originam o *tecido de granulação*. Este tecido foi descrito na reparação de ferimentos da pele e caracteriza-se pela proliferação de vasos que se dirigem à área lesada acompanhados de outras células (neutrófilos, macrófagos, linfócitos, plasmócitos) e de fibroblastos.

À medida que os fagócitos lisam os tecidos necróticos ou a fibrina, os vasos proliferam em direção à lesão, trazendo com eles o sangue, que propicia a exsudação dos leucócitos. São acompanhados pelos fibroblastos que sintetizam colágeno.

Progressivamente, a área lesada vai sendo substituída por uma cicatriz fibrosa. Quando o agente persiste, ocorre equilíbrio entre a progressão da lesão causada pelo agente e o tecido de granulação, que tende a formar uma barreira de tecido fibroso para isolar o agente e a agressão dos tecidos do hospedeiro.

Os capilares neoformados do tecido de granulação permitem a saída de plasma, o que explica o aspecto edematoso desse tecido. Por sua vez, quando a lesão é na pele ou em uma mucosa, forma-se crosta de fibrina na sua superfície, a "casca" das feridas, que nada mais é do que fibrina dessecada recobrindo o fundo da úlcera.

As vênulas do tecido de granulação são também diferentes. São revestidas por células endoteliais altas, que expressam em sua superfície receptores para linfócitos e monócitos e funcionam como estruturas captadoras dessas células, que, atravessando o endotélio, acumulam-se no interstício.

Tecido de granulação é um termo muito antigo, usado por cirurgiões militares, que descreve o que aparece quando a crosta de fibrina é retirada do fundo de uma úlcera traumática da pele. Os "grânulos" correspondem às alças capilares constituídas pelos capilares neoformados, sendo, portanto, vermelhos. A presença do tecido de granulação era interpretada como de bom prognóstico.

AGENTE INERTE

Vários tipos de substâncias inertes podem ser introduzidos nos tecidos, alguns como consequência de traumatismos, outros, como os fios de sutura, por meio de intervenções cirúrgicas.

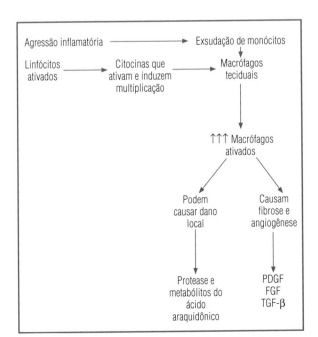

Figura 8.1 Papel dos macrófagos na inflamação crônica.

Uma vez nos interstícios, ocorre imediatamente uma reação inflamatória aguda, causada pela lesão tecidual provocada pela própria penetração do corpo inerte. Essa fase fugaz é logo seguida pela chegada ao local de macrófagos que se agrupam em volta do agressor. O corpo estranho acaba sendo envolvido por reação conhecida como *granuloma de corpo estranho*, que será discutido mais adiante.

AGENTE PIOGÊNICO

Quando uma inflamação aguda supurativa se instala em órgão sólido, como o ovário ou o fígado, o material purulento não pode ser eliminado com facilidade. Acaba se estabelecendo um equilíbrio entre o agressor e a reação do hospedeiro, e o processo se cronifica. Há a formação de cápsula constituída por vasos neoformados e colágeno, que envolve o abscesso e o transforma em um *abscesso crônico*.

Tais abscessos podem permanecer por longo tempo, causando sintomas locais e sistêmicos, e a maioria deles só pode ser curada por meio de drenagem cirúrgica. Por sua vez, abscessos crônicos silenciosos podem, com o tempo, romper-se para o peritônio ou para a pleura, causando peritonites e pleurites. Um abscesso cerebral, ao se abrir para as meninges ou para os ventrículos, pode ser fatal.

AGENTES ANTIGÊNICOS

A inflamação crônica causada por agentes antigênicos (em geral, agentes biológicos) pode assumir dois padrões: inflamação crônica específica granulomatosa, que será discutida no Capítulo 10, e inflamação crônica inespecífica. A primeira ocorre em resposta a agentes difíceis de serem digeridos e a segunda por agentes mais facilmente eliminados.

A inflamação crônica inespecífica é caracterizada pelo acúmulo de linfócitos sensibilizados, plasmócitos e macrófagos distribuídos de forma irregular pelo interstício da área lesada. É esse tipo de alteração que se observa, por exemplo, na doença de Chagas. O *Trypanosoma cruzi* invade e se reproduz no interior das células do hospedeiro e acaba por destruí-las. Seus antígenos caem no interstício e, como o hospedeiro está sensibilizado, no local se desencadeia reação caracterizada pelo acúmulo de linfócitos, monócitos e macrófagos. Estas células e seus produtos inativam os antígenos do parasita, fagocitam os restos das células lesadas e, eventualmente, estimulam a proliferação de fibroblastos e a síntese de colágeno, que se deposita, espessando o interstício. O conjunto caracteriza miocardite crônica inespecífica, com fibrose.

Alterações semelhantes caracterizadas por acúmulo intersticial de células mononucleares são encontradas em viroses, em que células T citotóxicas destroem as células do hospedeiro que expressam proteínas virais em sua membrana, e também na rejeição de transplante e em situações em que o organismo desenvolve resposta imune contra seus próprios tecidos (reações autoimunes). Tais reações são chamadas de inflamações crônicas inespecíficas.

OUTROS AGENTES

Da mesma forma, é possível encontrar inflamações crônicas inespecíficas, caracterizadas por infiltrado linfoplasmocitário nos interstícios, em vários outros tipos de agressão, não necessariamente ligados à resposta imune. Drogas capazes de produzir necrose tóxica de células, como as células hepáticas, podem desencadear reação muito semelhante à observada na agressão dos hepatócitos pelos vírus da hepatite. A úlcera crônica do estômago, causada pela secreção cloridropéptica, é outro exemplo de inflamação crônica inespecífica não imune.

As inflamações crônicas podem assumir aspectos como abscesso, úlceras (já referido anteriormente), aderências, bridas. As aderências (bridas) são o resultado de uma inflamação crônica que leva as vísceras a se ligarem umas às outras ou à parede das cavidades naturais. Um exemplo é a formação de aderência fibrose entre a superfície do útero e a parede abdominal após uma cesárea.

A incisão do útero será recoberta por exsudato rico em fibrina, que poderá aderir ao peritônio próximo ou a uma alça intestinal. A organização dessa "ponte" de fibrina poderá dar origem a aderências à maioria delas, sem maiores consequências, podendo, porém, gerar várias complicações.

Contudo, aderências podem ser benéficas, como acontece quando uma víscera inflamada (apêndice) adere aos tecidos vizinhos e impede que o processo inflamatório se propague, dissemine-se.

INFLAMAÇÕES RECIDIVANTES

Um quadro semelhante ao das inflamações crônicas pode ser consequente a inflamações agudas recidivantes. A fibrose resultante da cicatrização das lesões da fase aguda associa-se a alterações das sucessivas "agudizações", conferindo ao órgão atingido aspecto característico, em que se misturam distorções consequentes à fibrose com os infiltrados intersticiais agudos por polimorfo e mononucleares. Exemplos desse tipo de inflamação são as pielonefrites e as colecistites crônicas.

As Figuras 8.2 e 8.3 resumem esquematicamente os tipos e a evolução dos diferentes tipos de inflamação crônica.

Em capítulo posterior, procede-se ao estudo dos granulomas, uma forma especial de inflamação crônica também denominada inflamação crônica específica ou granulomatosa.

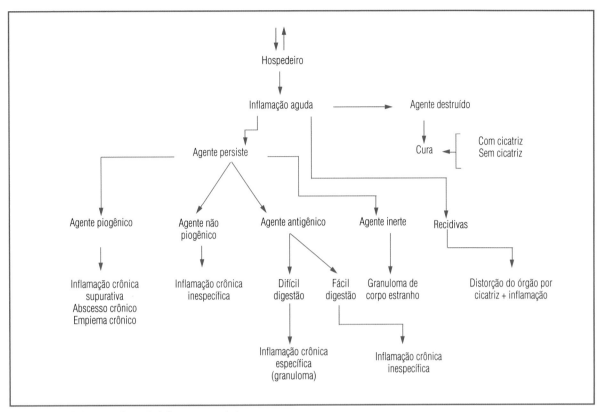

Figura 8.2 Diferentes tipos de inflamações crônicas.

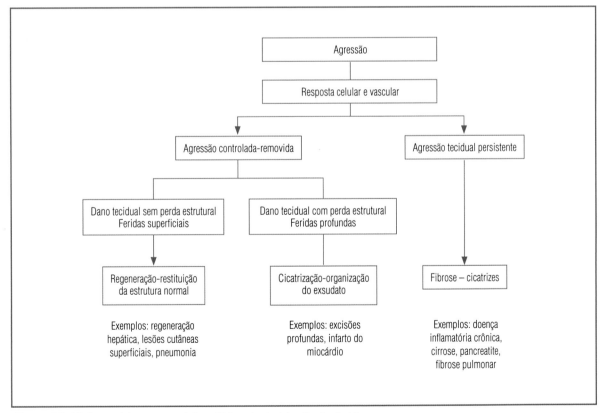

Figura 8.3 Visão geral do processo inflamatório e da cicatrização das feridas.

CAPÍTULO 9

Tecido Conjuntivo – Reparo, Regeneração e Cicatrização

Zilton A. Andrade
Jean-Alexis Grimaud

TECIDO CONJUNTIVO

O tecido conjuntivo encontra-se distribuído por todo o organismo. Ao contrário do tecido epitelial, que tem suas células justapostas, as células do tecido conjuntivo estão separadas entre si no seio de uma matriz extracelular. Ele contém vasos sanguíneos e linfáticos, e no seu seio circula o líquido intersticial, que possibilita que todas as células vivam em um meio aquático, aí adquirindo os nutrientes para o seu metabolismo e eliminando os produtos do seu catabolismo. A designação de tecido conjuntivo ou conectivo diz respeito não só ao papel mecânico de sustentação que ele tem, mantendo os órgãos nos seus locais por meio de ligamentos e aponeuroses, mas também ao papel integrador desempenhado pelo líquido intersticial que circula no seu interior. Quando o organismo sofre uma agressão, esse sistema vasculoconectivo reage de maneira integrada e complexa no local atingido, dando origem a um processo fundamental da patologia geral: a inflamação. O conhecimento adequado do tecido conjuntivo é essencial para o estudante, principalmente para o seu entendimento dos processos de inflamação e reparo, nos quais o tecido conjuntivo tem um papel fundamental.

CONCEITO

Nas fases mais precoces do desenvolvimento embrionário, há um momento em que os folhetos blastodérmicos se apresentam como três fileiras superpostas de células (ectoderma, mesoderma e endoderma), todas com características epiteliais, isto é, sem substância intercelular entre elas. Logo, uma parte do mesoderma começa a ter as suas células dispersas no seio de uma substância intercelular gelatinosa, amorfa e fibrilar. Essa parte do mesoderma, que toma o nome de *mesênquima*, dará origem ao tecido conjuntivo. No processo formativo, as células mesenquimatosas se movimentam, adquirem variadas formas, ao passo que o material extracelular se torna abundante, variando de densidade e composição. Esse tecido dá também origem ao osso, à cartilagem, aos ligamentos e às aponeuroses, ao sangue e ao sistema vascular; ele vai se infiltrando nos interstícios, formando um *estroma* de sustentação e nutrição para os *parênquimas* dos diversos órgãos que se derivam das estruturas "epiteliais" embrionárias.

Todavia, o tecido conjuntivo, desde sua origem até a vida adulta, não é meramente uma estrutura de sustentação e nutrição. Mesmo a ideia de que esse tecido, por ter no seu seio os vasos sanguíneos e linfáticos, é o responsável pela integração ou conexão (daí a designação como *tecido conectivo*) de todo o organismo ainda falha em acentuar o seu papel essencialmente dinâmico, multiforme e complexo. Quase todos os componentes do tecido conjuntivo e muito *particularmente os proteoglicanos sulfatados* expressam e são capazes de fixar uma enorme variedade de moléculas que funcionam como ligantes ou receptores para fatores de crescimento, hormônios, citocinas etc. e que permitem a adesão de células, sua retenção, movimentação, diferenciação fenotípica e alterações funcionais das mais diversas. Esse conceito de "receptor matricial das citocinas pode ser considerado esquema clássico e tem importância para explicar numerosos mecanismos, fisiológicos recrutados *durante a imunomodulação* ou quando terapeuticamente induzidos *por efeito tardio* de remodelamento e de reparo (Grimaud JA, Lortat JH, 1991). Os sinais emitidos envolvem ciclinas, proto-oncogenes, citocinas, fatores inibidores e estimuladores, gerando as importantes interações célula/célula, célula/matriz e matriz/matriz. As células desse tecido têm a mesma composição genômica e o mesmo potencial para formar os diferentes componentes da matriz extracelular, embora em proporções variáveis para cada elemento celular. Os vários tipos celulares próprios do tecido conjuntivo podem se diferenciar uns nos outros. Uma mesma célula pode sintetizar um único componente da matriz, enquanto outras podem formar uma mistura de dois ou mais componentes. Dependendo de estímulos fisiológicos ou patológicos especiais, a quantidade, a qualidade e os tipos de elementos da matriz que podem ser formados por essas células podem variar amplamente. A matriz extracelular contém um gel poroso que é sulfatado e retém sódio, mantendo-se hidratado, túrgido, e permitindo uma eficiente circulação do líquido intersticial, o qual banha todas as células e transporta água, oxigênio, nutrientes e hormônios. Sua maior parte é representada pela família dos proteoglicanos, sobressaindo-se, entre eles, os heparan sulfatos. Várias moléculas, com importantes implicações funcionais, aparecem frequentemente na matriz extracelular, embora não sejam constituintes reais dela, como fator de Von Willebrand, apolipoproteína A-1, vitronectina, fatores de crescimento e de diferenciação, citocinas e proteases.

É importante lembrar que as células que compõem o tecido conjuntivo têm também o potencial para efetuar sua degradação. As forças que estimulam a proliferação celular e a síntese da matriz extracelular (*fibrogênese*) se mantêm em equilíbrio dinâmico com aquelas que efetuam a sua degradação (*fibrólise*). Quando predomina a fibrogênese, ocorre o acúmulo ou um excesso de matriz extracelular (*fibrose*). Mas parece haver uma tendência da natureza em procurar manter uma relação estroma/parênquima adequada e, assim que cessa o estímulo para a fibrogênese exagerada, as forças da fibrólise tendem a remover total ou parcialmente a fibrose.

Esses vários aspectos morfofuncionais aqui esboçados justificam o conceito essencialmente dinâmico e bastante complexo que se deve ter do tecido conjuntivo.

COMPOSIÇÃO

O tecido conjuntivo é formado por células e pela matriz extracelular, elementos que sofrem variações fisiológicas e estruturais importantes em relação aos diferentes tipos de tecido conjuntivo, os quais podem ser apreciados nos seus detalhes nos textos de histologia. O *tecido conjuntivo fibroso* é o mais abundante, e sua consistência varia com a quantidade e o arranjo das suas abundantes fibras colágenas, podendo ser classificado como tecido fibroso denso, frouxo ou areolar; o *tecido elástico*, tal como se pode ver nas paredes da aorta, é rico em fibras elásticas; o *tecido cartilaginoso* é avascular na sua maior parte e contém células imersas em grande quantidade de matriz extracelular predominantemente amorfa; o *tecido ósseo* tem a sua matriz extracelular impregnada de sais de cálcio; e o *tecido adiposo* tem as suas células abarrotadas de gordura.

No esquema a seguir, há uma apresentação individual dos diferentes componentes do tecido conjuntivo.

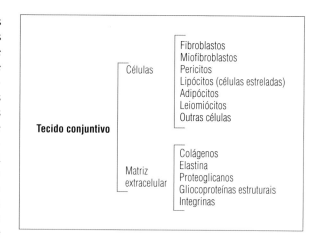

Admite-se que as células listadas no esquema anterior, em sua maioria, podem se diferenciar umas nas outras, por isso são consideradas pertencentes à "família dos fibroblastos" (Alberts et al., 1994). De fato, há ocasiões em que tais células, principalmente aquelas que têm uma posição perivascular (pericitos), podem adquirir características mioides, progressivamente se transformando em miofibroblastos, chegando até mesmo a formar fibras musculares lisas. A força de tensão é um dos elementos implicados nesse tipo de diferenciação. A diferenciação dos lipócitos (células estreladas dos sinusoides hepáticos) em miofibroblastos e fibroblastos tem sido seguidamente documentada. A transformação de fibroblastos em adipócitos provavelmente ocorre nos casos de "infiltração adiposa", que costuma aparecer no pâncreas e no coração dos indivíduos obesos. O fibroblasto tem um papel fundamental no metabolismo das lipoproteínas e do colesterol, assim como possui receptores para LDL (lipoproteínas de baixa densidade), as quais têm função importante na patogenia do ateroma. O fibroblasto incorpora e degrada as LDL, transferindo o colesterol que elas transportam para as HDL (lipoproteínas de alta densidade). O número de receptores diminui com a idade, bem como o poder protetor a ele associado. A formação de fibrose nas lesões do tecido adiposo também provavelmente envolve a transformação de adipócitos em fibroblastos.

CÉLULAS DO TECIDO CONJUNTIVO

Fibroblastos

Os fibroblastos são as células-padrão características, predominantes do tecido conjuntivo. São identificados ao microscópio óptico nas colorações de rotina pelo seu núcleo fusiforme, fino, terminado em pontas afiladas e a sua localização, no seio da matriz extracelular. Sua morfologia é mais bem observada ao microscópio eletrônico. Aí, os fibroblastos aparecem como células fusiformes com um rico retículo endoplasmático, que pode apresentar evidências mais ou menos acentuadas de atividade de síntese (proliferação, dilatação, retenção de material amorfo de secreção, formação de cisternas no retículo endoplasmático rugoso). Eles contêm também algumas mitocôndrias e aparelhos de Golgi, estes últimos variando naturalmente conforme o grau de atividade funcional da célula. Além da atividade de síntese dos elementos da matriz extracelular, os fibroblastos influenciam na disposição e na compactação das fibras colágenas, assim como em sua degradação (modulação).

Miofibroblastos

Os miofibroblastos (Figura 9.1) apresentam as mesmas características dos fibroblastos, não podendo ser diferenciados deles ao microscópio óptico nas colorações de rotina. Embora não sendo específica, a imunomarcação com actina (alfa-actina) pode contribuir para a fenotipagem dos miofibroblastos. Seu reconhecimento positivo se faz ao microscópio eletrônico quando, em uma estrutura básica de um fibroblasto, nota-se a presença de um citoesqueleto rico em alfa-actina de músculo liso, especialmente dispostas como grumos elétron-densos, chamados pontos focais, logo abaixo da membrana externa da célula, correspondendo à zona de ligação do colágeno IV, rede de integrina transmembranar da alfa-actina do músculo liso. Os miofibroblastos são, ainda, habitualmente circundados por um halo fino, tênue e amorfo, formado por material que lembra a estrutura da membrana basal, por colágeno não fibrilar (isotipo IV) e diversas macromoléculas em quantidades variáveis, e costumam apresentar conexões intermembranáceas (*tight junctions*) com outros miofibroblastos, podendo formar uma rede mobilizada para contração durante a remodelação dos tecidos (Hinz B, 2010).

Dependendo do grau de diferenciação, e da evolução da expressão funcional do fenótipo fibroblasto, protomiofibroblasto, miofibroblasto, o aparelho contrátil dos miofibroblastos poderá ser mais ou menos desenvolvido, tendendo mais para o polo do fibroblasto ou para aquele do leiomiócito. Além das funções de um fibroblasto comum, os miofibroblastos são importantes por seu poder contrátil, detalhe relevante na fase de retração do ferimento durante o processo de reparo e cicatrização.

Pericitos

São células do tecido conjuntivo que têm a peculiaridade de se situar na periferia de capilares sanguíneos, na realidade no interior mesmo de sua membrana basal, mostrando uma íntima relação estrutural com o endotélio (Figura 9.2). Alguns consideram essas células contráteis, portanto mais aparentadas com os miofibroblastos, enquanto outros acham que são simplesmente fibroblastos perivasculares. O fato importante é que essas células reacionam com os capilares nos tecidos de granulação e mostram uma tendência a funcionar como células precursoras de outras células da família dos fibroblastos, especialmente dos miofibroblastos, podendo assumir papel crucial durante o reparo. Vários trabalhos recentes apontam o processo de angiogênese como precursor da fibrose em vários órgãos, especialmente nas doenças crônicas do fígado. Os pericitos presentes, então, na periferia dos vasos proliferados aparecem como elementos importantes na fibrogênese.

Suas outras funções, especialmente suas interações com o endotélio vascular, não são completamente conhecidas (Lee et al., 2007).

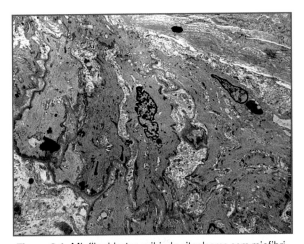

Figura 9.1 Miofibroblastos exibindo citoplasma com miofibrilas, núcleo com enrugamentos da membrana, zonas de condensação elétron-densas na membrana externa (ponto focal), além de um halo escuro na periferia, simulando material de membrana basal. Microscopia eletrônica de transmissão, 12.000 x.

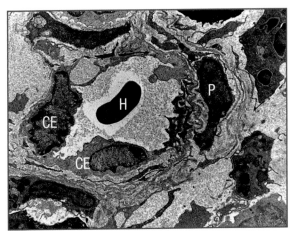

Figura 9.2 Capilar sanguíneo mostrando células endoteliais (CE) e pericito (P) em torno envolvido pela membrana basal. Microscopia eletrônica de transmissão, 4.500 x.

Lipócitos

Podem aparecer em várias localizações, mas são caracteristicamente encontrados nos espaços de Disse, na região perisinusoidal hepática. São conhecidos como células estreladas ou células armazenadoras de gordura. Realmente, suas características ultraestruturais mais salientes são: a sua localização peculiar nos sinusoides hepáticos (espaços de Disse) e as gotículas de gordura presentes no citoplasma. Nessa gordura, está armazenada a vitamina A, o que faz com que o fígado seja o maior depósito dessa vitamina em todo o organismo. Essas células reagem em resposta a vários estímulos fibrogênicos e formam um eixo funcional com as células de Kupffer. Estas últimas produzem citocinas, ditas fibrogênicas, que estimulam as células estreladas a proliferar, desfazer-se dos depósitos de gordura e assumir aspecto de miofibroblastos e fibroblastos e, assim, tornarem-se elementos essenciais na fibrogênese hepática. Observações feitas com cultura de células têm revelado que as células estreladas, dependendo da composição do meio de cultura e do estímulo provocado, podem sintetizar vários tipos de colágenos e também a laminina. O marcador fenotípico dos lipócitos é a desmina, que, embora seja um marcador de células endoteliais, não marca as células endoteliais dos sinusoides hepáticos e, dessa maneira, presta-se a individualizar as células estreladas que estão no espaço perisinusoidal. As células estreladas dos sinusoides hepáticos são, de fato, uma variedade especial de pericitos (Figura 9.3).

Adipócitos

São células do tecido conjuntivo especializadas em armazenar gorduras neutras no seu citoplasma. São abundantes no tecido celular subcutâneo da pele.

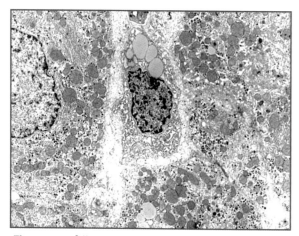

Figura 9.3 Célula estrelada do fígado, na sua localização habitual no interior do espaço de Disse. As gotículas de lipídios vistas no polo superior do citoplasma dão um aspecto peculiar a essa célula alongada e com rico retículo endoplasmático. Microscopia eletrônica de transmissão, 6.500 x.

O glóbulo de gordura domina a estrutura da célula, deslocando o núcleo para a periferia dela, aí aparecendo circundado por fino halo citoplasmático. Quando essas células são vistas nas preparações histológicas comuns, em cortes feitos após inclusão em parafina, os adipócitos aparecem como um vacúolo, limitado por uma fina membrana e com o núcleo achatado, rebatido contra a membrana externa da célula. Essas células vêm sendo consideradas pertencentes à família dos fibroblastos, um conceito que implica o seu potencial de diferenciação de outras células do tecido conjuntivo. Ao microscópio eletrônico, podem ser observados aspectos transicionais entre adipócitos, lipócitos e fibroblastos no tecido inflamatório resultante de trauma produzido no tecido subcutâneo dorsal do rato (Andrade et al., 1998). Durante o desenvolvimento embrionário, os precursores dos adipócitos podem secretar colágenos. Estudos *in vitro* mostram que os adipócitos podem perder parte dos seus lipídios e se assemelhar aos precursores. Os adipócitos têm um metabolismo muito ativo, pois podem armazenar ou liberar os lipídios rapidamente. A passagem da lipossíntese ao armazenamento se faz em três etapas, sob a influência da adrenalina, que é ativadora da lipase. A distribuição do tecido adiposo no organismo está sob a influência dos hormônios sexuais e dos corticoides.

Leiomiócitos

Aparecem no tecido conjuntivo, não só fazendo parte das paredes dos vasos sanguíneos (camada média), mas atuando como elementos isolados ou em grupos, cercados pela matriz extracelular. Eles podem aparecer nesse local como consequência da progressiva diferenciação de miofibroblastos ou pela dispersão de células das paredes dos vasos em seguida à obstrução ou destruição deles. Os métodos imuno-histoquímicos para actina revelam muito bem essas células "enterradas" no tecido fibroso, e a microscopia eletrônica mostra células ricas em miofibrilas e com a estrutura clássica dos leiomiócitos. São células alongadas, que contêm algumas organelas como mitocôndrias, ergastoplasma e Golgi, nos polos do núcleo. Em comparação com os músculos estriados, os leiomiócitos contêm muito mais actina que miosina. Há indícios de que os leiomiócitos secretam elastina.

Outras células

Vários tipos de leucócitos podem transitar pelo tecido conjuntivo, mesmo em condições de normalidade. Alguns, como certos macrófagos, são mesmo considerados "residentes". Mas a circulação de outras células no tecido conjuntivo ocorre, sobretudo, nos processos patológicos. É evidente que tais células não podem ser consideradas parte integrante do tecido conjuntivo. Entretanto, uma célula interessante, que reside no tecido conjuntivo e que pode contribuir com o material dos seus grânulos citoplasmáticos para a constituição da matriz extracelular, é o *mastócito*. Os mastócitos se distribuem ao longo dos pequenos vasos sanguíneos e o seu citoplasma aparece abarrotado de grânulos que se coram metacromaticamente pelos corantes da anilina. Os grânulos são envolvidos por uma unidade de membrana e são tão numerosos que escondem o núcleo ovoide da célula. Eles contêm principalmente heparina (uma glicosaminoglicana que faz parte da matriz extracelular) e histamina (um dos mediadores conhecidos da inflamação). Seu citoplasma também é rico em prostaglandinas e em fatores quimiotáticos, como o ECF-A (fator anafilático-quimiotático para eosinófilos). O mastócito é aparentado com o leucócito polimorfonuclear basófilo do sangue periférico, o qual também pode ser surpreendido em migração por meio do tecido conjuntivo. Todavia, este último contém sulfato de condroitina (outro componente dos proteoglicanos da matriz), em vez de heparina.

Há também outras células que não são necessariamente residentes do tecido conjuntivo, mas que têm certa afinidade com ele pela sua capacidade, pelo menos potencial, de sintetizar colágenos e outros componentes da matriz extracelular. Os hepatócitos, por exemplo, são considerados possuidores de todos os requisitos para sintetizar colágenos. Os hepatócitos contêm RNAm para colágeno de tipo I, o qual tem sido demonstrado no interior do seu retículo endoplasmático rugoso por meio da técnica de imunoeletromicroscopia. Há também evidências de que células mesangiais e epiteliais dos glomérulos renais podem sintetizar matriz extracelular em condições patológicas que levam à glomerulosclerose.

MATRIZ EXTRACELULAR

As células do tecido conjuntivo estão distribuídas no seio de uma matriz que elas próprias secretam, a qual é formada por fibras (colágenas e elásticas) e microfibrilas imersas em um material amorfo, um gel hidratado e poroso (proteoglicanos), além de glicoproteínas estruturais (laminina, fibronectina etc.) e moléculas que funcionam como conectoras celulares transmembrana (integrinas).

Como já foi referido, a matriz pode mostrar variações morfológicas e funcionais, dependendo da maior ou menor concentração dos seus componentes, vindo a formar as diversas variedades de tecido conjuntivo (fibroso, elástico, cartilaginoso, ósseo).

A matriz também se condensa logo abaixo dos revestimentos epiteliais, endoteliais e mesoteliais para formar uma estrutura característica e especializada – a membrana basal.

Colágenos

Formam a mais abundante família de proteínas extracelulares do organismo, constituindo um quarto do peso seco dos mamíferos e um quarto das proteínas totais. São muito resistentes aos agentes químicos, mas são solúveis em água salgada fervente. *In vivo*, os colágenos são dissolvidos pelas colagenases.

Proteínas fibrosas, os colágenos são sintetizados pelos fibroblastos e células afins, e sua estrutura molecular é formada por cadeias alfa dispostas em tríplice hélice e que se caracterizam por mostrar sequências repetidas de três aminoácidos: glicina X e Y. O X e o Y são frequentemente representados por prolina e lisina, as quais costumam aparecer hidroxiladas. A hidroxiprolina só aparece no colágeno, o que permite que o método bioquímico para a sua dosagem sirva para a avaliação da quantidade de colágeno presente em uma amostra. A hidroxilação dos aminoácidos dá maior resistência e força ao colágeno ao permitir a formação de pontes estabilizadoras entre suas moléculas (*cross-linkings*). A vitamina C tem papel estabilizador para a enzima prolil-hidroxilase envolvida na hidroxilação. A deficiência de vitamina C resulta na formação de um colágeno defeituoso, frágil, que se rompe facilmente, propiciando hemorragias frequentes, principalmente na gengiva (escorbuto).

Embora todos os colágenos sejam constituídos por três cadeias alfa entrelaçadas em disposição helicoidal, há ligeiras diferenças nas subunidades de cadeias peptídicas que revelam a heterogeneidade genética dos colágenos, o que permite classificá-los em isotipos. Até o momento, são conhecidos 28 isotipos de colágenos, 18 bem caracterizados na sua estrutura molecular, enquanto os mais recentes deles, identificados apenas por clonagem genética e sequenciamento. Os vários isotipos de colágeno são designados por algarismos romanos. Os mais abundantes, e por isso os mais importantes, são os tipos I, III e IV (Tabela 9.1). O tipo II se limita ao tecido cartilaginoso, ao passo que os demais são ubiquitários, mas aparecem em pequenas quantidades. Os tipos I, II, III, V e XI são *colágenos fibrilares*, pois formam fibras com periodicidade, que aparecem estriadas ao serem observadas por microscopia eletrônica de transmissão. Eles existem misturados no tecido conjuntivo e, como tal, estão presentes em quase todos os órgãos. Os tipos IX, XII e XV aparecem associados com outras fibras, são considerados *colágenos associados a fibrilas* e se distinguem dos colágenos fibrilares por terem cadeias laterais de proteoglicanos nas suas moléculas. A morfologia indeterminada dos colágenos VIII, IX e X, bem como sua escassa quantidade nos tecidos, suscitou uma categoria especial para eles: *colágenos mínimos*. Outros colágenos são *não fibrilares*, como o tipo IV, mas são filamentosos e formam redes, constituindo-se em elementos fundamentais para a formação das membranas basais. Finalmente, certos colágenos aparecem como *cadeias pequenas* (VIII) ou *longas* (X, VII), que funcionam como filamentos de ancoragem matriz/célula e matriz/matriz. A importância potencial dos vários isotipos de colágeno em patologia pode ser avaliada pela constatação que se tem feito da existência de defeitos genéticos na síntese dos colágenos

Tabela 9.1 Dados gerais sobre os principais tipos de colágeno

Tipos	Composição	Localização
I	Duas cadeias alfa 1 (I) e uma alfa 2 (I) Existe também um número com 3 alfa (I)	Tendões, ossos, derme, córnea
II	Três cadeias iguais alfa 1 (II)	Cartilagem, pulmão
III	Três cadeias iguais alfa 1 (III)	Tecido areolar
IV	Cadeias alfa 1 (IV) e alfa 2 (IV) em variadas combinações	Membranas basais

levando ao aparecimento de doenças. É exemplo dessa possibilidade a *osteogenesis impefecta*, em que um defeito genético leva à produção de um colágeno de tipo I anormal, o qual interfere na mineralização dos ossos. Certos tipos de condrodistrofias envolvem defeitos genéticos no colágeno de tipo II e também nos tipos X e XI. Na síndrome de Ehlers-Danlos, em que a pele se torna extremamente frouxa e elástica, é o colágeno de tipo III que está afetado. Outros exemplos incluem a síndrome de Alport (colágeno de tipo IV) e a epidermólise bolhosa (colágeno de tipo VII).

O colágeno de tipo I é o mais abundante e é o predominante nas áreas de tecido fibroso denso, como no derma cutâneo, nos tendões, na córnea e nos ossos. Sua molécula contém duas cadeias alfa 1 (I) e uma alfa 2 [2(I)]. Foi descoberto um colágeno de tipo 1 trímero, isto é, com três cadeias alfa 1 (I) em casos humanos raros de fibrose intensa associada com defeito genético.

O colágeno de tipo III é formado por três cadeias idênticas – alfa III –, sendo predominante no tecido conjuntivo frouxo, areolar. Onde há fibrilas argirófilas (fibrilas reticulínicas), encontra-se de forma predominante, mas não exclusivamente, o colágeno de tipo III, formando um complexo tipo III, I e V.

O colágeno de tipo IV é não fibrilar e se encontra principalmente fazendo parte das membranas basais. É formado por dois tipos de cadeias alfa – alfa 1 (IV) e alfa 2 (IV) – e suas moléculas podem estar assim constituídas: $[\alpha 1(IV)2\alpha 2(IV)]$, $[\alpha 1(IV)3]$ e $[\alpha 2(IV)3]$.

Enfim, dados recentes demonstram que, além do NC 1 do colágeno IV, há uma rede composta das cadeias alfa 1, 2, 5, e 6, nas membranas basais dos músculos lisos.

Elastina

Proteína altamente insolúvel, constitui-se no elemento fundamental das fibras elásticas, que, como indica o nome, dão elasticidade aos tecidos. A elastina é substância amorfa, hidrofóbica, não glicosilada. Como os colágenos, ela exibe também pontes de lisina (*cross-linkings*) nas suas moléculas, mas, diferentemente dos colágenos, em que as pontes de lisina funcionam para dar maior rigidez, na elastina elas contribuem para dar maior elasticidade. A biossíntese da elastina é comparável àquela do colágeno, a fase intracelular, levando até a formação da tropoelastina.

As fibras elásticas estão amplamente distribuídas na matriz extracelular dos vários órgãos, mas predominam na constituição da camada média das artérias de tipo elástico, como a aorta. Vistas ao microscópio eletrônico, elas são representadas por material amorfo, no seio do qual aparecem finos grumos elétron-densos, principalmente distribuídos na periferia. Esses grumos pertencem às microfibrilas, que se coram mais densamente e que formam uma malha, no interior da qual se deposita a elastina. As microfibrilas podem existir independentemente da elastina, mas onde há elastina as microfibrilas estão presentes formando a malha de sustentação. Nas preparações histológicas, as fibras colágenas correspondem às fibras eleunínicas, enquanto as fibras oxitalânicas formam as redes, com a elastina associada ao colágeno IV. Recentemente, foi identificada uma proteína característica das microfibrilas, por isso denominada *microfibrilina*. O papel das microfibrilas na morfologia e função do tecido conjuntivo pode ser dos mais importantes. Há estudos que conectam um defeito no gene responsável pela síntese da microfibrilina à causa da síndrome de Marfan, uma doença que exibe múltiplos defeitos que afetam, entre outros, o tecido elástico na aorta e o coração. Diferentemente do colágeno, a síntese da elastina é máxima durante a vida fetal e os primeiros anos de vida, para diminuir progressivamente com o decorrer do tempo.

Como o colágeno, a elastina também sofre degradação, havendo inclusive elastase específica entre as metaloproteínases da matriz. Para os estudos da formação de elastina *in vitro*, são utilizados fibroblastos da pele humana e músculo liso da aorta do rato. É provável que outros tipos de células do tecido conjuntivo sejam também capazes de sintetizar elastina. Admite-se que as células endoteliais tenham essa capacidade.

Proteoglicanos

Formam um meio gelatinoso e viscoso no seio do qual estão embebidos os demais elementos da matriz. São macromoléculas complexas constituídas por uma proteína axial à qual está covalentemente ligada pelo menos uma (geralmente são várias) cadeia de glicosaminoglicanos (GAG). Estes são dissacarídeos polimerizados, que formam cadeias longas, lineares (Figura 9.4). O nome glicosaminoglicano deriva do fato de que cada açúcar na molécula do proteogli-

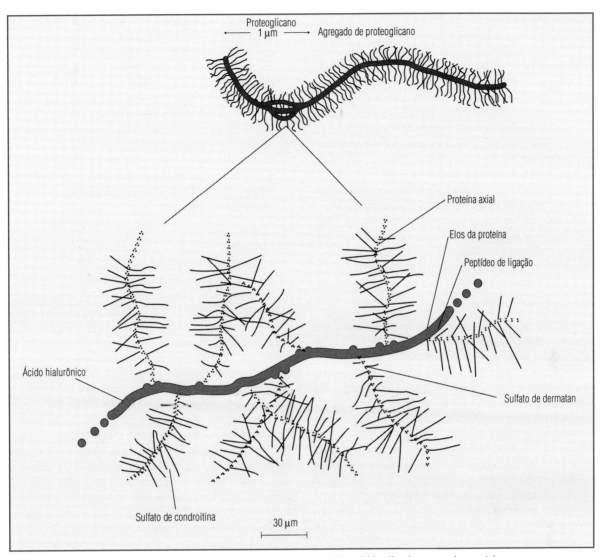

Figura 9.4 Os proteoglicanos são constituídos de longas cadeias de dissacárides ligados a um eixo proteico.

cano é aminado (N-acetil-glicosamina ou N-acetil--galactosamina). Todo GAG está ligado à proteína, exceto a heparina e o ácido hialurônico. As moléculas dos proteoglicanos podem variar na sua proteína axial e nos seus GAG e, consequentemente, no seu tamanho e peso molecular. Os proteoglicanos podem ocupar espaços relativamente grandes (Figura 9.4). Como são *sulfatados*, eles adquirem forte carga elétrica negativa, atraindo íons, como o sódio, que, por sua vez, têm papel importante na hidratação dessas moléculas – dessa maneira, os proteoglicanos heparan sulfatos estão entre os receptores imunomoduladores matriciais das citocinas durante a reparação/cicatrização. Os proteoglicanos, hidratados e porosos, permitem boa circulação do líquido intersticial e, ao mesmo tempo, mantêm o turgor dos tecidos, facilitando a absorção de choques.

A classificação dos proteoglicanos não é um problema simples. A quantidade e a composição dos GAG, bem como da proteína axial, variam amplamente e é muito difícil encontrar ou caracterizar grupos com características comuns. Os proteoglicanos foram a princípio (e ainda o são) classificados de acordo com o GAG predominante. Daí, nomes como sulfato de condroitina (abundante nas cartilagens), sulfato de dermatan (derma), sulfato de heparan (fígado), heparina, ácido hialurônico etc. A tendência mais moderna é a de agrupar os proteoglicanos por sua proteína axial, a qual, em determinado proteoglicano, é formada por um único gene. Na nomenclatura, os aspectos de morfologia, distribuição e função são levados em conta. Daí, a separação de proteoglicanos dotados de moléculas grandes, agregadoras de numerosos GAG, presentes, sobretudo, nas cartilagens (*agrecan*), e de outros com moléculas pequenas, distribuídos por quase todos os tecidos (*decorin, biglican, trombomodulina*). Há proteoglicanos caracterizados pela sua localização, como aqueles que se situam na superfície celular e se caracterizam pela sua função de ligação (*sindecan*). Outros podem ser designados por sua morfologia estrutural, como *perlecan*, pela semelhança da sua molécula com um colar de pérolas.

O ácido hialurônico (ou hialuranan) é o único GAG que não é sulfatado. É um dos elementos mais primitivos da matriz, pois aparece abundante nos tecidos durante o desenvolvimento embrionário, bem como na formação do novo tecido no processo de reparo das feridas. No organismo adulto, ele forma o material "lubrificante" que reveste a sinóvia articular.

Vários fatores de crescimento possuem sítios de ligação nos GAG. As interações são de tipo iônico. As forças de ligação são, portanto, proporcionais à densidade das cargas elétricas. Dessa maneira, o GAG mais sulfatado, a heparina, tem a maior afinidade para os ligandos. Vêm em seguida, por ordem decrescente de afinidade, os sulfatos de heparan e dermatan e, finalmente, o sulfato de condroitina.

Glicoproteínas estruturais

São glicoproteínas constitucionais da matriz que desempenham importante papel nas conexões célula/célula, célula/matriz e matriz/matriz, com todas as implicações de aderência, facilitação da movimentação e estímulos para a proliferação, transformações fenotípicas etc. que tais conexões podem induzir.

As principais representantes dessa família de moléculas são as seguintes:

- *fibronectina* – está presente em três locais: no plasma, onde funciona como uma opsonina, na superfície das células (moléculas de adesão) e como fibrilas da matriz. Sua concentração aumenta significativamente quando há proliferação fibroblástica e formação do tecido de granulação. A fibronectina ou seus fragmentos são estimuladores da fibrogênese. É sintetizada por vários tipos celulares, principalmente macrófagos, e pelos próprios fibroblastos;
- *laminina* – é a mais abundante e a mais pesada (900.000 D) das proteínas não colágenas presentes nas membranas basais. Sua estrutura química é dotada de três cadeias peptídicas ligadas por pontes de enxofre e sua estrutura espacial tem a configuração de uma cruz. A laminina é sintetizada por células epiteliais de revestimento. Quando as estruturas que contêm membrana basal estão sendo formadas (na regeneração dos tecidos ou nas neoplasias), o nível da concentração de laminina se eleva no local, fenômeno que pode ser detectado por dosagens feitas no soro;
- *entactina (nidógeno)* – glicoproteína sulfatada geralmente encontrada associada com a laminina, com a qual forma complexos equimoleculares estáveis, em sítio de interação específico. Tem cadeia única, com peso molecular de 150.000 D, com configuração espacial de um haltere;
- *undulina* – glicoproteína importante nas conexões entre as fibrilas colágenas. Seu desaparecimento conduz a alterações matriciais irreversíveis;
- *tenascina (hexabraxhion)* – detectada principalmente nos tecidos embrionários, mas que reaparece nos tecidos adultos durante o processo de cicatrização. Tem papel saliente nas interações matriz/célula. Possui uma molécula grande (250.000 D) que mostra homologias diversas, entre elas com o fator de crescimento epidérmico;
- *trombospondina* – sua presença se acentua quando ocorre proliferação celular. É um fator que facilita a proliferação celular e, ao mesmo tempo, inibe a migração das células proliferadas. Interage com outras glicoproteínas no nível das ligações matriz/células epiteliais.

Integrinas

São também moléculas de adesão com a peculiaridade de que se dispõem em conexões transmembrana. As integrinas podem estar ancoradas no citoesqueleto celular ou aparecer no lado externo da célula, fazendo conexão com outra célula ou com os diversos elementos da matriz. É importante notar que as integrinas, além de serem numerosas e de se ligarem a grande e diversificado número de moléculas, fazem essas ligações fracamente na maioria das vezes, o que permite que as células possam se destacar e se movimentar no seio da matriz, sem, todavia, perder totalmente as suas amarras. As integrinas são formadas por duas subunidades de glicoproteínas, designadas *cadeias alfa* (α) *e beta* (β), e ambas contribuem para a ancoragem. A ligação das integrinas com seu substrato fica também na dependência de cationtes divalentes, como o magnésio e o cálcio (daí a designação destas últimas como *caderinas*). Integrinas presentes nos leucócitos, principalmente nos linfócitos e macrófagos, são importantes na migração dessas células através da parede vascular e na sua interação com a matriz extracelular no processo inflamatório. As integrinas $\beta 2$ capacitam os leucócitos a se ligarem à superfície endotelial e a atravessarem a parede vascular no fenômeno da diapedese. Indivíduos com defeito genético que resulta na deficiência desse tipo de integrina apresentam baixa resistência às infecções em uma doença conhecida como "deficiência de adesão leucocitária". A importância das integrinas no processo neoplásico é bem evidente, pois estão envolvidas na peculiar falta de adesividade que as células neoplásicas costumam apresentar e, consequentemente, na patogenia do crescimento infiltrativo e das metástases. São também de importância fundamental no processo de angiogênese, para ancorar as células endoteliais em proliferação e dirigir a sua diferenciação em finos tubos vasculares.

Uma dada integrina pode reconhecer apenas uma única molécula na matriz extracelular, como a $\alpha 5\beta 1$, o clássico receptor para fibronectina, ou diversas moléculas, como, aliás, acontece mais comumente. Por sua vez, as células geralmente dispõem de múltiplas integrinas capazes de reconhecer um único ligante na matriz extracelular, embora possam também reconhecer diferentes sítios em uma mesma molécula. Essas ligações com uma mesma integrina podem, todavia, desencadear diferentes estímulos de expressões gênicas na célula.

MEMBRANA BASAL

A interface entre o tecido conjuntivo e as estruturas epiteliais, musculares, nervosas e vasculares é representada por uma lâmina de condensação da matriz extracelular, a qual assume uma disposição muito especial: *a membrana basal*. Ela é importante para a filtração (glomérulo renal), nutrição e sustentação, proliferação e diferenciação celulares. Ela é PAS positiva, pela presença de glicoproteínas, e argirófila, por conter colágeno associado a proteoglicanos. Ao microscópio eletrônico, ela é trilaminar, pois mostra uma *lâmina densa* de 20 a 300 nm de espessura na parte central, ladeada por duas *lâminas raras*. A parte central é formada basicamente por uma lâmina de colágeno tipo IV envolvido por proteoglicanos, enquanto a porção clara superior, em conexão com o epitélio (lâmina lúcida), contém laminina e entactina (nidógeno) e a porção inferior (lâmina fibrorreticular) contém fibronectina e faz conexão com a matriz extracelular. Pelo menos quatro elementos fundamentais entram na composição da maioria das membranas basais: colágeno tipo IV, laminina, fibronectina, entactina e perlecan. As proporções na qualidade e na quantidade desses elementos, e até mesmo nas pequenas variações de suas moléculas, dão as características funcionais às membranas basais, as quais variam amplamente em diversas localizações. Os sinusoides do fígado, do baço, dos linfonodos e da medula óssea são destituídos de membrana basal. Por sua vez, algumas células mesenquimais, como as células musculares lisas, estriadas e cardíacas, os miofibroblastos e os adipócitos, são circundadas por um halo de material semelhante ao da membrana basal.

FIBROGÊNESE

As células da matriz, principalmente os fibroblastos, sintetizam os colágenos sob uma forma solúvel: o pró-colágeno. O que dá a solubilidade essencial para que essas moléculas possam ser secretadas através das membranas celulares é a presença de telopeptídios não helicoidais nas extremidades das cadeias alfa, que estão dispostas em tríplice hélice. Ao serem clivadas por uma telopeptidase no momento em que são secretadas, as moléculas do colágeno perdem as cadeias terminais e se tornam insolúveis.

Em seguida, agregam-se umas ao longo das outras formando as protofibrilas, que vão de 10 a 300 nm de comprimento. Quando um raro distúrbio genético leva a uma deficiência de tal peptidase, o pró-colágeno deixa de ser clivado, o que dá lugar à fragilidade da pele e à hiperflexibilidade das articulações (síndrome de Ehlers-Danlos).

A reunião de protofibrilas dá lugar às fibrilas, que, por sua vez, agregam-se em fibras, as quais já podem ser visualizadas ao microscópio óptico. A cada ponto em que uma molécula (cadeia alfa) se liga à outra fica uma zona mais clara, o que faz com que o colágeno apresente estriações a cada 67 nm. Um corante – o sírius vermelho – acentua essa periodicidade e serve como marcador específico do colágeno quando as secções histológicas são examinadas sob luz polarizada. Todavia, esse exame não é adequado para se reconhecer diferentes isotipos do colágeno, com base nas diferentes cores e tonalidades observadas.

As fibras são dispostas inicialmente ao acaso, orientadas em várias direções no seio de abundante material amorfo, formado principalmente por proteoglicanos. Esse "padrão frouxo" é gradualmente substituído por um "padrão denso" quando as fibras colágenas são compactadas em feixes paralelos e bem orientados, uma ação na qual os movimentos, alongamentos e retrações dos fibroblastos e miofibroblastos têm papel saliente. Para a estabilização do colágeno, ocorrem pouco a pouco ligações intra e intermoleculares entre as cadeias alfa, geralmente por intermédio de cadeias de lisina. Esse processo de reticulação (*cross-linking*) é muito importante, pois conduz ao "amadurecimento" do colágeno e lhe dá maior força tênsil e maior resistência à degradação enzimática. Um processo semelhante de reticulação ocorre também com a elastina e é essencial para dar a consistência e a elasticidade às fibras elásticas.

O que leva as células do tecido conjuntivo a proliferarem e secretarem os componentes da matriz extracelular são mensageiros químicos, sob a forma de polipeptídios secretados por vários tipos celulares (citocinas). Entre essas células, os macrófagos e os linfócitos T estão entre as mais importantes. Daí, a importância do processo inflamatório crônico, principalmente daquele dependente de mecanismo imunológico mediado por células, em provocar a formação, por vezes excessiva, de matriz extracelular (fibrose). As citocinas fibrogênicas vêm sendo identificadas. As mais importantes são: o fator de transformação do crescimento beta (TGF-β), o fator de estimulação fibroblástica (FSF), o fator de crescimento derivado de plaquetas (PDGF), a interleucina-1 (IL-1) etc.

A ação desses fatores se faz de acordo com uma regulação delicada e complexa. Há uma série de fatores potencializadores e inibidores da síntese do colágeno. Entre estes últimos, podem ser citados o interferon-alfa e gama e o fator de necrose tumoral beta (TNF-β).

As células que secretam a matriz extracelular são também capazes de secretar as enzimas que promovem a degradação dessa mesma matriz. São as metaloproteínases, a mais abundante das quais é a colagenase intersticial, que se encarrega de clivar as moléculas dos colágenos, proteoglicanos (estromalisina) e elastina (elastase) em vários pontos, provocando a lise delas. Isso para iniciar o processo, pois os fragmentos resultantes desse primeiro ataque podem ser lisados por várias proteases não específicas (catepsinas, serina-proteínases). As metaloproteínases são assim chamadas porque contêm zinco em local ativo. Representam uma família de 25 membros, 24 dos quais encontrados nos tecidos dos mamíferos. São secretadas como proenzimas. Da mesma forma que o processo de síntese, o processo de degradação da matriz depende de estímulos moleculares liberados por vários tipos de células, os próprios fibroblastos e os macrófagos em primeiro plano. Trata-se de processo modulado por vários fatores, pois há enzimas ativadoras e inibidoras da ação das colagenases. A Tabela 9.2 sintetiza os elementos envolvidos na degradação da matriz extracelular.

A remodelação ou reabsorção da matriz se processa ao mesmo tempo em que ocorre a sua formação. Em um tecido em crescimento, podem-se ver lado a lado, principalmente no nível ultraestrutural, evidências de síntese e degradação da matriz. Quando a síntese predomina, forma-se excesso de matriz extracelular, o que se chama *fibrose*. Quando predomina a degradação, há o desaparecimento parcial ou total da fibrose. Nos processos inflamatórios crônicos, a fibrose sempre aparece, mas nem sempre persiste se a inflamação desaparece. Tem sido dito que a natureza atua sempre no sentido de manter uma relação estroma/parênquima adequada, pois tal é essencial para o melhor rendimento fisiológico do órgão. Essa explicação teleológica pode não ser cientificamente válida, mas é didaticamente aceitável. Uma vez cessado o estímulo da inflamação crônica, o excesso de matriz é total ou parcialmente removido. Quanto mais recente a fibrose, mais rápido o processo de reabsorção. Nas fibroses mais antigas, provavelmente por causa da intensificação dos *cross-linkings*, a degradação é muito mais lenta, pelo surgimento de *cross-linkings* ligados a uma ponte dissulfúrica intramolecular das cadeias alfa dos isotipos I e III do colágeno, o que pode ser constatado pela quantidade de pirodinolina presente nos tecidos. Nas fibroses recentes, o colágeno tipo III predomina sobre o de tipo I, mas a reabsorção mais rápida não parece depender do tipo de colágeno predominante. Experimentalmente, em lesões em que os dois tipos de colágenos estavam presentes, viu-se que, após a eliminação da causa da fibrose, eles desapareciam simultaneamente, e não seletivamente. Como referido, o que parece dar maior resistência à degradação enzimática do colágeno é o aparecimento de reticulação (*cross-linking*) entre suas moléculas, uma transformação que é progressiva e que pode se intensificar com o passar do tempo.

A degradação da matriz extracelular ocorre em condições fisiológicas durante a embriogênese, na dilatação do colo uterino durante o parto, na involução uterina pós-parto, na erupção dentária, durante a penetração de larvas de helmintos etc. Em situações patológicas, ocorre degradação da matriz nos processos de infiltração e metástases das neoplasias malignas, na evolução dos processos reumáticos (artrites), mas um exemplo dos mais impressionantes ocorre em alguns casos de esquistossomose hepatoesplênica após o tratamento curativo da parasitose. Confirmando o que se demonstrava há muito tempo experimentalmente, a extensa fibrose provocada no fígado pela esquistossomose é parcial ou totalmente reversível após tratamento.

A reversibilidade da fibrose portal esquistossomótica no homem, demonstrada ao longo de meses e anos de observações sequenciadas com o auxílio da ultrassonografia e comprovada histopatologicamente, representa o exemplo mais impressionante da reversibilidade da fibrose em patologia humana (Andrade, 2005).

REPARO

Um organismo vivo mantém a capacidade de reparar suas perdas, propriedade que está presente desde o nível celular. Quando uma célula sofre uma

Tabela 9.2 Fatores envolvidos na degradação da matriz extracelular

MPM	Substrato	Mediadores	Ativadores	Inibidores
MPM 1 (Colagenase intersticial)	Colágenos I, II, III, IV etc.		Plasmina Tripsina Catepsinas	
MPM 2 (Gelatinase)	Colágeno desnaturado	TGF-β PDGF INF-α, β, γ IL-1	(B, D)	TIMP 1, 2, 3 A2 MG A1 PI
MPM 3 (Estromelisina)	Proteoglicanos Membranas basais	TNF		
MPM 4 (Telopeptidase)	Cadeias terminais dos colágenos			
MPM 9	Gelatinase			

agressão focal, as organelas inviáveis costumam ser isoladas em um vacúolo limitado por membrana, onde são digeridas e/ou exocitadas, enquanto as partes perdidas são reconstituídas, voltando a célula à sua estrutura normal. Por vezes, as membranas lipídicas peroxidadas formam um resíduo quimicamente heterogêneo, de difícil digestão (lipofuscina), que é, então, posto de lado no interior da célula, enquanto esta continua a viver.

Quando, em vez de atingir focalmente as células no seu citoplasma, a lesão causa a perda de muitas células, o reparo é mais complexo e pode assumir uma das duas possibilidades: (a) se as células parenquimatosas morrem, mas o estroma permanece íntegro, o reparo se faz a partir de células do mesmo tipo das que se perderam, voltando o órgão à sua estrutura normal (*regeneração*); (b) se o estroma é destruído, o reparo se faz fundamentalmente à custa do tecido conjuntivo (*cicatrização*), o que quase sempre aparece combinado com certo grau de regeneração dos elementos epiteliais, os quais podem ou não reproduzir a estrutura que tinham anteriormente. Neste último caso, ocorre uma *regeneração atípica*.

Regeneração

Quando uma superfície do organismo é desnudada, seja ela cutânea, mucosa, endotelial, mesotelial ou corneana, mas a camada basal, ou seja, o tecido conjuntivo imediatamente adjacente (cório), permanece íntegra (erosão), logo as células não lesadas das bordas da lesão crescem e reparam completamente

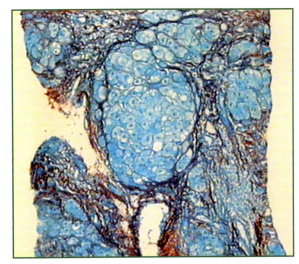

Figura 9.5 Nódulo hepático de regeneração, delimitado por tecido fibroso fino corado em vermelho, visto em material de biópsia de paciente com cirrose hepática. *Picrosirius* vermelho, 200 x.

o defeito. Da mesma maneira, ocorre com as células epiteliais no fígado, no rim, nas glândulas endócrinas etc. quando o arcabouço de sustentação se mantiver íntegro. Esse processo de regeneração não é realizado com a mesma facilidade e rapidez em qualquer tecido, uma vez que vários tipos de células diferem na sua capacidade de replicação. Nas Figuras 9.5 e 9.6, são apresentados, respectivamente, um nódulo hepático de regeneração e um processo de cicatrização em ferimento.

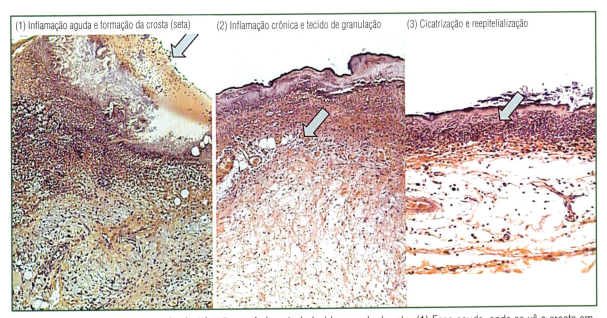

Figura 9.6 Etapas do processo de cicatrização em ferimento induzido na pele do rato. (1) Fase aguda, onde se vê a crosta em formação cobrindo a zona inflamada. (2) Fase de cicatrização, vendo-se a crosta ressecada cobrindo um tecido de granulação. (3) Fase de cura, com reepitelização do ferimento e uma zona de colágeno mais condensado no derma superficial. Hematoxilina-eosina, 100 x.

Células lábeis, estáveis e permanentes

As células das superfícies de revestimento do epitélio seminífero e dos órgãos hematopoiéticos estão constantemente se renovando. Seus núcleos, ao completarem o ciclo replicativo, entram imediatamente em outro ciclo. São *células lábeis*, que se regeneram com facilidade e rapidez.

Boa parte das células do organismo é representada por *células estáveis*, isto é, células cuja capacidade replicativa dos núcleos permanece quiescente na maior parte do tempo. Diante de estímulos adequados, essa capacidade pode ser rapidamente retomada. Estão, nessa categoria, os hepatócitos, as células dos túbulos renais, as células endoteliais, os fibroblastos, leiomiócitos etc.

Células como os neurônios não mais se multiplicam e, uma vez perdidas, não serão substituídas. Seu lugar é ocupado pela proliferação das células do estroma, que, no sistema nervoso central, é representado pela glia. Também as fibras musculares estriadas, principalmente as cardíacas, têm capacidade de regeneração muito limitada, ou mesmo não se regeneram. Essas células cujos núcleos não têm mais a capacidade de reiniciar o processo replicativo são classificadas como células permanentes. Os neurônios não se regeneram e, quando morrem, o seu prolongamento axial (axônio) também se degenera. Mas o nervo (formado por axônios) pode ser regenerado se o corpo do neurônio se mantiver vivo. O importante é que o tubo no qual o nervo está contido (bainha de Schwann) mantenha a sua continuidade. Aí, o axônio cresce e repara a porção que se perdeu. Quando a continuidade da bainha não está mantida, os axônios podem proliferar no local da lesão e se enovelar, formando um pequeno nódulo conhecido como *neuroma de amputação*, uma lesão que pode ser muito dolorosa se estiver afetando nervos sensitivos.

Nos músculos, a perda de suas células é seguida de cicatrização fibrosa. A fibrose que se forma após um infarto do miocárdio fornece um exemplo típico do processo relacionado ao coração.

- *Células-tronco* – pesquisas recentes têm trazido uma série de dados sugestivos da existência de células, em vários "nichos" e em vários órgãos, que conservam muitas ou mesmo todas as características das células embrionárias. O conceito em si não é novo, pois há muito se postulava a existência de "células basais" em vários órgãos, capazes não só de dar origem às neoplasias, mas de modular ou recuperar os tecidos lesados. A extraordinária capacidade de regeneração do fígado após um surto de necrose maciça tem instigado os pesquisadores à procura de células especiais para explicar o fenômeno de uma recuperação que parece formar um novo órgão. Essas seriam células capazes de substituir não só aos hepatócitos destruídos, mas de formar ductos biliares e de modular as lesões no estroma de sustentação. As suspeitas recaíram sobre as "células ovais" que aparecem associadas com a proliferação ductular durante as fases de recuperação das lesões mais graves. Hoje em dia, o conceito das "células basais" está sendo substituído pelo de "células-tronco", com dados muito mais sólidos. Evidências sobre a existência e a importância dessas células-tronco *adultas* (para diferenciá-las das embrionárias) nos processos de regeneração vêm sendo investigadas principalmente na medula óssea, no fígado, no coração e, ultimamente, no tecido nervoso, sendo mesmo admitido que os neurônios possam se regenerar a partir de células-tronco neuronais.

- *Mecanismo* – o que faz com que a célula saiba o momento exato para iniciar a regeneração e também de parar a replicação quando o defeito foi reparado? A resposta completa para essa importante pergunta ainda não existe, mas há uma série de dados recentes que indicam que o controle da multiplicação celular depende em última instância de uma fina regulação de certos genes presentes nos cromossomos dentro do núcleo. Existem genes cuja função está relacionada com a produção de fatores de crescimento e, portanto, com a multiplicação celular. Existem outros que excitam e aqueles que inibem tais genes. Dessa regulação na expressão de diferentes genes é que depende a capacidade de regeneração, enquanto a desregulação pode resultar, por exemplo, no crescimento neoplásico. Por este último motivo é que os genes responsáveis pela multiplicação celular nos cânceres recebem o nome de *oncogenes*. Mas como eles não existem somente para causar cânceres, na célula normal eles são denominados *proto-oncogenes*. Quando esses proto-oncogenes são desreprimidos, eles codificam para a síntese de fatores de crescimento, para a formação de receptores de membrana para esses mesmos fatores ou para ambos ao mesmo tempo. Os fatores codificados por oncogenes em uma célula transformada têm homologias com outros fatores de crescimento já conhecidos e que são excitadores ou potencializadores da reprodução celular. Entre eles, estão: o fator de crescimento epidérmico, que estimula a multiplicação de vários tipos de células; a interleucina-2, que induz à proliferação dos linfócitos; a interleucina-5, que induz à proliferação e maturação dos eosinófilos; o fator de estimulação de colônias (para macrófagos e granulócitos); o fator derivado de plaquetas, que é eliminado quando as plaquetas se agregam e que causa estimulação das células do tecido conjuntivo; a eritropoietina, que estimula a formação das hemácias; o fator de transformação do crescimento (TGF-alfa e beta), que potencializa a multiplicação de vários tipos celulares; um fator de crescimento insulina-símile, que é ativo para os adipócitos e outras células do tecido conjuntivo etc.

Alguns dos fatores listados anteriormente podem induzir multiplicação celular diretamente (fator competente), enquanto outros atuam como adjuvantes de outros fatores competentes (fator potencializador).

Quanto às forças que fazem cessar a multiplicação celular, uma delas é a inibição densidade-dependente, também designada inicialmente inibição por contato. Ao crescer em camada única em cultura, as células param de se multiplicar quando completam a camada e se tocam umas nas outras. Na regeneração de um epitélio de revestimento, as células crescem das bordas e, ao se encontrarem após fechar o defeito, cessam de crescer. O controle da multiplicação celular parece estar na dependência de sinais que a célula recebe diretamente de outras células ou de produtos solúveis.

- *Citocinas* – uma das vias importantes para a comunicação intercelular é representada pelas moléculas de adesão e pelas citocinas. As investigações demonstram um papel central para as citocinas no processo de reparo. Elas regulam a apresentação das chamadas moléculas de adesão, tanto da parte do endotélio como da parte dos leucócitos. Fluidos removidos dos ferimentos agudos ou crônicos contêm citocinas, sendo as principais delas o TGF-β, PDGF, bFGF, VEGF e MCP/-1.

O TGF-β (fator de transformação do crescimento) é assim chamado porque foi primeiro identificado em culturas de fibroblastos no momento em que essas células infectadas por vírus sofriam uma *transformação* maligna (*célula transformada*). O fator é produzido por macrófagos ativados, fibroblastos, linfócitos e plaquetas. É liberado sob a forma de um peptídio inativo e necessita de ativação, seja após proteólise ou em consequência do meio ácido no interior do ferimento. Essa citocina, como as citocinas em geral, pode exibir atividades contraditórias, dependendo da presença de outras citocinas, mas de qualquer maneira tem efeito marcante como estimuladora da replicação de fibroblastos e da deposição de matriz extracelular. As pesquisas têm demonstrado que o TGF-β tanto inibe a síntese da colagenase intersticial como aumenta a produção do TIMP (o inibidor tecidual da metaloproteínase).

O PDGF (fator de crescimento derivado de plaquetas) foi inicialmente isolado dos grânulos alfa das plaquetas e identificado pela sua atividade mitogênica para as células musculares lisas. Sua importância no processo de reparo está ligada ao fato de que, após a sua liberação em seguida à degranulação das plaquetas, ele estimula várias células a sintetizarem quimiocinas, como o MCP-1 (proteína quimiotática para monócitos), gerando, assim, um estímulo persistente para a infiltração de leucócitos mononucleares no ferimento.

O bFGF (fator de crescimento para fibroblastos, básico), além de estimular a proliferação fibroblástica como o nome indica, apresenta um efeito multiplicador direto sobre o endotélio, estimulando a neovascularização, tendo assim um papel central na formação do tecido de granulação.

O VEGF (fator de crescimento vasculoendotelial) é fator de crescimento que aparece ligado com a heparina. Tem evidentemente ação mutagênica direta e específica sobre as células endoteliais. Técnicas de hibridização *in situ* têm revelado que o RNAm que codifica para essa citocina está distribuído e expresso em áreas com proliferação vascular ativa. Aliás, esse fator atua sinergisticamente com o FGF (básico). Se a parte central dos ferimentos é hipóxica, os fatores angiogênicos anteriormente considerados têm um papel importante em trazer os vasos essenciais para as tarefas dos leucócitos e fibroblastos no reparo. A angiogênese é fundamental não só para possibilitar a nutrição dos tecidos em formação, mas para trazer células essenciais para a reconstrução tecidual, como os pericitos e miofibroblastos.

Cicatrização

É quando o processo de reparo se faz à custa da proliferação do tecido conjuntivo fibroso, em que o tecido preexistente fica substituído por uma cicatriz fibrosa. Para muitos, o processo de cicatrização é considerado um seguimento do processo inflamatório que provocou perda de substância. Realmente, na inflamação o reparo se faz presente desde a fase aguda, na periferia da lesão, predominando à proporção que o processo se torna crônico e evolui para o seu término. O reparo também ocorre após perda de tecido por infarto, hemorragias, ressecção cirúrgica etc. Um processo especial de reparo ocorre mesmo quando não há perda de substância, mas persistência de fibrina nos tecidos, seja por falha na remoção após inflamação, seja em consequência da formação de um trombo. Nesse caso a substituição paulatina da fibrina por tecido fibroso tem o nome de *organização*.

Uma maneira clássica de estudar o processo de cicatrização é observando os eventos após uma ferida produzida na pele, atingindo a epiderme e os tecidos mais profundos. Nesse caso, aparecem quatro fases importantes, que, embora possam estar ocorrendo simultaneamente, são aqui separadas por motivos didáticos:

1. *limpeza* – logo após o ferimento, os tecidos lesados liberam mediadores químicos da inflamação. Surge um processo inflamatório agudo e o exsudato fibrinoso na superfície, em contato com o ar, fica ressecado, formando uma crosta. Esta última auxilia a conter a hemorragia e a proteger o ferimento de contaminações externas. As células inflamatórias digerem ou removem detritos celulares, bactérias,

corpos estranhos, um passo essencial para que o o tecido reparador possa crescer. Enquanto houver inflamação ativa, o processo de cicatrização não se completa.

2. *retração* – esta é uma etapa de extraordinária importância e faz com que 50 a 70% do tamanho do ferimento venha a ser reduzido dois a três dias após a indução do ferimento. Hoje, sabe-se que esse fenômeno resulta da ação contrátil que os miofibroblastos exercem. Logo após o ferimento, essas células se diferenciam nos tecidos vizinhos e estabelecem junções entre si, formando um eficiente arcabouço contrátil, responsável pela aproximação das bordas da ferida. Se a ação dos miofibroblastos se fizer de maneira exagerada ao longo do tempo, surgem as cicatrizes contráteis, muitas vezes incapacitantes ou desfigurantes, comumente vistas após queimaduras extensas.

3. *tecido de granulação* – é a parte mais característica do processo de cicatrização (Figura 9.7). Representa o novo tecido que cresce para preencher o defeito. Há uma proliferação de fibroblastos e de capilares no seio de uma matriz abundante, edemaciada e basófila. Os capilares surgem de brotamento das células endoteliais. Trazem na sua periferia os pericitos, elementos fundamentais para a formação do novo tecido que substituirá o que se perdeu.

O processo de *angiogênese* é dos mais importantes e parece ser basicamente o mesmo tanto para formação do tecido de granulação, como para criar um novo estroma para células neoplásicas. Aliás, até mesmo a depressão dos regulares da replicação celular, como o p53, também pode ser evidenciada nos ferimentos, e tal fenômeno está sob o controle de citocinas, em uma regulação que lembra o que também acontece nas neoplasias malignas.

A angiogênese é o processo pelo qual as células endoteliais secretam proteases que degradam a matriz extracelular, depois migram nos espaços perivasculares, proliferam e se alinham para formar novos vasos. Estudos *in vitro* têm demonstrado que as células endoteliais possuem toda a potencialidade para formar, elas mesmas, os tubos capilares. Durante o processo de angiogênese, as células endoteliais são dirigidas por moléculas que fazem a interação célula-célula e matriz-célula. Há indícios de que moléculas da família das selectinas (E-selectina), das integrinas, das imunoglobulinas (PECAM-1, moléculas de adesão celular plaqueta-endotélio) e da superfamília das caderinas entram na formação das junções celulares (*tight junctions*) e na regulação da permeabilidade vascular. O passo inicial parece ser a fragmentação da membrana basal do capilar por intermédio de proteases (colagenase tipo IV e estromelisina) liberadas localmente. As células endoteliais se agrupam e fazem protrusão por entre os fragmentos das membranas basais, a princípio formando fileiras sólidas de células. Nesses brotamentos sólidos, as células endoteliais começam a apresentar vacúolos citoplasmáticos que se fusionam inicialmente entre si e logo com os de células vizinhas, dando origem à nova luz vascular, enquanto o material das novas membranas basais é sintetizado. Os sinais ou fatores responsáveis pela angiogênese derivam de vários tipos celulares. O fator estimulador principal parece ser o VEGF, mas pode haver a participação de vários fatores estimulantes segundo os numerosos estudos que vêm sendo realizados sobre o assunto. Fatores produzidos por macrófagos (fator de angiogênese derivado de macrófago), mastócitos (heparina), plaquetas (fator de crescimento derivado de plaquetas, fator de transformação do crescimento beta) e fibroblastos (fator de crescimento do fibroblasto) têm, todos, efeito positivo sobre a angiogênese. Esses novos capilares no seu crescimento se dirigem para a superfície da lesão e aí se encurvam para baixo formando um pequeno arco ou cajado. Assim, eles comunicam um aspecto granuloso avermelhado à superfície do ferimento, daí o nome "tecido de granulação". As paredes desses capilares "imaturos" são muito permeáveis e frágeis, permitindo a passagem de muito líquido e macromoléculas para o tecido extracelular. A presença abundante de ácido hialurônico na matriz extracelular também contribui para o aspecto "edemaciado", gelatinoide, do tecido de granulação. Os nervos entram no novo tecido tardiamente. Por isso, o tecido de granulação não dói, embora sangre ao menor contato. Entre os capilares, aparecem muitos fibroblastos, pericitos, miofibroblastos e macrófagos. A matriz extracelular vai se densificando com o passar dos dias, adquirindo cada vez mais fibras colágenas. Estas formam a princípio um padrão frouxo, mas pouco a pouco as fibras se dispõem em feixes paralelos, compactos, enquanto os vasos sanguíneos vão se tornando menos proeminentes e desaparecem. Assim, o tecido de granulação acaba dando lugar a uma cicatriz fibrosa, dura, esbranquiçada e retraída.

4. *Reepitelização* – o crescimento do epitélio nas bordas da ferida se faz precocemente; as células epiteliais apresentam mitoses e começam a se intrometer por debaixo da crosta. Todavia, a reepitelização total do ferimento é um acontecimento terminal no processo de reparo. Geralmente, quando o tecido conjuntivo acaba de preencher o defeito, resta apenas uma pequena porção da superfície do ferimento ainda descoberta. Como arremate final, rapidamente as células epiteliais crescem e restabelecem a continuidade do revestimento. A princípio, a camada epitelial de revestimento é muito fina e deixa ver por transparência o tecido conjuntivo avermelhado que está abaixo, mas, à proporção que o tecido conjuntivo vai se tornando mais denso com o passar do tempo, o epitélio de revestimento torna-se mais espesso.

O processo tal como foi descrito anteriormente para a pele é basicamente o mesmo para qualquer outra circunstância. Quanto menor a perda de substância ou, dito de outra maneira, quanto mais próximas estiverem as bordas da ferida, mais rápido e simples será o reparo. Nas feridas cirúrgicas, o ideal é aproximar bastante as bordas com o auxílio de suturas, fazendo a aposição delas quase sem deixar solução de continuidade. Quando isso acontece, o reparo se faz com um mínimo de produção de tecido conjuntivo, praticamente sem deixar cicatriz. Diz-se, então, que houve *cicatrização por primeira intenção*. Em contrapartida, quando o reparo se faz com produção mais evidente de tecido de granulação, usa-se o termo *cicatrização por segunda intenção*.

A regeneração dos elementos epiteliais nem sempre acontece de maneira típica, isto é, com manutenção da mesma estrutura histológica que existia previamente. O mais comum é que um epitélio de revestimento glandular tenha o seu lugar ocupado por um epitélio simples ou estratificado ao revestir uma cicatriz ou que as células parenquimatosas formem nódulos em vez de traves ou ácinos no seio do tecido fibroso. Dessa maneira, a continuidade fica restabelecida, mas não a função. Neste último caso, está o exemplo do fígado, em que a cicatrização costuma se associar com a regeneração nodular dos hepatócitos, que, quando o processo envolve todo o fígado, toma o nome de cirrose. Nesse caso, pode até haver hepatócitos suficientes em número para manter a vida de mais de uma pessoa, mas o portador vem a morrer de insuficiência hepática, porque tais células não estão na sua "ecologia" adequada.

ASPECTOS APLICADOS

Com o avanço constante que se faz no campo da biologia celular e molecular, é provável que dentro em pouco se esteja fazendo uso dos fatores de crescimento, da aplicação de fibronectina, da laminina, das interleucinas 1 ou 2, da estimulação direta e local de macrófagos e linfócitos, da estimulação da angiogênese, para acelerar a cicatrização das feridas. O uso de citocinas recombinantes para ajudar no processo de reparo já começa a ser tentado. Aplicações tópicas de bFGF, TGF-β e PDGF têm sido feitas com resultados positivos. Há uma ação dose-dependente do bFGF sobre a proliferação fibroblástica nos ferimentos. Tem sido observado que doses elevadas podem inibir a deposição da matriz extracelular, dificultando a cicatrização. Há, portanto, necessidade de dosagens adequadas, que podem levar o bFGF a aumentar a quantidade de colágeno (Figura 9.8), enquanto o PDGF potencializa a reação inflamatória. Todavia, nenhuma quantidade ou qualidade de citocinas pode substituir os princípios cirúrgicos básicos de limpeza e assepsia, de dissecção delicada, de suturas sem muita tensão, de aproximação adequada das bordas do ferimento. Assim, é importante usar os conhecimentos existentes para evitar atrapalhar a ação natural do organismo no processo de cicatrização, pois existem fatores gerais e locais que interferem na cicatrização.

Fatores gerais

O mais importante é o estado nutricional do indivíduo. Desde a defesa contra as infecções como a produção de novo tecido, há um metabolismo em emergência que necessita do aporte de nutrientes. As proteínas são essenciais para a síntese das enzimas, do colágeno, dos anticorpos, dos hormônios, enfim, das células e dos tecidos. Há também alguns elementos mais simples, como o ácido ascórbico (vitamina C), que têm influência na reticulação e, consequentemente, no fortalecimento do colágeno. Sua deficiência (escorbuto) é acompanhada de cicatrização defeituosa e da formação de um colágeno muito frágil, sem força tênsil. Também o zinco, um cofator para muitas enzimas, parece ter influência na cicatrização.

A influência do sistema imune é por demais óbvia. Dados recentes apontam que o estresse pode influenciar negativamente a cicatrização dos ferimentos e que isso se deve a uma baixa produção da interleucina-2 nos indivíduos sob pressão psicológica. A importância do fator idade pode ser sugerida pela observação da rapidez com que os processos de reparo ocorrem nas crianças e nos adultos jovens em comparação com os indivíduos mais velhos.

Das doenças sistêmicas, o diabetes constitui um problema para o processo de cicatrização, sobretudo pela tendência do diabético em sofrer infecções. É provável que outros fatores, como a presença de microangiopatia, contribuam para má cicatrização das feridas nos diabéticos e que o excesso de glicose nos tecidos seja suficiente para perturbar o fino ajuste dos fatores que operam na cicatrização.

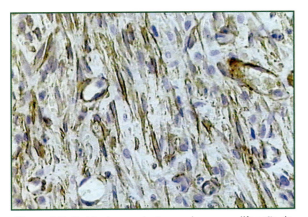

Figura 9.7 Tecido de granulação, vendo-se a proliferação de vasos, bem como de células perivasculares (pericitos) e células intersticiais (miofibroblástico), as quais aparecem marcadas imuno-histoquimicamente para actina. As células endoteliais não estão marcadas. Técnica de imunoperoxidase, 400 x.

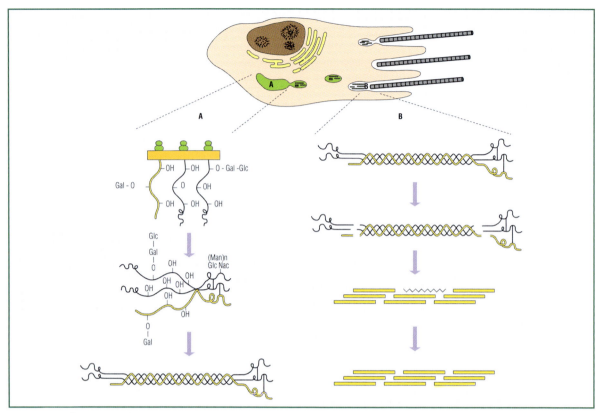

Figura 9.8 Esquema da formação do colágeno: o colágeno é sintetizado no retículo endoplasmático dos fibroblastos como três cadeias alfa (a) e secretado como pró-colágeno, com duas cadeias terminais peptídicas, responsáveis pela solubilidade da molécula. Ao passar para o exterior da célula, as cadeias terminais são clivadas por telopeptidases, permitindo a formação das protofibrilas, que se reúnem com outras para formar as fibras, as quais acabam formando reticulações entre si (*cross-linkings*).

Fatores locais

Quanto aos fatores locais, deve-se considerar que: (a) a crosta que cobre o ferimento tem papel protetor e não deve ser intempestivamente removida; (b) tudo que prolongue o processo inflamatório deve ser evitado: infecções, presença de corpos estranhos no ferimento, como fragmentos ósseos, restos de fios de sutura, restos de tecidos desvitalizados; e (c) a mobilização, pelo tipo de trauma que pode provocar, ou outro tipo qualquer de trauma, pode causar rotura dos delicados capilares do tecido de granulação, provocando hemorragia. A hemácia extravasada pode ser considerada um tipo de corpo estranho; o suprimento vascular é essencial. Os tecidos desvitalizados por queimaduras, irradiação etc., presentes nas bordas de um ferimento, têm vasos sanguíneos comprometidos. Muitas vezes, o cirurgião tem de remover tais tecidos para fazer a aproximação de bordas mais vascularizadas para uma cicatrização mais eficiente.

Há evidentemente particularidades na cicatrização que se processa nos diversos órgãos e tecidos, como no tecido ósseo, no tecido nervoso, no fígado, no rim etc. Todavia, o processo básico é o mesmo.

O estudo das particularidades é importante, mas deve ser feito pelo estudante no momento oportuno.

BIBLIOGRAFIA

Alberts B, Bray D, Lewis J, Ralf M, Roberts K, Watson JD. Molecular biology of the cell. 3. ed. New York: Garland Publishers Inc., p. 1179-81.

Andrade ZA. Regressão da fibrose hepática. Rev Soc Bras Med Trop. 2005;38:514-20.

Andrade ZA, Oliveira Filho J, Fernandes ALM. Interrelationship between adipocytes and fibroblasts during acute damage to the subcutaneous adipose tissue of rats: an ultrastructural study. Braz J Med Biol Res. 1998;31:659-64.

Grimaud JA, Lortat-Jacob H. Les récepteurs matriciels aux cytokines: du concept au contrôle de la dynamique des fibroses tissulaires. Annales de l'Institut Pasteur. 1991;3:179-186.

Hinz B, The myofibroblast: paradigm for a mechanically active cell. J Biomech. 2010;114:3285-96.

Lee JS, Semela D, Iredale J, Shah VH, Sinusoidal remodeling and angiogenesis: a new function for the liver specific pericyte? Hepatology. 2007;45:817-25.

CAPÍTULO 10

Granulomas

Thales de Brito
Silvia Vanessa Lourenço

A agressão tecidual local, em razão de sua eventual potencialidade de comprometer a integridade de um órgão e suas funções, constitui-se em permanente ameaça à sobrevivência e, portanto, necessita ser circunscrita e eliminada com a maior rapidez possível. A agressão tecidual ocorre de múltiplas maneiras, incluindo desde uma simples ferida secundária a traumatismo até a introdução de um organismo patogênico, toxinas ou de material antigênico, capacitado de suscitar manifestações imunes. O processo de sequestro do material agressor para a neutralização de seus componentes ativos é representado principalmente pela *reação inflamatória*. Em geral, o processo inflamatório é eficiente no sentido de manter a homeostase do organismo com mínima destruição tecidual. Em uma primeira fase, a tentativa de circunscrição, neutralização e eliminação do agente agressor faz-se por meio da *inflamação aguda*, altamente inespecífica, que se manifesta por dilatação capilar e venular, diapedese de leucócitos e formação de um exsudato com predominância de leucócitos polimorfonucleares nas fases precoces, precedido ou acompanhado de ativação variável da cascata de complemento, ativadores do plasminogênio, cininas e síntese de prostaglandinas. Se a resposta inflamatória é bem-sucedida, em um período variável de minutos a dias, o estímulo agressor é neutralizado e inativado e a cura se processará por reabsorção do exsudato, ocasionalmente acompanhada de síntese colagênica local. A persistência do agente agressor poderá se dar por um tempo mais longo e a inflamação passará para a *fase subaguda e crônica*, com gradual modificação do tipo de células do exsudato, agora sem a predominância de polimorfonucleares neutrófilos, mas com a adição de células mononucleares, particularmente linfócitos e macrófagos. Na fase subaguda, são frequentes os eosinófilos no exsudato.

A falha da resposta inflamatória para eliminar agentes agressores, geralmente pobremente degradáveis, insolúveis, de origem endógena ou exógena, capacitados ou não de determinar uma resposta imune, pode levar, com o passar do tempo, a uma forma de inflamação crônica mais complexa, porém eficiente, que circunscreve a agressão tecidual localmente que é o *granuloma*. Materiais solúveis, entretanto, podem suscitar a inflamação granulomatosa quando se combinam com macromoléculas endógenas para formar compostos insolúveis e não degradáveis. A função do granuloma, portanto, como da inflamação, em geral, é isolar o patógeno e/ou seus produtos, prevenindo uma eventual disseminação do processo e restringindo a inflamação a uma área mais delimitada possível, de maneira a proteger os tecidos sadios circundantes.

A reação inflamatória crônica granulomatosa é um processo ubíquo na patologia, sendo uma manifestação de muitas doenças infecciosas, de processos tóxicos, alérgicos, autoimunes e mesmo de neoplasias, quando antígenos tumorais são reconhecidos como estranhos pelo organismo. Na ausência de um microrganismo invasor, como nos processos autoimunes, a inflamação granulomatosa não tem um benefício claro para o hospedeiro. É possível ter também o granuloma como a marca de doenças cuja etiologia é, até o presente momento, desconhecida ou discutível, como a sarcoidose e o granuloma anular.

O granuloma pode ser definido como um tipo de inflamação crônica na qual há a formação local predominante de um agrupamento compacto de células do sistema reticuloendotelial (fagocítico mononuclear), particularmente macrófagos ativados e células dele derivadas. Adicionalmente, o granuloma pode conter outras células, especialmente linfócitos e plasmócitos e, dependendo da fase, fibroblastos. Eosinófilos estão presentes principalmente em reações de fundo alérgico e/ou parasitário. A célula fundamental do processo granulomatoso é o *monócito*, que se origina na medula óssea, migra para os tecidos, podendo constituir-se como uma célula macrofágica tecidual fixa, conhecida como histiócito. A saída de monócitos da circulação é promovida por agentes quimiotáxicos, como produtos microbianos, componentes do complemento, produtos de degradação da fibrina e citocinas e quimiocinas, incluindo fatores de inibição da migração e de adesão celular. A fonte principal de renovação de macrófagos em uma lesão está representada pelo recrutamento, inicialmente de monócitos, a partir da medula óssea, embora um grau mínimo de proliferação local dessas células possa estar presente. A produção de células macrofágicas na medula, por sua vez, está sob controle positivo e negativo, sendo que os macrófagos periféricos e linfócitos são capazes de produzir fatores estimuladores ou inibidores da proliferação de células precursoras indiferenciadas.

O termo *macrófago ativado* implica o aumento da atividade funcional do macrófago ou que uma nova função nele tenha ocorrido. Monócitos recentemente recrutados da medula óssea para o granuloma são células relativamente simples sob o ponto de vista funcional, mas que, progressivamente, aumentam seu conteúdo de eucromatina, desenvolvem nucléolos proeminentes, citoplasma abundante com ribossomas livres, aparelho de Golgi saliente, muitos lisossomos, adquirindo, então, a morfologia do assim chamado macrófago ativado.

O *sistema reticuloendotelial*, redefinido por van furth como *fagocítico mononuclear*, nasceu de um conceito proposto por Aschoff e Kiyono e compreende um grupo de células mononucleares altamente fagocíticas originadas na medula óssea. macrófagos, monócitos, histiócitos (monócitos fixados no tecido), promonócitos, monoblastos, células de Kupffer, microglia e osteoclastos são todos componentes do sistema. estudos com marcadores como a timidina tritiada mostraram que as células componentes do granuloma como células epitelioides e gigantes são da mesma linhagem, derivam do monócito, e essa diferenciação é reproduzida em cultura tecidual.

CLASSIFICAÇÃO DOS GRANULOMAS

Basicamente, dois grandes grupos de granulomas são reconhecidos tanto sob o ponto de vista morfológico como funcional. O primeiro compreende o *granuloma de tipo corpo estranho* ou granuloma de baixa reposição celular (Figura 10.1 A-C) e o segundo, o *granuloma epitelioide* (Figura 10.1 D-I) ou de hipersensibilidade, um granuloma sob o ponto de vista de sua cinética, de alta reposição celular.

Os macrófagos são a escolha natural para a iniciação de ambos os tipos de granuloma, uma vez que são parte do sistema imunitário inato e são recrutados precocemente no local da inflamação, o que inclui os assim chamados histiócitos, sem necessidade de um reconhecimento específico antigênico. Isso é particularmente evidente nos granulomas de corpo estranho, constituídos basicamente por macrófagos e células gigantes dele derivados. Os granulomas de corpo estranho ilustram o conceito geralmente aceito de que a incapacidade, pelo menos parcial, de fagocitose e digestão do agente indutor é fundamental na iniciação do processo granulomatoso. A presença de linfócitos no granuloma de corpo estranho é aparentemente não imunológica, sendo, portanto, a sua presença de cunho não antígeno específico e, possivelmente, dependente de estímulos diferentes daqueles do agente causal da lesão. Entretanto, é possível que haja produção local de certas citocinas (particularmente monocinas) envolvidas na atração de macrófagos e na sua manutenção no local do granuloma.

Nos granulomas de corpo estranho, há baixa taxa de morte, migração e mitoses nos macrófagos envolvidos, que, portanto, têm vida longa – em torno de 4 a 8 semanas – e contêm geralmente o agente causador, substâncias relativamente inertes e não tóxicas para as células fagocíticas. São granulomas pouco organizados, formados por acúmulos de macrófagos ativados ou não e por células gigantes, frequentemente do tipo corpo estranho (Figura 10.1 B,C). Células epitelioides estão ausentes ou presentes em pequeno número nos granulomas de corpo estranho.

Dois tipos de células gigantes são visíveis nos vários tipos de granuloma: as de tipo corpo estranho, de contornos irregulares, geralmente alongadas, com os núcleos dispostos de maneira irregular no citoplasma e que, com macrófagos, estão frequentemente apostas ao corpo estranho que suscitou a reação (Figura 10.1 B); e as de contornos regulares, ovaladas ou arredondadas, cujos núcleos se dispõem junto ao citoplasma de maneira regular, em um contorno de meia-lua (Figura 10.1F), e que, descritas inicialmente no granuloma da tuberculose, são chamadas de células de Langhans e são visíveis predominantemente nos *granulomas epitelioides*. Ambos os tipos de células gigantes se originam da fusão de macrófagos, e não de divisão nuclear, e resultam aparentemente da tentativa de fagocitose simultânea por parte de dois ou mais macrófagos. Aparentemente, as margens do endossoma de um macrófago em vez de se fundir ao redor da partícula a ser fagocitada, o faz com as margens endossômicas do segundo macrófago, que tenta a fagocitose da mesma partícula. Existem elementos muito favoráveis a essa teoria, como a capacidade reduzida de fagocitose das células gigantes, particularmente as do tipo Langhans, que pode ser explicada, pelo menos em parte, pela interiorização de receptores de membrana dos macrófagos durante o processo de fusão original. Entretanto, ambos os tipos de células gigantes guardam uma semelhança funcional bastante grande e descreve-se mesmo uma progressão, amadurecimento, da célula gigante de

Capítulo 10
Granulomas

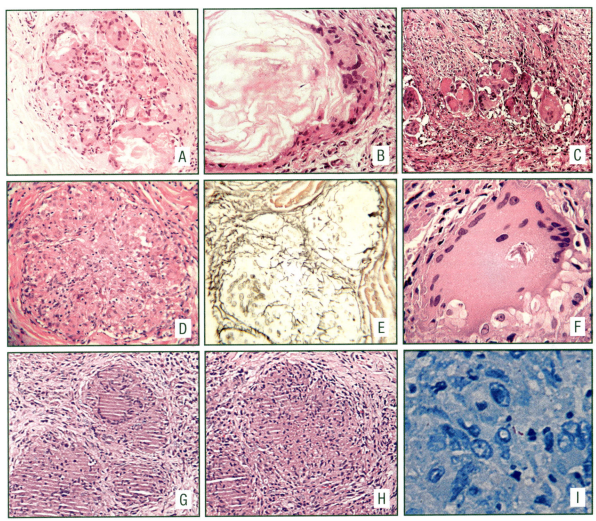

Figura 10.1 (A) Granuloma de corpo estranho na pele. Células gigantes e macrófagos circunscrevem parcialmente material fibrilar hialino, visível no canto inferior direito (queratina). HE 200 x. (B) Granuloma de corpo estranho na pele. Múltiplos gigantócitos de tipo corpo estranho em torno de lamelas de queratina. HE 400 x. (C) Granuloma de corpo estranho formado por células gigantes, predominantemente de tipo corpo estranho, macrófagos e células inflamatórias (principalmente linfócitos). Visível também proliferação fibroblástica na periferia do granuloma. HE 200 x. (D) Sarcoidose. Granuloma epitelioide, compacto, circunscrito por fibrose densa e constituído basicamente por macrófagos diferenciados para células epitelioides com ocasionais células multinucleadas pequenas. Poucos linfócitos agrupados na periferia do granuloma. HE 200 x. (E) Proliferação reticulínica (colágeno III) na periferia e infiltrando parcialmente o granuloma sarcoídico. Este aspecto ilustra o grau de contenção obtido pela reação granulomatosa. Coloração pela prata (Wilder) 200 x. (F) Célula gigante tipo Langhans mostrando os núcleos periféricos. Presente no citoplasma corpúsculo asteroide, comum na sarcoidose e na micose de Jorge Lobo. HE 500 x. (G) e (H) Granuloma epitelioide com células gigantes multinuceladas e necrose caseosa. HE 200 x e 400 ×, respectivamente. (I) *Micobacterium tuberculosis* no centro de um granuloma epitelioide. Ziehl-Neelsen 600 x.

tipo corpo estranho no sentido de sua progressiva transformação em célula gigante de tipo Langhans.

O exame ultraestrutural das células gigantes de tipo corpo estranho mostra que elas frequentemente contêm em seu citoplasma restos de material fagocitado ou produtos de sua degradação como corpos residuais e figuras de mielina. Os microfilamentos são proeminentes, especialmente no citoplasma periférico, sendo que eles podem se fundir dando origem a estruturas estelares, os chamados corpos asteroides, visíveis também nas células gigantes de tipo Langhans e são frequentes, porém não de maneira exclusiva, em doenças como a sarcoidose e a micose de Jorge Lobo. Na porção central da célula, percebe-se um aparelho de Golgi ao lado de mitocôndrias e lisossomos. As células gigantes do tipo Langhans nos granulomas epitelioides são diferentes no sentido de que os microfilamentos já não são proeminentes e os indícios de material fagocitado não mais estão presentes. Na realidade, elas têm uma estrutura muito próxima às das células epitelioides.

Os *granulomas epitelioides ou de hipersensibilidade* são produzidos por agentes infecciosos ou irritantes como a sílica, que é extremamente agressiva para os macrófagos, e são assim designados pela presença de células derivadas de macrófagos denominadas epitelioides. O nome *epitelioide* deve-se ao fato de esses macrófagos modificados se disporem no granuloma lado a lado, simulando um arranjo de células epiteliais (Figura 10.1 D). A reposição celular alta acompanhada de divisão local de macrófagos visa compensar o tempo curto de vida, usualmente de poucos dias, das células componentes do granuloma, particularmente macrófagos e células gigantes. O agente causador, quando presente, é detectável somente em uma pequena proporção de células fagocíticas, usualmente localizadas no centro do granuloma. Os granulomas em geral, mas particularmente os epitelioides, são avasculares ou, raramente, com poucos vasos presentes; portanto, a nutrição celular e outras trocas com o meio se fazem basicamente por processo de inibição.

PATOGÊNESE DO GRANULOMA EPITELIOIDE

A sequência de eventos na formação do granuloma epitelioide se inicia com o processamento do agente agressor por células apresentadoras de antígeno, geralmente macrófagos e células dendríticas, que secretam citocinas e expressam moléculas de superfície de classe II que recrutam linfócitos T CD4+ (Figura 10.2). Esses podem, por sua vez, pertencer a dois tipos funcionalmente distintos, Th1 e Th2, de acordo com o perfil de citocinas secretadas. Portanto, muito embora ambas as respostas inflamatórias dependam de linfócitos T CD4+, a subclasse dessas células é diversa nos dois tipos de reação, resultando em granulomas epitelioides compostos de tipos celulares e/ou de disposições também diferentes, mediando atividades funcionais distintas. Os linfócitos Th1 estão envolvidos nas respostas imunes celulares, como o caso de agentes infecciosos intracelulares. Eles produzem interleucina-2 (IL-2), interferon-gama (IFN-γ), fator de necrose tumoral (TNF) e outras citocinas. TNF-α é crucial para o início e a manutenção da estrutura granulomatosa e, com a osteopontina, exerce um papel definido no recrutamento de macrófagos. O interferon-γ é fundamental na formação do granuloma e sua ausência determina o não desenvolvimento da inflamação granulomatosa, demonstrando sua importância na sinalização para a ativação macrofágica.

Os linfócitos Th2 estão mais envolvidos na imunidade humoral e cooperam na produção de anticorpos principalmente após infecções parasitárias e alérgenos ambientais. As células Th2 produzem IL-4, IL-5, IL-10 e IL-13. IL-4 é a citocina fundamental na resposta Th2 e pode ser secretada, além de linfócitos, por mastócitos e basófilos, ao passo que a IL-5 está envolvida no recrutamento de eosinófilos.

A diferenciação para linfócitos Th1 e a produção de suas citocinas é de fundamental importância para a expressão de hipersensibilidade tardia. Não se conhece o porquê de certos antígenos processados pelas células apresentadoras de antígeno induzirem uma reação Th1 e outros uma de cunho Th2. Sabe-se, entretanto, que a IL-12, uma citocina produzida por macrófagos, é básica na indução de uma reação Th1 e fundamental para a produção de IFN-γ por parte de linfócitos T e células NK.

O IFN-γ é extremamente importante nas reações granulomatosas, nas quais a hipersensibilidade tardia está envolvida, sendo um poderoso ativador de macrófagos que desenvolvem maior eficiência para fagocitar e destruir microrganismos. Macrófagos ativados expressam mais moléculas de classe II na membrana – o que facilita a apresentação de antígenos –, secretam vários polipeptídios – como fatores de crescimento, que estimulam a proliferação fibroblástica, importante na cicatrização dos granulomas –, secretam TNF e IL-1 – que promovem o processo inflamatório – e também secretam mais IL-12 – o que amplifica a resposta Th1. Importante lembrar que o TNF, em conjunto com linfotoxinas (LT), citocinas produzidas por células T e que se acoplam aos mesmos receptores do TNF, exerce importantes efeitos na microcirculação, facilitando a adesão de linfócitos e monócitos ao endotélio, além de promover uma vasodilatação, o que facilita a migração dessas células para o foco inflamatório. Nesse conjunto, é também fundamental a produção por linfócitos da IL-2, que determina maior recrutamento dessas células localmente.

Estudos *in vitro* de estímulo antigênico usando antígeno de ovo de esquistossoma (SEA) ou proteínas derivadas de micobactérias (PPD) demonstraram que 30 a 60% dos linfócitos que residem no granuloma são específicos para o agente que o determina. Entretanto, linfócitos T sem especificidade ao agente indutor da resposta granulomatosa também têm acesso ao granuloma e são o produto de uma resposta sistêmica imunológica irrelevante no que diz respeito ao agente causal desse tipo de inflamação.

O passo seguinte na formação do granuloma é a agregação dos macrófagos ativados no tecido e sua posterior diferenciação em células epitelioides e gigantes (Figura 10.1 D e F). As células epitelioides se dispõem em camadas ou formam agregados na porção central da lesão ou em torno de eventuais áreas de necrose. Elas têm um núcleo eucromático alongado, nucléolo proeminente, citoplasma abundante com retículo endoplasmático evidente e poucos lisossomos. As células estão fortemente apostas umas às outras e têm pseudópodos pequenos que se imbricam entre si como se fosse um zíper, porém sem nenhuma especialização juncional. As células epitelioides exibem pequena capacidade fagocítica e os vacúolos presentes em seu citoplasma geralmente não contêm

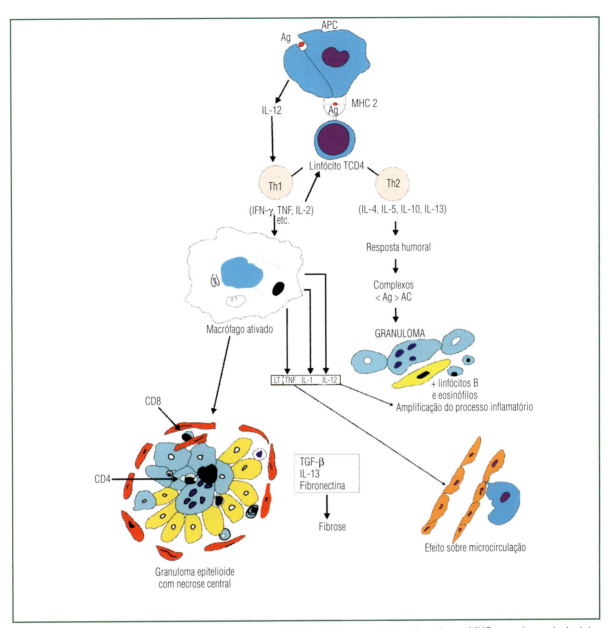

Figura 10.2 Esquema geral da formação dos granulomas. CAPC: célula apresentadora de antígeno; MHC: complexo principal de histocompatibilidade.

fosfatase ácida, sugerindo que grande parte deles não é de origem lisossômica. Os receptores imunes presentes nos macrófagos estão muito reduzidos em número nessas células, o que, com o pequeno número de lisossomos, fala a favor de uma diminuição de sua capacidade fagocítica e de processamento de agentes infecciosos e/ou material antigênico.

Nas fases precoces, o granuloma epitelioide está formado por uma mistura de macrófagos ativados, linfócitos e poucas células epitelioides. Em momento posterior, conforme assinalado anteriormente, o granuloma exibe uma estratificação, caracterizada por células epitelioides formando uma paliçada central, que atua no sentido de impedir a difusão do agente agressor, com células gigantes, geralmente do tipo Langhans, e uma periférica, formada por macrófagos ativados e linfócitos. Estas últimas células podem migrar para as regiões mais centrais do granuloma e são, geralmente, T CD4. Os linfócitos T CD8 (supressores-citotóxicos) se dispõem geralmente na periferia do granuloma. O conjunto sugere uma reação eficiente no sentido da circunscrição e eventual posterior destruição do agente indutor da resposta inflamatória.

Os granulomas originados a partir de uma reação Th2 são geralmente menos organizados, menores, com predominância de macrófagos ativados e poucas células epitelioides, atestando menor eficiência na segregação do agente agressor. Além de linfócitos, estão presentes muitas células plasmocitárias, de acordo com reação humoral, e eosinófilos, estes últimos particularmente evidentes nos granulomas parasitários. A base patogenética desses granulomas parece estar representada principalmente por depósitos antígeno-anticorpos determinados por agente agressor que exibe atividade antigênica. A oscilação da resposta imunitária do hospedeiro pode induzir a passagem de uma reação Th1 para Th2, e vice-versa. Nas infecções por helmintos, por exemplo, a resposta inicial é Th1, porém a persistência do estímulo antigênico com provável variação temporal deles leva a uma mudança para um perfil de citocinas, que caracteriza a resposta Th2. O recrutamento de eosinófilos é fundamental nessas infecções, uma vez que eles possuem meios para destruição de ovos e parasitas, sendo essencial nessa relação eosinófilo-parasita o IgE.

Um tipo especial de granuloma de origem Th2 é o *granuloma histiocítico*, visto particularmente na hanseníase virchoviana e em certas formas de leishmaniose, mas também na micose de Jorge Lobo. Trata-se de um agregado de macrófagos ativados de mistura a poucos linfócitos, geralmente do tipo citotóxico/supressor, e raros plasmócitos, sem estratificação definida. Eles espelham uma resposta imunitária precária e o agente indutor frequentemente é facilmente detectado na lesão.

Em sua essência, como assinalado por Majno e Joris, o granuloma, com sua estrutura e capacidade de produção de múltiplas citocinas, pode ser encarado como um órgão endócrino em miniatura.

O granuloma epitelioide é uma expressão da imunidade celular adaptativa (adquirida). Importante relembrar que, entre os mecanismos de defesa do organismo, recentemente tem tido papel importante a imunidade inata por meio de macrófagos e de seus receptores de membrana (os assim chamados *toll-like receptors*). Eles, com outros receptores com determinada disposição na célula (*pattern recognition receptors* – PPP), alertam de início o sistema imune para a presença, por exemplo, de bactérias invasoras e podem agir sobre elas de citocinas e antimicrobianos como radicais de oxigênio e óxido nítrico. Até o momento, estão descritas pelo menos doze proteínas de membrana que desencadeiam resposta imune inata frequentemente por meio de cooperação mutua. Os *toll-like receptors* também influenciam as respostas de imunidade adaptativa, funcionando como uma verdadeira ponte entre essas duas manifestações imunes.

COMPLICAÇÕES DA REAÇÃO GRANULOMATOSA

A inflamação granulomatosa, como toda inflamação, frequentemente determina complicações como *necrose* e *fibrose*, resultando em remodelamento tecidual. Principalmente devido a natureza dos elementos do exsudato, particularmente macrófagos e neutrófilos, a necrose tecidual é uma complicação frequente de alguns granulomas, como os da tuberculose e histoplasmose, localizando-se preferencialmente no centro da lesão. A morte celular, particularmente no granuloma tuberculoso, está relacionada basicamente à hipóxia relativa observada no centro do granuloma. Posteriormente, linfocinas produzidas por células T, componentes tóxicos liberados pelo agente agressor e macrófagos ativados do hospedeiro foram considerados na sua patogênese (Figura 10.1 G-I). Neste último caso, é particularmente importante a liberação de peróxido de hidrogênio, ácidos gordurosos, proteínas catiônicas, lipases, fosfolipases e nucleases. Mais recentemente, tem sido demonstrado que a necrose nos granulomas está na dependência também de processos imunes, como formação de complexos antígeno-anticorpo com excesso de antígeno, na superfície de macrófagos. Essa situação se passa quando as reações de imunidade celular, inicialmente fortes, começam a declinar por razões não bem esclarecidas. A formação de complexos imunes insolúveis, portanto em zona de excesso de anticorpo, ao contrário, evidencia uma resposta Th2 do hospedeiro, com formação eventual de granuloma e limitação do agente agressor.

A necrose, particularmente a caseosa vista mais frequentemente na tuberculose e histoplasmose, pode se liquefazer, isto é, sofrer um processo de amolecimento, devido à ação de enzimas de células inflamatórias, particularmente neutrófilos, que invadem a área necrótica. A cavitação resulta da eliminação desse material amolecido por meio de vias naturais de drenagem, por exemplo, de brônquios, quando o processo é pulmonar, ou pelos cálices e ureteres, quando se localiza no rim. Estudos apontam para uma correlação entre o aparecimento da necrose caseosa com ou sem liquefação e o surgimento da hipersensibilidade tardia ao agente agressor no hospedeiro. Na realidade, tem sido demonstrado, no caso particular da tuberculose, que o número de bacilos depois de semanas da infecção mantém-se estável, mas o desenvolvimento dos granulomas e de suas complicações prossegue, o que sugere que a reação de hipersensibilidade, principalmente a celular, é, a partir de certo ponto, a grande responsável pelo prosseguimento da reação inflamatória e suas eventuais complicações.

Até recentemente, no caso de micobacterioses, particularmente a tuberculose, foi sugerido que as bactérias persistem nos granulomas em um estádio latente. Novas evidências mostram a expressão de um agrupamento de genes específicos no granuloma induzidos ativamente dentro desse microambiente. Essa expressão genética advém tanto do hospedeiro como da bactéria e mantém-se em equilíbrio com vantagem relativa para ambos.

A *fibrose* é comum e se constitui em uma importante manifestação da inflamação granulomatosa e de complicação, quando determina o remodelamento do órgão afetado, como visto, por exemplo, na esquistossomose hepática, em que a fibrose portal e a lesão vascular são os grandes promotores da hipertensão pré-sinusoidal portal, e na tuberculose e sarcoidose pulmonar, em que a fibrose pode determinar insuficiência respiratória e/ou hipertensão da pequena circulação. É importante o conceito de que os mecanismos celulares promotores da fibrose não surgem somente na fase tardia da inflamação granulomatosa, mas estão presentes *desde o início da formação do granuloma*. Estudos, particularmente relacionados com o granuloma da sarcoidose, indicam que a ativação da remodelação tecidual, tanto pelo aumento da expressão como pela degradação das matrizes do tecido conjuntivo, está presente desde o início da resposta inflamatória.

A fibrose nos granulomas se desenvolve a partir de fibroblastos ativados dispostos principalmente na sua periferia e substitui progressivamente todos os seus componentes. O grau de colagenização é governado por um balanço entre a síntese colagênica por essas células e sua degradação a partir, principalmente, de proteases neutras secretadas por células macrofágicas. No processo de fibrose, é importante uma mudança da reatividade Th1 para Th2. Na esquistossomose, é particularmente importante a IL-13, que parece ser uma citocina-chave para a produção da fibrose. Na cicatrização do granuloma tuberculoso, é mais importante a produção do TGF-β (*transforming growth factor* β) secretado por fibroblastos e linfócitos, e também de outras citocinas. Portanto, o agente etiológico do granuloma também, de certo modo, modula, por meio das citocinas produzidas, a sua eventual cicatrização. Particularmente importante é a fibronectina, secretada por macrófagos, que é uma glicoproteína que exerce papel importante na adesão celular e é agente quimiotático para fibroblastos. Dessa maneira, a imunidade celular é considerada de grande importância no controle da fibrogênese.

Em síntese, a formação dos granulomas epitelioides se inicia com a invasão orgânica de antígenos, infecciosos ou não, que são processados por células apresentadoras de antígenos, particularmente dendrócitos, que entram em contato com células T, que, por sua vez, expressam mediadores solúveis que levam a ativação, recrutamento e organização de células monocíticas residentes ou que são chamadas para o local da inflamação. Mediadores de linfócitos T CD4 aumentam a resposta Th1, o que leva à amplificação da resposta granulomatosa e mantém a inflamação. Ao mesmo tempo, uma resposta remodeladora tecidual aparece, levando a um aumento local de componentes do tecido conjuntivo dentro e ao redor dos granulomas, funcionando como uma matriz para conter as células que proliferam e produzem citocinas, de maneira a determinar uma circunscrição do agente agressor. A erradicação do agente, desde que não haja destruição tecidual no decurso do processo inflamatório, leva a diminuição da regulação dos mediadores Th1, degradação da matriz extracelular produzida e morte, geralmente por apoptose, de células imunes envolvidas no processo. Os granulomas se desorganizam e tendem a desaparecer. Guiados por citocinas Th2, os tecidos afetados regeneram e o órgão tende a voltar à normalidade. A permanência do agente agressor ou de seus antígenos, ao contrário, pode condicionar uma proliferação progressiva de colágeno com substituição dos elementos do granuloma. A fibrose nos granulomas é mediada fundamentalmente por uma resposta Th2, que é fibrogênica e induzida principalmente por citocinas produzidas por macrófagos (Figura 10.3).

Nos granulomas de tipo corpo estranho, a fibrose geralmente não é tão ampla como nos granulomas epitelioides e tende a se limitar às proximidades do agente causal, o que coopera com a ideia de que o quadro de hipersensibilidade é importante também para a determinação e o progresso da fibrose.

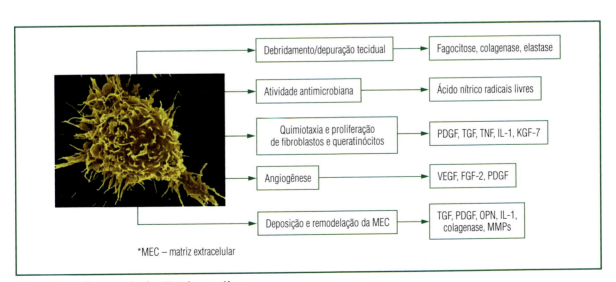

Figura 10.3 Esquema das funções do macrófago.

BIBLIOGRAFIA

Aschoff KAL, Kiyono K. Reticule-endothelial system. In: Lectures on Pathology. New York, Paul C. Hoeber; 1924. p. 1-33.

Brito T de, Franco MF. Granulomatous inflammation. Rev Inst Med Trop. 1994;36:185-192.

El-Zammar A, Katzenstein LA. Pathological diagnosis of granulomatous lung disease: a review. Histopathology. 2007;50:289-310.

Hirsh BC, Johnson WC. Concepts of granulomatous inflammation. Int Journal of Dermatology. 1984;23: 90-100.

Perez RL, Rivera-Marrero CA, Roman J. Pulmonary granulomatous inflammation: from sarcoidosis to tuberculosis. Seminars in Respiratory infections. 2003;18 23-32.

Saunders BM, Britton WJ. Review: Life and death in the granuloma: immunopathology of tuberculosis. Immunology and Cell Biology. 2007;85:103-111.

Trinchieri G, Sher A. Cooperation of Toll-like receptor signals in innate immune defence. Nature Reviews Immunology 2007;179-190.

Williams G T, Williams W J. Granulomatous inflammation. J. Clin Pathol 1983;36:723-733.

CAPÍTULO 11

Conceitos Gerais sobre a Resposta Imune

Luiz Vicente Rizzo
Jorge Kalil

INTRODUÇÃO AO SISTEMA IMUNE

A resposta imune pode ser dividida de maneira didática em imunidade inata – na qual um mesmo conjunto de células e proteínas tem a capacidade de reagir com um grande número de antígenos estranhos ao indivíduo – e adquirida – na qual cada célula ou anticorpo envolvido reage especificamente com um único antígeno. Neste capítulo, serão abrangidas noções básicas sobre o sistema imune, descrevendo as moléculas, as células e os órgãos que o compõem, assim como seus mecanismos funcionais. Contudo, dada a complexidade das interações entre esses componentes, todos os leitores que desejem se aprofundar mais sobre o assunto devem recorrer às referências bibliográficas citadas ao final do capítulo.

MOLÉCULAS DO SISTEMA IMUNE

Existem vários tipos de moléculas que fazem parte do sistema imune e aqui serão discutidas sete "tipos" delas:
- anticorpos e seus receptores;
- complexo principal de histocompatibilidade;
- receptores para antígeno das células T (*T cell receptors*, TCR);
- sistema complemento;
- citocinas e quimiocinas;
- moléculas de adesão e moléculas coestimulatórias;
- TLR (*toll-like receptors*).

Antes de começar, é importante definir a nomenclatura que será utilizada, os CD (*cluster of diferentiation*), para fazer referência a algumas das moléculas que estão presentes na superfície das células do sistema imune (e de algumas outras células não imunes). Por exemplo, células T apresentam moléculas do complexo CD3 em sua superfície. Mais do que um marcador fenotípico para estas células, o CD3 é importante na transdução de sinal que ocorre após a ativação da célula T depois do reconhecimento antigênico.

Anticorpos

Os anticorpos ou imunoglobulinas foram as primeiras proteínas descritas pertencentes ao sistema imune e são as mais estudadas. São produzidas pelas células B e, quando encontradas na sua superfície, constituem o receptor para antígeno da célula B, ou BCR (*B cell receptor*). Por meio do BCR, as células B são capazes de interagir (reconhecer) principalmente com proteínas, mas também com carboidratos e ácidos nucleicos. As células B iniciam sua ativação quando interagem com um desses antígenos e concomitantemente recebem outros sinais ativadores por receptores de citocinas e/ou moléculas coestimulatórias, levando à ativação de uma série de tirosinocinases intracelulares.[1] As células B ativadas proliferam e intensificam a produção de imunoglobulinas, passando a secretá-las na sua forma solúvel. As células B maduras expressam na sua superfície anticorpos das classes IgM e IgD e, após o reconhecimento do antígeno, podem mudar a classe (*switch*) de Ig expressa em sua superfície ou secretada. Contudo, a especificidade para determinado antígeno permanece "praticamente" inalterada após a sua maturação, mas a afinidade de ligação aumenta (Figura 11.1).

As imunoglobulinas são glicoproteínas e sua unidade básica é composta por quatro cadeias polipeptídicas, sendo duas leves (L) e duas pesadas (H). Essas cadeias possuem regiões onde a sequência de aminoácidos está "empacotada" em várias dobras (estruturas β-pregueadas), formando os domínios das Ig. Esses domínios possuem aproximadamente 110 aminoácidos cada. Existem dois tipos de cadeia L, κ ou λ,

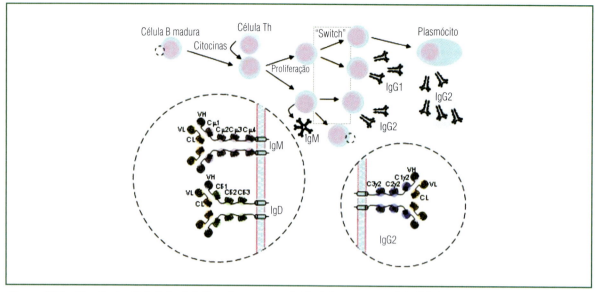

Figura 11.1 Ativação da célula B. A célula B madura expressa IgM e IgD na sua superfície (BCR). Após o reconhecimento antigênico e cooperação com a célula Th, ocorre a ativação da célula, que prolifera e passa a secretar IgM na sua forma pentamérica. Pelo processo de troca de classe de anticorpo ("switch"), as células B resultantes passam a secretar outras classes de anticorpos, como IgG2. As células B podem ainda originar os plasmócitos, células especializadas em produzir grandes quantidades de anticorpos.

determinadas pelos domínios carboxiterminal de cada uma delas (domínio mais próximo da região carboxila da sequência polipeptídica). Este domínio é parte da região constante (C) desta cadeia. A parte aminoterminal da cadeia L é responsável pela interação com os antígenos, portanto, para que haja a interação com cada antígeno distinto, deve ocorrer uma conformação tridimensional diferenciada de cada domínio variável da cadeia L. Esta região da cadeia L é denominada região variável (V).[1,2] Em resumo, uma cadeia leve possui dois domínios: um constante e outro variável.

Para cada antígeno, deve haver pelo menos uma célula B que o reconheça especificamente. Mais ainda, tendo em mente que, para uma única proteína, existem diversas conformações de aminoácidos que são reconhecidos individualmente por células B distintas, é necessário que haja mecanismos capazes de gerar essa diversidade. Quando se está concentrado nos domínios da região variável da Ig, verifica-se que existem três pequenas regiões nas quais a sequência polipeptídica se apresenta ainda mais variável. Esses três seguimentos são chamados de porções hipervariáveis ou regiões de determinação de complementaridade (CDR). As CDR contêm os aminoácidos mais importantes na interação com o antígeno. Essas regiões são codificadas por dois minigenes: V e J.

As cadeias pesadas (*heavy*, H) possuem basicamente a mesma estrutura das cadeias L, porém, com mais domínios constantes. Existem diversos tipos de cadeia H de imunoglobulina ($\mu, \delta, \gamma, \alpha$ e ϵ), dos quais se derivam os nomes para as classes de anticorpos existentes IgM, IgD, IgG, IgA e IgE.[1] Em humanos, a IgG apresenta quatro subclasses (IgG1, IgG2, IgG3 e IgG4) e a IgA, duas (IgA1 e IgA2). A cadeia H consiste de um domínio variável semelhante ao descrito para a cadeia L, exceto que seus CDR são codificados por três minigenes (V, D e J). A parte constante é codificada por três ou quatro domínios (região Fc do anticorpo, assim chamada pois é a fração cristalizável da Ig capaz de fixar as moléculas do sistema complemento). Em muitas cadeias pesadas, uma região de dobradiça separa o domínio variável dos domínios constantes e confere flexibilidade à molécula, permitindo que os dois componentes ligantes de antígeno na porção Fab (cadeia L + porção variável da cadeia H) do anticorpo se movimente uma em direção à outra. É importante lembrar que tanto a região variável da cadeia H quanto a da cadeia L contribuem para a formação da região ligadora de antígeno de um anticorpo.

Essa conformação tridimensional característica da Ig está presente em várias outras moléculas, que possuem regiões com domínios semelhantes, sendo todas agrupadas na superfamília das imunoglobulinas. Além da estrutura tridimensional semelhante, esse grupo de proteínas compartilha a organização gênica entre os seus membros, isto sem contar que quase todas essas moléculas apresentam funções de reconhecimento. Fazem parte dessa classe de proteínas as imunoglobulinas, o receptor para antígeno do linfócito T (TCR), o complexo principal de histocompatibilidade (MHC), as selectinas e as integrinas, entre outras (Figura 11.2).[1-3]

Anticorpos das classes IgD, IgG e IgE são monoméricos; já os anticorpos da classe IgM são constituídos por cinco unidades na sua forma secretada e se apresentam na forma monomérica quando funcionam como BCR. Anticorpos da classe IgA podem ser secretados na forma de monômeros ou dímeros; de maneira geral, a forma sérica é de uma unidade e a forma encontrada nas secreções (lágrima, leite, suco gástrico etc.) contém duas unidades. Os anticorpos, que são constituídos por mais de uma unidade, contêm uma cadeia polipeptídica adicional que mantém as diversas unidades agrupadas: a cadeia J. Os anticorpos encontrados nas secreções contêm, ainda, outra cadeia polipeptídica, chamada componente secretor, um derivado da clivagem do receptor poliespecífico de Ig encontrado no epitélio das mucosas e que funciona como um protetor contra a degradação dos anticorpos nos fluidos secretórios como o suco gástrico.

Cada par de cadeias H e L forma um sítio de ligação para o antígeno. A ligação entre antígeno e anticorpo é baseada em interações não covalentes. Os efeitos biológicos da ligação do antígeno ao seu sítio na Ig variam; no caso de Ig solúveis, induzem alterações na conformação da molécula que levam à expressão dos sítios fixadores de proteínas do complemento. Se as alterações conformacionais de natureza alostérica são significativas ou não na estrutura da molécula de Ig, ainda permanece como ponto de discussão.

Quando uma célula B é ativada, ela se divide. As células geradas podem trocar a classe (*switch*) da cadeia pesada de Ig produzida. Assim, uma célula que expressa os receptores IgM e ou IgD pode gerar células que secretam IgA, IgE ou IgG. A troca de classe é fundamental para a regulação da resposta imune. Decorre daí o fato de que uma resposta imune inicial é quase sempre caracterizada pela presença de IgM, ao passo que uma resposta secundária ou de memória é caracterizada pela presença de IgG. O *switch* é regulado pela interação entre o linfócito T e o linfócito B e conta com a participação fundamental de outro grupo de moléculas do sistema imune chamado de citocinas, que será discutido posteriormente.[5,6]

Durante o processo de geração das células B, os genes que se recombinam para gerar a região variável da Ig passam por um processo chamado exclusão alélica. Neste, um alelo do par é selecionado e, uma vez que um rearranjo produtivo de Ig ocorra, os genes que codificam essas regiões no outro cromossomo do par deixam de estar acessíveis para as enzimas de transcrição, definindo a especificidade final da Ig. Após esse estágio, as células B passam ainda por um processo de seleção onde grande parte das células que reconhecem antígenos próprios é eliminada. Importantes eventos epigenéticos também estão envolvidos e adicionam diversidade e aleatoriedade ao processo de recombinação.[7]

Funções dos anticorpos

A região constante de cada cadeia H difere entre as classes ou isotipos de Ig e é responsável pelas funções biológicas dos anticorpos. Assim, a IgM é capaz de ativar complemento, e a IgA (principalmente IgA2) é secretada em todos os fluidos corporais. A IgE, quando ligada a receptores específicos de mastócitos e basófilos, media a liberação de substâncias responsáveis pela resposta alérgica e anafilaxia, e a IgD funciona exclusivamente como um receptor de membrana em células B. Os anticorpos da classe IgG expressam uma variedade de funções, dependendo da sua subclasse, podendo fixar moléculas do sistema complemento, atravessar a placenta e transferir proteção da mãe para o feto ou, ainda, induzir uma resposta inflamatória semelhante à da IgE.

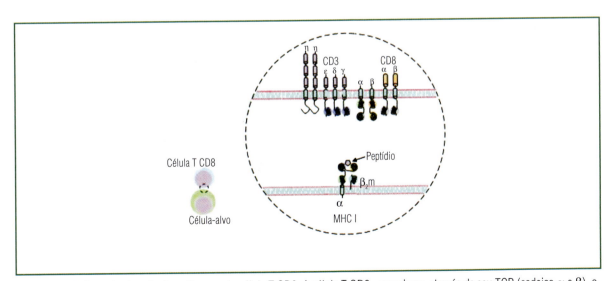

Figura 11.2 Reconhecimento do antígeno pela célula T CD8. A célula T CD8+ reconhece, através de seu TCR (cadeias α e β), o peptídio na fenda do MHC classe I (cadeias α e β2m) da APC. A transmissão do sinal de reconhecimento do antígeno se dá pelo complexo de moléculas CD3 (γ, δ, ε e η). A molécula CD8 auxilia neste processo de ativação da célula T quando ligada à região constante do MHC classe I.

Anticorpos podem funcionar como receptores de superfície em qualquer célula que apresente um receptor para a sua fração Fc. Assim, mastócitos, eosinófilos e basófilos que apresentam receptores para a fração Fc de IgE usam essa classe de anticorpos como sensores de antígeno, e a ligação de um antígeno a uma molécula de IgE associada a superfície de uma dessas células leva à degranulação dela, com a liberação de substâncias vasoativas. Anticorpos da classe IgG podem funcionar como receptores para antígeno na superfície de células que expressem receptores para região Fc dessa proteína, como os linfócitos B, eosinófilos, células fagocíticas ou células NK, mediando o reconhecimento específico do antígeno por essas células.

Complexo principal de histocompatibilidade (MHC)

As células T também apresentam especificidade no reconhecimento de antígenos proteicos (seu receptor antígeno-específico, o TCR, será descrito posteriormente). Diferentemente das células B que reconhecem o antígeno diretamente, as células T necessitam que outras células processem esse antígeno e apresentem suas partes (peptídios) para que estas sejam reconhecidas. Várias células realizam essa função apresentadora de antígeno, entre elas as células B, os macrófagos e as células dendríticas, "quebrando" as proteínas em peptídios e expondo-os em suas membranas em associação com outras proteínas, denominadas complexo principal de histocompatibilidade (MHC – *major histocompatibility complex*). O MHC se divide em três classes: I, II e III. Na resposta imune, as classes I e II são as principais, tendo em vista que são as responsáveis pela apresentação de peptídios aos linfócitos T, o que é chamado de restrição ao MHC. Assim, linfócitos T CD8+ reconhecem peptídios que são apresentados pelas células apresentadoras de antígeno (APC)[5-6] em associação com as moléculas do MHC classe I,[8,9] e linfócitos T CD4+ reconhecem peptídios em associação com as moléculas do MHC classe II.[8-10] O MHC recebeu esse nome, pois foi caracterizado em experimentos em que ocorria a rejeição de enxertos entre animais histoincompatíveis. Em humanos, as moléculas do MHC são chamadas de HLA (*human leukocite antigen*), HLA A, B e C (classe I) e HLA DP, DQ e DR (classe II). Os genes do HLA estão localizados no cromossomo 6.

As glicoproteínas do MHC classe I são expressas na membrana plasmática de quase todas as células nucleadas do organismo e consistem de uma cadeia α de aproximadamente 45 mil dáltons (KDa) em associação não covalente com uma cadeia de 12 KDa chamada β2-microglobulina. O alto polimorfismo da cadeia α é responsável pelas diferenças antigênicas encontradas entre indivíduos da mesma espécie. A cadeia α é constituída por três domínios de tamanhos semelhantes chamados de α1, α2 e α3. Em adição a esses três domínios, a molécula possui também um pequeno domínio intracelular. A estrutura cristalizada de algumas moléculas do MHC classe I já foi desvendada, sugerindo que existe uma fenda formada pelas regiões α1 e α2, que contém a maior parte dos resíduos polimórficos da proteína e que funciona como a região de ligação de antígeno, onde os peptídios produzidos dentro no retículo endoplasmático rugoso da APC, de origem endógena, ou seja, produtos da degradação de proteínas que estão no citosol são depositados após processamento para que, uma vez expressos na superfície celular, sejam reconhecidos por células T CD8+.

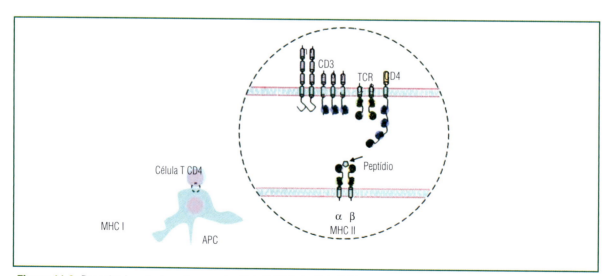

Figura 11.3 Reconhecimento do antígeno pela célula T CD4. A célula T CD4+ reconhece através de seu TCR (cadeias α e β) o peptídio na fenda do MHC classe II (cadeias α e β) da APC. A transmissão do sinal de reconhecimento do antígeno se dá pelo complexo de moléculas CD3 (γ, δ, ε e η). A molécula CD4 auxilia neste processo de ativação da célula T quando ligada à região constante do MHC classe II.

As moléculas de classe II são glicoproteínas de membrana expressas primariamente nas células apresentadoras de antígeno (APC) e em algumas outras células do sistema imune. São exemplos de células que expressam MHC classe II, constitutivamente, linfócitos B, macrófagos, células dendríticas, células de Langerhans e células do epitélio do timo.[9-12] As moléculas do MHC classe II são constituídas por duas cadeias, uma α e outra β, cada qual com dois domínios (α1 e α2, β1 e β2). As moléculas do MHC classe II têm uma estrutura tridimensional semelhante àquela do MHC classe I e apresentam um sítio de ligação de antígeno formado pelas cadeias α1 e β1, que concentram a maior parte do polimorfismo dessas moléculas. Os peptídios apresentados via moléculas de classe II são de origem exógena; proteínas endocitadas ou fagocitadas são primeiramente reduzidas a peptídios e, em seguida, inseridas na fenda das moléculas classe II (Figura 11.3).[12-14]

A expressão de moléculas do MHC é controlada por diferentes citocinas, moléculas que serão caracterizadas mais adiante.

Receptor para antígenos do linfócito T (TCR)

É por meio do TCR (*T cell receptor*) que linfócitos T reconhecem seu antígeno-alvo após seu processamento e apresentação em associação com as moléculas do MHC classe I ou II. O TCR expresso na membrana plasmática de linfócitos T é composto por duas cadeias, uma α e outra β, na maior parte dos linfócitos periféricos. Contudo, o TCR também pode ser constituído por duas outras cadeias γ e δ em alguns linfócitos, principalmente os que se encontram entre as células epiteliais na pele e nas mucosas.[11-14]

A organização gênica do TCR é semelhante à das Ig, com uma região variável, dentro da qual se aloja uma região hipervariável constituída por três CDR que compõem o sítio de ligação ao peptídio. Existe também uma região constante em cada uma das cadeias. Apesar de o reconhecimento antigênico ser função do TCR, essa proteína possui uma cauda intracitoplasmática curta, tornando-a incapaz de traduzir para o núcleo os sinais gerados pela ligação ao antígeno. Dessa forma, o TCR se apresenta associado na membrana plasmática com um complexo proteico chamado CD3 que possui uma pequena porção extracitoplasmática e numerosos domínios intracitoplasmáticos, aos quais estão associadas enzimas responsáveis pela geração dos segundos mensageiros envolvidos no processo de ativação do linfócito T.

A maior parte dos antígenos conhecidos leva à ativação de 0,0001 a 0,01% de todo o repertório de células T disponível no organismo. Existe, no entanto, um grupo de antígenos, chamados de superantígenos, que é geralmente constituinte de vírus e bactérias, capazes de estimular de 5 a 30 % do repertório de células T. Isso ocorre porque esses antígenos interagem com famílias de linfócitos T por meio de sua ligação a porções constantes do TCR, geralmente da cadeia β. Esses superantígenos reagem, por exemplo, com todos os linfócitos T que expressam a cadeia Vβ 8.2, independentemente do rearranjo de cadeia α que eles possam apresentar.[11,12]

As moléculas do TCR também têm papel importante na maturação das células T no timo, onde os linfócitos T que reconhecem peptídios próprios do organismo são quase sempre eliminados.

Citocinas e quimiocinas

Citocinas são moléculas que agem na geração e na regulação da resposta imune, influenciando o crescimento, a diferenciação, a migração, a expansão e a ativação de células envolvidas na imunidade. Do ponto de vista funcional, as citocinas podem ser divididas em moléculas que controlam o crescimento e a diferenciação das células e dos órgãos do sistema imune, aquelas que ativam ou desativam células efetoras, as que mediam a imunidade inata e a resposta inflamatória, aquelas que regulam a hematopoiese e as que controlam a migração e o estabelecimento de células do sistema imune durante as respostas imunológicas. Aproximadamente 200 proteínas e polipeptídios enquadram-se nessa descrição; são geralmente glicoproteínas de pequeno peso molecular, entre 8 e 60 KDa, muitas vezes compostas por mais de uma cadeia (idênticas ou não). Essas substâncias são categorizadas de diversas maneiras e podem receber outros nomes dependendo do tipo de células que as secretam, em que tipo de células elas agem e qual é a sua função. Dessa maneira, citocinas secretadas por linfócitos são também chamadas de linfocinas; se secretadas por monócitos, são chamadas de monocinas; caso atuem no recrutamento e na quimiotaxia de células, são designadas quimiocinas (ou quemocinas); e, se funcionam na interação entre leucócitos, são denominadas interleucinas. Com poucas exceções, como a eritropoietina, o fator de estimulação de colônias de granulócitos (G-CSF) e o fator de estimulação de colônias de granulócitos e macrófagos (GM-CSF), que podem agir de forma endócrina, as citocinas não estão presentes sob condições normais na circulação sanguínea. De modo geral, as citocinas agem localmente de forma parácrina ou autócrina. Em algumas condições patológicas, como no choque séptico, citocinas são liberadas na corrente sanguínea; em outras, como na resposta inflamatória aguda, elas podem ser liberadas em outros fluidos corporais, como o líquido cefalorraquidiano ou o fluido sinovial. No entanto, por conta de sua vida média curta, é difícil detectar níveis circulantes apreciáveis dessas substâncias.

O estímulo para a produção de citocinas é a ativação celular. A capacidade das citocinas de exercer efeitos biológicos em concentrações diminutas está ligada ao fato de que a expressão de seus receptores específicos nas células-alvo ocorre em grande número, chegando a atingir 100 mil receptores por célula.

As citocinas formam uma rede complexa de interações que está na essência do sistema imune. Essa rede é amplamente redundante, de forma que múltiplas citocinas exercem funções semelhantes, com poucas funções exclusivas. Por exemplo, das 53 funções conhecidas da IL-1, somente 2 ou 3 são executadas exclusivamente por essa citocina. Ainda mais confuso para o iniciante em imunologia é o fato de que citocinas podem atender por diferentes nomes, assim a interleucina-8 (IL-8) é também uma quimiocina (vide definições adiante). Outras características que fazem a rede de citocinas complexa são: múltiplas células podem secretar a mesma citocina (com raras exceções); múltiplas células respondem à mesma citocina (sem exceções); o estímulo de uma citocina muitas vezes leva à produção ou à inibição de outras citocinas; e as citocinas agem em combinação para produzir efeitos sinérgicos ou antagônicos.

Hoje, existem 30 interleucinas catalogadas e um grande número de outras citocinas, como os fatores de necrose tumoral, os interferons, os fatores de estimulação de colônias e os fatores de crescimento de tumores (TGF-β).

As quimiocinas são citocinas que exercem papel importante no desenvolvimento dos órgãos linfoides, na fisiologia da resposta imune nesses órgãos e na atração de leucócitos aos tecidos durante uma resposta inflamatória. São estruturas pequenas, com cerca de 8 a 12 KDa e seus receptores possuem 7 α-hélices inseridas nas membranas celulares. As principais células produtoras de quimiocinas são as células epiteliais, as células endoteliais, os fibroblastos e os linfócitos T, produção que ocorre, na maior parte das vezes, em resposta à ativação. A ligação de uma quimiocina ao seu receptor leva à ativação de uma série de proteínas intracelulares que ativam genes responsáveis pela transcrição de proteínas necessárias para o processo de migração celular.

As quimiocinas são divididas em quatro famílias, de acordo com a quantidade e a disposição das cisteínas presentes na sua estrutura (C, CX$_3$C, CC e CXC, onde X representa outros aminoácidos que estão entre as cisteínas). Dessas quatro famílias, as CC (atuam principalmente em monócitos, linfócitos ou eosinófilos) e as CXC (atuam principalmente em neutrófilos) são as que apresentam um maior número de representantes.

Sistema complemento (C)

Conjunto de enzimas proteolíticas, proteínas reguladoras e proteínas capazes de causar a lise celular. É um dos mais preservados sistemas de defesa entre todos os organismos vivos, sendo provavelmente um dos primeiros aparatos de defesa contra a infecção por microrganismos desenvolvidos por seres multicelulares. O sistema pode ser dividido didaticamente em quatro grupos de proteínas, sendo três responsáveis pela ativação de C3 (terceiro componente do complemento, fundamental no processo de opsonização e fagocitose). O quarto grupo é o chamado complexo de ataque à membrana, que efetua a lise celular e é composto pelos componentes que vão de C5 a C9 do complemento e é ativado por uma fração de C3 chamada C3b.[16,17]

Os três grupos de proteínas responsáveis pela ativação de C3 se dividem em: vias clássica, alternativa e da lectina (Figura 11.4). A via da lectina é ativada pela presença de determinada lectina na superfície de microrganismos e não será abordada neste capítulo. A via clássica é iniciada pela ligação do antígeno a um anticorpo (IgM ou IgG) capaz de ativar o componente C1 do complemento (composto por seis subunidades, duas q, duas r e duas s). O C1 ativado é uma enzima proteolítica, capaz de clivar as duas moléculas seguintes na cascata do complemento, C4 e C2.[16]

C4 é uma proteína composta por três cadeias: α, β e γ. Quando ativada por C1, a cadeia α é clivada, formando dois componentes: C4a e C4b. O componente C4b se liga de forma covalente à superfície de qualquer célula próxima ao sítio de ativação (ou seja, onde ocorreu a reação antígeno-anticorpo). A presença de uma única molécula de C1 causará a deposição de múltiplas moléculas de C4b. C2 é uma cadeia polipeptídica única que se liga a C4b e, assim, também é clivada por C1, liberando o componente C2b. O complexo C4b, ligado ao fragmento restante de C2 (C2a), é uma serina-esterase (C3-convertase) que cliva C3, liberando C3a e C3b.

C3 também pode ser clivado por uma convertase, que é gerada pela via alternativa de ativação do complemento (o segundo grupo de proteínas citado anteriormente). A ativação pela via alternativa é independente da formação do complexo antígeno-anticorpo. A via alternativa pode ser iniciada pelo componente insolúvel da parede celular de leveduras (zimozan), por LPS, outros componentes de microrganismos, venenos e algumas drogas. A presença de uma ou mais destas substâncias leva à ativação do fator D, uma enzima capaz de hidrolisar o fator B (outra proteína sérica). Após a ligação do fator B com C3b (formando o complexo C3bBb, que é a C3 convertase da via alternativa), ocorrem a clivagem de várias moléculas C3 e a deposição de C3b na superfície da célula-alvo, gerando um complexo C3bBbC3b(n), que é a C5-convertase. Uma vez que a formação de Bb depende da presença de fator D ativado e de C3b, a via alternativa funciona também como uma via de amplificação da cascata do complemento.[16,17]

C3b possui uma ponte tioéster interna que pode ser quebrada para liberar um grupo sulfidrila livre; este último pode formar ligações covalentes com moléculas de superfície adjacentes. C3b é reconhecido por receptores em diversos tipos celulares

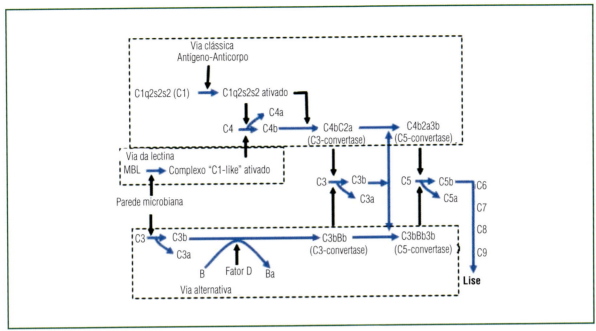

Figura 11.4 Resumo esquemático das vias de ativação do sistema complemento.

(notadamente células do sistema monocítico-fagocitário), e a ligação de C3b a uma bactéria coberta por anticorpos é um passo fundamental no processo de fagocitose desses microrganismos. C3b também é crítico para a ligação do complexo de ataque de membrana que resulta na lise celular. O processo é iniciado pela clivagem de C5, uma proteína de 200 KDa composta por duas cadeias. As C5-convertases que catalisam esse processo são C4b2a3b (via clássica) ou C3bBbC3b(n), esta última estabilizada pela ligação da properdina (via alternativa). C5b formará complexos com C6 e, sucessivamente, com C7, C8 e C9, levando à formação de poros na superfície da célula na qual estão depositados.

Além do seu papel na opsonização (C3b) e na lise de microrganismos (C5b-C9), vários outros fragmentos originários da cascata do complemento executam outras funções no sistema imune. Assim, C3a se liga a receptores em mastócitos e basófilos, resultando na liberação de histamina e, recebendo, portanto, a denominação de anafilatoxina; o mesmo ocorre com C5a. Este último componente também funciona como um fator quimiotático para neutrófilos e monócitos.

O processo de ativação do complemento é uma cascata regulada de maneira muito complexa e precisa por diversas proteínas, como o inibidor de C1-esterase e a proteína desativadora de C3b; anormalidades nessas proteínas reguladoras sempre resultam em doenças causadas pelo consumo exagerado de componentes do complemento.

As células do próprio organismo dispõem de mecanismos que as protegem contra a lise mediada pelo complemento, como o fator de aceleração do decaimento (ou DAF), as proteínas de membrana que impedem a ligação de C3b ou aceleram sua remoção. Defeitos nessas proteínas também causam doenças pela destruição das células do próprio organismo.

Moléculas de adesão e coestimulatórias

As interações entre leucócitos circulantes e as células do endotélio vascular estão entre as mais importantes no controle da resposta imune e inflamatória; nenhuma das duas respostas é possível sem que esta comunicação ocorra de maneira perfeita. Consequentemente, as moléculas responsáveis por esta interação, bem como a dinâmica do processo de diapedese, têm sido alvo de intenso escrutínio científico. Esse processo é muito importante, uma vez que regula a chegada de neutrófilos e outros leucócitos aos sítios inflamatórios, assim como a migração de linfócitos da medula óssea para o timo e, daí, para os órgãos linfoides secundários.[18]

Existem dois tipos principais de moléculas de adesão envolvidas na migração de leucócitos: as integrinas e as selectinas. Sob circunstâncias normais, neutrófilos circulantes têm uma interação muito fraca com as células endoteliais; esta interação faz com que, ao reconhecerem a parede do endotélio vascular, eles "rolem" sobre ela e são, então, destacados pelo fluxo sanguíneo sem aderir. Esse processo é controlado pela interação entre duas proteínas: uma L-selectina, na membrana plasmática do neutrófilo, e um ligante siálico, na célula endotelial. Quando as células do endotélio vascular são ativadas (p. ex.: por citocinas, como IL-1, TNF-α, ou agentes bacterianos, como LPS), elas aumentam sua expressão de

P-selectinas e E-selectinas, que se ligam às L-selectinas ou a outros receptores siálicos. Esse aumento no número de receptores faz com que o processo de rolamento dos neutrófilos se torne mais lento e a sua permanência em contato com o endotélio vascular mais longa. O aumento no tempo de aderência eleva a probabilidade de o neutrófilo entrar em contato com quimiocinas, que também estão sendo produzidas no sítio inflamatório (p. ex.: IL-8). Essas citocinas, além de funcionarem como agentes quimiotáxicos, provocam a liberação de L-selectinas (o ligante fraco) da superfície do neutrófilo e o aumento na expressão de β_2-integrinas (CD11b/CD18), ligantes de maior afinidade que estabilizam a aderência do neutrófilo à parede vascular. O ligante principal dessas β_2-integrinas na superfície endotelial é uma molécula chamada molécula de adesão intracelular (*intracellular adhesion molecucule-1* – ICAM-1), cuja expressão também é induzida por IL-1 e TNF-α. A interação entre ICAM-1 e as β_2-integrinas é forte o suficiente para provocar a aderência do neutrófilo à parede vascular, a despeito da força do fluxo sanguíneo, permitindo que o neutrófilo passe, então, pelo endotélio do vaso e chegue aos tecidos, onde está o foco inflamatório. ICAM-1 também funciona como receptor para outro conjunto de β-integrinas, o LFA-1, presente em linfócitos, monócitos e eosinófilos, que é constituído também por duas cadeias, o CD11a e o CD18.[18]

Linfócitos, monócitos e eosinófilos apresentam outro tipo de integrina, o antígeno de expressão muito tardia (*very late antigen*), VLA-4, que se liga a um receptor vascular chamado molécula de aderência da célula vascular (*vascular cell adhesion molecule*), VCAM. Como VLA-4 é pouco expresso em neutrófilos, a expressão relativa de ICAM e VCAM no endotélio vascular (próximo ao sítio inflamatório) pode determinar as características do infiltrado celular na resposta inflamatória. Na tentativa de controlar a autoimunidade aguda, essas moléculas são alvo de pesquisas no sentido de usar o bloqueio da interação de ICAM e VCAM, assim como seus respectivos receptores.[18]

ICAM e VCAM são também membros da superfamília das imunoglobulinas e todas as selectinas contêm o mesmo tipo de domínios estruturais encontrados no receptor para complemento 1 (CR1) e outras moléculas da família dos receptores de complemento.

Outras moléculas imunologicamente importantes são as moléculas coestimuladoras. A sinalização via moléculas coestimulatórias (ou por citocinas) é genericamente definida como segundo sinal para completa ativação das células imunológicas. Existem várias moléculas com capacidade coestimulatória, as quais serão citadas apenas algumas das mais importantes, cujas funções estão mais bem estabelecidas.

As interações entre as moléculas B7-1 (CD80) e B7-2 (CD86) presentes nas superfícies das APC, com a molécula CD28, localizada na superfície de células T, NK e NKT, são de importância fundamental para a ativação celular. Por exemplo, para que as células T se ativem, são necessários dois sinais, o reconhecimento do antígeno e a ligação do CD28 com as moléculas B7-1/B7-2. As consequências desses estímulos são o aumento da expressão de CD28 na superfície celular, a secreção de citocinas e a divisão celular. Entretanto, como o sistema imune é autorregulado, essas células também passarão a expressar em sua superfície outra molécula, a CTLA-4 (*citotoxic T lymphocyte associated protein-4*) ou CD152 que, quando ligada ao B7-1/B7-2, inibe a ativação do linfócito T. A "decisão" entre ativação/desativação pela célula T depende de um balanço entre a expressão de CD28 (ativação) e CTLA-4 (desativação), que se torna ainda mais complexa, pois CTLA-4 tem maior afinidade pela ligação às moléculas B7 do que CD28.[19]

Outra molécula presente em células T ativadas que exerce função coestimuladora é OX40 (ou CD134) que se liga ao OX40L presente na superfície das APC. Entretanto, a ligação OX40-OX40L parece ser uma via de ativação secundária à interação entre CD28 e B7. Células T ativadas também expressam outra molécula, ICOS (*Inducible COStimulator*), que leva à ativação da célula T após a ligação com seu ligante na APC, porém sem desencadear a produção de IL-2.[19]

Outra interação importante de moléculas coestimuladoras ocorre entre as moléculas CD40 (expressas em APC e células endoteliais ativadas) e CD40L (ou CD154, expressa em células T ativadas). A ligação de CD40L a CD40 leva a um aumento da produção de citocinas pelas células T e pelas APC, assim como um aumento na expressão de moléculas B7 nas APC. Quando essa interação ocorre entre as células T e as células B, além do aumento da expressão de B7 e de síntese de citocinas, ocorrem a proliferação e diferenciação das células B.

TLR

Os TLR (*toll-like receptors*) receberam este nome pela semelhança estrutural com receptores "*toll*" presentes em células de um tipo de mosca (*Drosophila* sp), que têm papel importante na embriogênese e no sistema imune do inseto. Da mesma forma, os TLR são de fundamental importância para os mamíferos na ativação das células responsáveis pela imunidade inata, quando interagem com diversas glicoproteínas e carboidratos presentes na superfície dos microrganismos ou secretadas por eles. Atualmente, existem nove TLR caracterizados, com "especificidades" estabelecidas. Por exemplo, TLR4, com CD14, MD2 e LBP (*LPS-binding protein*), está envolvido no reconhecimento e na transdução de sinal para ativação do macrófago em resposta ao LPS.[20, 21]

CÉLULAS DO SISTEMA IMUNE

A medula óssea é a fonte das células precursoras que originam os diversos constituintes celulares do sistema imune. Eles derivam de precursores da medula óssea que dão origem aos leucócitos polimorfonucleares (neutrófilos, eosinófilos e basófilos), macrófagos e linfócitos.

A resposta imune tem um componente inicial, a imunidade inata, do qual participam macrófagos e neutrófilos, e um componente de adaptação ao patógeno, que ocorre após o início da resposta inata, conhecido como imunidade adaptativa.

A imunidade inata é mediada por células e moléculas (p. ex.: o sistema complemento) que se mantêm constantes independentemente do patógeno envolvido e são preexistentes no organismo. A imunidade inata é a primeira linha de defesa contra patógenos. A patogenicidade dos organismos invasores é, em parte, relacionada com sua habilidade de resistir aos mecanismos da imunidade inata.

As células do sistema imune adaptativo, os linfócitos, estão presentes como células circulantes no sangue e na linfa, infiltrando quase todos os tecidos em pequenos números e como coleções anatomicamente definidas em órgãos linfoides. A organização anatômica dessas *células e sua habilidade de circular pelo sangue*, pela linfa e pelos tecidos são de suma importância para a geração da resposta imune. O sistema imune é capaz de responder a um grande número de antígenos estranhos introduzidos em qualquer local do organismo e somente um pequeno número de linfócitos especificamente reconhece e responde a um antígeno qualquer. Esses linfócitos não apenas podem localizar antígenos estranhos, como também podem ativar diversos mecanismos efetores que são necessários para a eliminação desses antígenos. Existem dois tipos principais de linfócitos: os linfócitos T, que amadurecem no timo; e os linfócitos B, que amadurecem na medula óssea (em seres humanos).

Linfócitos T

Os linfócitos são as únicas células no corpo capazes de especificamente reconhecer e distinguir determinantes antigênicos diferentes e, por essa razão, são responsáveis pelas duas características que definem a resposta imune adaptativa: especificidade e memória. Essa capacidade é dada pela presença do receptor para antígenos na sua superfície (TCR). Diferentemente das imunoglobulinas, o TCR não é secretado rotineiramente como forma de combate às infecções e sua função é exclusivamente de reconhecer o antígeno e servir de sinalizador na superfície celular. Assim, pode-se argumentar que, enquanto as imunoglobulinas (Igs) evoluíram para lidar com antígenos solúveis nos líquidos corpóreos, os linfócitos T invariavelmente reconhecem antígenos na superfície celular em associação com o MHC apropriado.

Os linfócitos T, como todas as células sanguíneas, são derivados de precursores oriundos da medula óssea, mas distinguem-se dessas células, pois, na sua maioria, passam pelo processo de maturação no timo, e não na medula óssea. Nesse processo, um programa finamente regulado de expressão sequencial de genes leva a mudanças no fenótipo das células em desenvolvimento, na geração de um repertório diverso e na aquisição de competência funcional. Esse processo também garante a seleção de um repertório de células, que, na sua maioria, é capaz de reconhecer e responder aos antígenos estranhos ao organismo e reconhecer e ignorar os antígenos próprios. Nesse processo, linfócitos imaturos, recém-saídos da medula óssea, são encontrados no timo e não expressam ainda nem CD4 nem CD8 – são chamados de linfócitos duplo-negativos. Essas células também não expressam as cadeias α ou β do TCR. Quando os linfócitos passam a expressar as cadeias α e β rearranjadas do TCR e também as moléculas CD4 e CD8, são chamados de duplo-positivos. Sugere-se que é nesse estado que as células sofrem seleção positiva e, depois, negativa. O processo de seleção positiva consiste em estimular a permanência das células com o correceptor correto, isto é, aquelas células cujo TCR reconhece antígenos em associação com o MHC classe I deixam de expressar CD4 e passam a expressar exclusivamente CD8, e aquelas células cujo TCR reconhece antígenos em associação com o MHC classe II deixam de expressar a molécula de CD8. Além disso, as células cujo rearranjo do TCR foi improdutivo, isto é, incapazes de reconhecer antígeno em associação ao MHC próprio, são eliminadas por apoptose em um processo chamado morte por negligência, devido à falta de estímulo. A eliminação, também por apoptose, dos linfócitos que reconhecem com alta afinidade antígenos próprios em associação ao MHC é conhecida como seleção negativa. Esse mecanismo garante a eliminação de grande parte dos linfócitos potencialmente autoimunes antes que alcancem a periferia. Os linfócitos T sobreviventes deixam o timo e se alojam nos órgãos linfoides secundários.

Os linfócitos T reconhecem antígenos em associação às moléculas de classe I ou classe II do MHC expressos na superfície das células apresentadoras de antígeno (APC). Essas células apresentadoras de antígeno possuem duas vias de processamento e apresentação: uma via para antígenos exógenos e a outra para antígenos endógenos. A via de processamento para antígenos exógenos envolve: (1) a fagocitose desses antígenos, ou dos microrganismos que os possuem, por células apresentadoras de antígeno; (2) a fragmentação dos antígenos dentro das vesículas digestivas; (3) a subsequente associação da proteína de classe II do MHC aos peptídios resultantes e a expressão deste conjunto na superfície celular, que, então, pode ser reconhecido pelos linfócitos T CD4+.

A via de processamento dos antígenos endógenos envolve a produção da própria proteína de classe I do MHC no retículo endoplasmático rugoso da célula, onde peptídios gerados pela degradação de proteínas presentes no citosol se associam às proteínas de classe I do MHC recém-sintetizadas e que, então, são expressas na membrana plasmática da célula. Esse mecanismo de apresentação permite que os linfócitos T CD8+ reconheçam antígenos que estão sendo gerados em maior quantidade, em uma forma diferente da normalmente expressa por células de um tecido específico ou, ainda, antígenos que normalmente não são produzidos pela APC, como os mutantes (produtos de oncogenes) ou os virais.

Os linfócitos T podem ser subdivididos em populações pela expressão de antígenos de superfície e/ou pelo padrão de secreção de citocinas. Como já discutido anteriormente, na periferia, a maioria das células T expressa a molécula CD4 (CD4+) ou a molécula CD8 (CD8+). Os linfócitos podem, ainda, expressar dois tipos de TCR, $\alpha\beta$ ou $\gamma\delta$. Finalmente, os linfócitos, especialmente os T auxiliares CD4+ (T *helper*, Th), podem ser divididos em seis grupos funcionais chamados de Th0, Th1, Th2, Th3, Th9, Th17, TfH e as células T regulatórias (Treg), estas últimas subdividas em Treg naturais, FoxP3 positivas ou negativas. Os linfócitos Th0 são precursores que podem teoricamente evoluir para qualquer um dos três outros padrões funcionais, dependendo do tipo de estímulo que receberem. Os linfócitos Th1 secretam principalmente IL-2, IFN-γ e outras citocinas pró-inflamatórias e são tidos como os principais mediadores da resposta imune celular, apesar de serem importantes também no auxílio às células B para síntese de anticorpos fixadores de complemento e terem regulação nuclear via Tbet. As células Th2 secretam principalmente IL-4 e IL-5, entre outras citocinas, e são tidas como fundamentais na interação com células B para a efetuação da resposta imune humoral. Os linfócitos Th3, cuja existência como um subgrupo isolado tem sido muito discutida, parecem secretar IL-4, IL-10 e altos níveis de TGF-β e outras citocinas anti-inflamatórias, são encontrados principalmente nas superfícies mucosas e parecem estar envolvidos na regulação da resposta imune (sua regulação nuclear está associada ao gene *GATA-3*). Os linfócitos Th9 são um dos mais novos subtipos de células T definidos, e são obviamente caracterizados pela produção abundante da citocina IL-9 e pela regulação nuclear via PU-1. As células Th9 podem ser geradas *in vitro* por meio de cultura na presença de TGF-β e IL-4 durante a ativação com antígeno ou estimulação com CD3/CD28. A cinética de produção de IL-9 nessas células é muito rápida, mas declina rapidamente após três dias da estimulação. Dadas as funções pleiotrópicas dessa citocina, essas células podem se envolver em uma grande gama de processos, desde a imunidade contra patógenos até doenças autoimunes e alérgicas. As células Th9 produzem também IL-10, mas com uma cinética completamente diferente. Os linfócitos Th17 produzem as citocinas IL-17, IL-21 e IL-22. IL-6, IL-21 e IL-23, que ativam a via de STAT3 e induzem a expressão do fator de transcrição associado ao receptor órfão de ácido retinoico, servem para manter vivas e ativadas as células Th17, muito importante em sua regulação nuclear é o gene *RoRyt*. Além desses fatores, também a IL-1 é importante para a diferenciação de células Th17. Dados recentes sugerem que essas células estão envolvidas na patogênese de diversas doenças autoimunes, mas que também são fundamentais na defesa contra bactérias extracelulares e fungos. As células T "helper" foliculares também foram recentemente definidas. Sua regulação nuclear depende do gene *Bcl-6*. As interações dentro dos centros germinativos são essências para a resposta imune, mormente a humoral. Entretanto, essas interações também têm papel importante na geração de doenças autoimunes e na metastização de tumores. Células T foliculares (TfH) representam uma subpopulação de linfócitos T altamente especializada que provém auxílio essencial aos linfócitos B por meio de ligantes de membrana celular e citocinas, como IL-21. Estudos recentes revelam que essas células são capazes de grande diversidade de resposta e de se diferenciar em células T de memória, deixando claro também que uma grande diversidade de subpopulações existe, incluindo células NK foliculares e células regulatórias foliculares. As células Treg diferenciam-se das demais células T, pois são capazes de suprimir a resposta de células T CD4 e CD8, não secretam citocinas capazes de sustentar sua própria proliferação e, consequentemente, apresentam baixos índices de multiplicação. Elas podem ser naturais, isto é, saírem diretamente do timo, parecendo ter, nesse caso, uma função supressora antígeno-inespecífica, ou ser induzidas na periferia pela exposição a estímulos específicos, como antígenos apresentados por células dendríticas imaturas ou por células apresentadoras de antígeno que tenham fagocitado células apoptóticas. As células Treg são sempre CD4+ e, na sua maioria, CD25+ também, e podem ou não expressar o gene *FOXp3*, a molécula de superfície GITR e a molécula de superfície CTLA-4.

Os linfócitos T CD8+ foram recentemente divididos em pelo menos dois subtipos, chamados de T1 e T2 à semelhança do descrito para os linfócitos auxiliares CD4+. Classicamente, no entanto, as células CD8+ são consideradas células efetoras importantes na resposta imune por meio da sua capacidade de lisar outras células que expressam moléculas de classe I associadas a antígenos reconhecidos pelo TCR desses linfócitos. Essas células com função lítica são chamadas de linfócitos citotóxicos (*cytotoxic t lymphocytes*, CTL). O reconhecimento do antígeno, em associação ao MHC classe I na superfície da célula-alvo, possibilita um contato "íntimo" entre as células e a destruição da célula-alvo por meio de moléculas como a perforina e a granzima B, presentes nos grânulos citoplasmáticos das CTL liberadas diretamente sobre a membrana celular da célula-alvo. As CTL são especialmente eficientes em destruir células infectadas por vírus ou células tumorais autólogas que expressam antígenos específicos facilmente reconhecidos pelos TCR das CTL. Sob algumas condições, linfócitos T CD4+ também podem exibir atividade CTL e, nesses casos, obviamente, os antígenos reconhecidos estão associados à molécula de classe II do MHC na célula-alvo.

Linfócitos B

Os linfócitos B são originários do mesmo precursor dos linfócitos T, mas passam pelo processo de maturação na própria medula óssea. Os linfócitos B maduros são os precursores das células secretoras de anticorpos (conhecidas como plasmócitos). As células B levam este nome, pois, nas aves, diferenciam-se em uma estrutura conhecida como *bursa* de Fabricius.

Os precursores das células B são chamados de células pré-B e não apresentam receptores para antígeno (Ig de membrana, BCR). Essas células podem originar as leucemias linfocíticas agudas. Já as células B imaturas apresentam IgM na sua membrana celular e, quando passam a expressar tanto IgM quanto IgD, podem ser encontradas na circulação e são conhecidas como linfócitos B maduros. Ao reconhecer o antígeno, por meio da sua Ig de membrana, a ligação cruzada de duas ou mais Igs de membrana (BCR) dos linfócitos B leva aos mesmos processos que a ligação do TCR em células T, e o linfócito B sofre ativação e diferenciação. A ativação de um linfócito B geralmente requer também um segundo sinal, que pode ser dado ou por um fator solúvel, como uma citocina, ou pela interação com um linfócito T, pela interação CD40/CD40L. A ativação das células B tem duas fases distintas: a de proliferação e a de diferenciação. A proliferação aumenta a frequência de células que podem imediatamente diferenciar-se em células secretoras de anticorpos e eleva o número de células B semelhantes às suas precursoras. Em um segundo encontro com o mesmo antígeno, o organismo pode desenvolver uma resposta mais rápida e vigorosa (memória imunológica). A proliferação é mediada em parte por citocinas produzidas por linfócitos T, como IL-2, IL-4, IL-5 e IL-7. Algumas células, além de proliferar, sofrem diferenciação em células produtoras de anticorpos. Esse processo também é controlado por células T e depende de IL-2 e IL-6, entre outras citocinas. Há vários tipos morfológicos de células B secretoras de anticorpos, contudo o estágio final de diferenciação da célula B, para exclusiva secreção de Ig, é o plasmócito.

Os linfócitos B também podem ser divididos em subpopulações: B1 e B2. Os linfócitos denominados B1 parecem ser responsáveis pela secreção das iso-hemaglutininas e dos, assim chamados, anticorpos naturais e podem ou não possuir o marcador de superfície CD5 (Ly-1). A população de linfócitos B2 representa os linfócitos B mais conhecidos, cuja função é produzir anticorpos contra agentes infecciosos e seus produtos.

Células apresentadoras de antígeno (APC)
Fagócitos mononucleares e células dendríticas

Essas células estão agrupadas, pois apresentam a mesma origem na medula óssea e características fisiológicas e morfológicas semelhantes. O conjunto de células responsáveis pela fagocitose e pela apresentação de antígenos para linfócitos T é vasto, mesmo porque células não originariamente capazes de apresentar antígeno podem ser induzidas pela presença de citocinas e outros estímulos. No entanto, as células que executam essa atividade constantemente são chamadas de células apresentadoras de antígeno profissionais, como os pró-monócitos na medula óssea, os monócitos no sangue periférico, os macrófagos móveis e os residentes nos tecidos. Além dessas células, são apresentadoras de antígenos as células que antigamente eram conhecidas como integrantes do sistema reticuloendotelial e que hoje compõem o endotélio vascular, como as células do retículo e as células dendríticas presentes nos órgãos linfoides ou nos tecidos, como as células de Langerhans na pele. As funções dessas células são: (1) fagocitose e processamento, ou digestão, de microrganismos e de debris celulares; (2) secreção de mediadores inflamatórios e substâncias reguladoras; (3) apresentação de antígeno e de todas as funções regulatórias que essa atividade traz consigo; (4) destruição extracelular de células tumorais; e (5) as funções específicas dos diferentes tipos de macrófagos residentes em cada tecido.

Células NK

As células NK (*natural killer*) participam da imunidade inata, são citotóxicas e uma população distinta dos linfócitos T ou B. Originam-se de precursores da medula óssea, mas não passam pelo timo e não desenvolvem memória imunológica. Células NK são grandes e granulares e não reconhecem antígeno associado às moléculas clássicas do MHC. Também não requerem ativação imunológica específica para efetuar sua atividade citotóxica e parecem estar envolvidas de forma importante na resposta contra vírus. Elas proliferam em resposta a IL-2 e IL-12 e podem secretar grandes quantidades de IFN-γ. Algumas dessas células apresentam receptores chamados de KIR (*killer inhibitory receptors*), que aparentemente reconhecem a presença de MHC na superfície celular enviando um sinal de desativação para a célula NK, sugerindo que essas células são citotóxicas apenas para células que não expressam MHC classe I.

Recirculação linfocitária

O contínuo movimento de linfócitos do sangue e da linfa para um órgão linfoide secundário ou para outro órgão linfoide, e daí para sítios inflamatórios periféricos, é essencial para respostas imunes efetoras aos antígenos estranhos.

O processo de recirculação linfocitária é governado por moléculas de adesão, responsáveis pelas interações entre os linfócitos e as células endoteliais vasculares. O padrão de recirculação difere entre os diversos grupos de linfócitos devido à diferente expressão dessas moléculas. As moléculas de adesão expressas nos linfócitos que possibilitam a recirculação são chamadas de receptores de endereçamento (*homing receptors*). Células endoteliais em diferentes tecidos podem expressar diferentes ligantes para esses receptores, chamados adressinas, que promovem o direcionamento (*homing*) do linfócito para o tecido específico.

O endereçamento seletivo de linfócitos T não ativados para linfonodos é largamente mediado pela ligação da L-selectina nos linfócitos T e seus ligantes, adressinas expressas nas HEV (*high endothelial venules*) nos linfonodos. Os linfócitos T efetores e de memória que são gerados por estimulação antigênica não ficam nos linfonodos, a expressão de L-selectina diminui e aumenta a expressão de integrinas e ligantes de E-selectinas e P-selectinas; essas moléculas medeiam a ligação dos linfócitos efetores e de memória ao endotélio em tecidos inflamados. Linfócitos T não ativados (*naïve*) normalmente recirculam entre os vários órgãos linfoides secundários, aumentando a probabilidade de encontro com o antígeno presente nas células apresentadoras de antígenos. Células T efetoras e de memória mais tipicamente são recrutadas para os sítios periféricos de inflamação onde antígenos microbianos estão localizados.

PROCESSOS IMUNOPATOLÓGICOS

Conforme descrito anteriormente, podemos inferir que o sistema imune, junto com os sistemas nervoso e endócrino, é um dos principais responsáveis pela manutenção da homeostase no organismo e pela interação deste com o ambiente. Ele opera de acordo com parâmetros bem definidos e que variam discretamente de indivíduo para indivíduo. Imunopatologia pode surgir quando há um defeito monogenético que propicie seu aparecimento alterando mecanismos regulatórios da resposta imune, quando por fatores poligênicos e/ou ambientais o sistema imune passa a responder para antígenos que deveriam ser ignorados ou contra os quais as respostas deveriam ser extensivamente reguladas, ou dentro de uma resposta imune normal quando um órgão ou tecido do organismo é lesado como consequência do processo inflamatório gerado.[22-25] É importante frisar que, em todos os casos, os mecanismos de lesão são os mesmos mecanismos que o sistema imune utiliza para proteger contra microrganismos patogênicos, para controlar ou eliminar células transformadas ou para retirar de circulação células envelhecidas, isto é, a imunopatologia é caracterizada pela instalação ou pelo descontrole de uma resposta imune que resulta em lesão de tecidos próprios ou transplantados, e não pela modificação dos mecanismos de ação do sistema imune que são sempre os mesmos e que são classicamente divididos em quatro tipos de hipersensibilidade.

Defeitos monogênicos que levam à imunopatologia

Nessa categoria, estão principalmente doenças autoimunes de herança unigênica, das quais a doença linfoproliferativa do adulto (ALPS, *adult lymphoproliferative syndrome*) é o protótipo. A ALPS, conhecida originalmente como síndrome de Canale-Smith, foi caracterizada do ponto de vista molecular por Lenardo, Strauss e colaboradores em 1992 e aponta para um defeito na molécula Fas ou CD95. Originalmente, a doença foi descrita como um linfoma pela linfoproliferação característica da doença. A eliminação de células autorreativas ou células efetoras expandidas durante uma resposta imune contra patógenos após a eliminação efetiva do microrganismo é fundamental para a manutenção do número de linfócitos no organismo, assim como para sua regulação. A perda de função de CD95 afeta profundamente ambas as funções, pois são dependentes da indução de apoptose em células T imaturas no timo e células efetoras ativadas na periferia. O resultado do acúmulo de linfócitos nos órgãos linfoides secundários gera padrão de doença linfoproliferativa (observação: esse diagnóstico diferencial precisa ser cuidadosamente avaliado).

Finalmente, é importante ressaltar o caso das doenças autoinflamatórias. Existe um balanço muito delicado entre mecanismos efetores e reguladores na resposta imune. Nas doenças autoinflamatórias, polimorfismos em genes controladores desses mecanismos resultam em patologia.[22-24] É possível que até a doença de Alzheimer faça parte do grupo de doenças reconhecidas nessa categoria (Tabela 11.1).

Defeitos poligênicos e/ou ambientais causando imunopatologia

Aqui, concentra-se a grande maioria das doenças que são resultado de alterações do sistema imune.[21-25]

Os defeitos poligênicos, combinados ou não ao efeito do meio ambiente, são responsáveis pela totalidade dos casos conhecidos de reações alérgicas clássicas, isto é, das chamadas hipersensibilidades do tipo I. Incluídos aí os casos de choque anafilático, rinite e asma alérgica, eczema atópico e aspergilose broncopulmonar alérgica. Em todas essas doenças, há uma combinação de genes que predispõe à produção aumentada de IgE contra antígenos não patogênicos do meio ambiente por meio da expansão de células Th2. O aumento nessas células leva à produção excessiva de IL-4 e IL-13 e, consequentemente, a um aumento na troca de classe de anticorpos para o isotipo IgE. Foram descritas alterações nos genes promotores dessas duas citocinas, assim

Tabela 11.1 Doenças inflamatórias

Doença	Sinais e sintomas	Gene/herança	Proteína afetada
Febre familiar mediterrânea	Febre periódica, serosite, artrite e mal-estar generalizado	MEFV/AR*	Pirina
Febre hiberiana familiar	Febre periódica, mialgia, exantema e mal-estar generalizado	TNFRSF1A/AD	Receptor I (55 kDa) do TNF-α
Síndrome de Muckle-Wells	Febre periódica, urticária, artralgia, conjuntivite, dor abdominal e depósitos de amiloide A nos rins	CIAS1/AD	Criopirina
Urticária Familiar	Febre induzida pelo frio e exantema urticariforme, conjuntivite e artralgia	CIAS1/AD	Criopirina
Síndrome da hiper IgD	Febre periódica, linfadenopatia	MVK/AR	Mavalonato-cinase
Síndrome de Blau	Granulomatose cutânea exantemática, uveíte e artrite	NOD2(CARD15)/AD	NOD2

AR: autossômica recessiva; AD: autossômica dominante.

como em STAT-6, PI3$\kappa\delta$, GATA-3, t-Bet, tirosinocinase indutível, CCR3, CD300A, CD23, bem como um conjunto de genes que diminuem a função e/ou o número de células Treg capazes de conter as respostas ditas alérgicas. Uma ou mais variantes desses genes predispõe o indivíduo portador a produzir IgE. O contato com antígenos do meio ambiente propicia em dado momento o alvo para a sensibilização e posterior estabelecimento da patologia.[22-25]

A apresentação do antígeno ambiental – seja um componente proteico qualquer do epitélio de animais domésticos ou de roedores, enzimas digestivas de ácaros ou componentes de pólen, antibióticos ou outros medicamentos – leva a sua apresentação por células dendríticas presentes nas mucosas do trato respiratório ou digestivo, ou ainda na conjuntiva, ou células de Langerhans na pele. Nesse momento, a presença de microrganismos no meio ambiente pode influenciar decisivamente qual o caminho tomará a resposta imune. Assim, infecções repetidas com o vírus respiratório sincial levam a um aumento da frequência de asma alérgica e a presença de lipopolissacáride leva a uma potencialização da doença alérgica respiratória ou cutânea.[25-27]

Para que uma resposta de hipersensibilidade do tipo I ocorra, é necessário que um indivíduo seja sensibilizado para um antígeno (nesse caso, chamado de alérgeno), conforme descrito anteriormente. Em um segundo encontro com este mesmo alérgeno, aparece uma resposta dividida em duas fases. Na fase aguda, o alérgeno se liga à IgE específica que se encontra na superfície de mastócitos alojada no receptor de alta afinidade para IgE (FcϵRI). Para induzir a progressão da resposta, o alérgeno deve conter no mínimo dois epítopos semelhantes reconhecidos pela IgE, para assim poder provocar a ligação cruzada entre essas moléculas, que resulta no processo de ativação celular e mudanças no citoesqueleto, levando à degranulação de substâncias pré-formadas, mormente a histamina, que leva a vasodilatação, aumento do fluxo sanguíneo e permeabilidade vascular, prurido, aumento da secreção de muco e constrição de músculo liso nos brônquios.[25] É importante ressaltar que a histamina, assim como a heparina também contida nos grânulos de mastócitos, é tóxica para parasitas e faze parte do processo normal de defesa contra esses agentes infecciosos, bem como do processo de defesa contra vermes. Também envolvidos nesse processo estão as enzimas triptase, quemase, catepsina G e carboxipetidase – todas abrangidas diretamente na remodelação da matriz de tecido conjuntivo.

Entre 6 e 12 horas após a exposição ao alérgeno, tem início a fase tardia da resposta de hipersensibilidade do tipo I causada em parte pelas células que se encontram no sítio da resposta inflamatória, mastócitos e linfócitos Th2. Após a ativação, essas células produzem e secretam IL-3, IL-5 e GM-CSF, que promovem a produção, ativação e migração de eosinófilos (agentes celulares fundamentais na fase tardia desta resposta), IL-4 e IL-13, que estimularão e amplificarão a resposta Th2 já em curso, TNF-α (ocasionalmente presente pré-formado nos grânulos), que promove a inflamação, estimula a produção de citocinas e ativa o endotélio vascular, e MIP-1α, quimiocina responsável pela atração de neutrófilos, monócitos e macrófagos. Ainda tardiamente, são produzidos e secretados mediadores lipídicos da inflamação, os leucotrienos C4, D4 e E4, levando à contração de músculo liso aumento da permeabilidade vascular e ao aumento da secreção de muco, e, ainda, o fator ativador de plaquetas (PAF), que funciona atraindo leucócitos, amplificando a ação dos demais mediadores lipídicos e ativando neutrófilos, eosinófilos e plaquetas. Também são secretadas prostaglandinas. Das células do infiltrado inflamatório, os eosinófilos parecem ser responsáveis pela maior parte do dano tecidual, notadamente por meio de dois mediadores enzimáticos – a proteína básica principal e a proteína catiônica eosinofílica. Devido à natureza das substâncias secretadas, há uma tendência à cronificação do processo inflamatório.[25]

Ainda nessa categoria de processo imunopatológico multigênico dependente de fatores ambientais, são encontradas algumas doenças causadas por mecanismos de hipersensibilidade do tipo II, isto é, aquelas onde existe uma citotoxidade celular mediada por anticorpos. Nessa categoria, estão doenças como a síndrome de Goodpasture (ou dos anticorpos antimembrana basal), que afeta pulmões e rins, a anemia hemolítica autoimune, a púrpura trombocitopênica idiopática e a doença de Graves. Também podem fazer parte dessa categoria de imunopatologia o diabetes do tipo I, a miastenia grave, o pênfigo vulgar, o penfigoide bolhoso e a febre reumática.[26]

Nesse tipo de patologia, pode ser formado um anticorpo que reconheça como um novo antígeno, por exemplo, um componente do metabolismo da penicilina associado com uma hemácia ou uma plaqueta. Ou, ainda, a associação desses elementos do sangue com a quinidina ou a metildopa. Qualquer que seja o agente desencadeador, existe um componente multigênico que determina a geração e expansão de anticorpos com essa especificidade, uma vez que o anticorpo esteja associado a seu antígeno-alvo, que, no caso dessas doenças, está sempre na superfície de uma célula do organismo.

Um agente ambiental parece estar envolvido na maioria das vezes como um desencadeador da resposta inflamatória que se amplifica pela presença abundante de antígeno. Os anticorpos gerados são, na maioria das vezes, da classe IgG que se fixa ao antígeno na superfície da célula ou da plaqueta e leva à ativação de complemento, gerando a destruição desses elementos. Há, ainda, a destruição mediada por células que tenham receptores para IgG (FcγR), células NK e fagócitos principalmente, mas também linfócitos T. Ao encontrar o antígeno, essas células promoverão a destruição dos elementos que o carregam por ação direta de substâncias tóxicas como perforina e granzima ou, no caso de plaquetas, por meio da fagocitose mediada por anticorpos.

Há condições nas quais a presença de um agente ambiental não é tão clara para o desencadeamento da resposta inflamatória patogênica. São principalmente aquelas doenças em que anticorpos se formam contra receptores de superfície celular e a ligação do anticorpo com o receptor afeta a função deste, como na miastenia grave (receptor de acetilcolina), na urticária crônica (FcεRIα) ou na doença de Graves (o receptor para o hormônio tireoestimulante). Entretanto, mesmo nessas condições fatores como estresse, fumo, ingestão de iodo (no caso da doença de Graves) e infecções diversas como *Yersinia enterocolitica* e *Chlamydia* sp, para citar alguns, podem representar um agente ambiental relacionado com a patogenia do processo. Quanto ao componente genético, ele inclui genes do complexo principal de histocompatibilidade (MHC), principalmente os ligados aos antígenos de classe II (associações com DR3 e DR4 são implicadas em diversas doenças desse grupo) e genes fora dele, sobretudo aqueles que controlam a síntese de cadeias pesadas (IgH) e leves (IgL) de anticorpos.

Incluídas nessa categoria de imunopatologias estão também diversas doenças causadas pela formação excessiva de imunocomplexos (ICs) (hipersensibilidade do tipo III), como a doença do soro e o lúpus eritematoso sistêmico, sendo que a doença celíaca e a granulomatose de Wegener também podem estar incluídas nessa categoria. A condição essencial para que esse tipo de patologia se desenvolva é a presença de quantidades copiosas de antígenos solúveis e a capacidade de formar anticorpos contra eles.[27]

O primeiro passo na geração de doenças inseridas nesse grupo é o encontro entre o antígeno e o anticorpo, ambos em quantidades ideais e, geralmente, excessivas. A presença de antígeno em grandes quantidades pode ocorrer pela administração de excesso de proteínas exógenas, como se vê na doença do soro, quando a infusão repetida de soro heterólogo leva à formação de IC circulantes ou, ainda, quando um componente externo, por exemplo, a penicilina, complexa-se com uma proteína endógena, formando um neoantígeno reconhecido pelo sistema imune. As manifestações desse tipo de patologia ocorrem entre 7 e 10 dias após a administração da proteína heteróloga ou do agente químico que se complexa com proteínas autólogas. Esse tempo é o necessário para a troca de isotipo de IgM para IgG e consequente deposição dos IC formados, levando a calafrios, febre, exantema, artrite, vasculite e, ocasionalmente, glomerulonefrite. O exantema é geralmente urticariforme, o que implica a histamina e, consequentemente, a degranulação de mastócitos no processo, neste caso, entretanto, o processo é mediado pela ligação do FcgRIII na superfície dessas células pelos IC formados por IgG e seu antígeno. A formação de IC leva a fixação de complemento e ou a sua ligação a células fagocíticas com FcR adequados para a subclasse de IgG envolvida. Seja pela fixação de complemento, pela lesão causada por ativação de celas portadoras de FcR ou pela ação de leucócitos (notadamente neutrófilos) recrutados para o sítio inflamatório por quimiocinas e pelas subunidades quimioatraentes do complemento fixado, há lesão tecidual disseminada por toda a superfície na qual os IC estão depositados. Como os IC tendem a se depositar em áreas onde haja circulação terminal ou, ainda, de baixa temperatura, observam-se artrite, glomerulonefrite, vasculite e lesões cutâneas. A formação dos IC retira o antígeno de circulação; portanto, a doença do soro clássica, ou induzida por medicamentos, é geralmente autolimitada no tempo. Atualmente, a doença do soro só é vista quando da exposição repetida, por exemplo, a soro antiofídico, ou da administração de globulina antilinfocítica ou, ainda, em pacientes tratados com estreptoquinase. Entretanto, nos casos em que a formação de IC ocorre contra autoantígenos, como na doença celíaca (esta contém também componentes de uma resposta de hipersensibilidade do tipo IV, que serão discutidos posteriormente), na granulomatose de Wegener e, principalmente, no lúpus eritematoso sistêmico (LES), esse processo inflamatório é contínuo e, consequentemente, levará à destruição tecidual.

O componente genético nessas doenças é muito claro pela incidência aumentada entre parentes e pelos múltiplos genes descritos em associação com elas.

Tomando como exemplo o LES, estudos recentes de varredura de todo o genoma permitiram localizar vários *loci* diretamente envolvidos com o desenvolvimento e a gravidade da doença – novamente, genes na região do HLA e, consequentemente, responsáveis pela apresentação de antígenos estão envolvidos, assim como também estão genes associados com a adesão de leucócitos às células endoteliais (ITGAM), com a produção de IFN-α (IRF5, KIAA1542/IRF7), a inibição da ativação de linfócitos (PTPN22), a retirada de circulação de IC (FCGR2A), a produção de citocinas e ativação de macrófagos pelo IFN-α (STAT-4) e a ativação de células B (BLK) e até mesmo genes sem função descrita (PXK). Os agentes externos candidatos a desencadeadores são a luz ultravioleta, as drogas demetiladoras e os vírus ou elementos virais.

Ainda podem ocorrer lesões por imunocomplexos induzidas por IgG antialérgeno, como no caso do "pulmão de fazendeiro", doença pouco comum no hemisfério Sul, na qual, em vez de induzir IgE, a exposição constante a alérgenos inalatórios, pólen, feno ou fungos leva à formação de IgG e a sua deposição nos alvéolos que induzem, então, a destruição da membrana alveolar por meio da ativação de complemento e do efeito citotóxico dos neutrófilos e macrófagos recrutados para o pulmão.

Há ainda nesse grupo doenças como a dermatite de contato, a sarcoidose e a doença de Crohn, causadas por reações de hipersensibilidade do tipo IV. Ao contrário da maioria dos processos patológicos descritos anteriormente, as reações de tipo IV não são "imediatas", isto é, não se desenvolvem em um curto espaço de tempo após o encontro com o antígeno desencadeador. Ela requer a formação e diferenciação de células T efetoras, notadamente células Th1. Essa resposta é caracterizada pela infiltração de células Th1 antígeno-específicas e, posteriormente, recrutamento de outras células Th1 e de macrófagos. Nessa resposta, o antígeno é processado localmente pelas APC, especialmente células dendríticas residentes, como as células de Langerhans na pele, e apresentado a linfócitos Th1, previamente formados durante uma exposição prévia; uma vez ativados eles secretarão IFN-γ, que induz a expressão de moléculas de adesão vascular, facilitando o recrutamento de mononucleares para o sítio inflamatório, além de ativar macrófagos aumentando a liberação de mediadores pró-inflamatórios, a expressão de moléculas de MHC classe II e, consequentemente, uma alça de retroalimentação positiva para o processo. Ainda serão secretados TNF-α e linfotoxina (TNF-β), que causam a destruição local de tecidos e colaboram com o IFN-γ no aumento da expressão de moléculas de adesão vascular e de MHC classe II. Também serão secretados IL-3 e GM-CSF, estimulando a produção de monócitos na medula óssea. A ativação do endotélio vascular local levará à secreção de TNF-α, IL-1 resultando na ativação de neutrófilos e macrófagos e na secreção de óxido nítrico (NO) e espécies reativas de oxigênio, levando à destruição tecidual local; as quimiocinas CXCL8 (IL-8), CXCL11 e CXCL9 secretadas são responsáveis pelo recrutamento de mais leucócitos para o sítio inflamatório. Esse intricado processo envolvendo a ação direta e indireta de linfócitos CD4+ culmina com destruição tecidual, edema, formação de granulomas. Quando na superfície externa do organismo (p. ex.: reação ao teste de tuberculina, ou PPD), há enduração e eritema. Quando é consequência da exposição a pentadecacadecol (hera venenosa, urtiga), níquel ou cromo, pode apresentar, além dos sinais citados, a formação de vesículas e até mesmo abscessos intradérmicos. No caso da doença celíaca, em associação com os IC, leva à atrofia vilosa do intestino delgado.

Respostas imunes normais que causam imunopatologia

Nessa categoria, encontram-se quase todos os processos imunopatológicos causados por resposta imunes de hipersensibilidade tipo IV, como a resposta contra duas bactérias, o *Mycobacterium tuberculosis* e o *Mycobacterium leprae*, e também a resposta contra parasitas como o *Trypanosoma cruzi*, *Leishmania* sp e *Toxoplasma gondii*. Principalmente nessas infecções, mas também, em menor extensão, em todo e qualquer processo infeccioso, com exceção dos que ocorrem em órgãos imunoprivilegiados, a resposta anti-infecciosa gerará destruição tecidual. Nesses casos específicos, a destruição tecidual gerada pela resposta imune pode ser grande e, em si mesma, constituir parte importante da patologia imputada a esses agentes. Nos casos citados, a formação de uma resposta Th1 contra a bactéria ou o parasita leva à destruição no pulmão, ou qualquer outro órgão infectado pelo *M. tuberculosis*, na pele, nas mucosas e no tecido nervoso periférico (*M. leprae*, *T. gondii*, *T. cruzi*), no coração (*T. gondii*, *T. cruzi*), entre outros. Em todos os casos, o processo é semelhante ao descrito anteriormente com a infiltração de linfócitos Th1 e a cascata de eventos, levando ao recrutamento de mais linfócitos, bem como de outros leucócitos, à liberação de citocinas citotóxicas, à morte celular por necrose, à fagocitose de células infectadas e sadias e, ocasionalmente, à formação de granulomas.

Ainda em patologias que resultam de aberrações na resposta imune normal, encontram-se os casos de endocardite bacteriana subaguda ou na hepatite C, ambas causando respostas de hipersensibilidade do tipo III, pois a imunidade adaptativa falha em remover os componentes infecciosos gerando um excesso de antígeno e a formação e precipitação de IC.

Há, ainda, infecções que geram respostas de reação cruzada, isto é, aquelas em que um componente do agente infeccioso é semelhante o suficiente a autoantígenos para desencadear uma resposta autoimune. Na maioria desses casos, são gerados linfócitos Th1 autorreativos, como na febre reumática e na cardite chagásica crônica.

A doença hemolítica do recém-nascido (hipersensibilidade do tipo II) é outro bom exemplo de imunopatologia causada por uma resposta imune normal. Principalmente direcionada contra o fator Rh, ela pode surgir muito raramente quando há incompatibilidade de outros grupos sanguíneos entre mãe e feto. Qualquer que seja o agente desencadeador, é esperado que o sistema imune reaja contra um antígeno que ele desconhece com a formação de anticorpos e, assim uma mãe Rh⁻ que gera um filho Rh+, produzirá anticorpos anti-Rh da classe IgG que cruzam a barreira placentária e levam à citotoxidade celular no feto.

Há também a rejeição em transplantes e a doença do enxerto *versus* o hospedeiro (DEVH), na qual ocorre um caso de "perda de identidade imunológica". Como o que se transplanta são os elementos formadores da resposta imune, uma vez dentro do "novo" organismo as células imunes veem todo o meio ambiente como não próprio, isto é, do ponto de vista imunológico, o que houve foi um "transplante de corpo". A rejeição tende a ser muito grave, visto que todos os tecidos são reconhecidos como não próprios e, dependendo do grau de incompatibilidade entre o doador e o receptor, a inflamação provocada pode ser extensa com alterações cutâneas, geralmente começando pela face, oculares, com destruição da conjuntiva e uveíte, diarreia, pneumonite, dano hepático e renal. Normalmente, a primeira manifestação clínica é um *rash* cutâneo, iniciando-se pelo rosto e que se estende para o pescoço, o tronco e os membros, notadamente palmas e solas. O *rash* pode ser pruriginoso e acompanhado de descamação e febre. Sucedem-se as manifestações em mucosas, principalmente intestinais, com profusa diarreia aquosa. A destruição do fígado pode ser evidenciada pelo aumento de enzimas hepáticas na circulação e, a parti daí outros tecidos, como pulmões, rins, coração e sistema nervoso central, são afetados.

É importante lembrar que a DEVH ocorre não só em resposta a incompatibilidades localizadas no complexo principal de histocompatibilidade MHC I e II, mas também por disparidades em antígenos de histocompatibilidade secundários.

A patologia é mediada eminentemente por linfócitos CD4+ que recrutam para os diversos sítios de inflamação outros linfócitos, macrófagos e células dentríticas, além de células NK. A extensa ativação dessas células leva à liberação de grande quantidade e grande variedade de citocinas em um fenômeno chamado de "tempestade de citocinas". Devido a essa natureza catastrófica da ativação, celular não é possível caracterizar a DEVH dentro de um único tipo de hipersensibilidade, uma vez que contém elementos de todos eles.

A rejeição de transplantes é geralmente classificada usando o tempo para o início da resposta como parâmetro. Assim, a rejeição hiperaguda que acontece entre minutos e horas após o transplante e parece ser mediada pela presença de anticorpos preexistentes contra antígenos do doador é uma reação que contém elementos das hipersensibilidades dos tipos II e III. Originalmente, essas reações eram vistas em resposta a antígenos do MHC classe I ou do sistema sanguíneo ABO. A geração de anticorpos contra esses antígenos previamente ao transplante eram imputadas a gravidez ou transfusões prévias, a despeito de em diversos casos relatados na literatura nenhum desses eventos ter ocorrido com o receptor. Atualmente, com a melhora das técnicas de tipagem de HLA dos pacientes, esse tipo de desencadeador é raro e o agente causador da rejeição hiperaguda que ainda se vê parece ser um anticorpo IgM ou IgG contra um antígeno ainda não identificado do endotélio vascular. A rejeição acelerada ocorre entre 3 e 5 dias após o transplante e o agente efetor da resposta é, na maioria das vezes, um linfócito T CD8+ com atividade citotóxica que foi sensibilizado previamente para antígenos de histocompatibilidade e/ou anticorpos do tipo não fixador de complemento, em uma resposta com vários aspectos da hipersensibilidade do tipo II. O endotélio vascular do órgão transplantado é geralmente o alvo da resposta imune pela grande expressão de antígenos de classes I e II que esse tecido apresenta. O processo de lesão inclui a geração de edema no órgão e infiltração de células mononucleares. A rejeição aguda acontece entre 7 dias e 3 meses após o transplante e hoje é responsável por aproximadamente dois terços dos eventos de rejeição observados na prática médica. É mediada por células CD4+ e efetuada primariamente por células CD8+ com diversos aspectos das hipersensibilidades do tipo IV. O órgão apresentará edema e infiltração celular diversas. Também pode haver rejeição vascular com a presença de IgG e, em alguns casos, IgM, em uma resposta com características de hipersensibilidade do tipo II. A rejeição crônica é hoje um dos maiores problemas clínicos, se não o maior em transplantes, uma vez que a melhora no processo de seleção dos doadores e os regimes imunossupressores disponíveis eficientes diminuíram significativamente as perdas devido aos tipos rápidos de rejeição. Ela pode começar a ocorrer entre 3 meses e 1 ano após o transplante, mas há casos descritos na literatura de início até 5 anos após o transplante. A lesão parece ser causada primariamente por imunocomplexos.

A inflamação como parte da resposta imune e como parte da geração de patologia

A resposta inflamatória é um processo fisiológico que tem como objetivo reestabelecer a homeostase dos tecidos quando insultos infecciosos ou físicos acontecem. Para que esse propósito seja atingido, uma série de alterações vasculares e celulares ocorre permitindo que proteínas plasmáticas e células do sistema imune obtenham acesso ao local da injúria e possam proceder à remoção do agente infeccioso e de células mortas e à reparação tecidual. Tais alterações são orquestradas por mediadores inflamatórios (citocinas, produtos do metabolismo do ácido aracdônico, aminas vasoativas, quimiocinas, entre outros) produzidos a partir do local da injúria por células imunes presentes no tecido e que atuam no endotélio vascular e nas células do sistema imune presentes na circulação. Apesar de ser uma resposta do organismo à ação de agentes nocivos visando o reestabelecimento da homeostase, a inflamação pode ser deletéria se exacerbada, dirigida a agentes inócuos ou prolongada.

Os sinais cardinais dos processos inflamatórios (calor, rubor, tumor, dor e perda de função) derivam das alterações na permeabilidade vascular que aumentam o fluxo sanguíneo no local inflamado (rubor e calor), aumentam a permeabilidade vascular, causando edema (tumor), a produção de mediadores envolvidos na dor e permitem o recrutamento de células do sistema imune que podem acarretar dano tecidual (perda de função).

Para que o extravasamento de proteínas plasmáticas e o recrutamento de células imunes para o tecido afetado ocorram de maneira eficiente e rápida, alterações vasculares ocorrem quase imediatamente após o insulto. Em um primeiro momento, há um aumento no calibre dos vasos próximos ao local da injúria, aumentando o fluxo de sangue no local, acarretando rubor e calor.

Concomitantemente, o endotélio vascular torna-se permeável ao extravasamento de plasma para o tecido por meio da formação de espaços ("gaps") entre as células endoteliais, induzidos por mediadores inflamatórios, ou pelo dano direto ao endotélio em caso de trauma. O exsudato, formado pelo extravasamento de plasma, é o responsável pelo tumor observado em reações inflamatórias. O extravasamento de plasma para o tecido interstical torna o sangue mais viscoso no local da inflamação provocando duas consequências: menor velocidade do fluxo sanguíneo e a marginação de leucócitos, um processo essencial para a migração celular para o local da injúria (discutido posteriormente).

O acúmulo de líquido no tecido inflamado aumenta o fluxo deste pelos vasos linfáticos até os linfonodos drenantes. Trata-se de um mecanismo importante do processo inflamatório, pois permite que antígenos e células do sistema imune inato presentes no local da inflamação alcancem os linfonodos de maneira mais eficiente. Esse processo é essencial para a posterior ativação do sistema imune adaptativo, pois garante a concentração de antígeno e células do sistema imune inato que internalizaram antígenos (especialmente células dendríticas) nos linfonodos, aumentando a probabilidade de que os raros linfócitos antígeno-específicos encontrem seu antígeno cognato, sejam ativados e iniciem a resposta imune adaptativa.

Diversos mediadores inflamatórios atuam nas células endoteliais para aumentar sua permeabilidade. Entre eles, é possível citar a histamina, as citocinas pró-inflamatórias, como o fator de necrose tumoral (TNF) e a interleucina-1 (IL-1), os leucotrienos, entre outros. Essas moléculas podem encontrar-se pré-formadas em células residentes no tecido (como a histamina presente em mastócitos) ou ser produzidas *de novo* a partir do estímulo danoso (como as citocinas e os produtos do metabolismo do ácido aracdônico, como os leucotrienos e as prostaglandinas).

Além do extravasamento de plasma para o tecido, o processo inflamatório induz o recrutamento de células do sistema imune inato para o local da lesão por um processo complexo envolvendo interação entre células endoteliais e circulantes. Esse processo pode ser dividido em três fases distintas caracterizadas pela ação de diferentes moléculas: marginação, adesão e migração.

Mediadores inflamatórios produzidos a partir do local do dano, especialmente citocinas como o TNF e a IL-1, atuam como ativadores das células endoteliais induzindo a expressão de moléculas de adesão em sua superfície. Inicialmente, as células endoteliais expressam uma família de moléculas, as selectinas (P-selectina e E-selectina), essências para o processo de marginação leucocitária. As selectinas ligam-se às glicoproteínas na superfície dos leucócitos reduzindo sua velocidade de migração na corrente sanguínea. A interação entre selectinas e proteínas glicosiladas não é estável, impossibilitando a parada total dos leucócitos, porém têm força suficiente para fazer com que os leucócitos "rolem" por cima do endotélio vascular, um processo denominado *rolling*.

A ativação das células endoteliais induz também a expressão de outra família de moléculas de adesão, as integrinas. As interações entre as integrinas expressas pelo endotélio ativado, ICAM-1 e VCAM-1, com as integrinas expressas pelos leucócitos, LFA-1 e VLA-4, respectivamente, levam a uma firme adesão dos leucócitos às células endoteliais, resultando na parada completa dos leucócitos. Apesar de as integrinas serem expressas constitutivamente pelos leucócitos, em homeostase elas se mantêm em uma conformação incapaz de interagir de maneira firme com as integrinas expressas pelo endotélio ativado. Durante o processo inflamatório, quimiocinas produzidas no local inflamado são expostas na superfície das células endoteliais ligadas a proteinoglicanos. Durante o processo de *rolling*, receptores de quimiocinas expressos nos leucócitos ligam-se às quimiocinas apresentadas na superfície das células endoteliais. A ligação das quimiocinas a seus receptores na superfície dos leucócitos induzem alterações na conformação das integrinas leucocitárias, permitindo, assim, ligações de alta afinidade com as integrinas do endotélio, culminando na parada total dos leucócitos. Além disso, a ligação das quimiocinas aos proteinoglicanos das células endoteliais próximas ao local inflamado impede que essas moléculas sejam dissipadas na corrente sanguínea, guiando, dessa maneira, os leucócitos ao local correto da inflamação.

Após sua parada total, os leucócitos em contato com o endotélio transmigram por entre as células endoteliais em direção ao tecido-alvo da injúria. A passagem dos leucócitos por entre as junções das células endoteliais é denominado diapedese. Foi descrito também um processo menos eficiente pelo qual neutrófilos podem transmigrar por meio de células endoteliais. No entanto, os mecanismos envolvidos nesse tipo de migração não estão completamente esclarecidos *in vivo*.

Uma vez no tecido, os leucócitos iniciam o processo de migração em direção ao local da injúria. A migração é guiada por um gradiente de moléculas quimiotáticas, especialmente quimiocinas e produtos de degradação de proteínas do sistema complemento, como C3a e C5a. Quanto mais próximo ao local da injúria, maior a concentração de moléculas quimiotáticas, de maneira que os leucócitos, ao seguirem o gradiente, são guiados ao exato local da injúria.

Assim como os eventos envolvidos na ativação do endotélio vascular, a migração de diferentes populações celulares para o local inflamado segue uma dinâmica geral. A primeira população celular a infiltrar no tecido são os neutrófilos, a população leucocitária mais abundante no sangue e que possui características que facilitam sua rápida migração para o tecido, como uma grande capacidade de aderir ao endotélio ativado e sua rápida capacidade de ativação. No entanto, os neutrófilos são células que sobrevivem no tecido por pequenos períodos de tempo, entre 6 e 24 horas, período após o qual há uma mudança na população infiltrante.

Depois desse período, a população predominante no tecido inflamado passa a ser composta por monócitos oriundos da circulação que, uma vez no tecido, diferenciam-se em macrófagos. Essas células atuarão, como os neutrófilos, na eliminação do estímulo causador da injúria. Além disso, também fagocitarão e degradarão células teciduais mortas, devido à inflamação, e os neutrófilos que, após infiltrarem o tecido, morrem em poucas horas.

Na maioria dos casos, após esses eventos, o agente causador da inflamação é debelado e o tecido volta à sua homeostase. No entanto, em alguns casos patológicos o processo inflamatório pode persistir, causando inflamação crônica. Nessas situações, a composição celular do infiltrado inflamatório se altera de acordo com as características subjacentes à resposta imune elicitada contra o estímulo inflamatório inicial. Por exemplo, em casos de infecções por protozoários é comumente encontrado no órgão-alvo um infiltrado constituído primariamente por linfócitos e macrófagos. Contudo, em processos alérgicos, comumente são encontrados infiltrados eosinofílicos.

Na Figura 11.5, é mostrado um esquema dos eventos que acontecem durante a inflamação aguda.

A ativação das células do sistema imune inato é, esquematicamente, um processo que se baseia na detecção de patógenos ou moléculas associadas a dano tecidual levando à subsequente ativação de vias de sinalização intracelulares e culminando na expressão de genes que codificam moléculas efetoras. Essas moléculas atuam para a eliminação da causa da inflamação por uma série de mecanismos distintos.

O processo de detecção de patógenos se baseia no reconhecimento de estruturas moleculares essenciais para a sobrevivência de microrganismos, como componentes da parede celular ou ácidos nucleicos, e que, portanto, dificilmente sofrerão mudanças drásticas de estrutura sem comprometer a viabilidade dos patógenos. Essas moléculas são reconhecidas por receptores denominados receptores de padrão molecular de patógenos ou PRR (do inglês, *pattern recognition receptors*). Relevante para os casos em que a inflamação ocorre na ausência de infecções, os PRR podem também reconhecer ou responder a mudanças na concentração de moléculas endógenas produzidas ou liberadas durante estresse ou dano celular, por exemplo, ATP, ácido úrico e ácidos nucleicos. Quatro famílias de PRR já foram descritas: *toll-like receptors* (TLR); *nucleotide-binding oligomerization domain-like receptors* (NLR); *retinoic acid inducible gene I-like receptors* (RLR); e *C-type lectin receptors* (CLR).

Uma das consequências do reconhecimento de padrões moleculares pelos PRR é a produção de mediadores inflamatórios como citocinas, quimiocinas prostaglandinas e leucotrienos. Esses mediadores, por sua vez, ao ligarem-se aos seus receptores também colaboram para a ativação das células envolvidas no processo inflamatório. É importante notar, no entanto, que a produção desses mediadores inflamatórios, via de regra, dá-se após o estímulo por PRR e, portanto, a ativação de células por essa via ocorre posteriormente à ativação de um grupo de células via PRR. Alguns desses mediadores inflamatórios produzidos localmente durante o processo inflamatório, como as prostaglandinas, o TNF e a IL-6, também possuem efeitos sistêmicos, atuando no aumento da temperatura corporal, na dor e na indução da produção de proteínas de fase aguda pelo fígado.

A ativação de leucócitos durante o processo inflamatório os torna especialmente aptos a atuar na eliminação do agente causador da inflamação. Leucócitos ativados possuem melhores capacidades fagocíticas e microbicidas, permitindo a degradação eficiente de patógenos ou de tecido danificado. Isso se dá, principalmente, pelo aumento na expressão de enzimas que catalisam espécies reativas de oxigênio e nitrogênio, como a NADPH-oxidase e a óxido nítrico-sintase. As espécies reativas de oxigênio e nitrogênio atuam dentro dos fagolisossomos causando a degradação de componentes das partículas

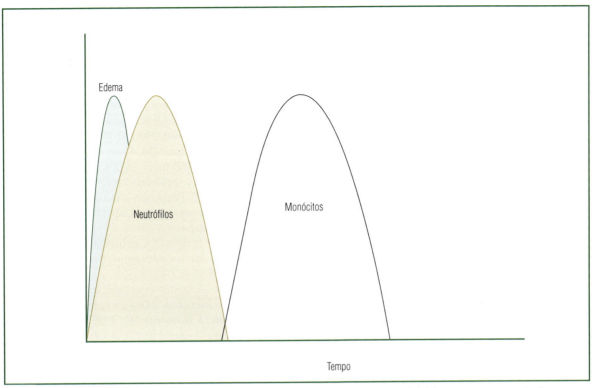

Figura 11.5 Sequência de eventos durante a inflamação aguda. As alterações vasculares iniciais causam um aumento da permeabilidade vascular levando à formação de edema. Concomitantemente, a ativação do endotélio vascular possibilita a migração de leucócitos para o tecido inflamado. A primeira população leucocitária a infiltrar o local da inflamação são os neutrófilos, seguidos pelos monócitos.

ingeridas por meio da oxidação de lipídios, proteínas e ácidos nucleicos. Naturalmente, as espécies reativas de oxigênio e nitrogênio são moléculas que atuam de maneira inespecífica, portanto sua produção exacerbada pode danificar tecido sadio durante o processo inflamatório, acarretando um dos efeitos colaterais da inflamação, especialmente da inflamação crônica, que é o dano mediado por células do sistema imune.

O objetivo final do processo inflamatório é restaurar a homeostase e a função do tecido afetado. Sendo assim, após a eliminação da causa da injúria, é necessário que mecanismos interrompam o processo inflamatório e possibilitem a retomada da função tecidual. Vários fatores atuam para garantir a retomada da homeostase, entre eles a eliminação do estímulo inflamatório, a remoção de células em apoptose por macrófagos e a produção de moléculas anti-inflamatórias.

A ativação e a produção de mediadores inflamatórios por células do sistema imune inato, em grande parte, dependem do reconhecimento de padrões moleculares por PRR, como descrito anteriormente. Com o processo inflamatório, o(s) agente(s) que elicitou(ram) a resposta começa(m) a ser eliminado(s) pelas células infiltrantes no tecido, o que, por sua vez, diminui sua concentração. A menor quantidade de material capaz de ativar as células imunes se traduz em menor ativação dessas células e do endotélio, diminuindo a migração celular e a sua ativação, interrompendo, dessa maneira, o ciclo inflamatório.

Além da eliminação do agente causador da inflamação, a morte celular por apoptose, que ocorre em abundância durante o processo inflamatório, possui um papel ativo na resolução da inflamação. As características únicas desse processo de morte celular fazem com que a fagocitose de células em apoptose por macrófagos tenha efeitos anti-inflamatórios. Dois efeitos são desencadeados pela fagocitose de células apoptóticas: a diminuição da produção de moléculas pró-inflamatórias (como citocinas e espécies reativas de oxigênio) e o início da produção de moléculas anti-inflamatórias (com o TFG-β e metabólitos do ácido aracdônico com propriedades anti-inflamatórias, como as lipoxinas).

O efeito combinado da eliminação do insulto inflamatório com a produção de moléculas anti-inflamatórias garante que haja a diminuição da ativação do endotélio, bem como as consequentes diminuição da migração de células inflamatórias para o tecido e redução do exsudato. Ao mesmo tempo, os macrófagos que ingeriram células em apoptose, ao produzirem moléculas anti-inflamatórias no tecido, diminuem a ativação das células já infiltradas, e possibilitam o retorno do tecido afetado à homeostase.

A imunologia é uma ciência dinâmica cujos avanços têm sido alcançados muito rapidamente. Dessa forma, sugere-se ao leitor que não se restrinja à bibliografia recomendada e que procure atualizar seus conhecimentos nesta área de maneira regular por meio das revistas especializadas.

REFERÊNCIAS BIBLIOGRÁFICAS

1. Borghesi L, Milcarek C. From B cell to plasma cell: regulation of V(D)J recombination and antibody secretion. Immunol Res. 2006;36(1-3):27-32.
2. Trials and Tribulations with VH Replacement. Meng W, Jayaraman S, Zhang B, Schwartz GW, Daber RD, Hershberg U, Garfall AL, Carlson CS, Luning Prak ET. Front Immunol. 2014 Jan 30;5:10. eCollection 2014.
3. Lanzavecchia A, Sallusto F. Toll-like receptors and innate immunity in B-cell activation and antibody responses. Curr Opin Immunol. 2007 Jun;19(3):268-74.
4. Okada T, Cyster JG. B cell migration and interactions in the early phase of antibody responses. Curr Opin Immunol. 2006 Jun;18(3):278-85.
5. Wang H, Clarke SH. Regulation of B-cell development by antibody specificity. Curr Opin Immunol. 2004 Apr;16(2):246-50.
6. Stern LJ, Potolicchio I, Santambrogio L. MHC class II compartment subtypes: structure and function. Curr Opin Immunol. 2006 Feb;18(1):64-9.
7. Jaeger S, Fernandez B, Ferrier P. Epigenetic aspects of lymphocyte antigen receptor gene rearrangement or 'when stochasticity completes randomness'. Immunology. 2013 Jun;139(2):141-50.
8. Flutter B, Gao B. MHC class I antigen presentation – recently trimmed and well presented. Cell Mol Immunol. 2004 Feb;1(1):22-30.
9. Cresswell P, Ackerman AL, Giodini A, Peaper DR, Wearsch PA. Mechanisms of MHC class I-restricted antigen processing and cross-presentation. Immunol Rev. 2005 Oct;207:145-57.
10. Villadangos JA, Schnorrer P, Wilson NS. Control of MHC class II antigen presentation in dendritic cells: a balance between creative and destructive forces. Immunol Rev. 2005 Oct;207:191-205.
11. Rocha N, Neefjes J. MHC class II molecules on the move for successful antigen presentation. EMBO J. 2008 Jan 9;27(1):1-5. Epub 2007 Nov 29.
12. Sundberg EJ, Deng L, Mariuzza RA. TCR recognition of peptide/MHC class II complexes and superantigens. Semin Immunol. 2007 Aug;19(4):262-71.
13. Mazza C, Malissen B. What guides MHC-restricted TCR recognition? Semin Immunol. 2007 Aug;19(4):225-35.
14. Drozina G, Kohoutek J, Jabrane-Ferrat N, Peterlin BM. Expression of MHC II genes. Curr Top Microbiol Immunol. 2005;290:147-70.
15. Kuhns MS, Davis MM, Garcia KC. Deconstructing the form and function of the TCR/CD3 complex. Immunity. 2006 Feb;24(2):133-9.
16. Hourcade DE. Properdin and complement activation: a fresh perspective.Curr Drug Targets. 2008 Feb;9(2):158-64.
17. Lambris JD, Ricklin D, Geisbrecht BV. Complement evasion by human pathogens. Nat Rev Microbiol. 2008 Feb;6(2):132-42.
18. Smith CW. Adhesion molecules and receptors. J Allergy Clin Immunol. 2008 Feb;121(2 Suppl):S375-9.
19. Appleman LJ, Boussiotis VA. T cell anergy and costimulation. Immunol Rev. 2003 Apr;192:161-80.
20. Kaisho T, Akira S. Toll-like receptor function and signaling. J Allergy Clin Immunol. 2006 May;117(5):979-87.
21. Regulation of innate immune responses by transmembrane interactions: Lessons from the TLR family. Reuven EM, Fink A, Shai Y. Biochim Biophys Acta. 2014 Jan 27. [Epub ahead of print.]
22. Benoist C, Germain RN, Mathis D. A plaidoyer for 'systems immunology'. Immunol Rev. 2006 Apr;210:229-34.
23. Barnes KC. Genetic epidemiology of health disparities in allergy and clinical immunology. J Allergy Clin Immunol. 2006 Feb;117(2):243-54;
24. Miretti MM, Beck S. Immunogenomics: molecular hide and seek. Hum Genomics. 2006 Jan;2(4):244-51.
25. Barry Kay A, Kaplan AP, Bousquet J, Holt PG (editors). Allergy and allergic diseases. Blackwell; 2008.
26. Borza DB, Neilson EG, Hudson BG. Pathogenesis of goodpasture syndrome: a molecular perspective. Semin Nephrol. 2003 Nov;23(6):522-31.
27. Kavai M, Szegedi G. Immune complex clearance by monocytes and macrophages in systemic lupus erythematosus. Autoimmun Rev. 2007 Aug;6(7):497-502.

CAPÍTULO 12

Imunopatologia

Marcello Franco
Carlos Pelleschi Taborda

INTRODUÇÃO

O sistema imune, por meio da interação de seus receptores presentes em diferentes populações celulares, tem como função principal alertar e proteger o organismo contra corpos estranhos. A resposta imune constitui-se em uma complexa série de interações celulares ativada pela entrada no organismo do material antigênico estranho ou mesmo por proliferação celular desregulada que leva à expressão de diferentes antígenos (p. ex.: células tumorais). A partir do rompimento das barreiras iniciais (pele, ácidos presentes no sistema digestório, muco etc.), a resposta imune inata mediada pelas proteínas do sistema complemento, citocinas e populações celulares, como células dendríticas, macrófagos, células *natural killer*, neutrófilos e macrófagos, entra em atividade gerando um sinal ao organismo que responde, por exemplo, aumentando a permeabilidade vascular para facilitar a migração de outras populações celulares e mediadores. Em caso de falha na contenção, os mecanismos envolvidos na resposta imune inata ativam células e mediadores mais específicos (resposta imune adaptativa), como linfócitos B, linfócitos T e anticorpos.

Devido à complexidade dos diferentes elementos que interagem nos sistemas imunes inato e adaptativo, exemplificamos a seguir alguns desses mecanismos e mediadores envolvidos.

1. *Populações celulares envolvidas:* células apresentadoras de antígenos, como os macrófagos e células dendríticas, estão presentes nos tecidos e no sangue e têm a função de capturar, fagocitar e apresentar antígenos estranhos para os linfócitos e produzir citocinas, para ativar e conduzir a resposta imune. As células dendríticas são apresentadoras eficientes de antígenos e migram para regiões ricas em células T *naïve* e têm a capacidade de determinar o tipo de resposta pela ativação de linfócitos T-CD4$^+$ Th0, Th1, Th2, Th3, T-regulatória, Th17. Nesse processo, outras populações celulares, como os linfócitos T-CD8+, podem estar simultaneamente envolvidas. Essa subpopulação linfocitária é capaz de produzir citocinas após reconhecer e eliminar, por exemplo, células infectadas por vírus, tecidos estranhos transplantados e células tumorais ou mesmo podem ser responsáveis por suprimir respostas imunes.
2. *Resposta imune humoral:* a ativação dos linfócitos B leva à produção de anticorpos específicos ao antígeno. Porém, esta não é a única função dos linfócitos B que internalizam antígenos, processando-os e, finalmente, apresentando-os às células T.

Assim, a imunidade é definida como o conjunto de mecanismos fisiológicos do organismo que permite reconhecer materiais a ele estranhos, neutralizá-los, metabolizá-los ou eliminá-los.

Nem sempre esses mecanismos de defesa atuam adequadamente. Muitas vezes, manifestam-se como hiperativos ou aberrantes, acarretando lesões teciduais, como ocorre nas reações de hipersensibilidade e autoimunes, ou, ainda, como hipoativos, como nas síndromes de imunodeficiência.

Neste capítulo, as seguintes categorias de reações imunopatológicas serão consideradas:
- reações de hipersensibilidade;
- autoimunidade;
- imunodeficiências.

Para facilitar o entendimento dessas doenças, inicialmente se fará uma breve revisão sobre imunologia básica.

Generalidades sobre o sistema imune

A resposta imune está relacionada com o reconhecimento e a eliminação do agente estranho de maneira altamente discriminatória. Para esse objetivo, ela apresenta algumas características básicas muito importantes:

1. *especificidade:* os produtos da resposta imune (anticorpos, linfócitos T sensibilizados) reagem apenas com o material antigênico idêntico ou similar ao que deu origem à resposta;
2. *heterogeneidade:* a resposta imune envolve população heterogênea de células (linfócitos B, linfócitos T auxiliares, linfócitos T supressores, macrófagos modificados) capazes de reagir com o antígeno específico;
3. *amplificação:* utilização de sistemas inespecíficos mediados por produtos solúveis (p. ex.: citocinas) capazes de expandir a resposta específica;
4. *memória:* capacidade de reconhecer o material antigênico em reexposições subsequentes, permitindo resposta mais rápida e intensa. Ao primeiro contato com o antígeno, ocorre a resposta primária; ao segundo, a resposta é denominada secundária (Figura 12.1).

Essas características distinguem a resposta imune de outros mecanismos defensivos, como a resposta inflamatória.

Antígeno e imunógeno

Antígenos são moléculas reconhecidas por anticorpos e células T. Imunógeno é todo agente ou substância capaz de induzir resposta imune dirigida especificamente contra ele. Nem todas as moléculas são imunógenos.

Os imunógenos, em geral, são proteínas, polissacarídeos, lipídios e ácidos nucleicos, constituindo-se em moléculas relativamente "rígidas" e grandes (peso molecular acima de 5.000 dáltons). As proteínas são bons imunógenos, ao passo que os carboidratos são relativamente baixos indutores de resposta e os lipídios e ácidos nucleicos são imunógenos bem fracos.

Haptenos são moléculas menores que, para atuar como antígenos, precisam se acoplar a moléculas maiores, denominadas "carreadoras".

O segmento molecular do antígeno ou hapteno que reage com o sistema imune é denominado determinante antigênico ou epítopo. Determinado antígeno pode conter vários epítopos e, consequentemente, induzir diferentes tipos de anticorpos específicos para cada determinante antigênico.

Os antígenos são frequentemente classificados segundo a origem em:

1. *antígenos extrínsecos:* origem externa à própria pessoa, como microrganismos, células transplantadas, partículas inaladas, ingeridas ou injetadas;
2. *antígenos intrínsecos:* origem endógena do próprio organismo, por meio de, por exemplo, adição de hapteno a uma molécula do organismo, desnaturação parcial de moléculas preexistentes ou alterações causadas por neoplasias;

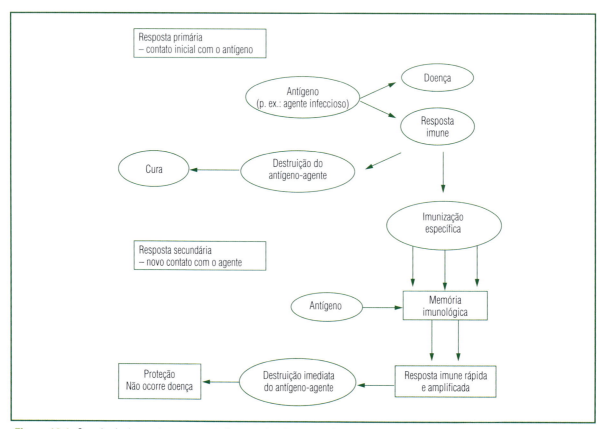

Figura 12.1 Sequência de eventos na resposta imune primária e secundária, quando ocorre participação da memória imunológica.

3. *antígenos sequestrados:* antígenos próprios ao organismo (cristalino, espermatozoide) que normalmente não entram em contato com o sistema imune; dessa forma, não tendo ocorrido o reconhecimento antigênico, o organismo não desenvolveu ainda tolerância a esses antígenos próprios.

Órgãos linfoides

A resposta imune ocorre no tecido linfoide, que é subdividido em dois compartimentos:

1. órgãos *linfoides primários:* constituído pelo timo e pela medula óssea, órgãos nos quais as células linfoides na vida fetal se desenvolvem e se diferenciam, colonizando, a seguir, os órgãos linfoides periféricos;
2. órgãos *linfoides secundários:* constituídos pelos linfonodos, pelo baço e pelo tecido linfoide associado à mucosa (MALT), como no trato gastrintestinal (GALT – placas de Peyer) e nos brônquios (BALT – amígdalas). Nesses locais, situam-se os linfócitos maduros que respondem aos estímulos antigênicos. Os linfócitos presentes no sangue circulante constituem *pool* de células em intercâmbio contínuo com o tecido linfoide periférico.

Células que participam da resposta imune
Linfócitos

São produzidos na medula óssea, a partir de célula-tronco pluripotente, e, depois, sofrem processo de maturação para células T ou B imunologicamente competentes. As células T (de *timo-dependente*) sofrem o processo de maturação no timo, e as células B (de *bursa-dependente* – um divertículo da cavidade cloacal das aves), na própria medula óssea, que é o órgão equivalente à bursa de Fabricius, onde os linfócitos B amadurecem nas aves. Essa maturação não depende da presença de antígenos. Após a maturação, os linfócitos são distribuídos nos órgãos linfoides periféricos. Nesses, os linfócitos T localizam-se na zona paracortical, interfolicular dos linfonodos, e na bainha linfoide periarteriolar da polpa branca do baço. Os linfócitos B localizam-se nos folículos linfoides, na medula dos linfonodos e nos folículos linfoides da polpa branca do baço. No sangue circulante, 80 a 90% dos linfócitos são T e 10 a 20% são B.

Os linfócitos T, após ativação pelo antígeno específico ou por substâncias inespecíficas denominadas mitógenos (p. ex.: fito-hemaglutinina), transformam-se em células maiores, em multiplicação ativa – *linfócitos T transformados, linfoblastos T* ou *imunoblastos T*. Essas células diferenciam-se posteriormente em linfócitos T efetores da resposta imune – *linfócitos T sensibilizados, linfócitos T citotóxicos, linfócitos T de memória e linfócito T reguladores*. Durante esse processo de transformação dos linfócitos T, ocorre simultaneamente amplificação da resposta à medida que o pequeno número de células T, que inicialmente interage com o antígeno, origina número muito maior de células T efetoras – *imunidade celular*. Os linfócitos T desenvolvem sistema de reconhecimento antigênico na superfície celular, conhecido como receptor T (TCR); estruturalmente, esse receptor é semelhante aos anticorpos.

Os linfócitos T efetores desempenham as seguintes funções no sistema imune:

1. imunidade mediada por células, por intermédio de citotoxicidade ou de hipersensibilidade tardia, como se verá a seguir;
2. produção de citocinas e quimiocinas que regulam e modulam a função de outras células da resposta imune, como dos macrófagos e dos próprios linfócitos;
3. regulação da atividade de linfócitos B, mediante ação da subpopulação T auxiliar, que atua na ativação e transformação de linfócitos B e na síntese de imunoglobulinas, e da subpopulação T reguladora, que pode inibir a ativação de linfócitos B e a síntese de imunoglobulinas.

Os linfócitos T e as subpopulações não são diferenciáveis morfologicamente, assemelhando-se também aos linfócitos B. Para caracterizá-los, é necessária a utilização de anticorpos monoclonais, que reconhecem antígenos de superfície específicos para cada subpopulação (Tabela 12.1).

Os linfócitos T CD4+ produzem ampla gama de citocinas que ativam outras células imunes, sendo assim denominados células T auxiliares (*helper* – Th). Em contraste, linfócitos T CD8+ lisam principalmente células-alvo infectadas, sendo então chamados de células T citotóxicas que, porém, também produzem citocinas.

As células Th CD4+ agrupam várias subpopulações celulares, segundo o respectivo padrão de citocinas: células Th1, Th2, Th3, Th17, Treg. As células Th1 são potentes produtoras de interferon-gama (IFN-γ), interleucina-2 (IL-2) e linfotoxina, enquanto as células Th2 secretam preferencialmente IL-4, IL-5, IL-6, IL-9, IL-10 e IL-13. As células Th3 secretam IL-5 e TGF-β preferencialmente, as Th17 secretam IL-17, IL-21, IL-22 e IL-23 e a T reg (expressam CD4+ CD25+) secretam TGF-ß e IL-10 (Tabela 12.2).

Tabela 12.1 Anticorpos contra os antígenos expressos pelas subpopulações de linfócitos T

Antígeno	Linfócito T
CD1	Timócito
CD3	Linfócito T maduro (Pan T)
CD4	Linfócito T auxiliar (60% dos linfócitos T)
CD5	Linfócito T maduro (Pan T)
CD8	Linfócito T supressor-citotóxico (30% dos linfócitos T)
CD25	Linfócito T ativado (receptor para IL-2)
CD25, CD4 e Foxp3	Linfócito T reg

CD: *cluster differentiation.*

Tabela 12.2 Linfócitos T (CD4+): subpopulações e citocinas

Subpopulação	Padrão de citocinas	Ação
Th1	Linfotoxina	Protetora
IL-2	IFN-γ	Estimulação de macrófagos e linfócitos citotóxicos
Th2	IL-4	Estimulação de linfócitos B e eosinófilos
	IL-5	Estimulação da produção de linfócito B e aumento da produção de imunoglobulinas
	IL-6	Resistência a parasitas
	IL-10	Possível aumento da suscetibilidade a infecções
Th3	IL-5	Estimulação da produção de linfócito B e aumento da produção de imunoglobulinas
	TGF-β	Inibição da ação de Th1 e Th2 e estimulação de Th17, entre outras funções
Th17	IL-17	Ativação do processo inflamatório, mesmo na presença de TGF-β
	IL-23	Ativação de resposta mediadas por linfócitos T e inflamatórias e produção de IFN-gama
Treg CD4+/CD25+	TGF-β	Inibição da ação de Th1 eTh2 e estimulação de Th17, entre outras funções
	IL-10	Multiplicação de células B e inibição de Th1

As células T citotóxicas e macrófagos são estimuladas, respectivamente, por IL-2 e IFN-γ, o que confere aos linfócitos Th1 papel central na regulação da imunidade protetora contra patógenos intracelulares.

Por sua vez, IL-4 e IL-5 promovem diferenciação de linfócitos B e ativação de eosinófilos, o que estimula os linfócitos Th2 para a produção de anticorpos e resistência contra infestações por helmintos.

A polarização para resposta do tipo Th1 ou Th2 é determinada no início da infecção por citocinas produzidas pelo sistema de defesa inato (p. ex.: IL-12 produzida por macrófagos estimula a diferenciação de células Th1).

Em certas condições, a resposta Th2 tende a ser deletéria para o hospedeiro, enquanto a resposta Th1 tem caráter mais protetor. A hiperativação da resposta celular Th1 também pode ser deletéria.

As células Th3 ajudam a promover a produção de IgA e inibem a atividade de células Th1 e Th2 pela produção de TGF-β. As células Th17 inicialmente foram relacionadas a doenças autoimunes, porém, recentemente, foi descrito seu importante papel na resposta do hospedeiro durante infecções bacterianas e fúngicas. Essas células secretam várias citocinas, entre elas IL-17A, IL-17F, IL-21, IL-22 e IL-23. São responsáveis por ativar outros tipos celulares e induzir intensa resposta inflamatória. As células T reguladoras são subpopulação de TCD4+ que expressam constitutivamente a cadeia alfa do receptor de IL-2 (CD25) na superfície. As funções são veiculadas pelo fator de transcrição FOXP3. Elas são essenciais para prevenir a autoimunidade e também regulam resposta imune exacerbada pela produção de IL-10 e TGF-β, inibindo a ativação de células T CD4+ e T CD8+, principalmente contra patógenos que estabelecem infecções persistentes.

Os linfócitos B, após ativação pelo antígeno específico ou por mitógenos (p. ex.: *pokeweed*), transformam-se em plasmócitos ou em células B de memória, depois de uma série de etapas celulares de diferenciação, envolvendo linfoblastos B, centrócitos, centroblastos e imunoblastos B. Esse processo de reconhecimento e estimulação antigênica dos linfócitos B ocorre nos folículos linfoides, que se transformam de primários (sem centros germinativos) em folículos secundários (com centros germinativos).

O organismo, dessa forma, amplifica o número de células B capazes de reagir com o antígeno específico. O produto final dessa resposta dos linfócitos B é a produção de anticorpos pelos plasmócitos, nos tecidos ou no sangue – *imunidade humoral*.

Os plasmócitos são facilmente reconhecidos sob o ponto de vista morfológico. O reconhecimento dos linfócitos B implica utilização de anticorpos monoclonais (Tabela 12.3). Mais ainda, os linfócitos B podem ser caracterizados pela presença no citoplasma ou na superfície celular de imunoglobulina, por meio de imunofluorescência ou imunoperoxidase.

Tabela 12.3 Antígenos expressos pelas subpopulações de linfócitos B

Antígeno	Linfócito B
CD19 (Leu 12)	Linfócito B maduro
CD20 (Leu 16, L26)	Linfócito B maduro
CD24	Linfócito B pouco diferenciado
CD75	Linfócito B centrofolicular
IgM	Linfócito B ativado (receptor de superfície)

CD: *cluster differentiation*.

Células NK e células K

Essas células constituem grupo heterogêneo de linfócitos que não expressam as propriedades dos linfócitos T e B (linfócitos não T – não B). Uma porcentagem dessas células possivelmente representa subpopulação de linfócitos T e B em fase incipiente de diferenciação. A porcentagem de linfócitos nulos no sangue circulante é de 5 a 10%.

Frequentemente, os linfócitos nulos são naturalmente citotóxicos e são denominados células NK (*natural killer*). São células grandes com citoplasma granuloso ("linfócitos grandes granulosos"). Têm a capacidade de lisar células estranhas mesmo que o organismo não tenha sido previamente exposto aos seus antígenos, como parece ocorrer em fases iniciais do desenvolvimento de neoplasias e contra células infectadas por vírus. A ação lítica dessas células é mediada pela inserção, na parede celular das células-alvo, de proteínas que formam poros, que alteram a homeostase celular (p. ex.: perforinas e granzimas). A ação pode também envolver a indução de apoptose da célula expressando o antígeno. Ao contrário das células T, as células NK não expressam TCR ou CD3, não sintetizam IL-2 e não reconhecem antígenos específicos ou necessitam da apresentação de antígenos pelo MHC. As células NK veem todas as células como potencial alvo e somente a interação entre uma molécula de MHC de classe I presente na célula alvo e um receptor inibidor KIR (*killer immunoglobulin-like receptor*) presente nas células NK atua na comunicação entre as células, indicando tratar-se de uma célula normal que impede a célula NK de lisar a célula-alvo.

As células K (*killer*) participam da destruição de células estranhas com a cooperação de anticorpos, na reação denominada citotoxicidade celular dependente de anticorpo (CCDA), como se verá adiante. Acredita-se que as células NK e K podem representar o mesmo tipo de células, com duas funções distintas. As células NK podem ser identificadas pelo uso dos anticorpos monoclonais NK-1 ou Leu-7 (CD57) e Leu-19 (CD56).

As células *killer* ativadas por linfocinas (células LAK), que vêm sendo experimentalmente utilizadas no tratamento de pacientes portadores de neoplasias, têm sido reconhecidas como uma subpopulação de células NK.

Macrófagos

Originam-se na medula óssea, sendo denominados monócitos, no sangue circulante, e histiócitos ou macrófagos, nos tecidos (p. ex.: células que revestem os sinusoides dos linfonodos ou da polpa vermelha do baço, células de Kupffer, macrófagos alveolares no pulmão, a micróglia no sistema nervoso central).

Os macrófagos podem ser identificados nos tecidos por técnicas histoquímicas ou imuno-histoquímicas que detectam enzimas presentes no citoplasma (p. ex.: esterases, lisozima, quimotripsina, alfa-1-antitripsina), ou pela utilização de anticorpos monoclonais (HAM-56, OKM 1-CD11, Leu M1-CD15).

Os macrófagos apresentam as seguintes funções:

1. *fagocitose*: a ingestão de partículas, microrganismos e restos celulares pelos macrófagos pode independer de mecanismos imunológicos (fagocitose não imune) ou estar relacionada à presença de imunoglobulinas ou complemento (opsoninas) na superfície do material a ser fagocitado ou à estimulação por linfocinas (fagocitose-imune). Quando ocorre opsonização, a fagocitose é facilitada pela presença na superfície dos macrófagos de receptores para o fragmento Fc dos anticorpos e para o componente C3b do sistema complemento;

2. *processamento dos antígenos*: após fagocitose, os macrófagos processam e apresentam os antígenos aos linfócitos T. Outras células envolvidas nesse processo são: células de Langerhans da pele, células reticulares dendríticas dos folículos linfoides e células interdigitantes da zona paracortical dos linfonodos. As células apresentadoras de antígenos são tão especializadas que podem ser agrupadas à parte dos macrófagos;

3. *interação e produção de citocinas*: os macrófagos respondem às citocinas produzidas por linfócitos T ou outras células, tanto aumentando (fator ativador de macrófagos, IFN-γ) quanto diminuindo sua atividade (fator de inibição da migração macrofágica, IL-4, TGF-β), para melhor defender o organismo. Por sua vez, eles produzem citocinas que têm ação sobre várias células, como IL-1 (estimula a produção de anticorpos por linfócitos B, promove a diferenciação de linfócitos T, aumenta a atividade de células NK), IFN-β (inibe crescimento de diferentes células) e TNF-α (age sobre linfócitos T e B e outras células, como as musculares e os adipócitos).

Outras células

Além dos linfócitos e macrófagos, outras células participam da resposta imune, porém sem a capacidade de interagir e de reconhecer especificamente os antígenos. São elas: *neutrófilos*, que fagocitam os antígenos mais facilmente quando recobertos por anticorpos (opsonização); *eosinófilos*, que, além de fagocitar complexos Ag/Ac, participam na modulação dos processos anafiláticos; *mastócitos* e *basófilos*, que sofrem degranulação e liberam substâncias como histamina, leucotrienos e outras envolvidas na inflamação e em reações de hipersensibilidade.

Anticorpos (imunoglobulinas)

Os anticorpos são proteínas produzidas pelos plasmócitos, que são também denominadas imunoglobulinas. No ser humano, são de cinco classes distintas: IgG (1, 2, 3 e 4); IgM; IgA (1, 2 e secretora); IgE; e IgD (Tabela 12.4). Cada uma dessas classes apresenta propriedades biológicas particulares. Todos os anticorpos sintetizados por um plasmócito são idênticos e reagem contra um único determinante antigênico.

Cada molécula de anticorpo é composta por duas cadeias pesadas (H, de *heavy*) e duas cadeias leves (L, de *light*); as cadeias são formadas por regiões globulares que contêm pontes dissulfeto conhecidas como domínios. Cada cadeia tem um fragmento constante (C) e uma parte variável (V), em relação à sequência de aminoácidos (domínios da cadeia leve – V_L e C_L – e domínios da cadeia pesada – V_H e C_H). Comparações entre as sequências de aminoácidos das regiões variáveis das imunoglobulinas mostram que a maioria das variações reside em três regiões chamadas de regiões hipervariáveis (HVR – *hypervariable region*) ou determinadoras de complementaridade (CDR – *complementarity determining region*). As regiões entre as CDR, na região variável, são chamadas regiões *framework*. As imunoglobulinas podem ser classificadas pelo tipo de cadeia leve que possuem e são baseadas também na diferença de sequência de aminoácidos na região constante da cadeia leve – cadeias leves kappa (κ) ou lambda (λ). A porção constante determina a classe do anticorpo. A digestão proteolítica é importante ferramenta de estudo e gera diferentes fragmentos. A digestão com papaína quebra a molécula na região da dobradiça (com a qual os braços dos anticorpos formam "Y") antes da ponte dissulfeto, formando o fragmento Fab. A utilização de pepsina resulta na clivagem da cadeia pesada depois das pontes dissulfeto, resultando em um fragmento $F(ab')_2$. O fragmento Fc é segmento cristalizável do fragmento constante da cadeia pesada, responsável pelas atividades biológicas do anticorpo, como fixação e ativação do sistema complemento, e pela ligação com células que têm receptores para Fc (células NK e macrófagos). Carboidratos são acoplados preferencialmente, mas não exclusivamente, no domínio constante 2 da cadeia pesada (CH_2). A porção variável contém o sítio combinatório para o antígeno, determinando a especificidade antigênica do anticorpo.

A produção de anticorpos é iniciada pela ativação de células B pelo antígeno e depende de sua presença para a manutenção da resposta. Os linfócitos T auxiliares iniciam e cooperam na anticorpogênese, enquanto os linfócitos T supressores têm efeito inverso, inibindo sua produção. Um mecanismo adicional na regulação da produção de anticorpos é a *rede anti-idiotípica*. A porção variável de um anticorpo (idiotipo) pode induzir a formação de um anticorpo denominado anti-idiotipo. Esse anticorpo reage de modo cruzado com o receptor para o antígeno dos linfócitos B, competindo com o antígeno e inibindo a produção de anticorpos. A Tabela 12.5 descreve as principais características das imunoglobulinas.

O anticorpo por si não tem capacidade destrutiva. Quando reage com o antígeno, ele pode neutralizá-lo, como no caso de uma enzima ou toxina. Entretanto, para que haja a destruição ou remoção do agente estranho, é necessária a atuação de sistemas acessórios (o sistema complemento; substâncias dos

Tabela 12.4 Tipos e principais características das imunoglobulinas

Ig	IgG	IgM	IgA	IgE	IgD
Concentração sérica (mg/dL)	800-1.700	50-190	140-420	0,001-0,03	3
Fixação de complemento	Sim (+)	Sim (4+)	Não	Não	Não
Ações biológicas	Resistência Opsonização Resposta 2ª ária Cruza a placenta	Resistência Precipitina Resposta 1ª ária	Proteção em mucosas	Anafilaxia, mastócitos	Função não definida

Tabela 12.5 Tipos e principais características das imunoglobulinas

Tipo de imunoglobulina	Cadeia pesada	Características
IgM Macroglobulina	μ Resposta primária	Pentâmero Principal Ig na superfície dos linfócitos Não cruza a placenta
IgG 4 subclasses Opsoninas	γ Resposta secundária	Monômero Transmissão pela placenta e pelo colostro
IgA	α	Monômero no sangue Defesa das mucosas Dímero em secreções
IgD	δ	
IgE	ε	Presente na superfície dos linfócitos Função relacionada com mastócitos Defesa contra parasitas

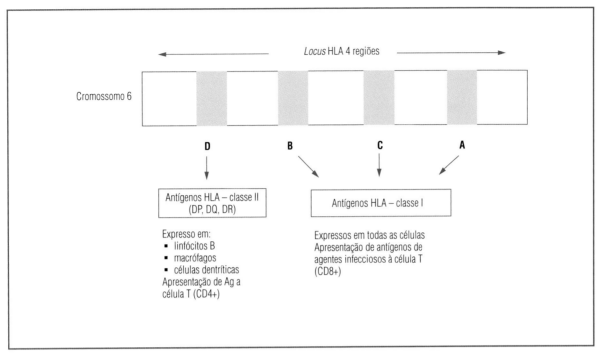

Figura 12.2 Relação entre linfócitos e antígenos de histocompatibilidade.

grânulos de mastócitos e basófilos; as células fagocitárias). Assim, o anticorpo, ao reagir com o antígeno, pode ativar o sistema complemento pela via clássica, que é responsável por lisar ou, recobrindo o antígeno, facilitar sua fagocitose pelas células fagocitárias.

É fato conhecido que indivíduos expostos a um mesmo antígeno podem desenvolver resposta imune diferente em qualidade e quantidade. Uma das explicações para esse fenômeno são as variações genéticas entre os indivíduos.

O sistema de antígenos associados aos leucócitos humanos (sistema HLA), também denominado complexo maior de histocompatibilidade (MHC), ilustra um desses mecanismos genéticos (Figura 12.2).

O sistema HLA é um grupo de genes, localizado no cromossomo 6, que codifica várias glicoproteínas da superfície celular que têm papel importante na resposta imune.

Esses antígenos, como se verá a seguir, têm muita influência em vários estados imunopatológicos, como:
- associação com doenças autoimunes, por exemplo, espondilite anquilosante: HLA B27 em 90% dos casos;
- estados de suscetibilidade e resistência a doenças infecciosas, por exemplo, associação do sistema com genes de suscetibilidade ou resistência;
- rejeição dos enxertos, por exemplo, a sobrevivência do órgão transplantado depende da identidade HLA entre doador e recipiente.

Os linfócitos T do recipiente só reconhecem os antígenos do doador quando acoplados, na superfície dos macrófagos e das células apresentadoras de antígeno, a antígenos HLA da classe II (antígenos DR). Após esse reconhecimento, os linfócitos proliferam e montam uma resposta imune celular – *rejeição aguda celular*. Mais ainda, a liberação local de linfocinas induz a expressão de HLA classe II em células endoteliais, fibroblastos e células tubulares renais.

A Figura 12.3 resume os mecanismos de formação dos principais mecanismos efetores. Após essas considerações iniciais, as doenças decorrentes de processos imunitários serão analisadas.

Reações de hipersensibilidade
Considerações gerais

A resposta imune representa, em geral, um conjunto de mecanismos voltados para a proteção do organismo contra agressões do meio externo. Na verdade, a proteção do hospedeiro é possivelmente a força seletiva que reteve o sistema imune no contexto do patrimônio genético dos animais. Em alguns casos, contudo, a resposta imune pode perder o seu aspecto protetor e promover lesões no próprio organismo. Existe, assim, uma dualidade de fenômenos benéficos e deletérios ao hospedeiro, causados pela mobilização do sistema imune para a eliminação dos antígenos.

Tradicionalmente, a imunidade é definida como a função normal de reconhecimento de um agente agressor externo, sendo a resposta imune protetora. Essa resposta normal pode ser desviada em dois sentidos opostos, como ilustrado adiante. Quando

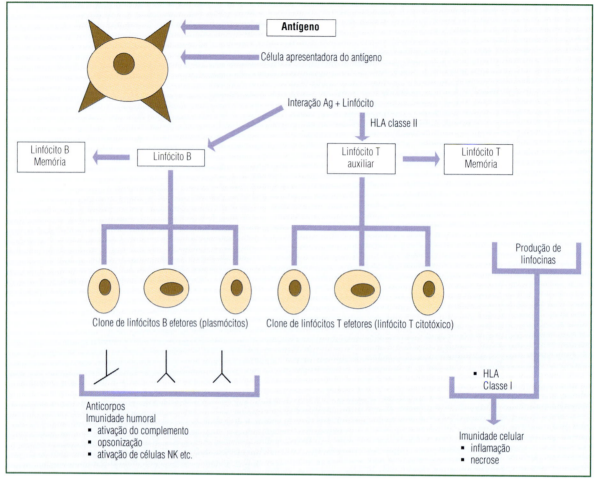

Figura 12.3 Estimulação e maturação dos linfócitos B e T.

ocorre ausência de resposta imune específica, fala-se em anergia; quando, contudo, acontece resposta imune exacerbada ou aberrante, levando à agressão tecidual, fala-se em hipersensibilidade; e quando ocorre ausência de resposta imune específica a antígenos próprios ao organismo, fala-se em tolerância natural (Figura 12.4). É importante ressaltar que as reações de hipersensibilidade, caracterizadas por lesões nos tecidos do hospedeiro, com o aparecimento de sinais e sintomas, ocorrem quando o hospedeiro tenta eliminar o antígeno por meio da resposta imune (Figura 12.5).

Os fenômenos de hipersensibilidade podem ser mediados por qualquer dos mecanismos operantes na resposta imune normal e, dessa maneira, é possível dividi-los em dois grandes capítulos:

- *hipersensibilidade humoral*, na qual os anticorpos representam os elementos fundamentais da reação;
- *hipersensibilidade celular*, com o envolvimento primário dos linfócitos T.

Ao lado de anticorpos e células T, vários outros elementos, como o sistema complemento, os leucócitos e suas enzimas, o sistema da coagulação e outros, também participam das reações de hipersensibilidade, formando um conjunto integrado mobilizado para eliminar o antígeno, mas que causa lesão tecidual por meio de diversos mecanismos. Na tentativa de agrupar os diferentes componentes e mecanismos envolvidos nas reações de hipersensibilidade, várias classificações têm sido propostas.

Classificação

A classificação mais conhecida das reações de hipersensibilidade foi proposta por Gell e Coombs, em 1963, que as dividiram em quatro tipos, assim definidos:

- Tipo I: Reações anafiláticas;
- Tipo II: Reações citotóxicas ou citolíticas:
  – mediadas por complemento;

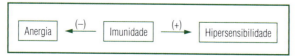

Figura 12.4 Anergia (tolerância), imunidade e hipersensibilidade.

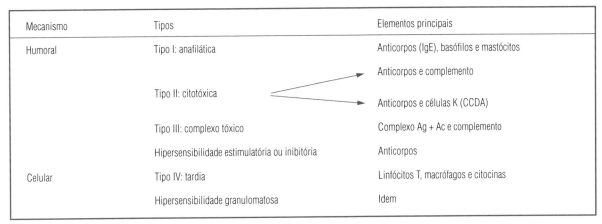

Figura 12.5 Hipersensibilidade: tipos e componentes.

- mediadas por células NK (reação de citotoxicidade celular dependente de anticorpos – CCDA);
- *Tipo III*: Reações tipo complexo imune;
- *Tipo IV*: Hipersensibilidade retardada, tardia.

Com a evolução dos conhecimentos, surgiram outros tipos:
- hipersensibilidade granulomatosa;
- reações de estimulação e neutralização (inibitória).

Os diferentes tipos e componentes são resumidos na Figura 12.5.

O presente capítulo não tem a finalidade de discutir todos os aspectos patogenéticos das reações.

Em cada tipo, limitar-se-á a apontar o processo imunopatológico básico envolvido e a ressaltar outros mecanismos de agressão desencadeados pela inter-relação antígeno-sistema imune.

A Figura 12.6 ressalta que os mecanismos defensivos do hospedeiro podem ser protetores, quando funcionam contra os agentes agressores externos, ou causar lesões, quando se dirigem contra o hospedeiro.

Reações anafiláticas (tipo I) (imediata)

Anafilaxia é palavra derivada do grego e significa o oposto de proteção. Essa forma de resposta imune é também chamada hipersensibilidade imediata, porque seus efeitos para o organismo aparecem logo após a reexposição do hospedeiro ao antígeno.

Nesse grupo de reações, estão incluídas as doenças mediadas pela liberação específica de substâncias farmacologicamente ativas por mastócitos, nos tecidos, ou por basófilos, no sangue. Em uma primeira exposição ao antígeno, o indivíduo desenvolve resposta imune, com o aparecimento de anticorpos, que aderem à superfície de mastócitos e basófilos (anticorpos citofílicos). Quando o indivíduo é reexposto ao antígeno, ocorre reação Ag/Ac na membrana celular dessas células, com subsequente degranulação e liberação de substâncias que induzem inflamação. Esse processo inflamatório, denominado anafilático, é desencadeado visando a rápida eliminação do antígeno, o agente irritante, porém acarreta uma série de sinais e sintomas que caracteriza uma condição imunopatológica (doença anafilática).

O antígeno responsável pelo desenvolvimento de resposta anafilática é denominado *alérgeno*. São, em geral, substâncias ambientais inaladas ou ingeridas (poeira, pólen, substâncias alimentares etc.), drogas e microrganismos, particularmente helmintos.

O anticorpo é, em geral, uma imunoglobulina do tipo IgE (*reagina*). A IgE fixa-se a receptor de alta afinidade na superfície celular dos mastócitos e basófilos pela sua porção Fc. A porção variável, de ligação com o antígeno, fica livre para a reação com o alérgeno. Quando a molécula de antígeno estabelece ponte entre duas ou mais moléculas de IgE, esse sinal é transmitido da superfície celular para o sistema enzimático intracelular, que promove a degranulação dos basófilos e mastócitos (Figura 12.7).

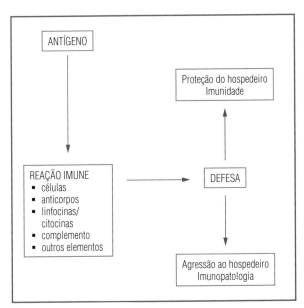

Figura 12.6 Imunidade e imunopatologia.

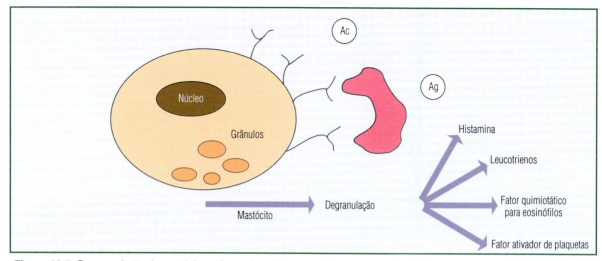

Figura 12.7 Desgranulação do mastócito após reação antígeno e anticorpo na parede celular.

Os fenômenos bioquímicos intracelulares desencadeados pela reação antígeno-anticorpo na superfície celular ocorrem rapidamente (2 a 3 minutos) e incluem a ativação de sistemas enzimáticos associados às membranas (serina-oxidase, fosfolipase C, adenilciclase), a metilação de fosfolipídios das membranas, o influxo de cálcio, a mobilização e ativação de enzimas citoplasmáticas, o aumento intracelular de AMPcíclico. Esses fenômenos acarretam a fusão dos grânulos intracitoplasmáticos entre si e com a membrana celular, o que explica a degranulação observada microscopicamente.

No processo de degranulação, mastócitos e basófilos liberam ou ativam várias substâncias que atuam como mediadores da resposta anafilática. Essas substâncias são: histamina, leucotrienos (LT), fator quimiotático para eosinófilos, prostaglandinas, fator ativador de plaquetas (PAF) etc.

Alguns desses mediadores estão sintetizados e estocados no interior dos grânulos (histamina, fator quimiotático para eosinófilos), enquanto outros são sintetizados a partir de lipídios da parede celular (LT, prostaglandinas, PAF).

A histamina e os LT, entre outros efeitos, causam contração da musculatura lisa, vasodilatação e aumento da permeabilidade vascular. Alguns LT são também quimiotáticos para leucócitos. O PAF também causa esses efeitos. Os mediadores estimulam a produção de muco nas mucosas.

A reação anafilática é, portanto, caracterizada por aumento de permeabilidade vascular (edema), contração da musculatura lisa (brônquio espasmo, cólica intestinal), vasoconstrição inicial seguida de vasodilatação e choque, aumento da secreção gástrica, nasal e lacrimal (ação da histamina, LT e outros mediadores liberados pelos mastócitos e basófilos) e eosinofilia tecidual (fator quimiotático para eosinófilos).

As doenças causadas pelas reações de hipersensibilidade anafilática são divididas em dois grupos:
1. *Reações localizadas (atópicas)*, decorrentes da apresentação local do antígeno:
   – *pele*: dermatite aguda, urticária;
   – *nariz*: rinite alérgica;
   – *pulmão*: asma;
   – *intestino*: gastrenterite alérgica (alergia alimentar).
2. *Reações sistêmicas*, que ocorrem, em geral, quando o alérgeno é injetado no organismo sensibilizado. Essas reações sistêmicas são hoje raras, mas devem merecer cuidados especiais em virtude de sua gravidade. O exemplo mais comum é o choque anafilático à penicilina ou a anestésicos.

As lesões anafiláticas dependem de vários fatores:
a. dose do antígeno;
b. via de contato com o antígeno;
c. frequência de contato com o antígeno;
d. tendência de determinado órgão para reagir (órgão de choque);
e. grau de sensibilidade do indivíduo afetado.

No choque anafilático, por exemplo, à penicilina, a dose do antígeno é pequena, a via de contato é sistêmica, os órgãos de choque são múltiplos (principalmente sistemas respiratório e cardiorrespiratório), os indivíduos afetados são altamente sensibilizados. Por sua vez, na asma brônquica, a via de contato com o antígeno é localizada (trato respiratório), sendo assim fundamental para o estabelecimento do pulmão como órgão de choque: o antígeno sensibilizador (p. ex.: pólen ou poeiras domésticas) é aspirado, entra em contato com os anticorpos presentes na mucosa brônquica e dessa reação Ag/Ac, no nível da membrana dos mastócitos, resulta a liberação de substâncias mediadoras que determinam as alterações clínicas, funcionais e morfológicas nos pulmões dos pacientes portadores de bronquite asmática (Figuras 12.7 e 12.8).

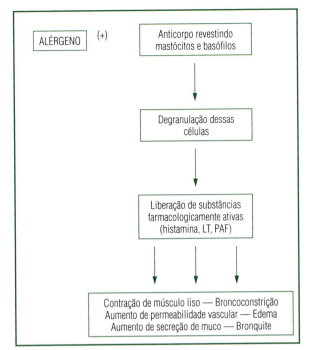

Figura 12.8 Reação anafilática.

Por um lado, essas alterações são defensivas, no sentido de que ajudam a eliminar a agressão (o antígeno), trazendo para o local da invasão os componentes da resposta inflamatória. Por outro, são deletérias para o organismo, causando doença que é, então, classificada como imunopatológica.

Por fim, é importante observar que os eosinófilos possuem nos seus grânulos enzimas capazes de inativar mediadores liberados pelos mastócitos e basófilos, atuando como elementos de modulação da reação anafilática (Tabela 12.6).

Reações citotóxicas ou citolíticas (tipo II)

De modo geral, a destruição de células por anticorpos é benéfica apenas quando as células destruídas são microrganismos patogênicos ou células tumorais. Quando anticorpos, por exemplo, destroem células do próprio hospedeiro, o efeito é deletério e resulta em doenças imunológicas denominadas citotóxicas ou citolíticas.

São dois os tipos principais de anticorpos capazes de causar esse tipo de reação: autoanticorpos e isoanticorpos, ou seja, anticorpos reativos contra células

Tabela 12.6 Substâncias moduladoras da anafilaxia

Eosinófilos	Mediadores da anafilaxia
Aril-sulfatase	Leucotrienos
Histaminase	Histamina
Fosfolipase	Fator ativador das plaquetas

do próprio indivíduo ou de outros indivíduos da mesma espécie, respectivamente.

As reações de caráter citotóxico decorrem da ligação de anticorpos das classes IgG e IgM a determinantes antigênicos da própria membrana celular (antígenos de superfície). Algumas vezes, esse tipo de reação pode ocorrer contra antígeno circulante extrínseco que tenha sido adsorvido à membrana das células (p. ex.: uma droga que atua como hapteno acoplando-se à proteína da membrana celular).

A destruição da célula pelo anticorpo citotóxico ou citolítico pode excepcionalmente ser diretamente dependente da reação do anticorpo com o antígeno, ou comumente ser mediada indiretamente pela ativação do sistema complemento ou por células K.

Reações mediadas pelo sistema complemento

Ressaltem-se inicialmente alguns aspectos do sistema complemento que são importantes para a compreensão das reações citotóxicas e de vários outros mecanismos imunopatológicos.

O sistema complemento é grupo complexo de moléculas plasmáticas que são ativadas em sequência. Como resultado de sua ativação, ocorre a formação de diversos produtos biologicamente ativos que atuam em diferentes processos. O sistema complemento tem a capacidade de iniciar o processo inflamatório – por mecanismo de aumento da permeabilidade vascular e quimiotaxia de neutrófilos e outros leucócitos –, bem como de facilitar a fagocitose de bactérias, ou de outras partículas que estejam revestidas por seus produtos (opsonização). Além dessas funções, o sistema pode produzir a lise direta de certas células por meio da destruição da membrana celular. O complemento é, assim, sistema amplificador de resposta inicialmente limitada. Além disso, outro aspecto biológico importante do complemento é sua relação com outros sistemas amplificadores humorais, como os sistemas da coagulação e o das cininas.

O complemento é composto por pelo menos 20 proteínas plasmáticas, envolvendo fenômenos de ativação, atuação e regulação. A etapa crucial para o funcionamento do sistema é a clivagem de C3. Há duas vias que levam à clivagem de C3, conhecidas como a via clássica e a via alternada de ativação do complemento (Figura 12.9). Ainda existe uma terceira via, conhecida como via da lectina, que utiliza uma proteína similar ao C1q para ativar a cascata do complemento.

A *via clássica* pode ser ativada por complexos antígeno-anticorpo que cindem as moléculas proteicas do primeiro componente do sistema-C1. Os polipeptídios (subunidades) de C1 resultantes dessa clivagem são enzimaticamente ativos e cindem, em cascata, outros componentes do sistema – C4, C2. Produtos

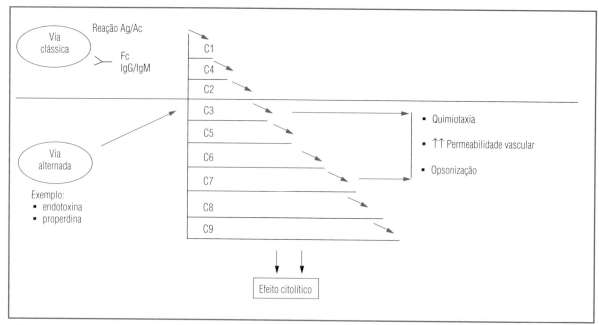

Figura 12.9 Vias de ativação do sistema complemento.

dessa reação formam enzima capaz de cindir C3, conhecida como a C3-convertase da via clássica.

O sistema complemento pode também ser ativado por uma série de outras proteínas – a assim denominada *via alternada*. Essa ativação usualmente envolve componentes, como properdina e produtos bacterianos, cujas endotoxinas determinam diretamente a ativação de C3.

A cisão C3, como já foi dito, é o elemento fundamental na ativação do sistema complemento.

O C3 origina dois componentes denominados C3a e C3b. O C3a é anafilotoxina, responsável por aumento da permeabilidade vascular, contração da musculatura lisa e degranulação de mastócitos.

O C3b é também elemento importante, pois, ao se depositar sobre as superfícies celulares, é capaz de induzir ou facilitar grande número de reações, incluindo fagocitose, secreção, síntese, diferenciação celular etc.

O C3b também se liga à C3-convertase da via clássica e da via alternada, induzindo a clivagem de C5. A partir desse ponto, independentemente do mecanismo de ativação do sistema, a sequência do processo e suas consequências para as células e os tecidos são semelhantes.

Já nesse nível de ativação, alguns subprodutos possuem propriedades farmacológicas capazes de induzir resposta inflamatória e/ou destruição celular: C3a e C5a aumentam a permeabilidade vascular, causando edema, contraem a musculatura lisa, aumentam a fagocitose; C5a é um potente agente quimiotático para neutrófilos.

O processo de ativação continua por meio da ação da subunidade C5b, que ativa outros componentes do complemento. Esses interagem, formando unidade molecular ativa capaz de lesar a membrana celular, levando à lise das células (C5b-9: complexo de ataque às membranas).

Para ilustrar como os mecanismos biológicos resultantes da ativação do complemento integram-se na defesa contra uma partícula estranha, considere-se a invasão de uma bactéria no organismo.

Ao penetrar no organismo, a bactéria ativa a via alternada do sistema complemento e, ao mesmo tempo, estimula os linfócitos para a produção de anticorpos específicos. A ativação da via alternada leva à produção de C3b, C3a, C5a e do complexo C5b-9, com a consequente lise da membrana da bactéria (bacteriólise). Por sua vez, os produtos C3a e C5a promovem degranulação de mastócitos, ampliando a reação inflamatória no local de penetração da bactéria. Tal reação aumenta a permeabilidade vascular e permite o afluxo de neutrófilos e de monócitos-macrófagos (atraídos quimiotaticamente por C3a, C5a e C5-7).

Os neutrófilos e macrófagos estimulados e equipados para a fagocitose (presença de receptores para C3b) liberam enzimas lisossomais, contribuindo para o processo inflamatório.

Ao mesmo tempo, C3b é capaz de auxiliar na produção de anticorpos ao se ligar aos receptores de C3b dos linfócitos B. Essa ligação acelera a produção de anticorpos contra os antígenos bacterianos que podem ativar a via clássica, potencializando a ativação do complemento. Os anticorpos formados da classe IgG também facilitam o processo de destruição bacteriana por mononucleares e neutrófilos (fagócitos), por causa da presença nessas células de receptores para a porção Fc das imunoglobulinas. Os macrófagos atraídos para o local teriam também a função de remover detritos do local da inflamação, quando o processo é debelado.

A remoção do antígeno pela destruição da bactéria é fator responsável pela limitação do processo de ativação do complemento. Existem, porém, diversos outros elementos reguladores, tanto intrínsecos como extrínsecos, envolvidos em limitar ou modular a ação do sistema complemento (Figura 12.10).

A via da lectina ocorre quando a lectina ligadora de manose (MBL – *mannose-binding lectin*) se liga a manose não reduzida, fucose e glicosamina, organizados em um padrão, principalmente nas superfícies celulares de bactérias e fungos. A proteína de ligação à manose substitui, por semelhança, o componente C1q e, ao se ligar às superfícies dos microrganismos, ativa a clivagem da serina-protease associada à proteína de ligação à manose. A serina-protease associada à proteína de ligação à manose cliva os componentes C4 e C2 para produzir C3-convertase, o ponto de junção da cascata do complemento.

As reações citolíticas causadas pela fixação e ativação do sistema complemento sobre estrutura-alvo revestida por anticorpos dependem fundamentalmente de fatores presentes no plasma (anticorpos circulantes e componentes do sistema complemento). Assim, as células mais frequentemente envolvidas nesse tipo de doença imunopatológica são aquelas em contato íntimo com o sangue: hemácias, leucócitos, plaquetas e endotélio vascular.

Na prática, existem quatro condições básicas que podem estar associadas a anticorpos citotóxicos ou citolíticos:

a. *transfusões de sangue incompatível*: quando, então, as hemácias do doador, antigenicamente diferentes das do receptor, são destruídas por isoanticorpos, em processo de lise mediada pelo sistema complemento;

b. *incompatibilidade materno-fetal (eritroblastose fetal)*: na qual as hemácias do feto são antigenicamente diferentes das da mãe que, em consequência, produz isoanticorpos contra as hemácias fetais durante a gravidez. Esses anticorpos maternos cruzam a barreira placentária, atingem o sangue do feto e lisam suas hemácias em processo mediado pelo sistema complemento;

c. *autoanticorpos contra células do próprio organismo*: processo frequentemente associado a neoplasias, infecções ou doenças inflamatórias crônicas. Pode constituir-se no mecanismo principal de agressão em certas doenças imunológicas (doenças autoimunes) ou simplesmente refletir agressão inicial por outro processo, o que resultou na liberação de antígenos do próprio organismo, com o posterior aparecimento de autoanticorpos (doenças com componente autoimune adquirido);

d. *reação a drogas* que podem atuar como antígenos ou como haptenos e induzir anticorpogênese. Frequentemente, essas drogas fixam-se à membrana das células, e estas se tornam vítimas de reação antígeno-anticorpo em sua superfície, com ativação do complemento e citólise (p. ex.: reação à penicilina). Outras vezes, a droga é capaz de alte-

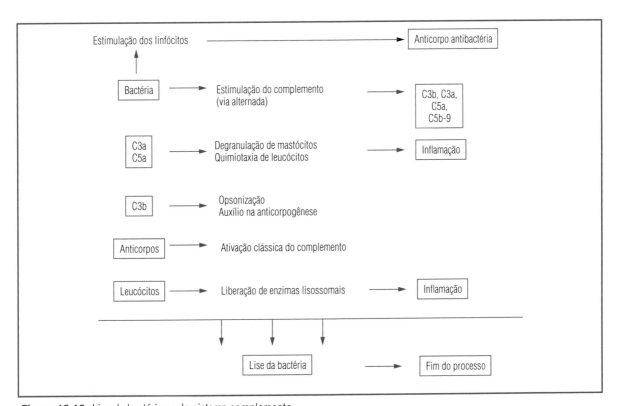

Figura 12.10 Lise de bactérias pelo sistema complemento.

Tabela 12.7 Doenças citolíticas mediadas pelo complemento

Tipo celular	Doença	Condição clínica
Hemácia	Hemólise	Anemia hemolítica
Leucócito	Agranulocitose	Infecção
Plaqueta	Plaquetopenia	Púrpura
Epitélio	Acantólise	Pênfigo

rar a estrutura antigênica da membrana de certas células com o aparecimento de novos antígenos da parede → autoanticorpos → ração Ag/Ac no nível da célula → ativação do complemento → citólise.

A Tabela 12.7 exemplifica os tipos celulares, a doença e a condição clínica associadas às reações citotóxicas ou citolíticas, mediadas por complemento.

Reações mediadas por células NK (citotoxicidade celular dependente de anticorpos – CCDA)

Nesse tipo de reação, antígenos celulares promovem a formação de anticorpos que se fixam, então, às células, denominadas células-alvo. O fragmento Fc dos anticorpos revestindo as células-alvo permite a fixação de células NK, que possuem receptores para Fc. As células-alvo são então lisadas pelas células NK por meio de mecanismos de membrana. Algumas moléculas liberadas pelas células NK e envolvidas na lise das células-alvo são: perforina, granzina (protease), proteoglicanas e leucolexina (semelhante ao fator de necrose tumoral – TNF).

É importante observar que as células NK não necessitam de sensibilização prévia para agir e também não apresentam especificidade imunológica. Poderiam ser denominadas células assassinas profissionais. É fácil entender essas características, já que essas células têm a sua ação discriminada pelos anticorpos, os quais detêm a especificidade antigênica nesse mecanismo.

Outras células que podem exercer esse papel lítico, sem fagocitose, e utilizando o receptor para Fc, são: monócitos, neutrófilos e eosinófilos.

O mecanismo de ação da lise da CCDA e o seu papel biológico não estão completamente esclarecidos. O fenômeno tem sido observado *in vitro* (p. ex.: na destruição de células tumorais) e tem sido postulado para a patogenia da tireoidite de Hashimoto.

Reações tipo complexo imune tóxico (tipo III)

Essas reações são causadas pela formação de complexos Ag/Ac (imunocomplexos) no nível dos tecidos ou na circulação. Sob a forma de microprecipitados, depositam-se na parede dos vasos sanguíneos ou no interstício dos tecidos, causando inflamação.

Os imunocomplexos formados pelo antígeno e por anticorpos das classes IgG e IgM podem ativar o sistema complemento pela via clássica e, assim, causar inflamações graves. Os anticorpos da classe IgA ativam o complemento pela via alternada.

Exemplos comuns de reações de hipersensibilidade causadas por complexos imunes são as diferentes formas de glomerulonefrites, algumas formas de vasculites alérgicas, a reação de Arthus, o eritema nodoso e a doença do soro.

Em todas elas, visando à eliminação do antígeno, ocorre reação Ag/Ac, quer *in situ* no nível dos tecidos (eritema nodoso, reação de Arthus e algumas formas de arterite), quer na circulação, com posterior deposição dos complexos na parede dos pequenos vasos (doença do soro e glomerulonefrite).

Na glomerulonefrite, os rins são os órgãos comprometidos, já que os capilares glomerulares, ao exercerem sua função de filtração do plasma, acabam por aprisionar em suas paredes os complexos Ag/Ac circulantes, sendo vítimas passivas da agressão inflamatória desencadeada pelos complexos, envolvendo antígenos e anticorpos estranhos às estruturas renais. A doença do soro e as glomerulonefrites são os exemplos mais citados das reações que resultam da deposição dos complexos circulantes. O protótipo das reações do tipo III que ocorrem localmente é a reação de Arthus.

Reação de Arthus (doença por complexo imune localizada)

A reação de Arthus é comumente induzida na pele, caracterizada por lesões graves da parede dos pequenos vasos sanguíneos, com aumento da permeabilidade vascular. A reação é produzida pela injeção de antígeno na pele de organismo sensibilizado, o qual possui anticorpos circulantes precipitantes contra o antígeno injetado. A resposta inflamatória atinge o máximo entre 4 e 10 horas após a injeção do antígeno e consiste em área de hemorragia intensa. Em alguns casos, pode ocorrer até necrose do tipo fibrinoide. Histologicamente, a lesão é caracterizada pela presença de numerosos neutrófilos ao longo da parede dos vasos, além de hemorragia; ocasionalmente, observa-se trombose vascular.

A reação de Arthus pode ser assim esquematizada:
- o anticorpo liga-se ao antígeno na parede do vaso e o imunocomplexo resultante deposita-se localmente;
- o complexo Ag/Ac ativa o sistema complemento pela via clássica;
- a ativação do complemento leva à formação de fatores quimiotáticos, de aumento de permeabilidade vascular e de lise celular (inflamação);
- os neutrófilos são atraídos para a área (por C5a e C5-7) e ligam-se aos imunocomplexos;
- os neutrófilos fagocitam os complexos;
- durante a fagocitose, ocorre liberação de enzimas lisossomais dos neutrófilos, que aumentam as lesões vasculares.

Na Figura 12.11, estão salientados os três elementos fundamentais da reação de Arthus.

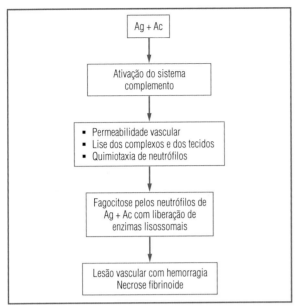

Figura 12.11 Lesão vascular por complexo tóxico.

Embora a reação de Arthus seja comumente obtida pela injeção do antígeno na pele de indivíduo sensibilizado, há algumas situações clínicas decorrentes de reação Ag/Ac localizada, com patogenia semelhante à reação de Arthus. Esse parece ser o caso, por exemplo, da artrite reumatoide, que é doença inflamatória crônica das articulações, em que há grande quantidade de complexos Ag/Ac (o fator reumatoide é uma IgM anti-IgG) e de leucócitos causando lesões.

Outro exemplo de formação local de complexos Ag/Ac é a pneumonite de hipersensibilidade. Reações desse tipo ocorrem quando o indivíduo aspira grande quantidade do antígeno contra o qual está sensibilizado. Os complexos Ag/Ac formam-se nos septos alveolares e produzem inflamação pulmonar septal com sintomas respiratórios agudos. Os casos clínicos mais comuns ocorrem em agricultores expostos a antígenos presentes em material estocado e mofado. Por isso, a pneumonite intersticial é também conhecida como a "síndrome do pulmão do fazendeiro". Os trabalhadores de canaviais estão sujeitos à doença semelhante, decorrente da sensibilização a antígenos fúngicos presentes no bagaço da cana (bagaçose).

Doença do soro e outras doenças: doença por complexo imune sistêmica

As primeiras observações de doença sistêmica causada por imunocomplexos foram decorrentes da injeção de soro estranho (comumente de cavalo) para o tratamento de doenças infecciosas. Com a disseminação do uso de antibióticos, é raro atualmente o emprego de soros heterólogos e a doença do soro não representa mais problema clínico comum.

Há, contudo, outras doenças de causas as mais diversas, nas quais as lesões e a sintomatologia decorrem da formação de imunocomplexos na circulação. Esse grupo de doenças é denominado doenças por complexo imune sistêmicas.

Quando o antígeno e o anticorpo se ligam, os imunocomplexos formados podem ter diversos tamanhos, dependendo das proporções desses dois elementos. Quando a proporção de antígeno e anticorpo é semelhante ou quando há grande quantidade de anticorpos, os complexos formados são grandes. Os imunocomplexos grandes são pouco patogênicos, porque são pouco solúveis, sendo facilmente fagocitados no fígado e no baço. Os imunocomplexos formados quando existe grande proporção de antígeno em relação ao anticorpo são pequenos e solúveis. Esses imunocomplexos são importantes patogenicamente porque circulam por mais tempo, podendo se depositar em paredes vasculares de diversos órgãos, causando vasculites. A carga elétrica do complexo, quando oposta à do tecido, é também fator que facilita a sua deposição nos tecidos.

Os complexos pequenos depositam-se na parede do vaso, ativam o sistema complemento, com quimiotaxia para neutrófilos, e o conjunto leva à necrose da parede dos vasos, com mecanismo semelhante ao da reação de Arthus.

Para que os imunocomplexos penetrem nas paredes dos vasos, deve haver aumento local da permeabilidade vascular. Esse fenômeno decorre da liberação de aminas vasoativas (histamina e serotonina) pelas plaquetas ou basófilos.

Há deposição maior de imunocomplexos nos vasos em que há pressão sanguínea aumentada ou turbulência. Nas áreas de turbulência, as plaquetas aderem ao endotélio e, por liberação de histamina, promovem a deposição de imunocomplexos. A pressão sanguínea é também importante. No glomérulo, por exemplo, o fluxo sanguíneo é alto e existe pressão hidrostática elevada, o que contribui para a deposição dos complexos nos capilares glomerulares.

Os complexos, uma vez formados ou depositados, fixam e ativam o sistema do complemento, que desencadeia a inflamação: congestão e aumento de permeabilidade capilar (frações dos componentes C3 e C5); atração, exsudação e fixação de leucócitos no nível dos capilares glomerulares (frações dos componentes C3 e C5); lise da membrana basal ou de células vizinhas (complexo de ataque à membrana).

Os leucócitos que chegam ao local liberam enzimas e radicais tóxicos do oxigênio que lisam células ou estruturas, ampliando a resposta inflamatória. A lesão endotelial consequente precipita o desencadeamento dos mecanismos da coagulação, o que amplia as consequências da inflamação iniciada pelos depósitos dos complexos imunes. A presença de fibrina, fibrinogênio e seus produtos de degradação, no nível do espaço de Bowman, determina a proliferação das células parietais do epitélio da cápsula e a exsudação de macrófagos, com a formação de crescentes epiteliais.

A evolução do processo dependerá da capacidade do sistema monocítico macrofágico local (p. ex.: células mesangiais do glomérulo) e do complemento de fagocitar e lisar os complexos imunes.

A persistência dos complexos no local determina a cronicidade do processo, com o aparecimento de fenômenos proliferativos e cicatriciais, como é o caso das glomerulonefrites que evoluem para a fase crônica.

Outro exemplo importante de doença imunológica sistêmica do tipo complexo tóxico é o *lúpus eritematoso disseminado*, no qual existem anticorpos contra os ácidos nucleicos do próprio indivíduo (RNA, DNA).

Haverá, então, a formação de complexos Ag/Ac circulantes (RNA-anti-RNA e DNA-anti-DNA), que se depositam nos glomérulos e/ou vasos sistêmicos, ativam o complemento e causam glomerulonefrite e vasculite, respectivamente. Durante os surtos da doença, observam-se títulos elevados de autoanticorpos e de complexos imunes circulantes, com diminuição da concentração sérica dos componentes do complemento (hipocomplementemia), indicando que esse sistema está sendo consumido, ou seja, ativado e fixado nos tecidos lesados. Assim, nessas doenças por complexo tóxico, os níveis séricos de anticorpos, de imunocomplexos e das frações do complemento permitem a monitoração do tratamento dos pacientes, sendo que sua normalização é utilizada como critério de cura.

Por fim, é importante ressaltar alguns mecanismos modulatórios de controle das reações de tipo III, como a fagocitose e a lise dos complexos imunes, a solubilização dos complexos pela C3-convertase, a instabilidade dos componentes do complemento ativados no local da reação e a presença de substâncias que inativam os fatores do complemento.

O diagnóstico das doenças causadas por complexos imunes pode ser confirmado por alguns exames laboratoriais. Assim, pode-se medir os níveis séricos de complexos Ag/Ac por diferentes técnicas. Deve ser lembrado, porém, que complexos imunes podem ser detectados na circulação, sem nenhuma manifestação de doença.

A formação de complexos é mecanismo eficiente de eliminação de antígenos, já que os complexos podem ser eliminados pelas células do sistema mononuclear fagocítico (sistema reticuloendotelial – SRE), por meio de fagocitose. Esta é facilitada pela presença, nessas células, de receptores para a porção Fc das imunoglobulinas e para C3b. Uma sobrecarga e exaustão do SRE podem causar aumento nos níveis séricos de complexos imunes, facilitando sua deposição nos tecidos e o aparecimento de doença.

Outro método diagnóstico é a demonstração nas lesões da presença dos complexos imunes. Isso, em geral, é feito pelo uso da microscopia eletrônica, que revela os complexos sob a forma de grânulos elétron-densos e/ou por métodos imuno-histoquímicos, como imunofluorescência. Na imunofluorescência, utilizam-se antissoros anti-imunoglobulinas ou anticomplementos conjugados à substância fluorescente para a demonstração desses componentes dos complexos, em biópsias. Em reações positivas, observa-se padrão granular de fluorescência, correspondendo aos complexos depositados nos tecidos lesados.

Reações celulares ou tardias (tipo IV)

As reações dos tipos anteriores estavam ligadas à produção de anticorpos e, portanto, à atividade dos linfócitos B e dos plasmócitos, com consequente reação Ag/Ac no nível da membrana celular (anafilaxia e reações citotóxicas ou citolíticas) ou no nível do interstício vascular (reação tipo complexo tóxico).

As reações do tipo IV – *reações celulares* ou *tardias* – são também denominadas hipersensibilidade retardada e são dependentes da ação dos linfócitos T (Figura 12.12).

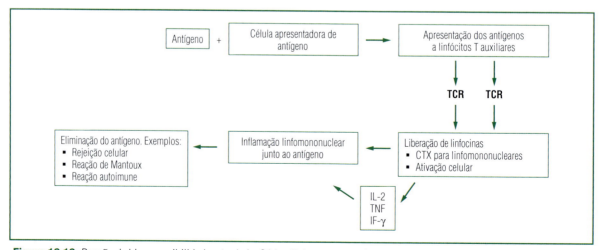

Figura 12.12 Reação de hipersensibilidade retardada. CAA: células apresentadoras de antígeno; TCR: receptor celular; CTX: fator quimiotáxico.

Após contato com determinados tipos de antígenos, o organismo reage com a produção de resposta imune celular. Essa resposta é caracterizada pelo aparecimento de população (clone) de linfócitos T especialmente sensibilizada contra o antígeno.

Assim, se um indivíduo entra em contato com o bacilo da tuberculose, ele estabelece, no seu sistema imune, clones de linfócitos T sensibilizados aos antígenos do bacilo. Mais tarde, se for injetada na sua derme pequena quantidade do antígeno bacilar (teste intradérmico de tuberculina, reação de Mantoux), os linfócitos T circulantes especificamente sensibilizados se "lembrarão" do antígeno do bacilo (memória imunológica) e se fixarão na derme, no nível da injeção.

É importante ressaltar que os linfócitos T auxiliares respondem aos antígenos somente quando estes são processados por macrófago apresentador de antígeno. Os macrófagos fagocitam os antígenos, digerem-nos parcialmente e incorporam os peptídios resultantes em sua membrana celular acoplados a moléculas do complexo MHC II.

Esses linfócitos sensibilizados, uma vez em contato com o antígeno específico, são estimulados a sintetizar e a secretar uma série de substâncias farmacologicamente ativas, denominadas citocinas.

As citocinas medeiam a resposta inflamatória que se segue ao contato entre os linfócitos T sensibilizados e seu antígeno específico. Algumas citocinas são quimiotáticas para monócitos e linfócitos, que afluem ao local do teste intradérmico e aí são fixados pela ação de outra citocina – o fator inibidor da migração macrofágica (MIF). Dessa forma, do foco inicial linfocitário específico, a reação amplia-se por causa da ação das citocinas. Como deve haver algum tempo entre a chegada dos linfócitos T sensibilizados, sua estimulação pelo antígeno específico e a secreção dos mediadores solúveis, as reações demoram certo tempo para se processar, daí serem denominadas reações de hipersensibilidade retardada ou tardia.

Com a secreção do fator mitogênico (IL-2), uma das citocinas mais bem estudadas, ocorre multiplicação local das células, especialmente linfócitos, o que aumenta o potencial local de defesas. Há ainda citocinas capazes de aumentar a permeabilidade vascular (fator inflamatório), ativar a ação anti-inflamatória e fagocitária dos macrófagos, estimular a síntese de colágeno por fibroblastos etc.

Dessa forma, o organismo defende-se tanto à custa de substâncias ou de células localmente produzidas quanto por outros elementos exsudados do sangue, sendo esses fenômenos mediados pelas citocinas.

Deve ser ressaltado que a linfotoxina alfa (LT-α, também conhecida como fator de necrose tumoral beta – TNF-β) é citocina com capacidade de lisar e digerir a membrana de células ou de outras estruturas. Por intermédio de sua ação, os linfócitos T ativados, linfócitos B e células natural *killer* têm capacidade destrutiva, lítica, em relação aos antígenos livres no interstício ou fixados às membranas celulares.

Ao lado da produção de citocinas, o organismo defende-se com a produção de linfócitos T citotóxicos ou citolíticos (CD8+). Essas células são fundamentais para a lise das células-alvo que portam na superfície o antígeno específico em associação com os antígenos MHC classe I. Nesse fenômeno, o linfócito T citotóxico entra em contato direto com a célula-alvo e causa lise celular, entre outros mecanismos, pela liberação local de uma proteína (perforina) capaz de formar poros na membrana celular da célula-alvo.

Todos esses fenômenos podem conduzir à degradação do antígeno agressor, e o processo inflamatório mediado pelo linfócito T cessa, caracterizando uma reação imune protetora.

Em outras circunstâncias, o agente agressor persiste e a inflamação consequente intensifica-se, tornando-se mais complexa; pode, então, ocorrer destruição de células que contêm ou que estão ligadas ao antígeno ou, ainda, de células próximas do foco da interação antígeno-linfócito T.

O dano celular e tecidual consequente a essa reação imune passa então a caracterizar condição deletéria, indesejável para o organismo, constituindo-se, portanto, no substrato patogenético de doenças imunológicas, classificadas como do tipo celular ou tardio, ou de hipersensibilidade retardada:

- *reações do tipo celular*: porque são mediadas pela ação de células-linfócitos T;
- *reações do tipo tardio ou retardada*: porque se manifestam horas após o contato entre o antígeno e os linfócitos T sensibilizados.

Trata-se de evidência da ambiguidade da resposta inflamatória imune, que, apesar de essencialmente defensiva, pode causar lesão celular e tecidual.

Exemplos característicos de reações de hipersensibilidade retardada são: alergia por contato, rejeição dos enxertos, hepatite crônica a vírus, encefalomielite etc.

A reação retardada pode ocorrer no interstício de um tecido, determinando o aparecimento de inflamação crônica inespecífica, com destruição do parênquima circunvizinho (doença imunológica).

A reação entre o antígeno específico e os linfócitos T sensibilizados, quando ocorre no interstício, desencadeia uma série de eventos que visa à destruição do agressor, isto é, do antígeno. Porém, como demonstrado no esquema, a produção local de linfocinas citotóxicas, ao lado do afluxo, fixação e ativação local de outros leucócitos, com aumento de sua capacidade de fagocitose e liberação de enzimas lisossomais citolíticas, lesa por contiguidade as células vizinhas. Se o processo persistir, ou ocorrer em surtos ao longo do tempo, haverá destruição progressiva do órgão, com insuficiência de sua função. Como exemplo, deve ser citada a importância desse mecanismo na rejeição de enxertos. Acredita-se também que esse tipo de agressão tem papel relevante na patogenia da miocardite crônica chagásica.

Um subgrupo especial das reações de hipersensibilidade tardia são as *reações granulomatosas*. O processo é também resultante da reação de um antígeno com linfócitos T sensibilizados, com consequente liberação local de citocinas.

Porém, nas reações granulomatosas imunes, em parte por causa da natureza do antígeno envolvido ou do tipo de resposta do hospedeiro, as linfocinas liberadas são capazes de atrair localmente grande número de monócitos, que, intensamente ativados, transformam-se em células epitelioides e se agrupam em nódulos (tubérculos). As células epitelioides são macrófagos ativados que perdem as características de células fagocíticas para se transformar em células secretoras de mediadores inflamatórios e de substâncias microbicidas.

Tuberculose, hanseníase tuberculoide e algumas parasitoses como a esquistossomose são exemplos de doenças nas quais ocorre destruição tecidual por reação granulomatosa de patogenia imunológica.

Nesse sentido, o granuloma periovular que ocorre no fígado de pacientes portadores de esquistossomose mansônica constitui-se, talvez, em um dos mais típicos exemplos de doença imunológica. Se o hospedeiro não montasse uma resposta imune contra antígenos do ovo, este seria lisado nos espaços-porta, sem a formação de cicatrizes fibrosas. Porém, o hospedeiro sensível aos antígenos do miracídio, em casos de infecção maciça, responde com o afluxo portal de linfócitos T sensibilizados que secretam linfocinas que, como já descrito, mediam a formação de resposta granulomatosa epitelioide periovular, que tende a cicatrizar, causando fibrose portal, hipertensão a montante, varizes do esôfago e esplenomegalia: enfim, a forma hepatosplênica da doença.

O diagnóstico das doenças mediadas por imunidade celular ou a avaliação da capacidade de resposta imune celular é baseada na utilização de teste *in vivo* e *in vitro*, como: testes intradérmicos, transformação e contagem de linfócitos T na circulação e nas lesões. Esses testes podem ser realizados com o antígeno específico ou com mitógenos, como a fito-hemaglutinina.

Reações de estimulação ou neutralização

Nas reações desse tipo, o mecanismo de ação depende somente dos anticorpos, sem o envolvimento de sistema de amplificação, como o complemento.

As observações sobre hipersensibilidade estimulatória foram inicialmente feitas no hipertireoidismo. O fator capaz de estimular a tireoide por tempo prolongado foi identificado como uma imunoglobulina da classe IgG. Este anticorpo liga-se ao receptor do hormônio estimulador da tireoide (TSH) e mimetiza sua ação, promovendo estimulação prolongada, a qual é responsável pela hiperplasia difusa da glândula, com hipersecreção de hormônio e hipertireoidismo: *bócio tóxico difuso* ou *moléstia de Graves*.

Há casos em que, em vez de estimulação, ocorre neutralização da ação de uma substância. Essas são reações mediadas por anticorpos que inibem a ação de substâncias biologicamente ativas mediante dois mecanismos principais: (a) união *in vivo* do anticorpo com a substância, inativando-a; (b) união do anticorpo com os receptores celulares para a substância, bloqueando sua possível ação.

Esse tipo de anticorpo contra moléculas biologicamente ativas pode ser encontrado em cinco condições:
a. pós-transfusional, em pacientes que desenvolvem deficiência de determinado fator de coagulação;
b. doenças do colágeno, como no lúpus eritematoso;
c. estados imunoproliferativos, como leucemias e linfomas;
d. alergia a drogas;
e. infecções crônicas, como tuberculose.

Como exemplos de doenças com anticorpos neutralizantes ou inativadores, podem ser citados:
1. *diabetes*: anticorpo anti-insulina; anticorpo antirreceptor de insulina;
2. *hemofilia*: anticorpos antifatores da coagulação;
3. *anemia perniciosa*: anticorpo antifator intrínseco;
4. *miastenia gravis*: anticorpo antirreceptor para acetilcolina na placa motora terminal.

Nos exemplos citados, os anticorpos são deletérios, isto é, sua ação neutralizante determina a inativação da insulina, fatores da coagulação, fator intrínseco e acetilcolina, com o aparecimento respectivo de resistência ao medicamento, aumento dos fenômenos hemorrágicos, alterações da absorção gastrintestinal da vitamina B_{12} e fraqueza muscular.

Anticorpos para os receptores de prolactina e hormônios do crescimento também bloqueiam a ligação do hormônio homólogo.

Mecanismos de rejeição dos enxertos

Os enxertos podem ser rejeitados tanto por mecanismos imunes humorais como celulares. Na verdade, a rejeição dos enxertos constitui resposta imune normal contra antígenos estranhos. Entretanto, os mecanismos envolvidos são os mesmos dos mecanismos de hipersensibilidade e, por isso, serão agora brevemente revistos.
a. *Mecanismos humorais*: os anticorpos contra os antígenos transplantados podem estar presentes antes do transplante ou ser produzidos após o transplante. Os anticorpos causam lesões no órgão transplantado mediante reações Ag/Ac, que são equivalentes às reações de hipersensibilidade tipo II (antígeno na superfície das células transplantadas + anticorpo + complemento ou célula NK) ou do tipo III – reação de Arthus (formação e deposição de complexos Ag/Ac no interstício dos tecidos ou parede dos vasos + complemento + leucócitos).
b. *Mecanismos celulares*: os linfócitos T sensibilizados contra os antígenos transplantados podem destruir o órgão transplantado por citotoxicidade

direta (linfócitos T citolíticos) ou por meio da liberação de linfocinas. Esses são os mecanismos de dano tecidual nas reações de hipersensibilidade tipo IV.

Anticorpos pré-formados causam quadro de rejeição hiperaguda, imediatamente após o restabelecimento de circulação no órgão transplantado. Os anticorpos e as células T sensibilizadas formadas após o transplante podem causar quadros de rejeição aguda ou crônica, na dependência do tempo de evolução do fenômeno.

A Tabela 12.8 resume os dados já apresentados.

No contexto das rejeições, é conveniente citar a *doença do enxerto contra o hospedeiro*, uma condição imunopatológica mais frequente em transplante não autólogo de medula óssea. Células imunologicamente competentes do doador transplantadas "colonizam" o sistema imune do recipiente e passam a reconhecê-lo como estranho e a rejeitá-lo, causando lesões principalmente na pele, nos intestinos, no baço e no fígado.

Considerações finais

O resumo do que foi visto nas reações de hipersensibilidade e o entendimento da histologia das doenças imunológicas, sob o ponto de vista de seus mecanismos patogenéticos, estão contidos na Tabela 12.9.

A maioria das doenças por reações de hipersensibilidade exibe um processo inflamatório. Mais raramente, elas se expressam por meio de outras alterações

Tabela 12.8 Rejeição dos enxertos

Mecanismo imunológico efetor	Tipo de hipersensibilidade	Histopatologia	Tipo de rejeição
Anticorpos pré-formados contra o doador	II III	Vasculite Necrose	Hiperaguda
Anticorpos que se formam contra o doador	II III	Vasculite Necrose	Aguda humoral
Linfócitos T sensibilizados contra o doador	IV	Lise celular Infiltrado Linfomononuclear	Aguda celular
Anticorpos e linfócitos antidoadores	II III IV	Lesões crônicas Fibrose	Crônica

Tabela 12.9 Reações de hipersensibilidade: visão geral

Tipo de reação	Mediadores (mecanismos intermediários de agressão)	Histologia	Moduladores	Exemplos
Anafilática	Substância dos mastócitos e basófilos: • histamina • leucotrienos • fator quimiotático de eosinófilos • fator ativador de plaquetas	Edema Congestão Exsudação de eosinófilos Hipersecreção de muco	Eosinófilos	Asma Rinite alérgica
Citolítica (mediada por complemento)	Complemento: • Anafilatoxinas • liberação de grânulos dos mastócitos • fatores quimiotáticos para neutrófilos • fatores líticos	Edema Congestão Exsudação de neutrófilos Necrose	Fatores anticomplemento	Pênfigo Hemólise Rejeição humoral
Citolítica (mediada por células K)	Contato célula-célula	Necrose celular Infiltração linfomonoplasmocitária		Tireoidite de Hashimoto Hepatite crônica
Complexo tóxico	Complemento: • anafilotoxinas • liberação de grânulos dos mastócitos • fatores quimiotáticos para neutrófilos • fatores líticos	Edema Congestão Exsudação de neutrófilos Necrose	Fatores anticomplemento	Glomerulonefrites Lúpus eritematoso
Tardia, retardada ou imune celular	Linfócitos T citolíticos linfocinas: • fator inflamatório • fator quimiotático de linfomononucleares • IL-2 • Fator ativador de macrófagos • Linfotoxina	Edema Congestão Exsudação de mononucleares Necrose	Fatores antilinfocinas	Reação de Mantoux Dermatite de contato Rejeição celular
Granulomatosa	Idem ao anterior Fator ativador de macrófagos	Transformação de macrófagos em células epitelioides e células gigantes	Fatores antilinfocinas	Esquistossomose Tuberculose

anatomopatológicas, como necrose (hemólise, plaquetopenia), degeneração (corpúsculo de Russell, degeneração hialina dos hepatócitos), distúrbios circulatórios (trombose, hemorragia por púrpura) ou distúrbio de crescimento (bócio, linfomas).

AUTOIMUNIDADE

Considerações gerais

A lesão tecidual causada por um processo imune pode ser consequente à resposta imunológica do indivíduo contra antígenos estranhos ou contra componentes do próprio organismo. A reação imunológica do indivíduo contra os próprios tecidos é chamada *autoimunidade* e as doenças decorrentes dessa reação são denominadas *doenças autoimunes*.

As reações autoimunes podem ser decorrentes da produção de anticorpos e/ou mediadas por mecanismos imunes celulares. Assim, a lesão tecidual pode resultar da ação de anticorpos ou complexos Ag/Ac (resposta humoral) ou da ação de células T efetoras (resposta imune celular).

Apesar de existirem células com capacidade de reagir contra componentes do próprio organismo, normalmente elas estão inibidas, caracterizando estado de autotolerância. Tudo indica que o contato constante com os autoantígenos, mesmo em quantidades diminutas desde o início da vida, seja fator fundamental para a inibição ou supressão das células que possuem receptores para os antígenos próprios.

Trabalhos experimentais têm demonstrado que antígenos em concentração muito baixa fazem com que os linfócitos T auxiliares sejam inibidos. Esse mecanismo explica autotolerância a componentes próprios, como a tiroglobulina que circula no soro em baixa concentração. Contudo, antígenos em alta concentração inibem tanto as células T auxiliares como as células B. Um mecanismo de tal natureza pode ser o responsável pela falta de resposta às proteínas do soro, que estão presentes em alta concentração.

Duas teorias têm sido propostas para explicar os mecanismos de tolerância natural:
a. *teoria da eliminação clonal:* postula que os clones de linfócitos que têm receptores para antígenos presentes desde a vida fetal (antígenos próprios) são eliminados, não sendo mais encontrados na vida adulta. O desenvolvimento de autoimunidade na vida adulta seria explicado pelo reaparecimento desses clones, possivelmente por rearranjo gênico no nível das células-tronco primitivas;
b. *teoria da supressão celular específica:* baseia-se na evidência de que todos os clones linfocitários continuam presentes durante a vida, porém muitos deles estão suprimidos e se tornam inativos.

Os antígenos, tanto em baixa quanto em alta concentração, podem estimular as células T supressoras e, desse modo, produzir tolerância. Isso favorece o papel das células T supressoras em manter a tolerância contra os antígenos próprios. Animais que apresentam doenças autoimunes têm deficiência em células T supressoras.

Outro mecanismo seria a presença de fatores supressores no plasma (p. ex.: anticorpos bloqueadores), que poderiam "mascarar" os antígenos próprios ou ligar-se a receptores antigênicos de linfócitos, impedindo-os de reconhecer os antígenos.

Patogênese

A patogênese da autoimunidade envolve fatores genéticos, virais e imunológicos ainda não totalmente esclarecidos.

A frequência de determinadas doenças autoimunes é maior em indivíduos que possuem certos tipos de antígenos HLA (cujo *locus* no cromossomo está bem próximo do *locus* dos genes da resposta imune). Exemplos: HLA B27 – espondilite anquilosante; HLA B8 – miastenia *gravis*; HLA DR4 – artrite reumatoide. É possível que um defeito nos genes reguladores da resposta imune seja responsável pela ocorrência de reações autoimunes em determinados indivíduos.

Os vírus podem provocar a perda de células T ou se associar a antígenos, modificando sua estrutura a fim de induzir autoimunidade.

Entre os mecanismos iniciadores de autoimunidade, podem ser citados os seguintes como os mais importantes: desvio da autotolerância das células T auxiliares; perda da função supressora; e emergência de antígenos sequestrados.

O desvio da tolerância das células T auxiliares pode ocorrer por:
a. *modificação do autoantígeno:* neste caso, determinado antígeno próprio pode ligar-se a outra proteína carreadora, que é reconhecida por células não tolerantes. Drogas ou microrganismos podem ligar-se aos autoantígenos, modificando-os de modo que possa ocorrer a estimulação de células não tolerantes, ou ainda os autoantígenos podem ser degradados, expondo determinantes antigênicos diferentes;
b. *reação cruzada:* diversos agentes infecciosos dão reação cruzada com tecidos humanos por meio de determinantes antigênicos comuns (p. ex.: estreptococo beta-hemolítico e doença reumática do coração; *E. coli* O14 e colite ulcerativa);
c. *fatores mitogênicos:* endotoxinas bacterianas (lipossacarídeos bacterianos) têm poder mitogênico para células B, podendo, desse modo, substituir o papel das células T auxiliares.

A perda da função T supressora parece ser mecanismo importante no desenvolvimento de autoimunidade. Há evidências que sugerem mecanismos dessa natureza no lúpus eritematoso disseminado.

Como já citado, a emergência de antígenos sequestrados é mecanismo que frequentemente determina autoimunidade. Certos antígenos, como o cristalino do olho, o espermatozoide, a mielina e mesmo o coloide tireoidiano, acham-se sequestrados e não passaram pelo processo da autotolerância. Após trauma de qualquer natureza, podem entrar em contato com as células do sistema imune e induzir resposta autoimune.

Muitas doenças autoimunes apresentam incidência familiar aumentada (p. ex.: tireoidite de Hashimoto e lúpus) e outras estão associadas à presença de alguns antígenos de histocompatibilidade, como já citado.

Exemplos

Muitas doenças são consideradas decorrentes de mecanismos autoimunes. Os antígenos envolvidos podem ser específicos para determinado tipo de célula (doença autoimune órgão-específica) ou ser comuns a vários tipos celulares, como ácidos nucleicos (doença autoimune sistêmica).

É importante ressaltar mais uma vez que, em algumas doenças, a reação contra antígenos próprios é a responsável direta pela lesão tecidual e pela doença em si (doença autoimune propriamente dita). Em outras doenças, a resposta autoimune é apenas epifenômeno, consequente à lesão tecidual causada por outro mecanismo; nesses casos, a autoimunidade atua apenas como cofator da agressão.

A agressão tecidual nas doenças autoimunes pode ser causada por mecanismos de hipersensibilidade tipos II, III ou IV, isoladamente ou em combinação (Tabela 12.10).

Mais detalhadamente:

a. *lúpus eritematoso*: é provavelmente a doença autoimune mais frequente. Os portadores dessa doença formam anticorpos contra vários constituintes autólogos, principalmente anticorpos anti-DNA, nucleoproteínas e componentes citoplasmáticos. Os complexos formados por esses anticorpos e os antígenos de células normais mortas depositam-se na parede vascular, em vários tecidos;

b. *tireoidite de Hashimoto*: é caracterizada pelo aumento da glândula tireoide, que se apresenta densamente infiltrada por plasmócitos e linfócitos, formando, às vezes, folículos linfoides. Anticorpos contra várias proteínas tireoidianas são detectados. O processo de lesão glandular parece ser do tipo citotóxico celular dependente de anticorpo (CCDA) e por hipersensibilidade retardada;

c. *anemia hemolítica autoimune*: nesta doença, os anticorpos são produzidos contra determinantes antigênicos das próprias hemácias, levando à sua lise por ação do sistema complemento e, consequentemente, à anemia (hipersensibilidade citolítica);

d. *encefalite pós-vacinação antirrábica* – após imunização antirrábica, alguns indivíduos podem desenvolver quadro de encefalite em virtude de mecanismos mediados por células T sensibilizadas (hipersensibilidade retardada);

e. *síndrome de Goodpasture*: doença rara, porém grave e geralmente fatal. Nela, ocorre o aparecimento de autoanticorpos que reagem com a membrana basal glomerular, levando a quadro de glomerulonefrite. Reagem também com a membrana basal pulmonar, o que acarreta lesão pulmonar com hemorragia (hipersensibilidade citolítica).

IMUNODEFICIÊNCIAS

Como discutido anteriormente, a resposta imune protege o organismo contra os antígenos estranhos, em geral montando uma resposta inflamatória. A resposta imune e a inflamatória atuam sinergisticamente nas defesas contra infecções. A presença de deficiência em qualquer nível desses dois processos defensivos resulta, então, em suscetibilidade aumentada à infecção, originando quadro de infecções repetidas ou oportunistas (causadas por microrganismos de baixa virulência que normalmente não são patogênicos para um hospedeiro normal).

As imunodeficiências podem ser classificadas como primárias, geneticamente determinadas e, em geral, ligadas ao cromossomo X, e secundárias, que surgem como complicações de infecções, neoplasias, envelhecimento, desnutrição, insuficiência renal crônica, doenças autoimunes, diabetes *mellitus* e irradiação ou quimioterapia para o tratamento de neoplasias.

As imunodeficiências ressaltam a dualidade da resposta imune, já que há estados imunodeficientes com depleção do setor humoral, outros com deficiência do setor imunocelular e outros dos dois setores (imunodeficiências mistas). Mais ainda, pacientes com imunodeficiências graves apresentam órgãos linfoides pequenos que não reagem aos estímulos antigênicos.

Imunodeficiências primárias

Ocorrem geralmente na infância, entre 6 meses e 3 anos de idade, e manifestam-se por infecções recorrentes.

1. Agamaglobulinemia congênita de Bruton

Imunodeficiência primária comum, restrita ao sexo masculino, porém ligada ao cromossomo X. Os pacientes não possuem linfócitos B. Após injeção de antígeno, não há produção de anticorpos específicos.

Tabela 12.10 Doenças autoimunes – mecanismos de lesões

Reação de hipersensibilidade	Doença autoimune
Tipo I	Anemia hemolítica Pênfigo
Tipo III	Lúpus eritematoso
Tipo IV	Hepatite crônica
Estimulatória	Doença de Graves

Não se detectam no soro IgA, IgD e IgE. Os níveis de IgG são acentuadamente baixos. Nos órgãos linfoides secundários, não se observa a presença de plasmócitos e de folículos. As células T estão normais, em número e função.

As crianças afetadas apresentam infecções repetidas na segunda metade do 1º ano de vida, quando desaparecem os anticorpos maternos que tinham sido passivamente transferidos. São comuns infecções pulmonares, leptomeningites, otites causadas pelo *Streptococcus pneumoniae*, *Haemophilus influenzae* e outras bactérias gram-negativas, assim como infestações intestinais por *Giardia lamblia*.

2. Deficiência isolada de IgA

É a imunodeficiência primária mais comum. Caracteriza-se pela ausência de IgA sérica e IgA secretora. O defeito está na diferenciação dos linfócitos B, provavelmente pela ação de células T supressoras específicas para o sistema IgA. Os portadores podem apresentar diarreias frequentes e infecções respiratórias, já que não possuem IgA secretora nas mucosas.

3. Aplasia tímica (síndrome de DiGeorge)

Resulta da falta de desenvolvimento da terceira e quarta bolsas faríngeas, levando à ausência de timo, paratireoides e células claras da tireoide. Os portadores dessa doença apresentam raros linfócitos T, ou mesmo ausência deles, no sangue e nos órgãos linfoides periféricos. O desenvolvimento e o número de linfócitos B são normais. A resposta imune humoral dependente das células T auxiliares não ocorre. As infecções por fungos como *Candida albicans* e pneumonia por *Pneumocystis carinii* são frequentes. Não rejeitam transplantes nem apresentam reação de hipersensibilidade mediada por células. As infecções por vírus são geralmente fatais.

Essa condição pode ser tratada com transplante de timo fetal humano, que restaura a resposta imune T-dependente.

4. Imunodeficiência combinada grave

Doença genética herdada de modo autossômico recessivo, ou de modo recessivo ligado ao cromossomo X. É mais comum no sexo masculino. Caracteriza-se por defeito na célula-tronco linfoide, não ocorrendo, então, o desenvolvimento de linfócitos B e T. Em geral, na forma recessiva autossômica, não se observa a presença da enzima adenosina-deaminase nas células; a ausência dessa enzima acarreta o acúmulo de metabólitos tóxicos no citoplasma, que resulta em linfocitólise. Na variedade mais comum, ocorre intensa linfopenia. A produção de anticorpos IgG é muito pequena e de outras classes, ausente. A suscetibilidade a infecções comuns e oportunistas é grande. Normalmente, os portadores não chegam aos 2 anos de idade.

5. Outras (Tabela 12.11)

Existem outras formas mais raras ou menos bem definidas de imunodeficiências (imunodeficiência variável comum, linfopenia de células T, imunodeficiência associada à síndrome de Wiskott-Aldrich ou à ataxia-telangiectasia). O estudo desses estados está fora do escopo deste capítulo.

A causa mais comum de imunodeficiência secundária em países do Terceiro Mundo é a desnutrição, causada por problemas socioeconômicos.

Atualmente, a síndrome da imunodeficiência adquirida causada pelo HIV (AIDS) é a causa mais importante de imunodeficiência adquirida. O HIV invade e destrói os linfócitos T auxiliares: as moléculas CD4 da superfície dos linfócitos T CD4+ → atuam como receptores para o HIV → produção de DNA a partir do RNA viral à custa da transcriptase reversa → inserção do DNA viral no genoma dos linfócitos, macrófagos e outras células infectadas → destruição dos linfócitos T CD4+ por mecanismos multifatoriais: efeito citopático direto, inibição de maturação, mecanismo autoimune → imunodeficiência.

Em consequência, os pacientes desenvolvem várias infecções oportunistas (candidíase, micobacterioses, infecções virais, pneumonia por *P. jeroveci* etc.), nas quais a imunidade celular representa defesa fundamental para o hospedeiro.

Deficiência da resposta inflamatória

1. Deficiências genéticas de componentes do complemento

Defeitos genéticos de componentes do complemento são conhecidos para C1r, C2, C4, C3, C5, C7 e C8. São herdados de modo autossômico recessivo. Os sintomas comuns das deficiências dos componentes iniciais são relacionados com doenças do complexo imune, ao passo que as deficiências dos últimos componentes são relacionadas com infecções

Tabela 12.11 Imunodeficiências secundárias adquiridas

Etiologias comuns são:
Idade avançada
Desnutrição Iatrogenia
Terapia com imunossupressores, corticoide etc.

Infecção
    Viral – exemplo: HIV
    Bacteriana – exemplo: infecção crônica
    Protozoários – exemplo: malária
Doença crônica debilitante
    Insuficiência renal
    Diabetes
Neoplasias
    Câncer disseminado
    Linfoma

recorrentes. A deficiência de C3 está associada com infecções piogênicas.

Clinicamente, os mais importantes defeitos do complemento são aqueles do sistema de modulação do complemento. A deficiência do inibidor de C1 está associada ao edema angioneurótico.

2. Defeitos das células fagocitárias

Os macrófagos e os neutrófilos são células efetoras muito importantes nas reações imunológicas. Ambas possuem receptores para C3b e Fc, o que facilita a ingestão de bactérias recobertas por complemento e/ou imunoglobulina. A fagocitose ativa a enzima NADH-oxidase, a qual é necessária para gerar água oxigenada intracelular, que é lítica para as bactérias. Isso ocorre na doença granulomatosa crônica por causa de defeito genético da NADH-oxidase ou outras enzimas. As crianças afetadas apresentam infecções persistentes por *Staphylococcus aureus* e outras bactérias que produzem catalase. As bactérias ingeridas proliferam nos fagócitos doentes, gerando reação granulomatosa.

Outras condições associadas a defeitos genéticos dos fagócitos incluem a síndrome dos "leucócitos vagabundos" (migração anômala) e a síndrome de Chediak-Higashi (migração e degranulação anômalas).

CONSIDERAÇÕES FINAIS

Por fim, faz-se necessário ressaltar dois aspectos de interesse geral no estudo da imunopatologia.
1. Algumas alterações dos órgãos linfoides, como amigdalite, hiperplasias das adenoides ou do tecido linfoide gastrintestinal, linfadenites ("ínguas"), esplenites, são classicamente denominadas ou mesmo tratadas como inflamação ou doença. Mais do que isso, esses estados representam a resposta fisiológica, que se processa no nível desses órgãos, de um organismo imunocompetente perante um agente capaz de provocar uma reação imunológica.
2. As reações de hipersensibilidade podem ser estudadas, reconhecidas ou diagnosticadas por meio de vários exames laboratoriais que variam segundo o tipo de reação.

Hipersensibilidade tipo I
- Determinação dos níveis séricos de IgE.
- Determinação dos níveis séricos de anticorpos do tipo IgE contra painel de alérgenos.
- Testes cutâneos utilizando painel de alérgenos.
- Histopatologia: exsudato rico em eosinófilos.

Hipersensibilidade tipo II
- Determinação dos níveis séricos de anticorpos contra o antígeno específico (p. ex.: droga, hapteno).
- Determinação do grupo sanguíneo e *crossmatching*.
- Anticorpos aglutinantes.
- Anticorpos não aglutinantes.
- Biópsia para a visualização de anticorpos e/ou complemento fixados nos tecidos (imunofluorescência).
- Determinação dos níveis séricos do complemento.

Hipersensibilidade tipo III
- Determinação dos níveis séricos de imunocomplexos.
- Determinação dos níveis séricos do complemento.
- Biópsia para a visualização de complexos imunes e/ou complemento nos tecidos (imunofluorescência).
- Microscopia eletrônica (presença de depósitos elétron-densos).
- Histopatologia: exsudato rico em neutrófilos.

Hipersensibilidade tipo IV
- Teste intradérmico com antígeno específico (leitura após 24 a 48 horas).
- Teste *in vitro* com antígeno específico (transformação blástica, inibição da migração de macrófagos; produção de citocinas).
- Histopatologia: exsudato rico em células linfomononucleares; às vezes, com formação de granulomas.
- Quantificação das subpopulações de linfócitos T.

Autoimunidade
- Determinação dos níveis séricos de autoanticorpos.
- Determinação dos níveis séricos de complexos imunes.
- Determinação dos níveis séricos de complemento.
- Biópsia para a determinação de anticorpos, complemento ou complexos imunes depositados nos tecidos e do padrão histopatológico.

Imunodeficiências (avaliação inicial)
- Leucograma.
- Teste para HIV-1.
- Teste de hipersensibilidade cutânea tardia para antígenos ubiquitários.
- Eletroforese de proteínas séricas, seguida de: determinação dos níveis de IgG, IgM e IgA.
- Teste do NBT para função neutrofílica.
- CH50 (complemento sérico).

BIBLIOGRAFIA

Ambrus Jr JL. Sridhar NR. Immunologic aspects of renal disease. JAMA. 1997;278:1938-45.
Baker Jr JR. Autoimmune endocrine disease. JAMA. 1997;278:1931-37.
Baricos WH, Shah SV. Proteolytic enzymes as mediators of glomerular injury. Kidney Int. 1991;40:161-73.
Bass P, Boulay C. The immune system. In: Pathology. New York: Churchill Livingstone; 1997. p. 58-77.

Bochner BS., Lichtenstein LM. Anaphylaxis. N. Eng. J. Med. 1991;324:1785-90.

Costa JJ, Weller PF, Galli SJ. The cells of the allergic response, mast cells, basophils and eosinohils. JAMA. 1997;278:1815-22.

Furness PN. The formation and fate of glomerular immune complex deposits. J. Pathol. 1991;164:195-202.

Gleich GJ. The eosinophil and bronchial asthma: current understanding. J. Allergy Clin. Immunol. 1991;85:422-36.

Goodman WA, Pizarro TT. Regulatory cell populations in the intestinal mucosa. Curr. Opin. Gastroenterol. 2013;29:614-20.

Govan ADT, MacFarlane PS, Callander R. Immunity. In: Pathology illustrated. United Kingdom: EL/BS, Churchill Livingstone; 1997.

Grabel S, Schwarz T. Immunoregulatory mechanisms involved in elicitation of allergic contact hypersensitivity. Immun.ol Today. 1998;19:37-44.

Gu C, Wu L, Li X. IL-17 family: cytokines, receptors and signaling. Cytokine. 2013;64:477-85.

Horejsi V. Surface antigens of human leukocytes. Adv. Immunol. 1991;49:75-147.

Huston PD. The biology the immune system. JAMA. 1997;278:1804-14.

Kauffmann SHE. The roles of conventional and unconventional T cells in antibacterial immunity. ASM News. 1997;63:251-5.

Kemper C, Köhl J. Novel roles for complement receptors in T cell regulation and beyond. Mol. Immunol. 2013;15;56:181-90.

Kovacs EJ. Fibrogenic cytokines: the role of immune mediators in the development of scar tissue. Immunol. Today. 1991;12:17-23.

Krensky AM, Weiss A, Crabtree G, Davis MM, Parham PT. Lymphocyte-antigen interaction in transplant rejection. N. Engl J. Med. 1990;322:510-7.

Mencia-Huerta J, Dugas B, Braquet P. Immunologic reactions in asthma: an overview. Immun.ol Allergy Clin. North Am. 1990;10:337-53.

Mercatelli C, Picciarelli FJ, Laudari H, Amoedo TV. Complemento. Laes & Haes. 1998;110:154-8.

Mosman TR, Sad S. The expanding universe of T-cell subsets: Th1, Th2 and more. Immun.ol Today. 1996;17:138-45.

Oltrai ZN, Wong ECC, Atkinson JP, Tung KSK. Cl inhibitor deficiency: molecular and immunologic basis of hereditary and acquired angiodema. Lab. Invest. 1991;65:381-8.

Puck JM. Primary immunodeficiency diseases. JAMA. 1997;278:1835-41.

Raphael GD, Baranink JN, Kaliner MA. How and why the nose runs. J. Allergy Clin. Immunol. 1991;87:457-367.

Seillet C, Belz GT. Terminal differentiation of dendritic cells. Adv. Immunol. 2013;120:185-210.

Sheffield EA. The granulomatous inflammatory response. J. Pathol. 1990;160:1-2.

Shu S, Plautz G, Krauss JC. Tumor immunology. JAMA. 1997;278:1972-81.

Simonetta F, Bourgeois C. CD4+FOXP3+ Regulatory T-Cell subsets in human immunodeficiency virus infection. Front Immunol. 2013;4:215.

Sinard JH. Inflammation and immunology. In: Outlines in Pathology. USA: WB Saunders Co.; 1996, p. 3-12.

Theophilopoulos AN. The basis of autoimmunity: Part I. Immunol. Today. 1995;16:90-9.

Theophilopoulos AN. The basis of autoimmunity. Part II. Immun.ol Today. 1995;16:150-9.

Van Buskirk AM, Piwell DJ, Adams PW, Orosz CG. Transplantation immunology. JAMA. 1997; 278:1993-9.

Van Noort JM, Amor S. Cell biology of auto-immune diseases. Int. Rev. Cytol. 1998;178:127-206.

Whiteside TL, Herbeman RB. Characteristics of natural killer cells and lymphokine-activated killer cells: their role in the biology and treatment of human cancer. Immun.ol Allergy Clin. North Am. 1990;10:663-704.

CAPÍTULO 13

Genética e Patologia

Danilo Moretti-Ferreira
Marcelo Razera Baruffi

A genética é o ramo das ciências biológicas que estuda a transmissão das características biológicas, tanto as fisiológicas como as patológicas, dos seres vivos, bem como as alterações ocorridas na estrutura e no controle da expressão do genoma. Os avanços técnico-científicos que vêm ocorrendo nesta área da ciência têm mais bem elucidado os conhecimentos dos complexos mecanismos biológicos envolvidos no estudo dos seres vivos. O melhor entendimento da biologia da célula e suas interações nos tecidos, principalmente no que tange aos eventos genéticos e epigenéticos envolvidos (embora fatores ambientais e dietéticos estejam abrangidos), pode não só contribuir para a melhor compreensão dos processos fisiológicos do organismos, mas também auxiliar na melhor caracterização das patologias humanas, contribuindo significativamente para a busca da identificação de fatores que possam apontar, ao diagnóstico e com precisão, a resposta terapêutica e sobrevida dos pacientes. Presumir a agressividade da doença, a capacidade de resistência aos tratamentos e a sua probabilidade de recidiva poderá ser valioso expediente na escolha da proposta terapêutica. O melhor conhecimento das bases genéticas das doenças pode contribuir efetivamente com estratégias eficazes para melhorar as taxas de sobrevida, bem como a qualidade de sobrevida, beneficiando um número maior de pacientes portadores de patologias.

O GENOMA HUMANO

Durante muito tempo, observou-se que algumas características biológicas, em diferentes organismos, eram transmitidas entre indivíduos de geração em geração, podendo sofrer influência de fatores como o ambiente e a nutrição. Porém, o marco formal para o nascimento da Genética pode ser considerado na redescoberta do trabalho realizado por Gregor Mendel, por volta do ano de 1900, por meio dos trabalhos de Hugo de Vries, Carl Correns e Erich von Tschermak, de maneira independente. Por meio desses estudos, ficou evidente a existência da "partícula da hereditariedade", inicialmente denominada nucleína, que carregava as mensagens genéticas e poderia ser estavelmente transmitida célula-célula e para a descendência.

Com os avanços técnicos-científicos e por meio dos esforços dos cientistas utilizando estudos biológicos e bioquímicos, foi possível, por volta da década de 1950, a elucidação da partícula da hereditariedade, ficando esclarecido que se tratava do ácido desoxirribonucleico, o DNA. Depois disso, os esforços se concentraram na elucidação da estrutura e das características da molécula do DNA, que ocorreu em 1953. Francis H. C. Crick, biólogo inglês, em parceria com o biólogo norte-americano James Watson, com base no trabalho experimental dos britânicos Maurice Wilkins e Rosalind Franklin, propôs a estrutura da famosa molécula de dupla hélice denominada DNA; em 1961, Francis H. C. Crick, em colaboração com mais três pesquisadores, decifrou o código genético. Após a estrutura do DNA e o código genético terem sido descritos, iniciou-se uma série de descobertas que enriqueceram o conhecimento sobre o genoma – incluindo a descoberta das endonucleases de restrição, utilizadas para clivagem do DNA na tecnologia do DNA recombinante, o desenvolvimento das técnicas de PCR (reação de polimerização em cadeia), para amplificação de pequenas quantidades de DNA, e o sequenciamento completo do genoma de diversos organismos – até que, em 1990, iniciou-se o Projeto Genoma Humano (PGH).

Com o objetivo de elucidar os segredos do DNA e melhor conhecer o genoma humano, foi iniciado formalmente em 1990 o PGH, coordenado por

13 anos pelo Departamento de Energia do Instituto Nacional de Saúde dos Estados Unidos, resultando na identificação de que o genoma: contém 3,2 bilhões de nucleotídeos; possui aproximadamente 25 mil genes, com o tamanho médio de 3 mil bases; a sua sequência é em 99% exatamente a mesma em todas as pessoas; e cerca de 2% dele codifica instruções para a síntese de proteínas. Após o encerramento do PGH, iniciaram-se nos Estados Unidos em 2001 os projetos Proteoma, com a função de conhecer a estrutura e função de todas as proteínas do organismo humano, e Fisioma, objetivando a descrição quantitativa da dinâmica fisiológica (funções) do organismo como um todo.

Com os avanços do conhecimento e da habilidade da manipulação do genoma humano, pode-se dividir a Medicina em duas fases: a Clássica, ou baseada nas teorias evolucionistas, e a Genômica. A primeira dedicava-se a estudar de forma detalhada o organismo humano, observando a existência de milhares de falhas e fraquezas que tornam o homem vulnerável a doenças, fato este que advinha de fatores nutricionais, da mutação (variabilidade genética) e da seleção natural (testa a variabilidade produzida pela mutação, mantendo-a ou eliminando-a). A Medicina genômica, por sua vez, surgiu a partir da década de 1990, com várias descobertas e conceitos relacionados à genômica. Para melhor ilustrá-la, pode-se citar o conceito introduzido em 1993 por James P. Lupski com o termo doença genômica, doença causada por rearranjo cromossômico contendo no DNA rearranjado genes que expressavam proteínas com funções fisiológicas importantes no organismo e que, com a alteração genética, ficava associada a uma condição clínica específica, como uma doença neurológica crônico-degenerativa chamada Charcot-Marie-Tooth tipo 1A (CMT1A).

O DNA, A REPLICAÇÃO DO DNA E O CÓDIGO GENÉTICO

O DNA

Todas as características biológicas são, de certa maneira, herdadas de seus genitores. As moléculas responsáveis pelo armazenamento das informações a respeito das características são os ácidos desoxirribonucleicos, conhecidos pela sigla DNA. A espécie humana possui 46 moléculas lineares de DNA, além das moléculas circulares de DNA presentes nas mitocôndrias. Durante a divisão de uma célula, as moléculas de DNA condensam-se e são passíveis de serem observadas ao microscópio, sendo, então, denominadas cromossomos, onde são encontrados 23 pares, 22 pares autossômicos e 1 par sexual (2n = 46).

A molécula de DNA é um polímero longo, formado por monômeros chamados nucleotídeos, que são formados por três unidades: um grupo fosfato, um açúcar e uma base nitrogenada. O grupo fosfato e o açúcar são sempre invariáveis. O açúcar é sempre uma pentose, denominada desoxirribose. As bases nitrogenadas são anéis de carbono e nitrogênio, de quatro tipos diferentes: citosina (C) e timina (T), anéis simples; e adenina (A) e guanina (G), compostas por dois anéis.

Os elementos invariáveis (açúcar e fosfato) formam a porção estrutural da molécula; e os nucleotídeos são interligados por meio de uma ligação fosfodiéster, ou seja, o grupo fosfato liga o carbono 3' do açúcar de um nucleotídeo ao carbono 5' do açúcar do nucleotídeo seguinte. Dessa forma, as pontas sempre terão um fosfato livre no carbono 5' e um grupo OH livre ligado ao carbono 3' na outra extremidade.

A molécula de DNA é conhecida como dupla hélice, porque, na verdade, são duas cadeias de nucleotídeos que se enrolam, sendo que estas se dispõem de modo antiparalelo, ou seja, uma segue o sentido de 5' para 3' e a outra na direção oposta, de 3' para 5'. As cadeias são interligadas por ligações denominadas pontes de hidrogênio, que ocorrem entre as bases nitrogenadas. Por causa de propriedades físico-químicas, uma A sempre se liga a uma T, e uma C sempre estará ligada a uma G. Dessa maneira, se houver uma sequência de nucleotídeos AACGCTT em uma das cadeias, a outra sequência será TTGCGAA.

Replicação do DNA

O DNA possui, além da função fenótipo ou expressão gênica (o material genético deve controlar o desenvolvimento do fenótipo do organismo), a função genótipo ou replicação, em que o material genético deve ser capaz de armazenar informação genética e transmiti-la corretamente célula à célula e dos pais para progênie, geração após geração.

A duplicação do DNA ocorrerá sempre que uma célula for se dividir, pois as duas células-filhas deverão conter sempre a mesma informação genética da célula-mãe. Cada uma das 46 moléculas de DNA (cromossomos) da célula-mãe se duplicará, e durante a divisão as fitas duplicadas permanecerão ligadas por um ponto específico denominado centrômero. As fitas duplicadas são denominadas cromátides-irmãs. Como cada cromátide possui uma das cadeias ancestrais e a outra cadeia sintetizada, a duplicação, é chamada semiconservativa.

O código genético

Com a evidência que o DNA controlava a estrutura dos polipeptídios, a atenção foi focalizada em como a sequência de quatro pares de bases no DNA ("alfabeto de 4 letras") poderia controlar a sequência de 20 aminoácidos ("alfabeto de 20 letras") encontrados nas proteínas. A sequência de três nucleotídeos (código triplo) denominada códon é a responsável pela sequência de aminoácidos que comporão as proteínas, por meio da combinação de três bases para codificar cada um dos aminoácidos, sendo assim possíveis 64 combinações diferentes.

Todos os aminoácidos, exceto a metionina e o triptofano, são especificados por mais de um códon, podendo variar em até seis códons diferentes para um único aminoácido, como no caso dos aminoácidos leucina, serina e arginina. A ocorrência de mais de um códon por aminoácido é chamada de degeneração, assim o código genético é denominado degenerado.

RNA, TRANSCRIÇÃO E SÍNTESE PROTEICA
RNA

Dispostos ao longo da molécula de DNA, encontram-se os genes, unidade de herança que contém sequência de bases específica para síntese de uma cadeia polipeptídica ou uma molécula de RNA. Os genes apresentam em sua composição três regiões específicas: a promotora – responsável pela regulação da sua expressão; a região de íntrons e éxons – onde apenas os éxons são transcritos em RNA mensageiros (RNAm); e a porção terminal – sinalizadora para o término da transcrição.

As moléculas do ácido ribonucleico (RNA) são muito parecidas com o DNA, pois são formadas por um grupo fosfato, um açúcar e uma base nitrogenada, constituindo a unidade nucleotídeo. As diferenças residem no açúcar, que é outro tipo de pentose, a ribose, na substituição da base T pela base uracila (U); e principalmente por ser formado por uma única cadeia simples de nucleotídeos. Existem três tipos principais de RNA, os chamados mensageiros (RNAm), os transportadores (RNAt) e os ribossômicos (RNAr), com funções diferentes.

Transcrição

Em organismos eucariontes, os genes cromossômicos, constituídos de DNA, estão contidos nos núcleos das células, enquanto as proteínas são sintetizadas no citoplasma. Assim, o DNA não pode servir diretamente como um molde para a síntese proteica. Em vez disso, serve como molde para a síntese de uma fita complementar de RNA, RNAm, que, transcrita (carrega a informação genética), é processada no núcleo e traduzida (síntese proteica) no citoplasma, nos ribossomos.

Síntese proteica

A maioria dos genes exerce o seu efeito no fenótipo por meio de proteínas (enzimas e proteínas estruturais), cuja estrutura eles especificam. As proteínas são macromoléculas complexas que necessitam de alto grau de especificidade funcional, como no caso das enzimas com funções no metabolismo. Quando uma proteína se faz necessária para o metabolismo celular, ocorre um sinal que disparara o sistema de síntese, ou seja, ativa o gene responsável pelo código dessa proteína requerida. Os sinais ativadores de genes são um campo em franco desenvolvimento na biologia atual.

A síntese proteica faz parte do dogma central da genética, em que o DNA armazena a informação, o RNA transmite a informação e a proteína executa a função.

O processo pelo qual a informação genética, estocada na sequência do RNAm é traduzida em uma sequência de aminoácidos, em um produto gênico polipeptídico, é complexo e requer um grande número de macromoléculas com funções específicas, como as subunidades maiores e menores dos ribossomos; enzimas ativadoras de aminoácidos (aminoacil-tRNA-sintetase); diferentes moléculas de RNAt (RNA transportador, que carreia os aminoácidos aos ribossomos para serem incorporados na proteína que está sendo sintetizada); e proteínas solúveis envolvidas na iniciação, no alongamento e na terminação da cadeia polipeptídica.

Para iniciar a síntese, a dupla fita DNA que contém o gene deve estar desespiralizada e aberta, com as pontes de hidrogênio rompidas. Esse processo é realizado por enzimas nucleares específicas. A sequência do DNA a ser traduzido é lida sempre no sentido 5' para 3', ou seja, do carbono da posição 5 e 3, respectivamente, da pentose do açúcar, ocorrendo, assim, a *transcrição*. Este RNAm deixará então o núcleo, indo para o citoplasma, onde se acoplará com ribossomos. Na unidade formada por ribossomos e RNAm, ocorrerá a *tradução*, isto é, para cada códon do RNAm se acoplará um RNAt. Os RNAt possuem uma região de três pares de bases, denominadas anticódons, que transportam em sua extremidade os aminoácidos. Dessa forma, os ribossomos promovem a ligação códon *versus* anticódon e a aproximação dos aminoácidos em sequência, que formarão, entre si, ligações peptídicas, dando origem aos polipeptídios (proteínas).

Mutação

A herança baseia-se nos genes que são fielmente transmitidos dos pais para a descendência durante a reprodução. No organismo humano, os genes estão localizados nos cromossomos, que são duplicados e passam para progênie por meio dos gametas durante a reprodução sexual.

Os genes que possuem a informação genética são fielmente replicados com o genoma. Essa replicação ocorre de forma assistida pelas polimerases com função de exonucleases para rever as moléculas de DNA recém-sintetizadas e corrigir possíveis erros ocorridos durante a polimerização inicial.

Apesar de toda a especificidade da maquinaria genética envolvida nesse processo, podem ocorrer erros ou modificações induzidas do material genético, que podem ser súbitas e hereditárias do material genético e são denominadas mutações. As mutações são fontes básicas de toda a variabilidade genética (fornece a matéria-prima para a evolução), mas, em contrapartida, são a base para a ocorrência das doenças humanas.

As mutações podem ser de várias formas: (I) pontuais, (mudanças de uma única base na sequência codificadora de um gene poderão alterar o códon, correspondendo a uma mudança de um único aminoácido na proteína); (II) deleções, ou seja, perda de alguma(s) base(s); (III) duplicações, ou seja, acréscimo de alguma(s) base(s) etc.

As mutações podem ocorrer durante qualquer fase da vida de um indivíduo. Assim, se uma mutação ocorrer na célula zigótica, todas as células do novo ser terão essa mutação, quer as células somáticas, quer as células germinativas. Caso a mutação ocorra em um período embrionário, somente as células e os órgãos originados daquela célula mutante possuirão a mutação e, assim, o novo ser será um mosaico para células mutantes e não mutantes. Já no indivíduo adulto, uma mutação poderá desencadear um processo local, se ocorrer em células somáticas, ou promover alterações em futura descendência, caso se dê em células germinativas.

Mutação versus expressão

A expressão de uma mutação estará intimamente ligada à função da proteína mutante (Figura 13.1). De maneira geral, é possível dividir as proteínas em duas classes: as estruturais e as funcionais.

As proteínas são compostos orgânicos de estrutura complexa (polímeros) sintetizada mediante processos de condensação de um grande número de moléculas (monômeros) de aminoácidos alfacarboxílicos, por meio de ligações peptídicas. As proteínas poliméricas constituem a maioria das proteínas chamadas estruturais, ou seja, que possuem função de estrutura das células, órgãos e tecidos do corpo. Os polímeros são constituídos de unidades monoméricas idênticas repetidas, ou de duas ou mais unidades monoméricas que se repetem às centenas, por exemplo, o colágeno. As proteínas monoméricas são, na sua maioria, proteínas funcionais, ou seja, que participam de reações metabólicas, por exemplo, enzimas.

Para exemplificar a expressão de uma mutação em uma proteína estrutural, verifique-se o que ocorre com o colágeno.

O colágeno tipo I é a principal proteína estrutural do osso e de outros tecidos fibrosos, constituída por três cadeias que formam uma estrutura helicoidal tríplice. Essa molécula é formada por duas cadeias próα1 (codificadas no cromossomo 17) e uma cadeia similar, porém distinta, de próα2 (codificadas no cromossomo 7). Desse modo, uma mutação que altere um dos alelos próα1 do gene produzirá uma molécula de colágeno com uma cadeia mutante próα1 e duas outras cadeias, próα1 e próα2 normais. A presença da cadeia mutante alterará toda a estrutura da molécula de colágeno, acarretando defeitos de mineralização dos ossos, patologia conhecida pelo nome de osteogênese *imperfecta*. Claro que mutações diferentes no gene próα1 ou no gene próα2 acarretam diferentes moléculas de colágeno mutantes, com também distinta expressão na mineralização óssea, além de diferenciadas expressões clínicas da osteogênese *imperfecta*. Pelo exemplo, pode-se observar que uma mutação em proteína estrutural sempre se expressará clinicamente, de forma independente do produto do outro alelo. Por esse motivo, essas mutações recebem o nome de mutações dominantes.

Como exemplo da expressão de uma mutação em proteína funcional, considere-se o que ocorre com mutações na enzima tirosinase. A tirosinase é a enzima que catalisa a reação da tirosina, transformando-a no pigmento melanina, por meio da DOPA (3,4 di-hidroxifenilalanina) no interior dos melanócitos.

Uma mutação em um dos alelos do gene da enzima tirosinase fará com que seja produzida tirosinase, em 50% da concentração normal, pelo outro alelo normal. Essa concentração é suficiente para manter o metabolismo normal, sem qualquer repercussão clínica. Somente quando houver os dois alelos mutantes para a tirosinase, esta não estará presente e, assim, não ocorrerá a produção do pigmento melanina no cabelo, na pele ou na íris – patologia conhecida como albinismo clássico, com ausência de tirosinase (tirosinase negativa). Cabe lembrar que outras deficiências enzimáticas do metabolismo dos aminoácidos podem acarretar a falta de melanina; nesse caso, a tirosinase estará presente, mas seu substrato estará ausente e, assim, a enzima não poderá realizar a conversão. Assim, os pacientes também manifestariam albinismo, mas do tipo tirosinase positiva. O fenômeno em que uma mesma patologia é causada por mutações em genes diferentes denomina-se heterogeneidade genética. No que se refere ao albinismo, há sete tipos geneticamente diferentes.

No exemplo descrito, a mutação para manifestar-se clinicamente deverá estar presente nos dois alelos – nesse caso, o gene é chamado *recessivo*. Logo, como um só alelo mutante não gera manifestações clínicas, pode-se ter alelos mutantes em um genoma e isso passar despercebido, pois estão em heterozigose. Calcula-se que cada indivíduo possua pelo menos 10 mutações desse tipo.

ANÁLISE GENÉTICA

Uma doença genética permite a realização de vários níveis de observação ou análise, uma vez que há vários níveis de alterações causadas por uma mesma mutação, ou seja, gene alterado ou proteína alterada ou célula/órgão alterado ou indivíduo alterado.

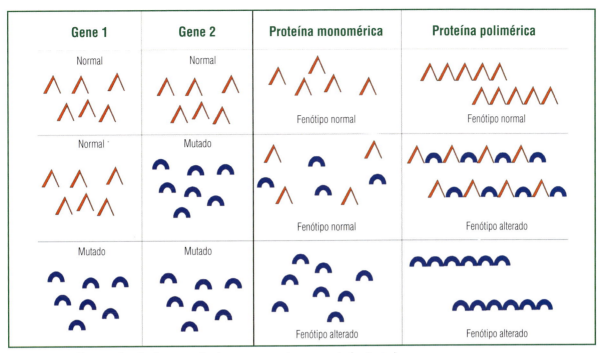

Figura 13.1 Esquematização da expressão de genes normais e anormais (mutantes).

Dismorfologia

Área da genética humana que se preocupa em verificar as alterações da morfologia, geralmente malformações congênitas, associando-as a um conjunto de sinais que se repetem nos vários indivíduos afetados denominado síndrome.

A dismorfologia, também conhecida com o nome de sindromologia, utiliza-se de uma semiologia clínica específica associada à anamnese para realizar delineamento sindrômico. Muito embora uma história familial (heredograma) possa sugerir patologia do tipo mendeliano (causada por um único gene), a dismorfologia não está preocupada com a etiologia (ou a causa) da(s) alteração(ões), mas com sua manifestação. Assim, em 1866, Sir John Langdon Down descreveu, na Inglaterra, várias crianças que possuíam deficiência mental, baixa estatura, fácies característica com pregas epicânticas, mãos e pés pequenos, características de enfermidade à qual denominou *idiotia mongólica*, hoje conhecida por síndrome de Down. Somente em 1959, com o advento das técnicas da citogenética, é que o grupo do Dr. Lejeune, em Paris, descreveu a trissomia do cromossomo 21 como o fator determinante (etiologia) da síndrome de Down.

Inúmeras são as síndromes já descritas e cujas etiologias vão sendo esclarecidas com o passar do tempo. Existem, porém, síndromes que permanecem sem etiologia conhecida, como a síndrome de Rubinstein-Taybi, descrita em 1963, cujas características clínicas principais são deficiência mental, baixa estatura, fácies característica e polegares e háluces alargados, com implantação anômala. Outras síndromes ainda estão sendo descritas, como é o caso da síndrome de MOMO, sigla que representa, em inglês, as principais características da doença, a saber: Macrossomia, Obesidade, deficiência Mental e anormalidades Oculares. Essa síndrome foi inicialmente descrita em 1995, em pacientes brasileiros, pelo grupo do Dr. Moretti-Ferreira.

Citogenética clássica, molecular e citogenômica

A citogenética clínica é uma área da genética humana que estuda os cromossomos, desde sua morfologia até seu comportamento fisiológico. A citogenética aplicada à clínica médica teve início em 1882 com Walther Flemming, primeiro pesquisador a publicar um esboço dos cromossomos humanos.

Apenas em 1956, com técnicas mais sofisticadas e aparelhos apropriados, Tijio e Levan concluíram que a espécie humana possuía 46 cromossomos, sendo 22 pares de cromossomos homólogos (idênticos) e 2 cromossomos sexuais.

Para o estudo dos cromossomos, foram estabelecidas normas de representação e o pareamento dos homólogos, formando, assim, o cariótipo do indivíduo. Nessa representação, os cromossomos são alinhados pelo centrômero e tamanho (começando pelo maior cromossomo e terminando pelo menor). Os cromossomos são classificados conforme a posição do centrômero; dessa forma, três tipos de cromossomos são observados nas células humanas: metacêntrico (o centrômero está localizado no meio do cromossomo, formando dois braços idênticos); submetacêntrico (o centrômero está localizado na parte superior, formando um braço curto "p" e um braço longo "q"; e acrocêntrico (quando o cromossomo está localizado na extremidade do cromossomo).

Com a padronização do número correto dos cromossomos na espécie humana e o desenvolvimento de técnicas e equipamentos mais sofisticados, a citogenética humana tornou-se uma grande aliada no diagnóstico e na identificação de síndromes e genes responsáveis por grande número de afecções genéticas. A primeira síndrome genética confirmada pela análise citogenética foi feita por Jérôme Lejeune em 1958, que observou uma cópia extra do cromossomo 21 em pacientes portadores de síndrome de Down.

Para realizar os estudos dos cromossomos humanos *in vitro*, o material mais utilizado são os linfócitos de sangue periférico, pois sua coleta é relativamente simples e dividem-se facilmente *in vitro*, desde que adequadamente estimulados.

Os cromossomos, por serem formados por ácido desoxirribonucleico (DNA), podem ser corados por corantes básicos, como Giemsa. Com esse tipo de coloração, considerada convencional, pode-se estudar o número cromossômico e a morfologia de alguns pares apenas. Assim sendo, deleções, inversões e translocações não são passíveis de serem observadas com essa coloração.

O desenvolvimento de outras técnicas de coloração na década de 1970, que utilizam enzimas para digerir porções cromossômicas ricas em A-T e C-G, trouxe um avanço significativo para a citogenética.

O bandamento GTG é o tipo de coloração mais utilizado na rotina laboratorial. Os cromossomos, depois de terem sido dispersos em lâminas, são tratados com tripsina, que desnatura as proteínas cromossômicas, e posteriormente corados com Giemsa (daí, o nome bandas G). Os cromossomos mostram um padrão de bandas claras e escuras. Esse padrão de bandas é único para cada cromossomo humano e possibilita a definição precisa de cada cromossomo. Por meio dessa técnica, são observadas aproximadamente 350 a 550 bandas por genoma haploide, cada banda representando cerca de 5-10 X 10^6 pares de bases de DNA; as bandas G escuras contêm DNA rico em bases AT (adenina e timina) e possuem poucos genes ativos, ao passo que as bases claras possuem DNA rico em CG (citosina e guanina) e apresentam muitos genes ativos (Figura 13.2).

Algumas afecções, porém, são causadas por pequenas deleções que não são passíveis de serem observadas nesse nível de resolução. Para analisar essas microdeleções, faz-se necessário que os cromossomos estejam estendidos ao máximo e, dessa forma, mais bandas sejam visíveis. Isso só é possível por meio da técnica de alta resolução que avalia o cromossomo na fase de pró-metáfase e produz um padrão de 550 até 2 mil bandas, uma quantidade superior de bandas do que a encontrada no bandamento GTG normal (Figura 13.3).

Nos últimos anos, a citogenética convencional teve um grande avanço com o desenvolvimento da

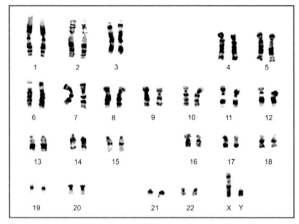

Figura 13.2 Cariótipo em bandamento GTG de um indivíduo normal (46,XY).

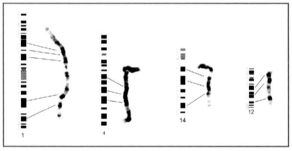

Figura 13.3 Esquema (diagrama + fotomicrografia) dos cromossomos 1, 4, 12 e 14 em análise de alta resolução.

técnica de hibridização *in situ* por fluorescência (FISH), desenvolvida por Pardue e Gall (1969). Esse método permite a detecção de sequências específicas de DNA/RNA em cromossomos metafásicos, bem como em núcleos interfásicos, e é resultado da interação dos conhecimentos da biologia celular, da citogenética e da genética molecular.

Esse método é baseado na capacidade de fragmentos de DNA ou RNA de fita única formar híbridos estáveis quando encontram sequências complementares sob condições apropriadas. Basicamente, um grande número de cópias de um fragmento específico de ácido nucleico (DNA ou RNA) é marcado diretamente com fluorocromos (isotiocianato de fluorisceína – FITC, isotiocianato Texas Red – TRITC, rodamina, *spectrum orange, spectrum green*) ou indiretamente com haptenos (biotina, digoxigenina) (Figura 13.4).

A técnica de FISH permite a identificação de anormalidades cromossômicas, diretamente em células interfásicas, obtidas a partir de suspensões, de tecido congelado ou fixado e emblocado em parafina, além da análise em preparações cromossômicas. Dessa forma, são inúmeras as aplicações da técnica de FISH nos estudos citogenéticos para a identificação de cromossomopatias (principalmente nas microdeleções e na identificação de cromossomos de que não se sabe a

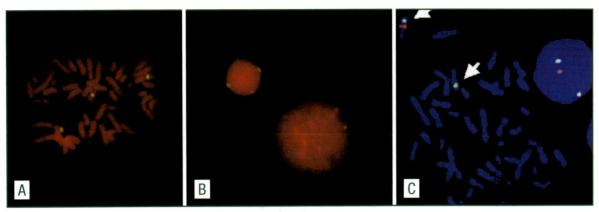

Figura 13.4 Hibridização *in situ* por fluorescência (FISH). (A) Sonda alfa-satélite do cromossomo 18 em cariótipo 47,XX,+ 18. (B) Sonda alfa-satélite em célula interfásica do mesmo paciente; (C) sonda de DNA para a região 7q11.23 (rosa) demonstrando microdeleção em um dos cromossomos 7 – diagnóstico de síndrome de Williams-Beuren.

origem), no diagnóstico pré-natal, no diagnóstico de doenças virais, no monitoramento pós-transplante, nas leucemias e na pesquisa básica (detecção de aberrações cromossômicas em células tumorais e estudo de expressão gênica). Adicionalmente, a hibridização *in situ* permite a localização direta dos genes nos cromossomos metafásicos, servindo como ponto de referência para o mapeamento físico dos genes.

Outra técnica desenvolvida por Kallionirmi e colaboradores (1992), denominada hibridização genômica comparativa (CGH), proporciona uma alternativa para estudos de citogenética molecular, pois dentro do seu limite de resolução permite a detecção de perdas e ganhos de DNA, considerando o genoma como um todo.

Essa técnica é de grande importância para a investigação de tumores, pois regiões cromossômicas adicionais e o aumento no número de cópias gênicas provavelmente conferem uma forte vantagem seletiva para alguns tumores sólidos. Porém, quando o gene ou genes são desconhecidos, não é possível determinar se ocorreu amplificação gênica por meio da técnica de FISH. Assim, a técnica de CGH foi desenvolvida para auxiliar os pesquisadores na produção de um mapa detalhado entre cromossomos diferentes e em células diferentes, sem nenhum conhecimento prévio sobre as regiões que estão amplificadas (Figura 13.5).

Para suprir as deficiências das técnicas de bandamento convencional, Shröch e colaboradores (1996) desenvolveram uma nova técnica denominada SKY (*spectral kariotyping* – cariotipagem espectral), que usa diferentes fluorocromos para cada cromossomo individual, formando, assim, um cariótipo com 24 cores diferentes; dessa forma, rearranjos balanceados *de novo*, pequenas translocações complexas não balanceadas e marcadores cromossômicos podem ser identificados pelo padrão de distribuição de cores por meio do cromossomo anormal (Figura 13.6).

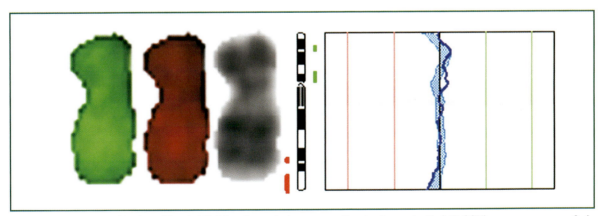

Figura 13.5 Perfil obtido da análise da hibridização genômica comparativa de alta resolução (HR-CGH) para cromossomo 9. A metáfase foi capturada utilizando filtros no espectro verde, vermelho e azul (mostrado com o padrão de banda G reverso). À direita do idiograma do cromossomo 9, estão representadas as regiões cromossômicas envolvidas em ganho (barra verde) e, à esquerda, as regiões envolvidas em perdas (barra vermelha). (NeoGene Laboratório, Faculdade de Medicina de Botucatu, Unesp-SP, sob a responsabilidade da Dra. Silvia Regina Rogatto.)

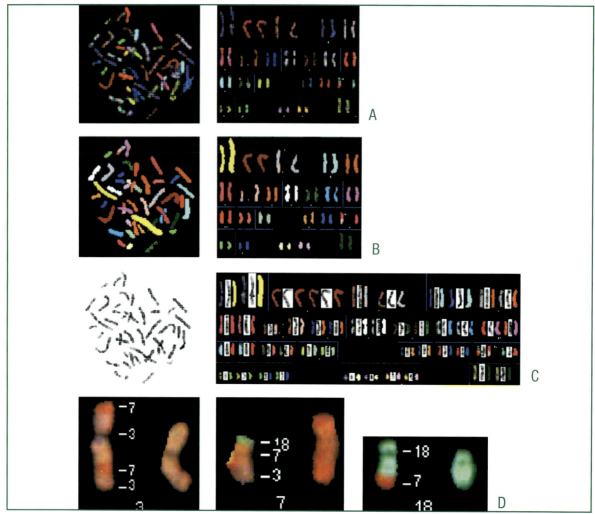

Figura 13.6 Cariotipagem espectral. (A) Metáfase e cariótipo com as diferentes sondas coloridas. (B) Metáfase e cariótipo com as transformações (espectro) das colorações das sondas. (C) Metáfase em bandamento GTG e cariótipo comparativo de todos os cromossomos e análises espectrais. (D) Comprovação de uma translocação complexa detectada por SKY envolvendo os cromossomos 3, 7 e 18.

Citogenômica

A análise citogenética convencional constitui ainda o principal exame para o diagnóstico de alterações cromossômicas numéricas e estruturais. Contudo, as técnicas de FISH e a citogenômica (*array*-*CGH*) têm aumentado significativamente a resolução cromossômica e a especificidade do diagnóstico. Essas técnicas permitem a visualização simultânea de todos os cromossomos humanos, podendo ser aplicadas na detecção de rearranjos cromossômicos complexos e na identificação de cromossomos marcadores extranuméricos.

A técnica de hibridação *in situ* surgiu paralelamente às técnicas de bandeamento da citogenética clássica. No início, a técnica dependia da detecção de radiativos e só em 1977 foi introduzida a utilização de anticorpos marcados por fluorescência capazes de reconhecer hibridações RNA-DNA específicas. Um importante avanço da técnica de FISH foi o surgimento de sondas com várias marcações diferentes. Isso se tornou possível com a utilização de combinações de fluorocromos para a marcação, seguida pela avaliação da presença ou ausência de cada fluorocromo. Técnicas como cariótipo espectral (SKY) a FISH-multicolor (M-FISH) utilizam essas estratégias, o que permite a visualização simultânea de todos os 24 cromossomos humanos, cada um de uma cor diferente em uma única hibridação.

Técnica de hibridação genômica comparativa (CGH)

A obtenção de metáfases de boa qualidade muitas vezes é difícil, especialmente em células de tumor sólido. Para solucionar esse problema, surgiu a técnica de hibridação genômica comparativa. A técnica permite a detecção de ganhos e perdas de material cromossômico e é baseada na hibridação do DNA do paciente e de um DNA-controle marcado com fluorescências distintas, em lâminas com metáfases-controle obtidas de indivíduos controles normais. Os fragmentos de DNA marcados em verde e vermelho competem pela hibridação em seus *loci* de origem na metáfase-controle. Para cada cromossomo, um padrão de fluorescência é gerado e são analisadas de cinco a 20 metáfases. A hibridação diferencial entre o DNA-controle e o DNA do paciente indicará perdas (razão < 0,8 de sondas do paciente/sondas-controle) ou ganhos (razão > 1,2 de sondas do paciente/sondas-controle) de material cromossômico em todo o genoma.

Técnica de hibridação genômica comparativa em *array* (*array*-CGH ou aCGH)

Essa técnica difere do CGH convencional por utilizar como alvo da hibridação um grande número de clones genômicos de interesse, dispostos em uma lâmina-padrão ao invés de metáfases-controle. Essa mudança não só permitiu um aumento da resolução da técnica, como uma automatização do processo de análise.

Os primeiros estágios dos experimentos utilizando a técnica de *array*-CGH foram baseados em plataforma de cromossomo artificial bacteriano (BAC). Avanços tecnológicos permitiram o desenvolvimento de uma nova geração de plataformas de *array*-CGH, disponíveis comercialmente, contendo um grande número de pequenos oligonucleotídeos. A grande vantagem da técnica é a habilidade de explorar centenas, até mesmo milhares de *loci* distintos em uma única reação com resolução muito maior que o cariótipo ou CGH metafásica.

O aCGH serve para investigação de alterações de variações do número de cópias (CNV), cromossomos inteiros, segmentos cromossômicos, regiões cromossômicas relacionadas a doenças específicas, regiões subteloméricas ou mesmo o genoma inteiro.

Essa técnica tem sido muito utilizada na análise de ganhos e perdas genômicas em tumores e, cada vez mais, e com significativas contribuições, para a caracterização e delimitação precisa de desequilíbrios genômicos e para a associação entre anormalidades cromossômicas e manifestações clínicas, assim como na definição de variações genômicas normais na população (Figura 13.7).

Morfologia, imuno-histoquímica e bioquímica

Durante as últimas décadas, diversas técnicas bioquímicas, aliadas ou não à análise morfológica, vêm assumindo papel importante na identificação de alterações teciduais relacionadas a diversas síndromes. Em especial, a imuno-histoquímica, técnica que identifica a presença de proteínas específicas dos mais diversos tecidos, tem sido importante aliada na verificação da presença, ausência, hiper ou hipoexpressão e nos padrões de expressão de proteínas dos diversos tecidos, bem como na determinação de alterações de genes que se revelam com alterações dos padrões proteicos teciduais. Além disso, análises da expressão proteica por meio da citometria de fluxo e análises bioquímicas

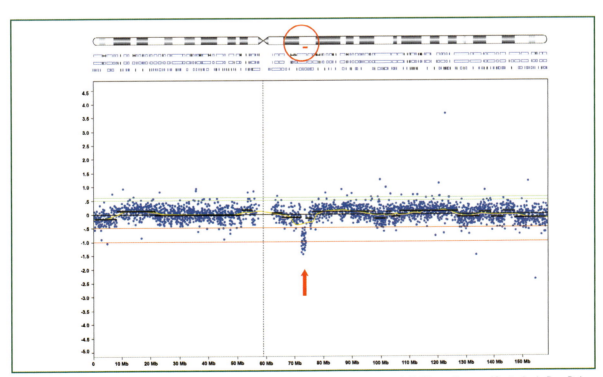

Figura 13.7 Técnica a-CGH apresentando a del 7q11.23, característica da síndrome de Williams-Beuren. (Cortesia da Dra. Deise Helena de Souza, Laboratório de Citogenética Molecular do Serviço de Aconselhamento Genético – IBB/Unesp-SP.)

que podem ser utilizadas na identificação das propriedades fisioquímicas das proteínas são empregadas para melhor caracterizar as alterações resultantes das diversas alterações genéticas nas diferentes síndromes. Os métodos bioquímicos são inúmeros e podem ser encontrados em qualquer livro de bioquímica.

Em alguns casos, como nas raras síndromes da polipose adenomatosa familiar ou na forma hereditária do câncer colorretal não polipose, a identificação do fenótipo das lesões polipoides e dos tumores por meio da imuno-histoquímica reduz os custos de testes genéticos e de caracterização familiar, estes mais complicados e caros, e otimiza os procedimentos de vigilância de indivíduos com alto risco para desenvolver tais neoplasias.

Em outros casos, análise bioquímica identifica defeitos enzimáticos que acarretam várias afecções, algumas com graves consequências clínicas, outras com consequências fenotípicas distintas, porém com pouca repercussão clínica. Esse grupo de doenças, conhecido pelo nome de "erros inatos do metabolismo", provém, na sua maioria, de traço hereditário autossômico recessivo. Por exemplo, na deficiência da enzima hexosaminidase A, conhecida como doença de Tay-Sachs, os pacientes são considerados normais ao nascimento, pois os primeiros sinais são notados ao redor dos 6 meses de vida e consistem em alterações oculares e pobre desenvolvimento neuropsicomotor. A doença tem curso progressivo, acarretando perda de visão, grave hipotonia, deficiência mental, com o óbito ocorrendo em torno do 2º ano de vida. Outro exemplo é a deficiência da tirosinase, conhecida como albinismo. Os indivíduos afetados apresentam distúrbios da pigmentação, que levam a distúrbios secundários menos graves que os da síndrome anterior, como problemas visuais e predisposição a desenvolver neoplasias relacionadas com exposição crônica à radiação ultravioleta.

Em alguns tipos de síndromes, as técnicas de análise bioquímica e imuno-histoquímica podem ser combinadas, por exemplo, no xeroderma pigmentoso, doença hereditária autossômica recessiva que resulta na hipersensibilidade dos doentes à radiação UV, aumentando o risco do câncer de pele. A doença pode ser resultante de dois defeitos bioquímicos – *xeroderma pigmentoso clássico*, que é caracterizada por defeitos no reparo genético antes da replicação do DNA, e *xeroderma pigmentoso variante*, que se caracteriza por erros no reparo genético pós-replicação. Essa distinção é importante, pois, dependendo do erro, o aparecimento de tumores cutâneos ocorre mais ou menos precocemente. A técnica imuno-histoquímica pode ser importante auxiliar na identificação da expressão de algumas proteínas, como a proteína p53 (importante na supressão do ciclo celular), na pele lesada pela radiação UV, que nesses casos se encontra superexpressa, podendo ser alvo de estudos que visam ao estabelecimento de terapias quimioterápicas específicas.

Análise molecular

A análise molecular é o método de avaliação que procura as alterações no DNA. O DNA genômico (ou total) pode ser obtido, a princípio, de qualquer célula nucleada, muito embora na prática se utilizem sangue (linfócitos), células do epitélio bucal, cultura de fibroblastos, amniócitos e trofoblastos (para o diagnóstico pré-natal). Para extrair o DNA do núcleo celular, são necessários vários passos que lisarão a célula, extraindo proteínas e RNA. O DNA purificado poderá ser utilizado em um grande número de ensaios moleculares.

Conceitos

Antes de discorrer sobre as mais diversas técnicas para a análise molecular, devem-se estudar alguns conceitos importantes.

Sondas

As sondas são segmentos de DNA já conhecidos, clonados e sintetizados, e a uma de suas terminações podem estar ligadas substâncias fluorescentes, cromogênicas ou radioativas. Esse segmento pode fazer parte de um gene específico ou não e precisará ser, necessariamente, complementar à sequência-alvo. Por causa da tendência natural que a fita simples de DNA tem para se reassociar com uma cadeia complementar para formar a dupla hélice, pode-se utilizar esse fenômeno para realizar o pareamento da sonda com sequências-alvo que estão presentes no DNA a ser investigado. Assim, é possível investigar a presença, ausência ou alteração de uma sequência do genoma.

Enzimas de restrição

As enzimas de restrição foram descobertas em 1970 a partir da observação de que algumas bactérias não permitiam a multiplicação viral em seu interior, ou seja, elas restringiam a atuação do vírus infectante. Verificou-se que isso ocorria por causa da presença de uma enzima que reconhecia o DNA viral, destruindo-o em inúmeros fragmentos.

As enzimas de restrição têm a propriedade de cortar a dupla hélice de DNA de forma bastante precisa. O corte sempre ocorre nas duas cadeias, em uma sequência específica, denominada sítio de restrição, que varia de 4 a 6 pares de base. O sítio de restrição sempre tem a mesma leitura nos dois sentidos de cada cadeia e essas sequências são chamadas de palíndromos. Atualmente, mais de mil enzimas de restrição já foram identificadas, cada uma atuando em sítios de restrição diferentes. O nome da enzima se refere ao microrganismo em que ela foi identificada, a sua linhagem e à ordem da descoberta. Assim, a enzima EcoRI significa que a enzima de restrição descoberta na *Escherichia coli*, linhagem R, foi a primeira enzima de restrição identificada neste organismo.

Eletroforese

Os fragmentos de DNA, após serem cortados por enzimas de restrição ou amplificados em PCR, por exemplo, podem ser separados e visualizados de forma simples e rápida por meio de eletroforese.

A eletroforese separa moléculas ou fragmentos moleculares de tamanho ou forma diferentes, desde que apresentem carga elétrica, em um campo neutro (matriz). O DNA tem caráter negativo em virtude do grupamento fosfato em sua molécula; assim, quando submetido a um campo elétrico, em pH neutro, as moléculas de DNA são atraídas para o polo positivo e repelidas pelo polo negativo. Como a matriz do gel apresenta alguma resistência à migração das moléculas, os fragmentos menores podem se mover com maior facilidade do que os fragmentos maiores. Assim, tem uma migração diferencial dos fragmentos, a qual é inversa ao tamanho da molécula.

A resistência da matriz se deve ao tipo e à concentração do material a ser empregado em sua confecção. Dessa maneira, a matriz de agarose possui um tamanho de poros que permite a separação de fragmentos que variam de 200 pb a 500 kb. Quando a concentração de agarose for baixa (0,3% ou menor), a resistência será pequena e grandes fragmentos poderão ser separados. Para separar fragmentos menores, utilizam-se matrizes com concentrações maiores (2% ou mais). Caso os fragmentos sejam ainda menores, deve-se utilizar outra matriz, feita de poliacrilamida, cujos poros são ainda menores.

Para visualizar o DNA após a corrida em gel, utilizam-se geralmente agentes intercalantes fluorescentes, como é o caso do brometo de etídeo, na eletroforese em gel de agarose, ou a revelação com nitrato de prata, como na eletroforese em géis de poliacrilamida.

Southern blot

Os géis utilizados na técnica de eletroforese (geralmente agarose ou poliacrilamida) são extremamente frágeis e passíveis de ressecamento, tornando-se quebradiços, o que dificultava sua manipulação. Para contornar esse problema, em 1975, E. M. Southern desenvolveu um método de transferência do DNA presente no gel para uma membrana de nitrocelulose ou náilon, na exata disposição em que se encontrava no gel.

Nesse método, é utilizado o DNA total digerido por várias enzimas de restrição; quando após da digestão pelas enzimas, é realizada uma eletroforese em gel de agarose. O gel, após ser observado e fotografado, é imerso em uma solução-tampão. Sobre o gel coloca-se a membrana de transferência e sobre esta, várias camadas de papel absorvente. O fluxo de solução através do gel faz com que o DNA se desprenda da matriz e seja transferido para a membrana, em um processo similar ao do mata-borrão (Southern blot), e assim o DNA passa para a membrana ou filtro, que podem ser manuseados mais facilmente.

Após esse processo, são utilizadas sondas específicas para a região do genoma que se quer analisar, as quais são marcadas por radioisótopos. Após o período de hibridização da sonda, é colocada a membrana em contato com um filme radiográfico, e as regiões que se hibridizaram (sonda + DNA) marcam o filme, sendo possível a detecção da presença, ausência ou alteração (não hibridização da sonda) da região de interesse.

MLPA

Pequenas deleções nem sempre podem ser detectadas por Southern *blot* ou por PCR, pois a segunda não tem um bom desempenho na amplificação de sequências muito grandes, ao passo que o primeiro não detecta pequenas deleções no genoma, além de ser um método trabalhoso. A amplificação multiplex com sondas dependentes de ligação (MLPA) é uma técnica que deve ser utilizada para detectar pequenas deleções ou amplificações com a vantagem de utilizar até 45 sondas diferentes em cada reação.

PCR

A técnica de PCR foi desenvolvida no final da década de 1980 e revolucionou os métodos de diagnóstico clínico pela análise de DNA. Essa técnica baseia-se na propriedade apresentada pela molécula de DNA de se duplicar. Desse modo, sequências específicas de DNA podem ser amplificadas em milhões de cópias. A realização da técnica só é possível graças à descoberta de uma enzima DNA-polimerase do organismo *Thermus aquaticus*, encontrado em fontes termais e cuja enzima DNA-polimerase é resistente ao calor, condição essencial para a PCR acontecer, já que, para a desnaturação da molécula de DNA, são necessárias altas temperaturas. Em virtude do nome do organismo em que essa enzima foi descoberta, ela é chamada de Taq-polimerase.

Pela técnica de PCR, é possível amplificar um gene específico para estudar se nele há ou não uma mutação e a presença ou a ausência de fragmentos. Como se deseja amplificar apenas um segmento do DNA genômico, é fundamental conhecer a sequência de nucleotídeos desse segmento, pois deve-se sintetizar um iniciador, ou seja, um pequeno fragmento de DNA que desencadeará o processo de cópia da fita. Esse iniciador é denominado *primer* e possui ao redor de 20 pb, o que garante estaticamente que não haverá outro segmento igual no genoma.

A quantidade de DNA genômico utilizado é pequena e atualmente é possível realizar a técnica a partir de uma única célula. O processo é feito com o aquecimento do DNA genômico à temperatura de 94°C, que provoca o rompimento das pontes de hidrogênio, tornando as cadeias simples, um processo chamado de desnaturação. Após esse processo, baixa-se a temperatura, em média, a 55°C (49 a 65°C, dependendo de cada *primer*), quando os *primers* se acoplam às fitas simples – condição chamada anelamento. Por fim, a temperatura é colocada a 72°C para que a polimerase do DNA possa agir e realizar o processo chamado extensão, em que os nucleotídeos são inseridos, gerando uma nova fita. Assim, cada ciclo é composto de desnaturação, anelamento e extensão.

Os ciclos podem ser repetidos inúmeras vezes. Assim, partindo-se de uma fita dupla, após o primeiro ciclo, haverá duas cópias; o segundo ciclo, quatro cópias; o terceiro, oito cópias, em um crescimento exponencial. Após 30 ciclos, haverá mais de 250 milhões de cópias do segmento que se deseja analisar. Para que a reação aconteça, serão necessários o DNA genômico, os quatro nucleotídeos que compõem a cadeia de DNA, a enzima polimerase do DNA, os oligonucleotídeos (*primers*) e a solução-tampão, que fornecerá as condições de pH e salinidade para a síntese dos novos segmentos de DNA.

Essa técnica permitiu avanços consideráveis no diagnóstico de afecções genéticas, no diagnóstico pré-natal e em medicina legal.

Variações do PCR

Além da reação de PCR-padrão, é possível realizar algumas variações. Entre elas, está a utilização de uma enzima de transcriptase reversa (RT), quando é possível gerar DNA a partir de moléculas de RNA. Essa técnica mitiu estudos em que era possível determinar, exatamente, quais as porções do DNA que estavam sendo expressas. Como se sabe, após o processo de transcrição em que é formado o RNAm (RNA mensageiro), esse produto é processado para a retirada das regiões de íntrons do gene, processo chamado *splicing*. Por meio de estudos com RT-PCR, foi possível verificar que um gene não é responsável somente pela síntese de uma proteína, mas também de outras que são geradas mediante processo de *splicing* alternativo.

Outra variação da PCR-padrão é a PCR em tempo real. Essa variação da PCR utiliza-se de sondas que se anelam exatamente na região que será amplificada. Essas sondas apresentam fluorescência e uma molécula que suprimirá a emissão da fluorescência. Isso ocorre pela proximidade entre a fluorescência e a molécula de supressão. Quando a DNA-polimerase começar a agir, ela passará pela sonda e a destruirá, separando a molécula de fluorescência e a molécula de supressão. Assim, a molécula de supressão não mais impedirá a emissão de fluorescência e esta poderá ser detectada por sensores. Com essa técnica, é possível acompanhar a amplificação em tempo real; assim, podem ser utilizados esses dados para quantificar a expressão de determinado gene.

Sequenciamento

Após o estudo com várias técnicas que permitem a detecção de deleções, amplificações ou substituição de nucleotídeos em uma sequência de DNA, nem sempre essas informações são suficientes se não se determinar exatamente quais nucleotídeos deletados, amplificados ou substituídos por outros. Para conhecer a sequência desses nucleotídeos, desenvolveram-se técnicas de sequenciamento de DNA.

O sequenciamento de DNA geralmente envolve o mesmo princípio da PCR, mas, além de nucleotídeos "normais", são inseridos nucleotídeos terminadores de cadeia e marcados com fluorescência. Dessa forma, serão gerados fragmentos de DNA dos mais variados comprimentos e com sua terminação marcada com fluorescência. Esse sequenciamento é realizado atualmente em equipamentos que possuem grande capacidade de processamento; sem eles, seria impossível a realização do Projeto Genoma.

DOENÇAS GENÉTICAS

De forma geral, as doenças genéticas podem ser classificadas em cinco grandes grupos com subdivisões (Tabela 13.1).

As milhares de doenças já descritas, com componente genético importante na etiologia, escapam ao escopo deste livro. Como efeito ilustrativo, foram selecionados exemplos de cada um dos grupos apresentados, como segue.

Tabela 13.1 Classificação das doenças genéticas

1. Monogênicas (ou mendelianas)		
• Autossômica	Dominante	Neurofibromatose tipo 1 (NF1)
	Recessiva	Fibrose cística
• Ligada ao cromossomo X	Dominante	Raquitismo hipofosfolêmico
	Recessiva	Distrofia muscular de Duchenne (DMD)

2. Cromossômicas	
• Autossômicas	Síndrome de Patau
• Sexuais	Síndrome de Turner

3. Multifatoriais	
	Defeito de fechamento do tubo neural

4. Disrupções		
• Agentes físicos		Sequência da ruptura amniótica
• Agentes químicos		
• Agentes biológicos	Intrínsecos	Talidomida
	Extrínsecos	Diabetes *mellitus* materno
		Síndrome da rubéola congênita

5. Padrões atípicos	
• Microdeleções	Síndrome de DiGeorge
• Dissomia uniparental	Fibrose cística
• Marcação (*imprinting*) genômica	Síndromes de Prader-Willi e de Angelman
• Amplificação gênica	Síndrome do cromossomo X frágil
• Herança mitocondrial	Doença de Leber

Monogênica autossômica dominante

Nesse tipo de herança, a patologia é causada por um único gene (monogênica) cujo *locus* está localizado em um cromossomo autossômico. A herança dominante pressupõe que a mutação, mesmo em heterozigose (Aa), já manifestará o fenótipo alterado. Todo indivíduo afetado terá a chance de transmitir a patologia para a metade de sua prole (risco de 50%), seja ela masculina ou feminina. Em estudos do heredograma, pode ser verificado que a doença não pula gerações e acomete os dois sexos de maneira equitativa.

Exemplo: neurofibromatose tipo 1 (NF1)

A neurofibromatose tipo 1, também conhecida como doença de von Recklinghausen, teve sua descrição original em 1882, e a incidência populacional é de 1:3.000 indivíduos.

A NF1 é uma doença que consiste na tendência para o desenvolvimento anormal dos tecidos nervosos (nervos, medula espinal e cérebro) e geralmente afeta o desenvolvimento da pele e dos ossos.

Na maioria dos pacientes (94%), são observadas áreas hiper ou hipopigmentadas com manchas café com leite; aproximadamente 75% dos pacientes possuem seis ou mais manchas com 1,5 cm de diâmetro ou mais, localizadas geralmente no tronco (Figura 13.8).

Os neurofibromas são de terminações nervosas, de qualquer região do corpo; a presença destes múltiplos tumores deu à doença a denominação de neurofibromatose. Os neurofibromas são tumores benignos e geralmente formam pequenos caroços por baixo da pele. O desenvolvimento de um neurofibroma no cérebro ou na medula pode criar complicações clínicas. Os portadores de NF1 também desenvolvem, em sua maioria (90%), lesões escuras na íris, denominadas nódulos de Lisch.

A NF1 é uma doença resultada da mutação no gene *NF1* presente na região cromossômica 17q11.2, com padrão de herança autossômico dominante. Metade dos pacientes advém de mutação *de novo* e os outros 50% são resultado de ocorrência familial.

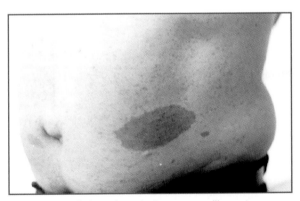

Figura 13.8 Abdome de paciente com neurofibromatose apresentando várias manchas hipercrômicas e um neurofibroma.

Como o gene já foi mapeado, o diagnóstico mais acurado é realizado por técnicas de análise molecular que demonstram a precisa mutação no gene.

Monogênica autossômica recessiva

Esse grupo de patologias é formado por mutações em um único gene (monogênica) que devem estar em cópias duplas dos genes mutantes, ou seja, homozigose recessiva (aa), ou heterozigotos compostos (a'a"), cujo *locus* é o mesmo em ambos os cromossomos autossômicos. Desse modo, os genitores de uma criança afetada são geralmente heterozigotos para o gene mutado (Aa) e possuem um risco de 25% de virem a ter outras crianças afetadas com a mesma patologia. Uma vez que o encontro de dois genes mutantes é necessário para o aparecimento da patologia, isto pode explicar o porquê do aparecimento mais frequente desse tipo de doença entre casamentos consanguíneos.

Exemplo: fibrose cística (FC)

A fibrose cística, também conhecida como mucoviscidose, teve sua descrição original em 1938, e sua incidência populacional é de 1:2.500 indivíduos nascidos vivos. Trata-se da doença hereditária mais comum entre as populações caucasoides e uma das causas de morte na infância mais frequentes.

A FC é doença que consiste na alteração do transporte de cloro e sódio pela membrana celular de células exócrinas, principalmente do pâncreas e das glândulas sudoríparas. Em virtude dessa alteração, as secreções dessas células são espessas, viscosas e com alto teor de sódio.

No pâncreas de pacientes com FC, ocorre desaparecimento progressivo do parênquima exócrino, com consequente deficiência de tripsina, quimiotripsina, lipase e amilase pancreática, resultando em síndrome de má-absorção.

No trato respiratório, ocorrerá a eliminação de um muco viscoso, favorecendo a ocorrência de pneumonias crônicas, com aumento da suscetibilidade a infecções. Também, bronquiectasias, bronquite, atelectasias, abscessos, pneumotórax e hemoptise são achados frequentes nesses pacientes.

As glândulas sudoríparas passam a excretar níveis excessivos de sódio e cloro (concentrações acima de 60 mEq/L), tornando a pele ressecada e salgada. Esse sinal é muitas vezes reconhecido pelas mães ao beijarem seus filhos, razão pela qual a FC é também conhecida pelo nome de doença do beijo salgado.

O gene responsável pela FC, quando mutado, foi mapeado na região cromossômica 7q31, sendo o padrão de herança autossômico recessivo. Desse modo, os pais de um afetado são heterozigotos para a mutação, e possuem risco de 25% de virem a ter novos filhos afetados. Calcula-se que 1:25 indivíduos da população caucasoide sejam heterozigotos para esse gene.

O diagnóstico mais acurado dessa doença é a análise molecular do gene em que se demonstra a mutação.

Monogênica ligada ao cromossomo X dominante

Diferentemente do apresentado anteriormente, nesse tipo de doença, o gene mutado encontra seu *locus* no cromossomo X e, sempre que presente, manifestará a patologia. Uma vez que na espécie humana existe dismorfismo cromossômico sexual, ou seja, as mulheres possuem dois cromossomos X e os homens um cromossomo X e um Y, haverá modificações na interpretação dos estudos dos heredogramas nesse tipo de herança. Assim, uma mulher heterozigota é afetada ($X^A X^a$) e metade dos seus filhos homens e mulheres será afetada, ao passo que um homem afetado ($X^a Y$) terá todas as suas filhas mulheres afetadas, mas nenhum dos seus filhos homens.

Exemplo: raquitismo hipofosfatêmico (RH)

O raquitismo hipofosfatêmico é também conhecido como raquitismo resistente à vitamina D. Muito embora o raquitismo seja doença há muito tempo conhecida, essa forma foi descrita apenas em 1967. Sua incidência populacional é estimada em 1:1.000.000 de nascidos vivos.

O defeito básico no raquitismo hipofosfatêmico parece ser a anormalidade no sistema de transporte transepitelial para reabsorção do fosfato pelos rins. Assim, a reabsorção negativa do fosfato leva à diminuição dos níveis de fosfato sérico.

Por causa de alterações do fosfato, os portadores de RH apresentam atraso no crescimento (de discreto a moderado), com estatura final entre 130 e 160 cm, hipofosfatemia devida à diminuição da reabsorção do fósforo renal e diminuição da neoformação de tecido ósseo, com sinais radiológicos de raquitismo (arqueamento dos membros inferiores após o início da marcha, coxa vara). Sinais menos frequentes são: o aumento do volume da polpa dental, hipoplasia de esmalte, cranioestenose, pseudofraturas e saliências ósseas localizadas nas inserções dos grandes músculos (Figura 13.9).

O gene para essa afecção foi mapeado na região cromossômica Xp22-2, e a doença possui padrão de herança ligado ao cromossomo X dominante. O diagnóstico preciso é realizado por técnicas de análise molecular.

Monogênica ligada ao cromossomo X recessiva

As doenças desse grupo também são causadas por um único gene, que está presente no cromossomo X. Para manifestar-se, o gente tem de estar em hemizigose – presente no cromossomo X dos homens ($X^a Y$) –

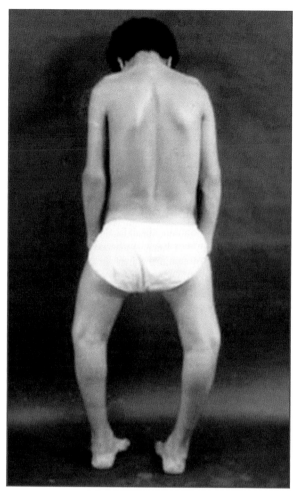

Figura 13.9 Vista posterior de paciente com raquitismo hipofosfatêmico.

ou em homozigose – presente nos dois cromossomos X das mulheres ($X^a X^a$). Para uma mulher apresentar-se em homozigose, ou seja, com a patologia, ela deve ser filha de uma mulher heterozigota ($X^A X^a$) casada com um homem afetado ($X^a Y$), o que é muito raro; dessa forma, normalmente o estudo dos heredogramas apresentará uma prevalência de homens afetados.

Exemplo: distrofia muscular de Duchenne (DMD)

A distrofia muscular progressiva de Duchenne teve sua identificação clínica original em 1868, e a incidência populacional foi estimada em 1:4.000 nascidos vivos.

Trata-se de afecção caracterizada por alterações progressivas na musculatura esquelética, a qual manifesta seus primeiros sinais entre 2 e 5 anos de idade, progredindo dos membros inferiores ao segmento cefálico; esse déficit de força muscular ocorre simetricamente.

As primeiras manifestações traduzem-se como dificuldade para subir escadas e quedas frequentes, com dificuldade para levantar-se. A pseudo-hipertrofia das panturrilhas e coxas também é sinal clínico evidente dessa doença. Uma manobra importante ao exame físico é a manobra de Gower ou levantar-se por si mesmo. Com a progressão da doença, os afetados deixam de deambular por volta dos 12 anos, ficando confinados à cadeira de rodas. O óbito sobrevém ao redor dos 20 anos.

O gene dessa afecção foi mapeado na região cromossômica Xp21.2. Esse gene codifica para uma proteína estrutural da membrana dos feixes musculares, a qual foi denominada distrofina. Quando ocorre uma mutação que não permite a formação da distrofina, então advém a DMD; porém, quando uma mutação diferente no mesmo gene produz uma distrofina alterada ou pouca distrofina, tem-se a manifestação clínica de outra distrofia muscular progressiva, denominada tipo Becker, que é mais benigna que o tipo Duchenne.

Alteração cromossômica dos autossomos
Exemplo: síndrome de Patau (SP)

A síndrome de Patau, também conhecida como trissomia do cromossomo 13, foi originalmente descrita em 1960 e é a terceira mais comum trissomia, com incidência de 1:7.000 nascidos vivos.

O principal mecanismo responsável por essa afecção é uma não disjunção ocorrida na gametogênese de um dos genitores, tendo como consequência um zigoto com três cromossomos 13.

Cerca de 80% dos pacientes com sinais característicos de SP são portadores de trissomia livre de cromossomo 13, ou seja, possuem cariótipo 47,XX,+13, se feminino, ou 47,XY,+13, se masculino. Cerca de 1% dos pacientes possuem mosaicismo com linhagens trissômicas e linhagem normal. Esse erro de divisão celular ocorre após a formação do zigoto.

As características clínicas mais evidentes dessa afecção são: retardo no crescimento intrauterino, atraso do desenvolvimento neuropsicomotor, malformações cerebrais (holoprosencefalia, arrinencefalia), microcefalia, colobomas, micro ou anoftalmia, malformação de orelhas, lábio/palato fendidos com micrognatia, alterações cardíacas (persistência do canal arterial e anomalias de rotação), hérnias, polidactilias, rins policísticos, criptorquidismo, útero bicorno e morte precoce (Figura 13.10).

A não disjunção é de ocorrência esporádica, ou seja, ao acaso. Porém, calcula-se que o risco de recorrência de um casal já com um filho afetado seja de cerca de 1 a 2%.

Alteração cromossômica dos cromossomos sexuais
Exemplo: síndrome de Turner (ST)

A síndrome de Turner foi reconhecida por este autor, em 1938, como a associação de infantilismo sexual, pescoço alado e cúbito valgo. Essa é a principal causa de amenorreia primária. Apenas em 1959, Ford e colaboradores demonstraram que essas pacientes não possuíam um dos cromossomos sexuais, sendo seu cariótipo 45,X.

A prevalência é de 1:2.500 nascidos vivos do sexo feminino; 98 a 99% dos fetos com ST são abortados espontaneamente, e aproximadamente 20% de todos os abortos espontâneos apresentam ST. Apesar dessa alta taxa de abortos espontâneos, as crianças com ST têm um bom desenvolvimento pós-natal.

As principais características clínicas são: baixa estatura, gônadas disgenéticas (em fita), tórax em escudo, linfedema periférico congênito, coarctação da aorta, unhas hiperconvexas, 4º metacarpos curtos, múltiplos nevos pigmentosos, pregas nucais e pescoço alado (Figura 13.11). De 40 a 50% dos pacientes

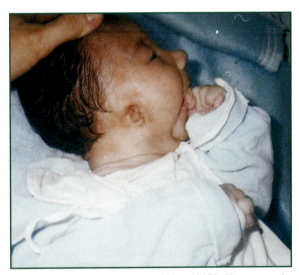

Figura 13.10 Paciente com cariótipo 46,XY,+13, com as alterações típicas da síndrome de Patau.

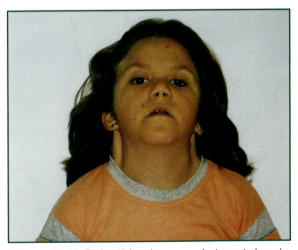

Figura 13.11 Fácies típica de uma paciente portadora da síndrome de Turner (46,X).

com ST possuem cariótipo 45,X. Em termos aproximados, a outra metade está dividida em variantes com um segundo cromossomo X anormal (cromossomo deletado, isocromossomo do braço longo de X, cromossomo em anel) e mosaicos, onde são encontradas outras linhagens celulares, contendo um segundo cromossomo X normal (45,X/46,XX) ou anormal. Há, ainda, pacientes com estigmas da ST, mas com cromossomo Y em seu cariótipo, sendo que, nestes casos, há risco aumentado para desenvolvimento de gonadoblastoma.

A presença dos dois cromossomos sexuais é fundamental para o desenvolvimento do ovário e, em geral, as mulheres com ST possuem ovários em fita, sem formações foliculares, tornando-se fibrosos, acarretando esterilidade primária, e não maturação sexual secundária adequada, com vagina estreita e útero hipoplásico.

O desenvolvimento neurológico geralmente é normal, mas esses pacientes têm diminuição da percepção espacial, com nível de QI limítrofe. Essa perda espacial tem sido relatada como parte das funções específicas do lobo parietal.

Multifatoriais

Exemplo: defeito de fechamento do tubo neural (DFTN)

Os defeitos de fechamento do tubo neural compreendem um espectro clínico altamente variável, abrangendo desde não formação da calota craniana (anencefalia), malformações visíveis no trajeto da coluna vertebral com exteriorização de partes da meninge (meningoceles) e cordão medular (meningomieloceles) até uma simples alteração no fechamento da parte óssea da coluna (espinha bífida) (Figura 13.12).

A variabilidade apresentada deve-se aos diversos pontos onde os defeitos no fechamento do tubo neural podem ocorrer. O fechamento total e normal ocorre até em torno do 28º dia de gestação. Nesse processo, muitos fatores estão envolvidos, como os genéticos e ambientais.

Os fatores genéticos são de difícil precisão, porém o risco empírico de recorrência de qualquer das manifestações do DFTN em futuras gestações é de 4%. Um dos fatores ambientais (ambiente uterino) já identificado como associado ao aparecimento de DFTN é a deficiência de folato. Assim, a suplementação vitamínica com ácido fólico em período preconcepcional até o final do 1º trimestre gestacional tem reduzido o risco empírico de recorrência para 1%.

Disrupções

Agentes físicos

Exemplo: sequência da ruptura amniótica

A sequência da ruptura amniótica também é conhecida pelos nomes de complexo ADAM (*amniotic, deformity, adhesions, mutilations*), síndrome da banda amniótica ou espectro malformativo em razão da ruptura precoce da membrana amniótica. A prevalência na população dessa anomalia é de 1,7:10.000 nascidos vivos.

A ruptura da membrana amniótica, com ou sem extravasamento de líquido, precocemente na gestação, tende a evoluir para uma cicatrização dessa membrana. Com o avanço da gestação, essa cicatriz de tecido conjuntivo torna-se um cordão não elástico (brida) que permeia o interior do saco gestacional. Os movimentos do embrião/feto poderão "enroscar" as regiões axiais ou colabar-se com a brida. Além disso, ela provocará um torniquete, dificultando desenvolvimento de membros ou dígitos e levando até mesmo à amputação deles. Na região torácica ou no polo cefálico, a aderência da brida poderá provocar gastrosquise, onfalocele, eventração visceral, fendas craniofaciais etc.

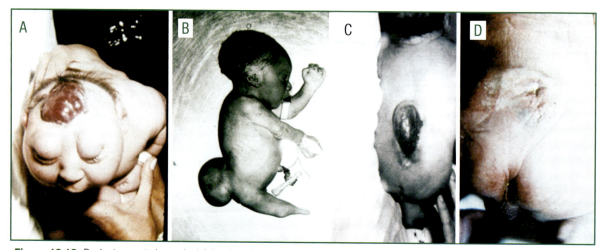

Figura 13.12 Pacientes portadores de defeito de fechamento do tubo neural. (A) Anencefalia. (B) Mielomeningocele. (C) Mielocele. (D) Espinha bífida aberta.

O diagnóstico, eminentemente clínico, baseia-se no achado de sinais de constrição denominados *anéis de constrição*. Por tratar-se de disrupção devida a fator mecânico, essa anomalia não é hereditária, sendo de ocorrência esporádica.

Agentes químicos
Exemplo: talidomida

O efeito teratogênico mais dramático na espécie humana é o do fármaco talidomida. Esse medicamento, desenvolvido na Alemanha no início da década de 1960, passou por todos os testes teratogênicos em animais antes de ser utilizado no ser humano como medicação antiemética. Somente o ser humano é sensível às alterações provocadas por esse fármaco. Essa droga, quando ingerida no período vulnerável a malformações (16º ao 48º dia pós-concepção), provoca graves alterações de membros e do coração.

Os membros inferiores e superiores podem estar comprometidos, com alterações que vão desde polegar trifalângico, passando por encurtamento dos membros, até focomelia e tetramelia. As alterações cardíacas compreendem tetralogia de Fallot, com repercussões sérias.

Essas alterações mimetizam uma síndrome gênica autossômica recessiva denominada síndrome de Roberts, porém os efeitos precisos sobre o envolvimento desse fármaco na embriogênese ainda são desconhecidos.

Atualmente, alguns países utilizam a talidomida como potente fármaco no controle da crise aguda de hanseníase. O Brasil é um desses países, mantendo, inclusive, produção local do fármaco.

Agentes biológicos extrínsecos
Exemplo: síndrome da rubéola fetal

As anormalidades associadas à infecção pré-natal pelo vírus da rubéola variam substancialmente de frequência, gravidade e tipo, conforme o mês de gestação no qual a infecção ocorreu. De todas as gestações expostas ao vírus durante o 1º trimestre gestacional, em 15 a 25% se desenvolverá a síndrome da rubéola fetal. Após o 1º trimestre gestacional, o índice de crianças gravemente afetadas decai rapidamente. Entretanto, infecções subclínicas com manifestações residuais tardias, como perda de audição e deficiência mental, são encontradas em crianças expostas ao vírus durante o 4º e o 5º mês gestacional.

As crianças expostas ao vírus durante o 1º trimestre gestacional podem apresentar grande variedade de defeitos congênitos e problemas de saúde, que vão do aborto à morte fetal tardia, retardo de crescimento intrauterino com subsequentes alterações do desenvolvimento físico, anomalias congênitas, incluindo vários defeitos oculares como catarata, retinopatia pigmentar, microftalmia e glaucoma, alterações cardiovasculares, como ducto arterioso patente, estenose valvar e arterial pulmonar, defeitos dos septos arterial e ventricular, e tetralogia de Fallot. O sistema nervoso central apresenta anormalidades que incluem microcefalia, deficiência mental, hipotonia e convulsões.

A incidência da síndrome da rubéola congênita pode ser atenuada por medidas de saúde pública, como a vacinação das meninas antes da idade concepcional. Muito embora dados confiáveis não estejam disponíveis, a rubéola congênita é uma das principais causas de surdez na infância no Brasil.

Agentes biológicos intrínsecos
Exemplo: diabetes *mellitus* materno

A principal alteração metabólica materna que causa disrupção fetal é o diabetes *mellitus*. As evidências atuais sugerem que o diabetes *mellitus* insulino-dependente forma juvenil aumenta o risco não somente de perdas gestacionais, como de anomalias fetais. A magnitude do risco aumentado parece ser 2 ou 3 vezes maior que o risco na população normal.

A sequência da regressão caudal tem início com a agenesia sacral, impede o desenvolvimento normal dos membros inferiores, que se apresentam unidos, altera o desenvolvimento dos órgãos genitais externos (intersexo) e o posicionamento dos pés (pé torto congênito). Alterações cardíacas, como a transposição dos grandes vasos, têm sido descritas com maior frequência nesse grupo, bem como macrossomia e hipoglicemia ao nascimento (Figura 13.13).

Os dados disponíveis têm demonstrado que um controle cuidadoso do diabetes materno, particularmente nas primeiras semanas de gravidez, tem diminuído o risco de alterações fetais.

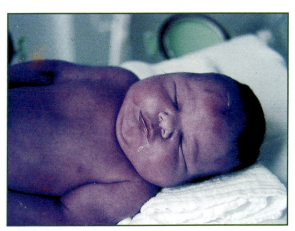

Figura 13.13 RN portador de macrossomia, filho de mãe com diabetes *mellitus* descompensado na gestação.

Padrões de heranças atípicas

Microdeleções
Exemplo: síndrome de DiGeorge

O avanço das técnicas de citogenética permitiu a visualização de pequenas deleções cromossômicas, evidenciadas inicialmente pela técnica de alta resolução, que não eram passíveis de serem observadas pelas técnicas convencionais. Assim, complexos malformativos cuja etiologia era desconhecida passaram a ser investigados e, em alguns, descobriu-se um padrão de microdeleção, que se denominou síndrome de genes contíguos, uma vez que a perda de alguns genes presentes no segmento microdeletado acarretava o complexo malformativo.

Entre as várias síndromes de genes contíguos, há a síndrome de DiGeorge. Descrita originalmente em 1965, essa síndrome tem como principais características a ausência completa ou parcial do timo, deficiência imunológica celular, hipoplasia da paratireoide, com hipocalcemia sintomática, anomalias cardíacas congênitas e alterações faciais (implantação baixa das orelhas e boca em forma de boca de "peixe"). A gravidade dos distúrbios imunológicos e metabólicos pode levar ao óbito dessas crianças nos primeiros meses de vida (Figura 13.14).

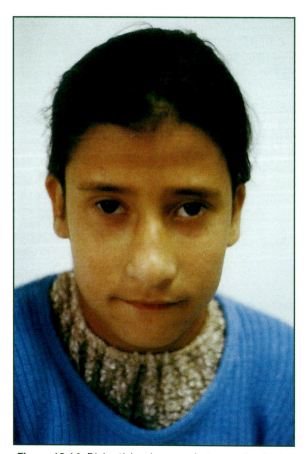

Figura 13.14 Fácies típica de um paciente portador da síndrome de DiGeorge.

A etiologia dessas afecções ficou clara com a descoberta da microdeleção na região cromossômica 22q11 em pacientes com a síndrome de DiGeorge.

Dissomia uniparental
Exemplo: fibrose cística

Como visto anteriormente, a fibrose cística é a afecção de traço hereditário autossômico recessivo cujo gene mutado encontra-se no cromossomo 7. Assim, os afetados são homozigotos recessivos, isto é, em cada um de seus cromossomos 7 existem genes mutados e seus pais (heterozigotos) possuem um cromossomo 7 com o gene normal e um cromossomo 7 com o gene mutado.

No entanto, foram descritos casos de pacientes portadores de FC cujos genes mutados tinham vindo somente de um dos genitores heterozigotos, ou seja, os dois cromossomos 7 do paciente eram provenientes de um único genitor. Desse modo, descobriu-se o fenômeno da dissomia uniparental, que é definido como a presença de uma linhagem celular dissômica que contém dois cromossomos de um dado tipo herdados de um único genitor. Caso os dois cromossomos do indivíduo sejam idênticos entre si, a situação é descrita como isodissomia e, se os dois cromossomos do indivíduo forem idênticos ao par cromossômico do genitor, são descritos como heterodissomia.

Situações particulares demonstram a dissomia parental, como em um caso de hemofilia A, cujo padrão de herança é ligado ao cromossomo X recessivo; o pai era portador de hemofilia A (X^hY) e passou a condição a seu filho (X^hY) por dissomia parental do par sexual.

Marcação (*imprinting*) genômica
Exemplo: síndromes de Prader-Willi e de Angelman

A impressão/marcação genômica é um fenômeno epigenético que apresenta diferenças da expressão gênica na dependência do sexo do genitor (expressão do alelo paterno ou do materno). As diferenças da expressão estão associadas às diferenças nos padrões de metilação do DNA nos testículos e nos ovários, que, por sua vez, estão relacionados à regulação transcricional da atividade gênica. A síndrome de Prader-Willi (SPW) é caracterizada por obesidade, polifagia, mãos e pés pequenos, baixa estatura, hipogonadismo e deficiência intelectual leve a moderada, sendo sua prevalência na população de 1:25.000 nascidos vivos (Figura 13.15). A etiologia da SPW é heterogênea. Cerca de 70% dos pacientes com SPW são portadores de microdeleção na região 15q11-q13. O curioso é que essa microdeleção ocorre sempre no cromossomo 15 de origem paterna. Em aproximadamente 20% dos pacientes e que não possuíam a microdeleção, foi possível verificar que ocorreria dissomia uniparental (DUP) do cromossomo 15 materno. Portanto, em ambos os casos, os pacientes só apresentam a região 15q11-q13 com

Capítulo 13
Genética e Patologia

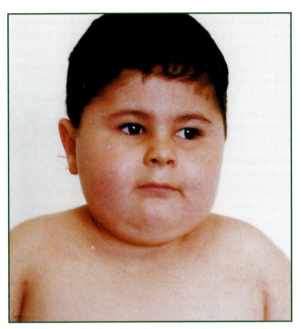

Figura 13.15 Fácies típica de um paciente com a síndrome de Prader-Willi.

origem materna. A SPW surge da perda da expressão paterna de genes dessa região, mostrando a influência do *imprinting* genômico.

Já na síndrome de Angelman (SA), ocorre a situação inversa, em que cerca de 40% dos pacientes apresentam microdeleção na mesma região 15q11-q13, idêntica a dos pacientes com SPW, porém essa microdeleção é sempre no cromossomo materno.

A SA possui como características clínicas microbraquicefalia, prognatismo, hipoplasia do terço médio facial, macrostomia, fácies "feliz" com surtos de riso imotivado, deficiência mental de moderada a profunda, hipotonia, mudez e movimentos incoordenados involuntários (Figura 13.16).

O defeito molecular de SA situa-se entre o domínio de *imprinting* em 15q-q13 e se deve à perda de expressão do alelo materno de genes compreendidos nessa região. Diferentemente da SPW, a SA surge da perda de um único gene, o maternalmente expresso *UBE3A*, o qual sofre *imprinting* somente no cérebro e codifica a ligase E3 ubiquitina envolvida na via de degradação proteossomo-ubiquitina.

A etiologia da SA também é bastante heterogênea, sendo que as alterações mais comuns são as deleções do alelo materno em 15q-q13 (aproximadamente 6 a 70% dos casos), DUP paterna (5% dos casos), mutações no gene *UBE3A* do alelo materno (10% dos casos) e defeitos no *imprinting* (5% dos casos), envolvendo a perda de metilação do DNA no alelo materno; pacientes com esse defeito apresentam SA com fenótipo mais brando.

Em outras situações clínicas, também já foi demonstrado o efeito da marcação genômica, como na síndrome de Beckwith-Wiedemann e em vários tipos

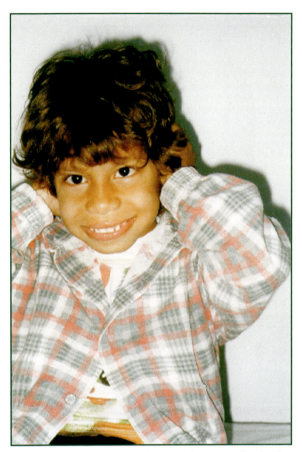

Figura 13.16 Fácies típica de um paciente portador da síndrome de Angelman.

de neoplasias, sugerindo que esse processo seja muito importante na expressão gênica da espécie humana.

A marcação (*imprinting*) genômica é definida como uma modificação epigenética em um cromossomo parental específico, levando à expressão diferencial dos alelos de um gene nas células somáticas dos descendentes. A expressão diferencial pode ocorrer em todas as células, em tecidos específicos ou em determinados estágios do desenvolvimento. Aproximadamente 80 genes são conhecidos por sofrerem *imprinting*, número que tende a crescer continuamente.

Amplificação gênica
Exemplo: síndrome do cromossomo X frágil

A síndrome do cromossomo X frágil, também conhecida por síndrome de Martin-Bell, foi descrita em 1943, sendo a segunda causa geneticamente determinada mais importante de deficiência mental. A incidência dessa afecção é de 4,4:1.000 homens e 4,1:10.000 mulheres. De peculiar importância para o diagnóstico foi o achado citogenético, nos pacientes, de uma falha na região cromossômica Xq27, presente em 2 a 25% das células analisadas quando cultivadas em meio pobre em folato.

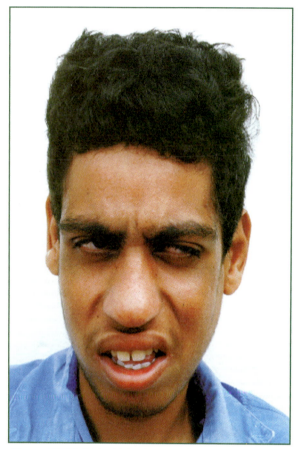

Figura 13.17 Fácies típica de um paciente portador da síndrome do cromossomo X frágil.

Os principais sinais clínicos dessa afecção são os diferentes graus de deficiência mental, inclusive comportamentos autiformes (7 a 20%); crises epilépticas (20%); macrorquidia (80%), comprimento das orelhas aumentado; face alongada; perímetro cefálico aumentado, entre outros sinais. Há homens assintomáticos em famílias de afetados em que a alteração no cromossomo X está presente (20%). Em mulheres heterozigotas, 35 a 50% apresentam algum grau de comprometimento mental (Figura 13.17).

O mecanismo dessa afecção é a variação do número de cópias de uma repetição instável de trinucleotídeos CGG no gene *FMR1*. Na população normal, essa repetição está por volta de 50 cópias. Em um intervalo entre 50 e 200 cópias, os indivíduos não apresentam sinais clínicos, mas sim a pré-mutação. Acima de 200 cópias, há o aparecimento de sinais clínicos peculiares. O diagnóstico mais acurado se dá pela análise da amplificação gênica.

Herança mitocondrial
Exemplo: amaurose hereditária de Leber

A doença de Leber é também conhecida como neuropatia óptica hereditária de Leber (NOHL) e tem como principal característica clínica a perda bilateral rápida da visão central decorrente da lesão do nervo óptico. Os heredogramas de famílias acometidas pela NOHL demonstram claramente que ambos os sexos podem ser afetados, porém somente as mulheres afetadas deixam descendência afetada, em uma clássica forma de herança materna.

Posteriormente, identificou-se que a mutação responsável pela NOHL era encontrada no DNA mitocondrial (mtDNA). Como o mtDNA replica-se dentro da mitocôndria e esta organela divide-se por fissão simples, uma mutação pode propagar-se de modo rápido.

Durante a formação do zigoto, ocorre apenas a participação das mitocôndrias maternas presentes no óvulo, uma vez que o espermatozoide contribui apenas com o seu núcleo (pronúcleo masculino).

Atualmente, já foram identificadas mais de uma dezena de doenças hereditárias cuja mutação ocorre nos genes de mt DNA.

ONCOGENÉTICA (GENÉTICA E CÂNCER)

As neoplasias humanas constituem um grupo heterogêneo do ponto de vista genético de doenças. As mutações ocorrem principalmente em classes de genes reguladores da proliferação e diferenciação celular, envolvendo, em especial, os oncogenes, genes supressores de tumor, fatores de crescimento, genes envolvidos em vias de sinalização e de reparo de DNA. Tumores sólidos são molecularmente dirigidos pela ativação de oncogenes e pelo silenciamento de genes supressores de tumores. Estudos abrangendo inúmeras áreas possibilitaram uma maior compreensão das bases genéticas do câncer. Embora fatores ambientais e dietéticos contribuam para sua etiologia, as neoplasias se originam de um processo de múltiplos passos envolvendo alterações de genes e seleção clonal da progênie variante.

A busca pela identificação de fatores que possam apontar, ao diagnóstico e com precisão, a resposta terapêutica e sobrevida dos pacientes portadores de neoplasias, tem sido incessante. Presumir a agressividade tumoral, capacidade de invasão tecidual, probabilidade de recidiva, propensão ao desenvolvimento de metástases e resposta ao tratamento, bem como detectar o rompimento de vias de sinalização celulares específicas envolvidas nas carcinogêneses, poderá ser valioso expediente na escolha da proposta terapêutica

Entender o *cross-talk* existente entre o metabolismo, o controle do crescimento celular e as drogas de ação terapêutica específica, inibindo a ação das proteínas quiméricas ou aumentadas, produzidas por rearranjos de genes relacionados com o controle da proliferação e diferenciação celular, resultará em uma melhor compreensão dos processos normais e das doenças e facilitará a descoberta de novas modalidades de tratamento em oncologia.

Múltiplas alterações genéticas são descritas em câncer, como as amplificações gênicas que podem ocorrer por meio de fenômenos focais distintos, como os DM (*double minutes*) e as HSR (regiões homogeneamente coradas), ou do número de cópias adquiridas devido a rearranjos moleculares, como duplicações, translocações desequilibradas ou inserções. Exemplos de genes importantes frequentemente amplificados em tumores sólidos são *HER2*, *EGFR*, *MET*, *MYC*, *PDGFR* e *FGFR1*. As fusões gênicas podem ativar um oncogene, quando o domínio ativo de um fator de crescimento, um receptor do fator de crescimento ou a transdução de sinal do gene são colocados sob o controle da região promotora de um gene constitutivamente ativado. São exemplos de genes ativados por esse mecanismo *MYC*, *ALK* e *ROS1*.

Citogenética de neoplasias

Importantes e significativos resultados derivados das análises citogenéticas em neoplasias são utilizados pela sua simplicidade e robustez, propiciando a obtenção de uma amostragem de anormalidades cariotípicas, acumulando um arsenal de alterações cromossômicas consistentes e recorrentes de células neoplásicas.

Durante as duas últimas décadas, a análise citogenética vem demonstrando um direto e decisivo potencial no exame e entendimento de neoplasias, entre elas as ósseas e as de partes moles, benignas e malignas. Com a difícil caracterização radiológica, clínica e histológica, as análises citogenéticas fazem diferença no diagnóstico final dessas patologias. Essas análises demonstram alterações cromossômicas recorrentes e específicas, particularmente as translocações, envolvendo uma grande quantidade de genes fusionados, como no sarcoma de Ewing – t(11;22)(q24;q12) e *EWS-ERG*, t(7;22)(p15;q21); *EWS-ETV1*, t(17;22)(q12;q12); e *EWS-E1AF*, t(2;22)(q33;q12) e *FEV-EWS*.

Tanto a amplificação do gene quanto as fusões de genes podem ser detectadas de forma confiável em tumores por FISH. Essas alterações não possuem potenciais somente para a classificação dessa classe neoplásica, servem também para o diagnóstico diferencial em que há natureza histológica confusa e como guia para estudos moleculares para o melhor entendimento e estabelecimento de genes envolvidos na gênese do câncer.

Genética molecular de neoplasias

Pesquisas envolvendo análises por meio da genética molecular vêm produzindo resultados importantes em relação a estudos da etiologia e/ou progressão de processos neoplásicos. Há grandes dificuldades na classificação definitiva e na caracterização do prognóstico dos sarcomas. Trabalhos realizados nas duas últimas décadas revelaram alterações genéticas envolvendo a formação de genes quiméricos operantes em sarcomas, colaborando para a detecção de um diagnóstico diferencial mais específico dessas patologias, como leiomiossarcoma ósseo (LMS) apresentando uma grande instabilidade genética, com perda do genes *hMSH2* (reparo) e inativação do *TP53*. Atualmente, a trajetória molecular em leiomiossarcoma (LMS) inclui os genes *TP53*, *MDM2* e *CDKN2A*. O câncer de mama pode envolver os genes *BRCA1* e *BRCA2*; nesses casos, essas alterações estão indubitavelmente ativas na oncogênese tumoral. Os progressos das tecnologias da análise por genética molecular vêm proporcionando uma maior facilidade para a identificação de alguns eventos críticos associados ao desenvolvimento do câncer.

Aspectos clínicos da genética de neoplasias

As estratégias para o tratamento do câncer são criticamente dependentes de um diagnóstico preciso. Nos casos em que a histopatologia, a clínica e os exames tradicionais não conseguem determinar exatamente o tipo tumoral, outras investigações se fazem necessárias, como a análise genética.

Em 1973, Sakurai e Sandberg publicaram a primeira correlação citogenética clínica mostrando que pacientes com um cariótipo normal apresentavam um prognóstico significativamente melhor do que aqueles com anormalidades cromossômicas. Atualmente, encontramo-nos no mesmo nível de entendimento a respeito da informação referente ao impacto da citogenética em tumores sólidos. Com o avanço das metodologias de citogenética molecular, é possível reconhecer pequenos rearranjos cromossômicos em muitas neoplasias.

A genética pode abreviar o período gasto na formulação de diagnósticos, reduzir o tempo médio de internação, antecipar a escolha de tratamentos adequados, impedir ou minimizar possíveis sequelas, além de evitar desperdícios decorrentes da realização de exames caros e inadequados.

Recentemente, tem sido proposto que, em alguns tumores, algumas moléculas específicas relacionadas com o descontrole da proliferação celular oferecem a oportunidade de tratar a doença de forma mais eficaz, por meio do uso de drogas concebidas, como inibidores específicos dessas moléculas. Essa abordagem terapêutica é chamada terapia-alvo ou personalizada. Entre os mecanismos mais importantes para a ativação de oncogenes, estão as amplificações e as fusões gênicas. Como exemplo dessas biomoléculas, é possível citar o caso de câncer de pulmão sem pequenas células com amplificação do número de cópias do proto-oncogene *ALK*, em que estudos demonstram o aumento de sobrevida dos pacientes tratados com *crizotinib*, que inibe a ação de sua proteína.

Aconselhamento genético em neoplasias

A importância do aconselhamento genético

Segundo a definição proposta em 1975 pela American Society of Human Genetics (ASHG), o aconselhamento genético "consiste no processo de comunicação que trata de problemas humanos relacionados com a ocorrência e o risco de recorrência de uma doença genética em uma família". Um profissional treinado busca auxiliar o paciente ou as famílias a:

- compreender os fatos médicos, inclusive o diagnóstico, a causa da doença, sua evolução e as condutas disponíveis;
- assimilar como a hereditariedade contribui para determinada doença e o possível risco de recorrência nos demais familiares;
- entender as opções diante do risco de recorrência estabelecido;
- escolher a conduta mais apropriada de acordo com o risco de recorrência e o desejo da família, sempre respeitando seus padrões ético e religioso, e, finalmente, agir de acordo com sua autonomia e decisões;
- estabelecer o melhor planejamento e conduta da doença do membro da família doente e/ou do risco de recorrência da doença.

Aconselhamento genético no câncer hereditário

É importante no aconselhamento genético de alguns tipos de cânceres familiais a identificação do indivíduo em risco de ter câncer e realizar a estimativa do risco de esse indivíduo ter câncer. A importância da identificação de indivíduos em risco é pelo fato de se verificar o risco de desenvolver câncer, a identificação de familiares em risco e realizar medidas de rastreamento, preventivas nos indivíduos, como colonoscopia, exame pélvico, aspirado endometrial e ultrassonografia.

O aconselhamento genético em câncer possui basicamente cinco etapas:

1. história familiar;
2. diagnóstico;
3. estimativa de risco;
4. teste genético;
5. estratégias de vigilância/redução de risco.

Existem algumas prerrogativas para que se possa aventar a hipótese de *síndrome* de predisposição hereditária ao câncer, entre elas a presença de história familiar positiva, a idade precoce de aparecimento, os tumores bilaterais em *órgãos* duplos, o tumor primário em um paciente, o aspecto multifocal do tumor, o câncer em indivíduo com anomalia congênitas e/ou do desenvolvimento.

Aconselhamento genético e neoplasias

Embora a maioria das neoplasias seja resultado de interações complexas entre o componente genético do indivíduo e o ambiente, um percentual de casos decorre principalmente de alterações herdadas que conferem uma maior predisposição ao desenvolvimento de tumores. Atualmente, estima-se que cerca de 5 a 10% de muitos cânceres estejam associados à predisposição hereditária.

Na última década, avanços significativos foram feitos no conhecimento dos mecanismos moleculares que originam o câncer. Diversos genes envolvidos no desenvolvimento de neoplasias foram identificados. Esse conhecimento culminou na identificação de genes associados a síndromes específicas de predisposição ao câncer. Cerca de 50 síndromes de predisposição hereditária ao câncer já foram definidas. Destas, destacam-se as síndromes de câncer hereditário em que o fenótipo característico é o desenvolvimento de câncer, como câncer colorretal hereditário não poliposo (HNPCC), polipose adenomatosa familiar (PAF), retinoblastoma, síndrome de câncer de mama e ovário hereditários (HBOC), síndrome de câncer de mama e colorretal hereditários (HBCC), doença de von Hippel-Lindau (VHl), síndrome de Li-Fraumeni etc. Essas descobertas deram origem a testes moleculares de diagnóstico de predisposição hereditária para diferentes tipos de câncer e estimularam o desenvolvimento de programas de avaliação clínica e aconselhamento genético de famílias em risco. O levantamento da história familiar e a utilização de testes genéticos permitem a identificação de uma parcela significativa de indivíduos que possuem alto risco de desenvolvimento de câncer.

A identificação de indivíduos em risco para câncer hereditário é importante por várias razões. Primeiro, porque indivíduos afetados apresentam risco cumulativo vital, muito superior ao da população, para o desenvolvimento de outros tumores primários. Segundo, porque os familiares de um indivíduo afetado podem estar em risco, já que a maioria dessas doenças genéticas segue um padrão de herança autossômica dominante. Assim, 50% dos irmãos e 50% dos filhos de um afetado podem ser portadores da mesma mutação. Terceiro, porque medidas de rastreamento intensivo mostram-se eficazes em permitir diagnósticos mais precoces. Quarto, a identificação de portadores permite delinear estratégias para redução de risco, quimioprevenção e cirurgias profiláticas. Isso pode ser bem exemplificado pelos casos de retinoblastoma, câncer de mama e ovário hereditários e síndrome de Lynch.

Epigenética e neoplasias

Existem muitas evidências de que os efeitos epigenéticos são também mediadores importantes da biologia das neoplasias. O termo "epigenética" refere-se a mudanças hereditárias na expressão gênica, sem que ocorram alterações na estrutura da sequência primária do DNA. Existem três mecanismos básicos envolvidos na regulação epigenética: metilação do DNA, modificações de histonas e RNA não codificantes (ncRNAs, por exemplo, o transcrito do gene *XIST* e microRNA). Eles regulam a expressão do gene, quer por afetar a sua transcrição (metilação do DNA, modificações de histonas e alguns ncRNA), ou agindo pós-transcricionalmente, levando a alterações nos níveis da proteína codificada (p. ex.: microRNA). Padrões epigenéticos sofrem mudanças dinâmicas durante o desenvolvimento, a diferenciação celular e em resposta a estímulos ambientais, levando a modificações temporais e espaciais na expressão gênica. Alterações no estado epigenético têm sido correlacionadas a várias doenças humanas. A perda de padrões epigenéticos normais relacionados com a idade avançada indica um possível mecanismo para o aparecimento tardio de doenças.

Metilação do DNA e neoplasias

A metilação do DNA envolve a adição de um grupo metil ao resíduo de citosina em um dinucleótido CpG para formar 5-metilcitosina e é catalisada pelas enzimas DNA metiltransferases (DNMT1, DNMT2, DNMT3A e DNMT3B). Dinucleotídeos CpG são concentrados em regiões genômicas chamadas ilhas CpG, que estão localizadas na região promotora de vários genes. A metilação do DNA está associada à repressão transcricional, realizada por bloqueio da ligação de fatores de transcrição de regiões promotoras e alterando a estrutura da cromatina por meio do recrutamento de complexos de remodelação da cromatina. Uma série de estudos tem sugerido que alterações nos padrões de metilação de DNA podem estar envolvidas na patogênese de vários tumores.

Modificações de histonas e neoplasias

DNA eucariótico é embalado em nucleossomos, em que o DNA é enrolado em torno de um octâmero de histona composto de histonas H2A, H2B, H3 e H4, sendo esta embalagem essencial para a regulação gênica. Modificação transcricional de histonas pode regular a transcrição por alterar a conformação da cromatina e, assim, a acessibilidade dos promotores de genes para a maquinaria transcricional, o que afeta a ligação de fatores associados à cromatina. Modificações de histonas incluem acetilação, fosforilação, sumoilação, ubiquitinação e metilação, permitindo o ajuste fino da a expressão gênica.

RNA não codificantes em neoplasias

Até o momento, a maior parte das investigações sobre o papel dos ncRNA têm se concentrado em microRNA, pequenos RNA citoplasmáticos de 20-23 bp que estão envolvidos na regulação pós-transcricional da expressão gênica por meio de ligação ao RNAm-alvo. Esses RNA podem interagir com o RNAm por meio de pareamento de bases complementares entre o miRNA e a região 3' UTR do mRNA. Se esse pareamento de bases é perfeito, o alvo (RNAm) é degradado, enquanto a forma incompleta de pareamento leva ao silenciamento do gene por meio da supressão da tradução.

A interação entre a genética e a epigenética em suscetibilidade a neoplasias

O que está emergindo na literatura é o entendimento de que efeitos epigenéticos podem ter impacto sobre a penetrância da susceptibilidade genética (p. ex.: por meio da modulação da expressão de um gene apresentando um alelo de susceptibilidade) e que a associação da integração das análises genéticas e epigenéticas pode, por conseguinte, esclarecer os sinais genéticos que ocorrem no controle da proliferação e diferenciação celular envolvido nas neoplasias.

BIBLIOGRAFIA

Gorlin RJ, Cohen MM, Hennekam RCM. Syndromes of the head and neck (Oxford Monographs on Medical Genetics, n. 42). 4. ed. Oxford: Oxford University Press; 2001.

Mckusick VA. Mendelian inheritance in man. 12. ed. Baltimore: Johns Hopkins Univ. Press; 1998.

Moreira-Filho CA, Menck FM, Lopes Silva C, Abdelhay E, Rech E, et al. Genômica. São Paulo: Atheneu; 2004.

Rimoin DL, Connor JM, Pyeritz RE, Korf BR. Emery and Rimoin's principles and practice of medical genetics edition: continually updated online reference. 3-Volume Set (Principles and Practice of Medical 3. 5. ed. Genetics (Emery & Rimoin), Churchill Livingstone; 2006.

Scriver CR, Beaudet AL, Sly WS, Valle D. The metabolic and molecular bases of inherited disease. 7. ed. New York: McGarw-Hill Inc.; 1996.

Wynbrandt J, Mark D, Ludman MD. The encyclopedia of genetic disorders and birth defects, facts on file. 3. ed.; 2008.

CAPÍTULO **14**

Transtornos do Crescimento e da Diferenciação Celular

Lívia Moscardi Bacchi
Deilson Elgui de Oliveira
Carlos E. Bacchi

A CÉLULA E SEU MICROAMBIENTE

Qualquer que seja a espécie ou nível de complexidade biológica, todo indivíduo passa sua vida dependendo de recursos para sua subsistência e à mercê de estímulos que lhe são favoráveis ou desfavoráveis. Também são inerentes à condição de organismo vivo as relações sociais (isto é, aquelas definidas pela interação de um indivíduo com outros da mesma espécie) e as ecológicas (isto é, definidas pela interação do indivíduo com indivíduos de outras espécies e com o seu ambiente).

Em analogia ao que ocorre com o ser humano ou com qualquer outro animal, em última análise, a sobrevivência das células e o bom funcionamento dos tecidos que o constituem dependem de sua habilidade em interagir com suas contrapartes, outros tipos celulares, microrganismos, componentes da matriz extracelular etc. e de responderem adequadamente aos mais diferentes estímulos, incluindo agentes físicos (p. ex.: radiações), biológicos, fatores de crescimento, citocinas, hormônios e substâncias químicas diversas. Assim, a célula normal é capaz de manter um estado de equilíbrio, denominado homeostase.

As doenças, sob certo ponto de vista, são resultados indesejados da interação do organismo com seu ambiente e das células de determinado tecido com o respectivo microambiente. É importante notar que ambientes (macro ou micro) são essencialmente dinâmicos e suas alterações influenciam diretamente os organismos a eles submetidos. O potencial de um organismo ou uma célula de se adequar a novas condições – isto é, sua versatilidade ou robustez – é diretamente maior ao seu potencial de sucesso ou sobrevivência, após mudanças significativas no ambiente. A versatilidade de uma célula depende de sua capacidade em modificar metabolismo e estrutura, de modo que possa suportar as novas condições impostas. É, portanto, denominado *adaptação* o processo de progressiva adequação a uma nova condição estabelecida. As adaptações, portanto, são respostas funcionais e estruturais a estímulos nocivos, permitindo a sobrevivência celular. Ao longo deste capítulo, ver-se-á que, em patologia, as adaptações ocorrem em células e tecidos e são essencialmente reversíveis, mas que podem gerar consequências importantes, incluindo doenças altamente prevalentes e com elevada morbidade.

RECAPITULANDO A AGRESSÃO CELULAR

Conforme mencionado, durante a interação com o microambiente, as células são expostas à ampla variedade de estímulos, alguns favoráveis, outros desfavoráveis à sua sobrevivência. É possível entender por *agressão* todos os estímulos potencialmente prejudiciais à célula e aos tecidos. A agressão causa lesão celular, o que é reversível até um certo ponto, porém, se houver persistência do estímulo ou se for severa desde o início, torna-se irreversível, podendo levar à morte celular. Por exemplo, quando há sobrecarga hemodinâmica do músculo cardíaco, o miocárdio aumenta de tamanho, o que é uma forma de adaptação. Se o suprimento sanguíneo ao miocárdio for insuficiente, há lesão celular, incialmente reversível, depois irreversível, culminando com morte celular.

Tendo em mente a maneira com que se instalou e sua duração, as agressões podem ser didaticamente divididas em dois tipos: *agressão aguda* e *agressão crônica*. A agressão aguda é súbita e, em geral, cessa rapidamente; durante sua vigência, impõe mudanças imediatas no metabolismo e/ou estrutura celular. A agressão crônica, por sua vez, inicia-se e persiste por períodos relativamente longos, possibilitando à célula adequar-se às novas condições, ou seja, adaptar-se, na medida de sua capacidade.

O resultado (resposta) após as agressões depende de dois fatores principais: o agente agressor e a célula/tecido afetado (Figura 14.1). Os aspectos relacionados ao agente agressor estão essencialmente relacionados à sua natureza (p. ex.: agentes físicos, químicos ou biológicos) e à intensidade com que eles deflagram a agressão. Por sua vez, aspectos que dependem da célula ou tecido afetado estão relacionados ao tipo celular (que define sua versatilidade, em certa medida) e ao estado metabólico vigente, entendido aqui em seu sentido mais amplo (Quadro 14.1).

Quadro 14.1 Importância das características celulares na resposta à agressão

> A importância das características celulares na resposta à agressão pode ser notada ao se analisar a resposta de diferentes tecidos à deprivação de oxigênio (anóxia). A anóxia ocasiona diminuição da produção de energia pela via de respiração aeróbica, forçando a célula a executar glicólise anaeróbica, bem menos eficiente em termos de balanço energético. Ao longo do tempo, a baixa disponibilidade de energia para funções celulares essenciais prejudica o funcionamento das bombas de trocas iônicas ATP-dependentes, proporcionando desequilíbrio hidroeletrolítico e degeneração hidrópica. O processo pode evoluir com comprometimento irreversível das funções celulares, morte celular e necrose tecidual (veja Capítulo 3). Algumas células são particularmente sensíveis à anóxia, como os neurônios no sistema nervoso central (SNC), outras conseguem se adaptar mais rapidamente, como é o caso das células musculares esqueléticas. Assim, enquanto o SNC é particularmente vulnerável à morte celular por hipóxia com duração de poucos minutos, células musculares esqueléticas suportam períodos relativamente longos de metabolismo anaeróbico, por exemplo, durante exercícios físicos intensos.

Enquanto os desfechos possíveis na agressão aguda são lesão reversível e restabelecimento da condição original, por um lado, ou lesão irreversível e morte celular, por outro, o resultado final na agressão crônica é mais difícil de definir. Nesse caso, as alterações que as células assumem progressivamente são indicadores valiosos das causas (*etiologia*), e a evolução esperada para o processo pode culminar em restauração das condições originais ou no desenvolvimento de lesões precursoras de doenças às vezes graves como o câncer. Para entender esses desfechos, antes é preciso discutir por que alternativas tão distintas existem e em que situações uma sobressai à outra.

POTENCIAL REGENERATIVO DOS TECIDOS

Células são continuamente perdidas em decorrência de agressões ou como consequência natural de sua senescência. Tecidos são constituídos por populações dinâmicas de células, mas que, no organismo adulto sadio, mantêm-se razoavelmente estáveis em número, graças a um balanço entre as células eliminadas e as novas células produzidas, que se tornam especializadas em decorrência do processo de *diferenciação celular*. Por meio desse processo, as células tornam-se diferenciadas, ou seja, adquirem características que as tornam especializadas, aptas a desenvolver as atividades que lhe foram delegadas no funcionamento do tecido do qual fazem parte. Digno de nota, *células diferenciadas não são diferentes*, como equivocadamente alguns assumem; na verdade, histologicamente, os tecidos normais são formados essencialmente por populações de células diferenciadas idênticas, que compartilham características estruturais e funcionais que definem sua especialização. Uma vez agredidos, os tecidos perdem números variáveis dessas células especializadas, que serão repostas na medida de sua capacidade de regeneração. No Quadro 14.2, é descrito o mito de Prometeu e sua relação com a regeneração hepática.

Quadro 14.2. O mito de Prometeu e a regeneração hepática

> Há muito se sabe que os diferentes tecidos do organismo variam em seu potencial de regeneração. Na cultura greco-romana, por exemplo, há alusão ao elevado potencial regenerativo do fígado no mito de Prometeu, imortal punido por Zeus por ter ensinado aos homens o uso do fogo. Prometeu foi acorrentado num rochedo no Cáucaso, onde regularmente era atacado por uma grande ave de rapina, que de dia pousava ao seu lado e lhe devorava o fígado. O órgão se restabelecia em pouco tempo, mas a ave sempre retornava e repetia a tortura. Ao longo de seus estudos de patologia, você poderá acertadamente supor que, à despeito da elevada capacidade regenerativa do tecido hepático, Prometeu teria substituição significativa de suas células hepáticas por matriz extracelular (veja Capítulo 8) ou mesmo o desenvolvimento de um câncer (veja Capítulos 13 e 14) se não tivesse sido libertado do castigo por Héracles (Hércules, para os romanos). Prognósticos à parte, em mamíferos o fígado é o órgão de maior potencial regenerativo: em modelos experimentais com ratos, sua completa recuperação após a excisão de 2/3 da massa hepática (hepatectomia parcial) ocorre em aproximadamente uma semana; digno de nota, 50% de toda massa recuperada é produzida nas 48 horas que se seguem ao procedimento cirúrgico. Nos transplantes hepáticos *inter vivos* em humanos, tanto o doador como o receptor geralmente recuperam o volume hepático normal em poucos meses.

Em contraste à elevada capacidade regenerativa de alguns tecidos e órgãos, outros geralmente não se restabelecem depois de agredidos. Esse é o caso do SNC. De fato, muitos terão em mente a lembrança de pessoas que perderam habilidades motoras, cog-

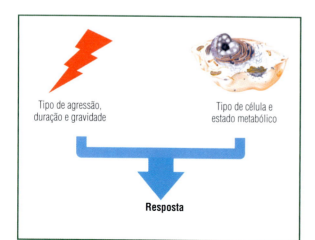

Figura 14.1 Principais fatores que modificam a resposta após agressão celular.

nitivas, fala, visão etc. como sequela de um acidente vascular encefálico (Capítulo 5), que ocasionou morte de neurônios. No século XIX, percebeu-se que o potencial de regeneração dos tecidos pode ser explicado pelo potencial replicativo de suas células. Em 1894, Giulio Bizzozero (1846-1901), patologista italiano, propôs que os tecidos são essencialmente constituídos por células lábeis (elevado potencial replicativo; p. ex.: tecidos epiteliais), estáveis (potencial replicativo ocasional; p. ex.: endotélio, fibroblasto, tecido hepático) ou permanentes (sem potencial replicativo; p. ex.: tecido nervoso). Segundo essa classificação, apenas tecidos formados por células lábeis ou estáveis podem exibir boa regeneração, visto que a ausência de mitoses nos tecidos formados por células permanentes impossibilita a produção de novas células para substituir as perdidas em decorrência de agressões.

A classificação de Bizzozero tornou-se amplamente difundida em virtude de sua aplicabilidade prática. No final do século XX, entretanto, acumulavam-se exceções à regra de que tecidos com baixa regeneração não possuem células capazes de se dividir. Nesse mesmo período, o isolamento de populações de células primitivas e com elevado potencial replicativo em tecidos adultos – denominadas *células-tronco somáticas* ou *células somáticas de reserva* – redefiniu o entendimento sobre a regeneração, lançando nova luz para o entendimento de inúmeras doenças humanas. A identificação das células-tronco revelou que os tecidos são constituídos por populações celulares discriminadas em função de duas variáveis importantes e inversamente proporcionais: capacidade replicativa (leia-se habilidade de efetuar mitose) e nível de diferenciação celular (Figura 14.2).

Os tecidos adultos de um organismo são predominantemente formados por células que sofreram diferenciação celular e tornaram-se especializadas. O custo dessa especialização é a restrição do potencial replicativo, que pode ser absoluto ou relativo. Por esse motivo, a renovação dos tecidos, mesmo aquela decorrente de situações normais, como a morte celular por senescência, não pode ficar a cargo de células com elevado nível de diferenciação. Para tanto, os tecidos dispõem de células-tronco somáticas, populações de células primitivas, praticamente indiferenciadas, que possuem elevado potencial replicativo e se dividem para produzir novas células, as quais sofrerão diferenciação celular e substituirão as células perdidas. Células-tronco somáticas já foram isoladas de praticamente todos os tecidos humanos, mas variam muito em quantidade. Tecidos considerados essencialmente constituídos por células lábeis são os que possuem o maior número de células-tronco somáticas; em contraste, são muito raras nos tecidos basicamente formados por células permanentes. A disponibilidade de células-tronco define o que se pode chamar de *potencial de regeneração intrínseco*, conceito importante para entender que tipos de adaptação celular são estabelecidos após a agressão a um tecido e como podem evoluir.

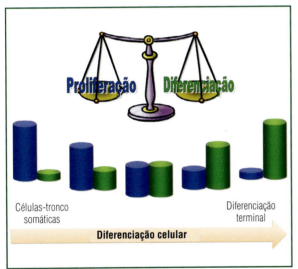

Figura 14.2 Proliferação e diferenciação celular são inversamente proporcionais. Os tecidos são formados por células distintas em relação a essas duas variáveis, capacidade replicativa e nível de diferenciação celular. A grande maioria das células de um tecido adulto é bem diferenciada, de modo que seu potencial replicativo é baixo ou mesmo nulo (barras à direita; células que sofreram diferenciação terminal). Contudo, aparentemente todos os tecidos têm número variável (ainda que sempre pequeno) de células primitivas com elevado potencial replicativo, responsáveis pela renovação celular e manutenção da celularidade (barras à esquerda; células-tronco somáticas). A disponibilidade de células-tronco somáticas confere aos tecidos um *potencial regenerativo intrínseco*. Ao longo do processo de diferenciação celular (seta da esquerda para a direita), as células formadas a partir de células-tronco perdem a capacidade de realizar mitose em virtude da aquisição de funções especializadas.

TIPOS DE ADAPTAÇÃO CELULAR

De maneira geral, é possível classificar as adaptações celulares em três grupos, de acordo com sua natureza e as principais alterações que revelam: (a) adaptações baseadas em alterações metabólicas; (b) adaptações baseadas em alterações de crescimento celular; e (c) adaptações baseadas em alterações da proliferação e diferenciação das células. As adaptações baseadas em alterações metabólicas foram discutidas no Capítulo 3. Assim, neste capítulo, serão exploradas as adaptações relacionadas a alterações no crescimento celular – as atrofias e hipertrofias – e aquelas ligadas a alterações na proliferação e diferenciação das células – as hiperplasias, metaplasias e displasias (Tabela 14.1).

Tabela 14.1 Transtornos de crescimento e de diferenciação celulares

Alterações de crescimento celular
- Atrofia
- Hipertrofia

Alterações de proliferação e de diferenciação das células
- Hiperplasia
- Metaplasia
- Displasia

ADAPTAÇÕES DO CRESCIMENTO CELULAR

São duas as adaptações de crescimento celular: as atrofias (também denominadas hipotrofias) e as hipertrofias. Suas patogenias caracteristicamente revelam alterações na demanda funcional ou na disponibilidade de nutrientes e outros estímulos tróficos para as suas células e tecidos. Atrofias e hipertrofias são fenômenos antagônicos, caracterizados por diminuição ou aumento de complexidade biológica, respectivamente. Essas alterações de complexidade podem ser entendidas como adaptações a uma situação de diminuição de estímulos e condições de sobrevivência (na atrofia; do grego, *a* = negação; *trophos* = alimento) ou abundância deles (na hipertrofia; do grego, *hiper* = excesso; *trophos* = alimento).

Atrofias (hipotrofias)

Atrofia é a redução de um órgão ou tecido como resultado de diminuição no tamanho e no número das células. Pode ser fisiológica (p. ex.: a diminuição do tamanho do útero após o parto) ou patológica (Tabela 14.2).

As alterações celulares associadas à atrofia são essencialmente as mesmas, independentemente das causas. A resposta inicial é redução do tamanho das células e organelas, o que é visualizado, ao exame microscópico, como diminuição do volume celular. Isso reduz as necessidades metabólicas da célula, possibilitando sua sobrevivência. Contudo, a atrofia pode progredir, levando à lesão celular irreversível e, finalmente, à morte celular por apoptose, o que reduz, também, o número de células.

A atrofia celular ocorre essencialmente pela aceleração da degradação de proteínas e digestão de componentes internos por diferentes mecanismos, incluindo ação de lisossomos e suas enzimas, ativação do sistema calpaína-calpastatina e, principalmente, ativação da *via ubiquitina-proteossomo*. Este último merece especial atenção em virtude do seu papel em praticamente todas as atrofias, independentemente de etiologia. Na via ubiquitina-proteossomo, as proteínas que serão degradadas são ligadas a número variável de monômeros de uma pequena proteína denominada ubiquitina, reação catalisada por enzimas ubiquitina-ligase. Após a ubiquitinação, as proteínas marcadas (poliubiquitinadas) são reconhecidas e carreadas para o proteossomo, complexo proteico encarregado da proteólise. Esse processo depende de ATP em diferentes etapas, de modo que a proteólise pela via ubiquitina-proteossomo requer energia para ocorrer.

Uma situação comum de atrofia é aquela do tecido muscular esquelético pela falta de exercícios. Membros superiores ou inferiores pouco exercitados ou sem exercícios regulares deixam de receber estimulação nervosa adequada à manutenção de sua musculatura (Figura 14.3). Além disso, seus tecidos sofrem mudanças nas condições de perfusão, ocasionando diminuição da quantidade e biodisponibilidade de nutrientes. A soma desses fatores ocasiona aumento da degradação de proteínas e retardo de sua síntese, proporcionando atrofia muscular. Tradicionalmente, esse contexto é denominado *atrofia por desuso*, explicitamente notado em astronautas submetidos a longos períodos em regime de baixa gravidade, ou após a imobilização de membros para o tratamento de fraturas. De maneira semelhante, indivíduos com paraplegia desenvolvem progressiva perda de massa muscular em membros inferiores. Nesses casos, entretanto, a falta de exercícios é consequência direta da perda de movimentos dos membros inferiores, sequela comum de lesão medular por trauma (p. ex.: acidente automobilístico) ou poliomielite (paralisia infantil). Seja por lesão traumática ou infecção viral, a interrupção nervosa impossibilitando a movimentação dos membros recapitula o processo descrito anteriormente, chamado, neste caso, de atrofia de desnervação.

Mudanças nas condições de perfusão dos tecidos são suficientes para o desenvolvimento de atrofias *per se*. É comum, por exemplo, a atrofia renal pela progressiva diminuição do fluxo sanguíneo em artérias renais obstruídas com placas de aterosclerose. Também o crescimento de tumores pode ocasionar atrofia dos tecidos adjacentes em decorrência de prejuízo de perfusão sanguínea; nesses casos, a atrofia tende a ser ainda mais evidente se houver resposta inflamatória nos tecidos rechaçados, comprimidos pelo crescimento tumoral.

A restrição calórico-proteica gera atrofia de diferentes órgãos simultaneamente. Sob inanição, o organismo inicialmente faz uso do tecido adiposo para suprir suas demandas energéticas. Entretanto, períodos prolongados sem alimentação proporcionam ativação de vias de metabolismo energético que utilizam aminoácidos livres, gerados por degradação de proteínas (proteólise) em diferentes tecidos, notadamente o muscular. A atrofia generalizada de órgãos e tecidos também é observada nos quadros de *caquexia* associados ao desenvolvimento de cânceres ou em estágios terminais da infecção pelo vírus da imunodeficiência humana (HIV). Nesses casos, as atrofias são consequência de conjunto complexo de alterações, que envolvem atividade exacerbada de determinadas citocinas e, no caso dos cânceres, produção de substâncias pelas células malignas que atuam diretamente na mobilização de lipídios, prejudicam a síntese proteica e aumentam a proteólise.

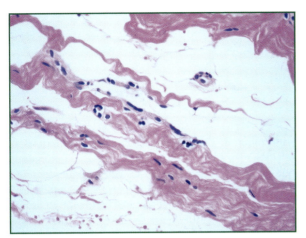

Figura 14.3 Atrofia de músculo esquelético. Fibras musculares esqueléticas com intensa atrofia em virtude de desuso (p. ex.: pacientes acamados por muito tempo). Note a espessura diminuída das fibras musculares. Por isso, os núcleos ficam mais próximos uns dos outros e algumas fibras são substituídas por gordura (lipomatose).

A atrofia associada ao envelhecimento é condição essencialmente multifatorial. O organismo senil apresenta diminuições fisiológicas na produção de hormônios, levando à diminuição dos tecidos hormônio-responsivos. Isso é particularmente observado nas gônadas (testículos e ovários), que, no organismo humano, sofrem atrofia progressiva a partir da 3ª década de vida (Figura 14.4). Todavia, o envelhecimento é acompanhado de doenças sistêmicas que podem ocasionar atrofias secundárias, como no exemplo da aterosclerose e da atrofia renal, ou a atrofia do SNC por doenças neurodegenerativas, como a doença de Alzheimer. Isto é denominado atrofia senil.

A perda de estímulos endócrinos também podem causar atrofia. Por exemplo, após a menopausa,

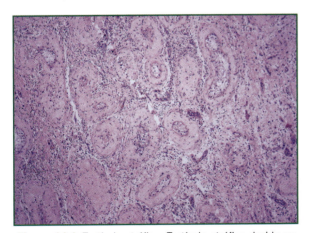

Figura 14.4 Testículo atrófico. Testículo atrófico devido ao envelhecimento. Note os túbulos seminíferos com atrofia (ausência de células germinativas na luz dos túbulos e espessamento da parede).

Tabela 14.2 Contextos comuns para as atrofias

Compressão	Doenças degenerativas
Desregulação endócrina	Envelhecimento
Desuso/Desnervação	Inanição
Caquexias (cânceres, infecção por HIV)	Obstrução vascular

o endométrio deixa de receber o estímulo estrogênico, o que leva à atrofia fisiológica do seu epitélio.

Órgãos submetidos a condições restritivas e atrofia por longos períodos tendem a apresentar acúmulo de produtos de degradação em suas células, notadamente a *lipofuscina*, um subproduto da degradação de membranas lipídicas que confere coloração acastanhada aos tecidos nos quais existe em grande quantidade. Por esse motivo, ao exame macroscópico, diz-se que órgãos com diminuição significativa de volume e cor marrom apresentam *atrofia parda* ou *atrofia fosca*.

Hipertrofias

Hipertrofia é um aumento no tamanho da célula, resultando em elevação no tamanho do órgão, de modo que o órgão hipertrófico não possui novas células, apenas células maiores. Assim, as hipertrofias são adaptações nas quais as células aumentam sua capacidade estrutural e funcional em consequência de aumento de demanda funcional, aumento ou desequilíbrio na produção de hormônios e hiperestimulação de modo geral (Tabela 14.3). As células capazes de divisão celular podem responder a esses estímulos tanto com hiperplasia quanto com hipertrofia. Já em órgãos constituídos por células que não se dividem, ocorre apenas hipertrofia. As hipertrofias podem ser fisiológicas ou patológicas.

Hipertrofias fisiológicas são observadas, por exemplo, em indivíduos que realizam exercícios musculares intensos, como halterofilistas e fisiculturistas. Submetidas à sobrecarga, as células musculares esqueléticas sofrem mudanças de expressão gênica, ocasionando aumento na síntese de proteínas do citoesqueleto e produção de novas organelas, notadamente mitocôndrias. O desenvolvimento das mamas durante a lactação também é exemplo de hipertrofia fisiológica; nesse caso, as estruturas celulares mais patentes são as responsáveis pela produção e secreção de substâncias, como o retículo endoplasmático e o aparelho de Golgi, além do citoesqueleto, que desempenha importante papel no transporte vesicular. O crescimento fisiológico do útero durante a gestação também é um exemplo de hipertrofia fisiológica. Neste caso, os hormônios estrogênicos agem nos receptores de estrógeno das fibras de músculo liso do útero, levando à hipertrofia. Em determinados contextos, hipertrofia de estruturas celulares específicas também pode ser observada: o retículo endoplasmático liso de células hepáticas sofre hipertrofia em indivíduos que fazem uso recorrente de substâncias químicas, como etanol

Tabela 14.3 Contextos comuns para as hipertrofias

Aumento de demanda funcional/Compensação
Desregulação endócrina
Hiperestimulação

Tabela 14.4 Contextos comuns para as hiperplasias

Aumento de demanda funcional
Compensação
Desregulação endócrina
Inflamação
Hiperestimulação

e barbitúricos. Esse fenômeno, também denominado *indução*, proporciona maior e mais rápida metabolização das substâncias às quais o organismo está exposto. Devido a isso, com o passar do tempo, os pacientes têm menor resposta ao medicamento, levando a tolerância à ação de fármacos.

No caso das hipertrofias patológicas, o aumento no volume celular e o consequente aumento do tecido ou órgão são reflexos de uma doença de base. Indivíduos com hipertensão arterial sistêmica ou defeitos valvares desenvolvem hipertrofia de musculatura cardíaca em virtude da sobrecarga do coração, que precisa dispensar mais força para o bombeamento de sangue (pelo aumento da resistência capilar periférica ou pela estenose de valva aórtica, respectivamente). Nessa situação, as células do miocárdio modificam seu padrão normal de expressão gênica, aumentando a produção de determinadas proteínas (p. ex.: miofilamentos) e reexpressando genes previamente silenciados (p. ex.: formas fetais ou neonatais de proteínas contráteis, levando à substituição de cadeia pesada alfa da miosina pela forma beta, cuja atividade requer menor dispêndio de energia).

Um caso particular de hipertrofia é a do rim submetido à sobrecarga após perda do órgão contralateral (p. ex.: doação em vida, falência por obstrução vascular etc.). Nesses casos, o rim remanescente aumenta de volume significativamente por *hipertrofia compensatória*, passando a ser denominado *vicariante*. Na verdade, outro tipo de adaptação celular também responde pelo aumento de volume do órgão nesse caso: a hiperplasia. É importante notar que hipertrofias e hiperplasias são fenômenos distintos, mas que frequentemente coexistem, conforme será discutido a seguir.

ADAPTAÇÕES DE PROLIFERAÇÃO E DE DIFERENCIAÇÃO DAS CÉLULAS

São denominadas alterações de proliferação e diferenciação celulares os fenômenos nos quais a adaptação ocorre não por modificações na complexidade estrutural e funcional da célula, mas sim por aumento no número de células (hiperplasia), substituição de uma célula já diferenciada por outro tipo celular (metaplasia) ou ambos (displasias).

Hiperplasias

Denomina-se hiperplasia o fenômeno de aumento na celularidade de um tecido em decorrência de maior demanda funcional ou hiperestimulação (Tabela 14.4). É importante notar que essas situações que proporcionam aumento de volume de um órgão podem estar relacionadas à hipertrofia ou à hiperplasia, fenômenos que não são mutuamente exclusivos e frequentemente ocorrem no mesmo órgão. Hipertrofia e hiperplasia acontecem na medida do potencial regenerativo intrínseco do tecido. Como regra geral, tecidos com escasso número de células-tronco (portanto, baixo potencial regenerativo intrínseco) sofrem predominantemente hipertrofia; por sua vez, tecidos ricos em células-tronco (que apresentam elevado potencial regenerativo intrínseco) conseguem responder aos mesmos estímulos com aumento no número de suas células (Figura 14.5).

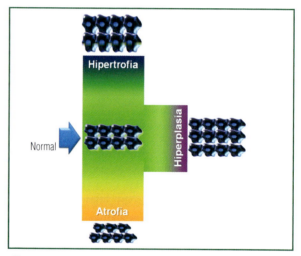

Figura 14.5 Relações entre atrofias, hipertrofias e hiperplasias. Atrofias e hipertrofias são polos de um espectro de alterações decorrentes de modificação (diminuição e aumento, respectivamente) de estímulos para a sobrevivência celular. Individualmente, células atróficas são diminuídas de tamanho, ao passo que as hipertróficas têm seu tamanho aumentado. Entretanto, além de possuírem células de menor volume, tecidos ou órgãos atróficos apresentam diminuição da celularidade em decorrência de morte celular por apoptose. Hipertrofias e hiperplasias, por sua vez, são alternativas de adaptação de tecidos submetidos à hiperestimulação. Tecidos com bom potencial regenerativo intrínseco respondem com aumento de celularidade, isto é, realizam hiperplasia predominantemente. Tecidos com baixo potencial regenerativo intrínseco, aqueles com número escasso ou mesmo ausência de células-tronco, conseguem realizar apenas hipertrofia como resposta à hiperestimulação. Dada a variedade de tecidos que compõem alguns órgãos, não é de se estranhar que a hipertrofia e a hiperplasia simultâneas possam justificar aumentos de massa/volume em determinadas situações.

Embora um ou outro fenômeno seja predominante em boa parte dos contextos, há situações em que hipertrofia e hiperplasia ocorrem simultaneamente e em proporções difíceis de serem mensuradas, às vezes muito próximas. Na obesidade do indivíduo adulto, por exemplo, o acúmulo de gordura em células adiposas acontece por dois processos: (1) aumento das células adiposas, possibilitando maior acúmulo de gordura em seu interior (isto é, hipertrofia), e (2) aumento numérico das células no tecido adiposo (isto é, hiperplasia). Assim, hipertrofias e hiperplasias não devem ser entendidas como caminhos distintos a serem trilhados, mas sim padrões que se expressam em diferentes proporções, dependendo do contexto. Os mecanismos que levam às hiperplasias são basicamente os mesmos das hipertrofias, com algumas nuances (Tabela 14.4).

As hiperplasias, assim como as hipertrofias, também podem ser fisiológicas ou patológicas. As hiperplasias fisiológicas podem ser hormonais (levando ao aumento da capacidade funcional do tecido) ou compensatórias. Como exemplo de *hiperplasia hormonal*, tem-se a hiperplasia do epitélio glandular da mama que ocorre durante a gestação. Já como exemplo de *hiperplasia compensatória*, foi discutido previamente acerca da regeneração hepática. A recomposição do volume do fígado pós-hepatectomia parcial ocorre por proliferação das células remanescentes, de modo que o órgão logo atinge seu tamanho original. Note aqui a diferença entre os fenômenos de hipertrofia e hiperplasia compensatória: no primeiro, usualmente observado em órgãos que sofrem sobrecarga em virtude da perda do órgão contralateral (p. ex.: rim vicariante após transplante), o aumento do órgão ocorre *predominantemente* por aumento no volume das células, que se tornaram mais complexas (p. ex.: maior número de organelas, estrutura mais robusta etc.); na hiperplasia compensatória, contudo, há replicação celular ativa, que se segue à perda de número significativo de células em órgãos com elevado potencial regenerativo intrínseco (p. ex.: fígado submetido à hepatectomia parcial).

Em relação às hiperplasias patológicas, muitas são causadas por excesso de hormônios. Por exemplo, como resultado das oscilações nos níveis circulantes de androgênios, indivíduos do sexo masculino frequentemente desenvolvem hiperplasia prostática após a 5ª década de vida (Figura 14.6). O crescimento de lesões hiperplásicas na próstata pode desencadear uma série de alterações no sistema geniturinário masculino, incluindo novos fenômenos adaptativos. O crescimento da próstata pode gerar obstrução do canal da uretra e maior dificuldade de micção, levando à sobrecarga da musculatura vesical, que se torna hipertrófica – condição denominada *bexiga de esforço*. Todavia, o represamento da urina na bexiga também ocasiona seu acúmulo nos ureteres e na pelve renal, tornando-os dilatados. Esse quadro,

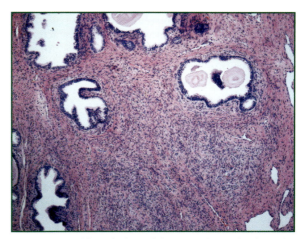

Figura 14.6 Hiperplasia nodular muscular e glandular da próstata. Note o estroma com grande número de células musculares lisas em padrão algo nodular de crescimento em associação com glândulas prostáticas proliferadas.

denominado hidronefrose, está relacionado a aumento no risco de infecções e pode acarretar atrofia ou mesmo falência renal se não for corrigido a tempo. Nesse exemplo, perceba a sequência de adaptações que se sucedem: hiperplasia prostática → hipertrofia → vesical → atrofia renal.

Metaplasia

Define-se *metaplasia* (do grego, *meta* = para além, que transcende; *plasein* = formação) o fenômeno de conversão de um tecido maduro e diferenciado em outro tecido igualmente maduro e diferenciado, mas com outras características. Trata-se de tipo de adaptação celular caracterizada pela reprogramação das células de um tecido à medida que elas se diferenciam, de modo a exibirem fenótipo distinto do original, mas equivalente ao apresentado por outro tecido normal. As metaplasias podem representar substituição adaptativa das células, de modo que um tipo celular sensível ao estresse do ambiente é substituído por outro mais resistente.

Um dos exemplos mais típicos de metaplasia é observado nos tabagistas. A inalação da fumaça do cigarro ocasiona agressões nas vias aéreas, com destruição das células nos tecidos expostos da cavidade oral, da faringe, da laringe, dos brônquios e de suas ramificações na intimidade do pulmão, até os espaços alveolares. Além da agressão química propriamente dita, a fumaça chega aos pulmões em temperaturas que alcançam 200°C, às quais as células não sobrevivem quando diretamente expostas. Adicionalmente, em virtude do atrito de seu material particulado (p. ex.: sílica) com a superfície dos epitélios, a fumaça do cigarro causa abrasão à medida que trafega pelas vias aéreas. O conjunto dessas agressões causa morte celular e ativação dos mecanismos de regeneração e reparo teciduais, acompanhados de resposta inflamatória crônica (Capítulo 7). Nesse processo, indivíduos tabagistas comumente desenvolvem lesões caracterizadas pela substituição do epitélio pseudoestratificado ciliado dos brônquios (isto é, epitélio respiratório) por epitélio estratificado pavimentoso, ou seja, metaplasia. Esse é um exemplo do tipo mais comum de metaplasia epitelial, que é a substituição de epitélio colunar por epitélio escamoso.

Tendo em vista que metaplasias são enquadradas como um tipo de adaptação celular, é tentador e mesmo intuitivo supor que possam ser definidas como a substituição de um tecido menos adaptado (ou mais frágil) para outro mais adaptado (ou mais resistente). Entretanto, essa visão teleológica (com vistas à finalidade) leva a interpretações equivocadas. A mais comum é a de que a metaplasia seria bem-vinda, visto ser o tecido metaplásico mais "adaptado" e resistente. Assim, não existindo transtornos para os epitélios do trato respiratório, alguns poderiam até mesmo advogar a favor do degradante hábito, considerando a metaplasia uma adaptação natural e benéfica do organismo.

Esse certamente não é o caso, por diversos motivos. Primeiro, o conceito de adaptado aqui sofre os vícios da mesma interpretação parcial que leva à propagação da ideia de que a seleção natural pode ser sumarizada como a vitória do mais forte (que deixa descendência) sobre o mais fraco (que sucumbe) ao longo das gerações. Segundo, na grande maioria dos casos, o desenvolvimento de metaplasias não é algo que possa ser considerado saudável, benéfico, ou mesmo desejável. No exemplo anterior, as áreas que se converteram (de epitélio respiratório em tecido estratificado pavimentoso) perdem características importantes de sua fisiologia. Com a mudança, desaparecem células produtoras de mucinas e deixam de existir células com cílios em sua membrana apical, que efetuam batimentos sincrônicos ascendentes na luz dos brônquios. Em conjunto, essas alterações ocasionam maior vulnerabilidade do indivíduo a infecções respiratórias, visto que partículas e microrganismos que deveriam ser detidos no muco e removidos pela movimentação ciliar (culminando com a deglutição do material) acabam por alcançar o parênquima dos pulmões.

Durante a agressão pela fumaça do cigarro, boa parte das células do epitélio respiratório do tabagista morre, notadamente as mais superficiais. Nas camadas mais profundas, junto à lâmina basal, células-tronco somáticas sobrevivem e recebem estimulação para proliferação, a fim de repor as células perdidas. A replicação, no entanto, ocorre em contexto de sinais muito diferente daquele existente no epitélio respiratório normal. Em outras palavras, as novas gerações de células formadas têm de executar diferenciação em novo microambiente, mais hostil. Esse microambiente que se apresenta é muito semelhante àquele das células da epiderme, que devem sobreviver em meio à exposição a diversos agentes físicos (p. ex.: radiação ultravioleta, poeira, tracionamento mecânico), químicos (p. ex.: contaminantes e poluentes ambientais, fármacos, cosméticos etc.) e biológicos. Assim, os novos sinais experimentados pelas células em desenvolvimento no epitélio respiratório agredido modulam a expressão gênica, modificando o metabolismo celular e a produção de proteínas (em termos qualitativos e quantitativos). O resultado é um novo fenótipo, incompatível com a função do tecido original, de modo que a fisiologia local estará comprometida enquanto persistir a metaplasia. Além disso, os estímulos que predispõem à metaplasia, quando persistentes, podem iniciar transformação maligna do epitélio metaplásico, dando origem, por exemplo, ao carcinoma de células escamosas no trato respiratório.

A maioria dos exemplos conhecidos de metaplasias, notadamente as epiteliais, é explicada pela reprogramação gênica e proliferação de células-tronco somáticas em virtude dos novos estímulos no microambiente dos tecidos cronicamente agredidos. Por esse motivo, essas são as chamadas *metaplasias baseadas em células-tronco*. No entanto, há situações em que se cogitam outros mecanismos para a aquisição do fenótipo metaplásico. Experimentos *in vitro* e em animais de laboratório sugerem que algumas metaplasias ocorrem pela mudança do fenótipo de células já diferenciadas, ou seja, pelo fenômeno de *transdiferenciação*. Nesses casos, diz-se que ocorreu *metaplasia direta*. Células de epitélio glandular de mama em cultura adquirem aspecto de fibroblastos quando tratadas com TGF-β por 16 a 36 horas. Em situações ainda mais excepcionais, células diferenciadas dão origem a células intermediárias, que apresentam maior potencial replicativo em relação às suas ancestrais diretas e são capazes de seguir programa de diferenciação alternativo. Entretanto, essas células intermediárias não são equivalentes às células-tronco. Nessas situações, diz-se que ocorreu *metaplasia indireta*.

Em termos operacionais, a denominação das metaplasias salienta a natureza do tecido metaplásico, enquanto o tecido de origem fica subentendido. As *metaplasias escamosas* são lesões em que o tecido metaplásico é estratificado pavimentoso, à semelhança da epiderme. O tecido de origem pode ser estratificado, pseudoestratificado ou simples, com atividade secretória de células isoladas ou formado por arranjos glandulares propriamente ditos. Além da metaplasia no epitélio brônquico de indivíduos tabagistas, a metaplasia escamosa ocorre com frequência na cérvix uterina de pacientes com infecções crônicas (p. ex.: pelo vírus do papiloma humano, HPV), com início na junção escamocolunar (JEC) do canal endocervical (Figura 14.7).

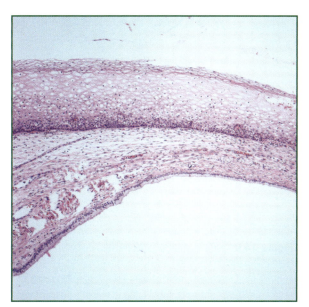

Figura 14.7 Corte histológico de canal endocervical do útero com metaplasia escamosa do epitélio. Na parte de baixo, há glândula endocervical revestida por epitélio colunar mucossecretor, típico dessa localização anatômica. Na parte de cima, o epitélio é do tipo escamoso, ou seja, exemplo de metaplasia escamosa. Observe que o epitélio do tipo escamoso mantém a estratificação e não há atipias citológicas.

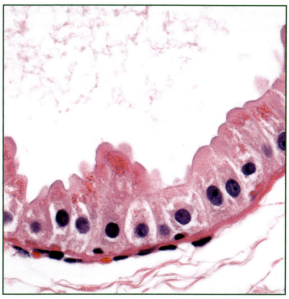

Figura 14.8 Cisto mamário (condição fibrocística de mama) com epitélio de revestimento do tipo apócrino. Esse é um exemplo de metaplasia apócrina. Nesse caso, o epitélio é constituído por células grandes, com citoplasma amplo, granular e eosinofílico. Esse tipo de epitélio normalmente é encontrado em glândulas sudoríparas da pele. Quando ocorrer na mama, é um exemplo de metaplasia apócrina.

De certo modo, o caminho inverso pode ser imaginado nas *metaplasias glandulares*, nas quais o tecido metaplásico é glandular e o original costuma ser do tipo estratificado. É o caso da metaplasia do esôfago de Barrett, condição em que pacientes com refluxo gastrintestinal recorrente desenvolvem substituição do epitélio estratificado escamoso das porções distais do esôfago por epitélio glandular, usualmente de tipo intestinal. Nestas áreas, podem surgir cânceres, sendo geralmente do tipo glandular (adenocarcinomas). No estômago de pacientes com gastrites crônicas, observa-se um tipo de metaplasia em que são glandulares o tecido metaplásico e o de origem. Nesses casos, a arquitetura glandular em cripta e os tipos celulares tipicamente encontrados na mucosa gástrica são substituídos por glândulas do tipo intestinal no tecido metaplásico, com profusão de células caliciformes. Na condição fibrocística da mama, por mecanismos ainda controversos, com alguma frequência células do tecido glandular adquirem características de células de glândulas sudoríparas, fenômeno denominado *metaplasia apócrina* (Figura 14.8).

De qualquer maneira, metaplasias são lesões benignas e essencialmente reversíveis, assim como atrofias, hipertrofias e hiperplasias. É importante salientar que, quando a metaplasia deixa de existir e o tecido retorna à sua condição original, não se trata de desdiferenciação das células metaplásicas, mas sim de sua substituição por células que retomaram o programa original de diferenciação. Contudo, a persistência da agressão pode levar as células em áreas de metaplasia para um estado de intensa atividade mitótica e prejuízo de diferenciação celular, que precede o aparecimento de alguns cânceres, conforme exemplificado anteriormente. Esse fenômeno, denominado displasia, será discutido a seguir.

Displasias

Displasia significa, em seu sentido mais literal, crescimento desordenado. Em seu sentido mais usual em patologia, são denominadas displasias as alterações simultâneas na proliferação e diferenciação das células que precedem o aparecimento de determinados cânceres, notadamente os de origem epitelial. Células displásicas caracteristicamente apresentam elevada taxa de divisão celular e não conseguem executar a diferenciação adequadamente. A displasia frequentemente ocorre em epitélios metaplásicos, mas é importante lembrar que nem todo epitélio metaplásico é também displásico.

Para uma primeira familiarização com a patogênese das displasias, é importante lembrar que proliferação e diferenciação celular são variáveis biológicas inversamente proporcionais, conforme discutido anteriormente (Figura 14.2). Tecidos submetidos à agressão crônica sofrem perda de suas células, que são repostas graças aos estímulos que a morte celular causa localmente nas células-tronco sobreviventes. Esses estímulos para a proliferação celular persistem enquanto perdurarem a agressão e a morte celular, diminuindo gradativamente depois de cessada a agressão e restabelecida a celularidade normal do tecido. Entretanto, em períodos prolongados de agressão, células expostas à estimulação constante para se dividirem tornam-se mais suscetíveis a apresentar alterações genéticas e se tornar instáveis, essencialmente pela ineficiência no sistema de reparo do genoma celular ou mesmo lesão direta do DNA pelo agente agressor (nesse caso, denominado genotóxico). Associada à proliferação celular, a instabilidade genética que se instala e tende a progredir com o tempo prejudica a diferenciação das novas células formadas, de modo que estas deixam de adquirir suas características de especialização.

O epitélio displásico é caracterizado por perda da uniformidade das células epiteliais, assim como da orientação arquitetural. Células displásicas exibem aspectos morfológicos que lembram células primitivas: apresentam, por exemplo, pleomorfismo celular, aumento no tamanho do núcleo proporcionalmente ao citoplasma, hipercromasia nuclear e perda de polaridade. As figuras mitóticas em áreas de displasia também são mais frequentes e aparecem em localizações anormais dentro do epitélio. Por exemplo, no epitélio displásico, as mitoses não são confinadas à camada basal, mas estão presentes em toda a espessura epitelial. Além disso, áreas displásicas no tecido revelam comprometimento da arquitetura normal, o que pode ser evidenciado pela perda do arranjo em camadas nos tecidos epiteliais estratificados. Em conjunto, a gravidade dessas alterações reflete a gravidade do comprometimento da diferenciação celular; a proliferação celular, por sua vez, tende a ser tão mais exuberante quanto mais comprometida estiver a diferenciação. A manutenção do processo propicia o surgimento de células que adquirem características de crescimento autônomo, isto é, sofrem *transformação celular*. Células transformadas são o embrião das neoplasias malignas, os cânceres. De fato, o desenvolvimento de displasias é frequentemente uma das etapas na carcinogênese, que será discutida no Capítulo 15.

Displasias podem surgir diretamente no tecido, em áreas hiperplásicas ou que sofreram metaplasia. Essas duas últimas situações são relativamente frequentes e nos levam a perceber a evolução das lesões teciduais decorrentes de agressão persistente, possibilitando o desenvolvimento de lesões que se sucedem progressivamente até condições mais graves.

Tradicionalmente, as displasias são classificadas em displasia leve (ou discreta), moderada ou grave. Entretanto, o entendimento de que displasias em epitélios já são lesões neoplásicas estabelecidas, embora em seus estágios mais precoces, ocasionou a criação de nova denominação para essas alterações: *neoplasia intraepitelial*. Assim, displasias leves,

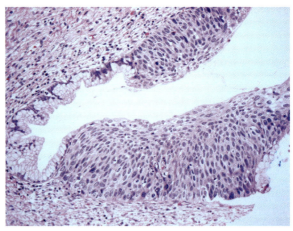

Figura 14.9 Neoplasia intraepitelial (NIC) da cérvix uterina. Note que parte do epitélio (lado esquerdo do campo) é do tipo colunar mucossecretor, normal para esse órgão. No restante, esse epitélio encontra-se substituído por células escamosas com atipias (núcleos grandes, hipercorados e figuras de mitoses presentes em pelo menos 2/3 do epitélio).

moderadas ou graves são chamadas, respectivamente, de neoplasias intraepiteliais grau I, II ou III. Essa denominação é particularmente empregada na descrição de lesões precursoras de cânceres em determinados sítios anatômicos. Em pelve e períneo, por exemplo, são denominadas neoplasias intraepiteliais vulvares (NIV), cervicais (NIC), penianas (NIP ou NIPe), prostáticas (NIP) e anais (NIA) as lesões displásicas de vulva, cérvix uterina (Figura 14.9), pênis, próstata e de mucosa em região perianal, respectivamente. As displasias epiteliais graves, que comprometem toda a espessura do epitélio, também são chamadas de *carcinoma in situ*.

Independentemente da localização anatômica ou denominação empregada, a identificação das displasias tem repercussão clínica importante, pois sinaliza que lesões malignas podem se instalar naquele território. A probabilidade é tão maior quanto mais grave for a displasia. Porém, nem toda displasia evolui para câncer. Os casos leves e moderados podem ser reversíveis, uma vez cessada a agressão crônica. Entretanto, evoluem para níveis de maior comprometimento de diferenciação celular e aumento da proliferação na agressão persistente. Displasias graves, contudo, apresentam grande propensão ao desenvolvimento de cânceres. Esse conhecimento tem efeitos práticos bem conhecidos: uma das estratégias mais efetivas de prevenção do câncer de colo de útero é a avaliação periódica da cérvix pelo exame Papanicolaou. Nele, células superficiais da cérvix e do canal endocervical são esfoliadas, dispostas em lâminas histológicas e avaliadas quanto às suas características morfológicas. A identificação de aspectos citológicos indicativos de displasia possibilita maior investigação e início do tratamento, que essencialmente interrompe a carcinogênese nesse sítio do aparelho genital feminino.

BIBLIOGRAFIA

De Camargo JLV, Elgui de Oliveira D. Patologia geral – Abordagem multidisciplinar. Rio de Janeiro: Guanabara Koogan; 2007. p. 155.

Forbes SJ, Vig P, Poulsom R, Wright NA, Alison MR. Adult stem cell plasticity: new pathways of tissue regeneration become visible. Clin Sci (Lond). 2002;103:355-69.

Lugo M, Putong PB. Metaplasia. An overview. Arch Pathol Lab Med. 1984;108:185-9.

Majno G, Joris I. Cells, tissues and disease: principles of general pathology. New York: Oxford University Press; 2004, p. 1005.

Ritter O, Neyses L. The molecular basis of myocardial hypertrophy and heart failure. Trends Mol Med. 2003;9:313-21.

CAPÍTULO 15

Câncer: neoplasias e carcinogênese

Deilson Elgui de Oliveira
Maria Aparecida Marchesan Rodrigues
Adhemar Longatto Filho
Venancio Avancini Alves

INTRODUÇÃO AO ESTUDO DAS NEOPLASIAS

Em termos etimológicos, a palavra neoplasia é de origem grega (*neo* + *plásis*) e significa "nova formação". Aplica-se a um conjunto heterogêneo de doenças que caracteristicamente geram acúmulo anormal de células, o que frequentemente leva ao desenvolvimento de lesões que aumentam progressivamente em tamanho. Daí, o uso comum do termo "tumor" para designar as lesões neoplásicas, ainda que rigorosamente esse termo apenas seja indicativo de lesões caracterizadas por aumento de volume. De fato, a maioria dos tumores decorre de processos patológicos não neoplásicos. Por exemplo, tumores que resultam da mobilização de líquidos nos tecidos (isto é, edemas) são corriqueiros e representam característica marcante da inflamação aguda. Mesmo tumores formados por acúmulos de células podem não compartilhar a mesma patogênese das neoplasias: por exemplo, *hematomas* são tumores formados por coleção de células sanguíneas extravasadas; *coristomas* são massas de tecidos malformados, estranhos (ectópicos) ao tecido onde se localizam (p. ex.: tecido suprarrenal no interior do rim ou tecido paratireoidiano dentro da tireoide), ao passo que *hamartomas* são massas formadas por tecidos normais de várias origens misturados em determinado órgão (p. ex.: nódulos compostos de tecido cartilaginoso e muscular que ocorrem no pulmão). É importante também notar que algumas doenças neoplásicas não se expressam como lesões tumorais, como é o caso das leucemias, neoplasia "líquida" formada por células malignas circulantes na vasculatura.

O aumento anormal do número de células de um tecido neoplásico cria um paralelo entre as lesões neoplásicas e as hiperplasias, lesões de outra natureza. Enquanto a patogênese das hiperplasias está fundada no estímulo da proliferação celular como forma de resposta adaptativa de um tecido exposto a determinado estímulo, no caso de neoplasias o crescimento do tecido neoplásico persiste mesmo com a interrupção do estímulo original. Outra característica importante é que, nas hiperplasias, as células proliferantes originam-se de múltiplas células ancestrais (isto é, policlonal), ao passo que as células neoplásicas compartilham uma célula ancestral comum (isto é, origem monoclonal).

Didaticamente, aceita-se a colocação de Willis, que define neoplasia como "(...) uma massa anormal de tecido cujo crescimento excede e não está coordenado ao crescimento dos tecidos normais e que persiste mesmo cessada a causa que a provocou".[1] Entretanto, o conhecimento acumulado nas últimas décadas tem modificado substancialmente o entendimento das doenças neoplásicas. Em termos gerais, nossa compreensão se faz no sentido de enquadrar como neoplasia toda doença caracterizada por uma nova formação tecidual monoclonal, cujas células acumularam alterações genéticas que conferem vantagem competitiva para sua proliferação e sobrevida, com graus variáveis de comprometimento da diferenciação celular. Digno de nota, o surgimento e a manutenção dessas células neoplásicas são também dependentes das condições de seu microambiente.

Embora em algumas doenças o tecido neoplásico se mantenha limitado ao seu local de origem, em outras as células neoplásicas invadem de maneira destrutiva os tecidos e as estruturas adjacentes. Em alguns casos, essas células podem ainda alcançar tecidos distantes, distribuindo-se no organismo por via vascular. Essas duas situações caracterizam cenários muito distintos: de um lado, o de neoplasias com menor potencial de comprometimento do hospedeiro; de outro, contextos de neoplasias com maior agressividade biológica e maior probabilidade de ocasionar óbito do hospedeiro. Por essa razão, neoplasias são tradicionalmente classificadas em *benignas*, quando não invadem, e *malignas*, quando podem invadir e eventualmente se disseminar. Importa destacar que se denomina *câncer* somente as neoplasias deste último grupo, ou seja, as malignas. Assim, cânceres são neoplasias malignas que podem invadir tecidos e estruturas adjacentes, quer efetuem ou não disseminação para tecidos distantes no organismo.

A conduta apropriada para um paciente portador de uma neoplasia depende fundamentalmente de sua classificação como benigna ou maligna. No caso dos cânceres, vários fatores são essenciais para a definição do tratamento, principalmente o tipo histológico, o grau de diferenciação das células neoplásicas e o estadiamento da doença, como será visto adiante.

MORFOLOGIA, NOMENCLATURA E COMPORTAMENTO DAS NEOPLASIAS

Em conjunto, propriedades morfológicas e biológicas de lesões neoplásicas costumam ser suficientemente informativas para discriminar lesões benignas e malignas, ainda que o grupo das doenças neoplásicas seja heterogêneo e que os limites (por vezes demarcados de modo artificial) nem sempre sejam claros. Contudo, variações no aspecto macroscópico ou microscópico das lesões e a insuficiência de dados sobre o comportamento da doença propiciam situações nas quais não é possível definir com segurança se uma dada lesão é expressão de uma neoplasia benigna ou maligna. Habitualmente nesses casos a lesão é denominada "limítrofe" (do inglês, *borderline*), significando "neoplasia de comportamento biológico incerto".

Além das características da neoplasia, é importante reconhecer que o local de ocorrência e outros fatores do hospedeiro podem ser decisivos no curso da doença. Assim, uma neoplasia originada no sistema nervoso central, por exemplo, poderá ocasionar sérios danos no organismo ou mesmo ser letal para o hospedeiro, ainda que tenha propriedades morfológicas típicas de uma lesão histologicamente benigna. Neoplasias histologicamente benignas podem ter repercussões orgânicas importantes (p. ex.: devido à sua localização, secreção de substâncias com atividade endócrina, etc.), podendo levar seu hospedeiro a óbito se nenhuma intervenção for tomada.

Aspectos macroscópicos das lesões neoplásicas

Neoplasias benignas usualmente se expressam como tumores de crescimento lento e expansivo. A lesão é comumente circunscrita por um tecido cicatricial denominado *pseudocápsula*, interface do tecido neoplásico em relação ao não neoplásico, rechaçado pelo tumor em crescimento. Por sua vez, neoplasias malignas geralmente crescem mais rápido e predominantemente com invasão – exceção feita às lesões pré-invasivas (p. ex.: carcinomas *in situ*). Neoplasias benignas tipicamente se manifestam como lesões bem delimitadas, com bordas bem definidas (Figura 15.1), e as malignas, como lesões de limites imprecisos, com bordas serrilhadas, endentadas ou mesmo indiscerníveis (Figura 15.2). Em virtude do crescimento lento e expansivo, neoplasias benignas geralmente não apresentam necrose ou hemorragia. Contudo, esses *fenômenos degenerativos* são comuns nas neoplasias malignas, cujo crescimento invasivo é destrutivo e a proliferação celular está em descompasso com a disponibilidade local de suprimento sanguíneo, o que propicia zonas de necrose intratumoral.

A capacidade de invadir localmente e a ocorrência de células neoplásicas em sítios distantes de seu local de origem são características marcantes das neoplasias malignas, isto é, dos cânceres. Porém, tanto as neoplasias benignas como as malignas podem apresentar múltiplas lesões, ainda que a multiplicidade de lesões nas neoplasias benignas decorra do desenvolvimento de novas lesões primárias (isto é, tumores formados

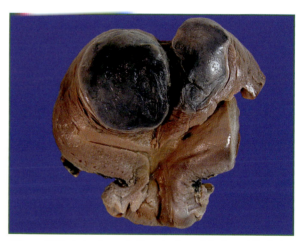

Figura 15.1 Leiomioma do útero: lesão nodular bem delimitada.

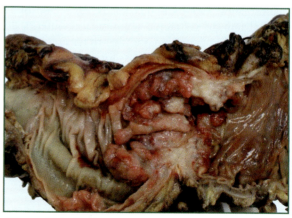

Figura 15.2 Carcinoma do cólon: lesão infiltrativa que envolve toda a circunferência do intestino.

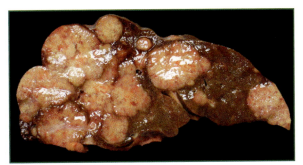

Figura 15.3 Metástases hepáticas: múltiplos nódulos brancacentos, bem delimitados.

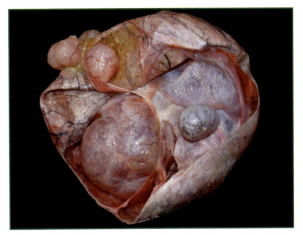

Figura 15.4 Cistadenoma do ovário: lesão cística multiloculada.

de novo), ao passo que a presença de múltiplas lesões nos cânceres em geral seja resultado de disseminação a partir de um tumor primário, com formação de metástases (Figura 15.3).

As principais características macroscópicas que auxiliam a discriminação entre neoplasias benignas e malignas são apresentadas na Tabela 15.1.

Além de proporcionar um reconhecimento preliminar do comportamento biológico da neoplasia, a análise macroscópica possibilita descrever as lesões em termos de sua estrutura. Por exemplo, lesões que se projetam a partir de uma superfície tecidual são denominadas *exofíticas*, em contraste com lesões que crescem para a intimidade dos tecidos, chamadas *endofíticas*. São denominados *cistos* os tumores que apresentam cavidade central, habitualmente preenchida por líquido e circunscrita por tecido epitelial; nos *pseudocistos*, contudo, o revestimento epitelial não existe, de modo que a cavidade é habitualmente revestida por tecido fibroinflamatório. Tumores císticos podem corresponder a neoplasias benignas ou malignas que desenvolveram cavidades em seu interior durante sua formação, como os cistadenomas (benignos) ou os cistadenocarcinomas (malignos) ovarianos (Figura 15.4). Entretanto, são até mais comuns as lesões císticas não neoplásicas, originadas de malformações ou processos inflamatórios.

A relação parênquima-estroma pode definir aspectos morfológicos típicos de determinadas neoplasias que se manifestam como tumores *medulares*, macroscopicamente mais tenros, carnosos, muitas vezes castanho-vinhosos. Nessas lesões, observam-se enorme concentração de células neoplásicas e reduzida proporção de estroma. Em contraste, outras neoplasias manifestam-se como tumores *esquirrosos*, habitualmente brancos e firmes devido à extensa proliferação de células estromais, o que caracteriza o fenômeno denominado *desmoplasia*.

Aspectos microscópicos das lesões neoplásicas

Parâmetros morfológicos de análise macroscópica de lesões neoplásicas não são suficientes para um diagnóstico preciso das neoplasias. Para tanto, faz-se necessário levantar dados sobre as propriedades das células neoplásicas, o que inicialmente é feito por meio de análise de amostras do tumor (biópsias) ou

Tabela 15.1 Principais diferenças macroscópicas entre neoplasias benignas e malignas

Parâmetro macroscópico	Neoplasias benignas	Neoplasias malignas (cânceres)
Aspecto da lesão	Mais homogênea	Mais heterogênea (variável)
Equivalência com tecido normal adjacente	Frequentemente semelhante	Frequentemente diferente
Tipo de crescimento	Expansivo	Invasivo
Pseudocápsula	Usualmente presente	Ausente ou malformada
Interface tecido normal e neoplásico	Bem definida	Pouco definida
Simetria	Lesão mais simétrica	Lesão mais assimétrica
Velocidade de crescimento	Mais lento	Variável; usualmente rápido
Alterações degenerativas (p. ex.: necroses/ulcerações, hemorragias)	Infrequentes	Frequentes
Evidências de disseminação	Sempre ausentes	Frequentes (p. ex.: metástases)

de células isoladas (exames citológicos) por microscopia óptica convencional.

Na análise histológica, um parâmetro essencial é o grau de *diferenciação celular*, que tem impacto no comportamento biológico da doença neoplásica. As células de neoplasias benignas são bem diferenciadas, similares a células maduras de mesma *histogênese* (isto é, mesma origem tecidual). Neoplasias benignas apresentam células *típicas* de um dado tipo celular, preservando aspectos peculiares à sua especialização (Figura 15.5). Invariavelmente, as células neoplásicas malignas apresentam algum grau de *atipia*, denunciado por perda de propriedades citológicas relacionadas à especialização celular (Figura 15.6). As atipias celulares caracterizam-se por aumento da relação núcleo/citoplasma, alteração das características tintoriais na coloração histológica (p. ex.: *hipercromasia*), alteração na distribuição da cromatina nuclear, nucléolos evidentes, múltiplos e/ou anômalos.

É importante notar que células neoplásicas malignas sempre apresentam algum comprometimento da diferenciação celular. Entretanto, esse comprometimento pode ser mais discreto, de modo que as células são mais bem diferenciadas, ou grave, caracterizando células indiferenciadas (isto é, mais primitivas), que pouco ou nada se assemelham a linhagens celulares maduras. Denominamos *anaplasia* essa condição de grave comprometimento da diferenciação celular, e os *cânceres anaplásicos* são os que apresentam maior agressividade biológica.

Enquanto neoplasias benignas são histologicamente mais uniformes, homogêneas, as lesões malignas tendem a ser heterogêneas, com variação na forma e no tamanho de suas células (*anisocitose*) e de seus núcleos (*anisocariose*). A heterogeneidade das células neoplásicas é designada *pleomorfismo*, fenômeno comum em cânceres anaplásicos e tipicamente ausente nos cânceres bem diferenciados. O crescimento rápido de uma neoplasia maligna pode ser inferido pela presença de figuras de mitose frequentes, por vezes bizarras (p. ex.: metáfases/anáfases tripolares). Figuras de mitose bizarras são reflexo do comprometimento da integridade do genoma, tipicamente por

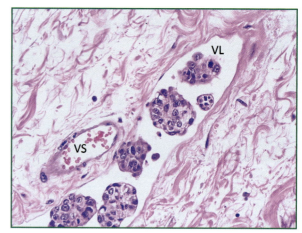

Figura 15.5 Invasão de vaso linfático por células neoplásicas. VL: vaso linfático; VS: vaso sanguíneo.

perdas e ganhos de cromossomos, caracterizando *aneuploidia*.

Anisocitose, anisocariose, pleomorfismo e mitoses bizarras são propriedades comuns nos cânceres e são mais frequentes quanto maior o comprometimento da diferenciação celular. Essas alterações das células neoplásicas são preditivas de comportamento biológico mais agressivo, evidenciado pela extensão da invasão tecidual, pelo comprometimento de estruturas estromais e de disseminação neoplásica. Células neoplásicas malignas podem ser encontradas no interior de vasos linfáticos e sanguíneos, formando êmbolos neoplásicos nas estruturas vasculares peri e intratumorais (Figura 15.5). A disseminação neoplásica pode ser evidenciada pela presença de células malignas em nódulos linfáticos que drenam o tumor primário.

A Tabela 15.2 sumariza as principais características microscópicas que discriminam as neoplasias benignas e malignas.

Neoplasias bem diferenciadas, quer sejam benignas ou malignas, esboçam características do tecido normal de origem. Assim, as células neoplásicas desses tumores em alguma medida se assemelham às dos tecidos normais e podem inclusive ser funcionantes

Tabela 15.2 Principais diferenças microscópicas entre neoplasias benignas e malignas

Parâmetro microscópico	Neoplasia benigna	Neoplasias malignas (cânceres)
Cromatina	Delicada	Grosseira
Nucléolos	Típicos para o tipo celular	Atípicos (numerosos, anômalos)
Forma e volume celular	Homogêneos	Heterogêneos (pleomorfismo)
Relação núcleo-citoplasmática	Próxima do normal	Geralmente aumentada
Diferenciação	Bem diferenciado	Variável (comprometimento discreto até anaplasia)
Invasão vascular	Ausente	Frequente
Mitoses	Raras e geralmente típicas	Frequentes e geralmente atípicas

(p. ex.: neoplasias glandulares). Porque conservam maior quantidade de propriedades reminiscentes de tecido normal, neoplasias malignas bem diferenciadas apresentam menor agressividade biológica em relação às menos diferenciadas, aspecto que será mais bem discutido no tópico sobre graduação histológica.

Nomenclatura das neoplasias

A comunicação acerca das diferentes doenças neoplásicas é feita por um sistema de nomenclatura que, ao denominar certa neoplasia, informa simultaneamente sua histogênese e seu comportamento biológico esperado (Tabela 15.3).

Tabela 15.3 Nomenclatura das neoplasias benignas e malignas

Linhagem celular	Neoplasia benigna	Neoplasia maligna
Mesenquimal		Sarcoma
Tecido fibroso	Fibroma	Fibrossarcoma
Tecido gorduroso	Lipoma	Lipossarcoma
Cartilagem	Condroma	Condrossarcoma
Osso	Osteoma	Osteossarcoma
Endotélio		
Vasos sanguíneos	Hemangioma	Angiossarcoma
Vasos linfáticos	Linfangioma	Linfangiossarcoma
Revestimento encefálico	Meningioma	Meningioma maligno
Células do sangue		
Células hematopoiéticas		Leucemias
Tecido linfoide		Linfomas malignos
Músculo		
Liso	Leiomioma	Leiomiossarcoma
Estriado	Rabdomioma	Rabdomiossarcoma
Epitelial		Carcinoma
Epitélio escamoso estratificado	Papiloma	Carcinoma epidermoide (células escamosas, espinocelular)
Epitélio basal da pele ou anexos		Carcinoma basocelular
Epitélio glandular (ácinos ou ductos)	Adenoma	Adenocarcinoma
	Adenoma papilar/papiloma	Carcinoma papilífero
	Cistoadenoma	Cistoadenocarcinoma
Epitélio respiratório	Adenoma brônquico	Carcinoma brônquico
Epitélio renal	Adenoma tubular renal	Carcinoma de células renais
Epitélio do fígado: hepatócitos Epitélio biliar (colangiócitos)	Adenoma hepatocelular Adenoma biliar/colangioma	Carcinoma hepatocelular/hepatocarcinoma Colangiocarcinoma
Epitélio de vias urinárias	Papiloma de células transicionais/urotelial	Carcinoma de células transicionais
Epitélio placentário	Mola hidatiforme	Coriocarcinoma
Células germinativas de testículo		Seminoma
		Carcinoma embrionário
Melanócitos	Nevos	Melanoma maligno
Tumores mistos		
Glândulas salivares	Adenoma pleomórfico	Tumor misto maligno
Células renais primordiais		Tumor de Wilms
Tumores de células germinativas		
Células totipotentes gonadas e restos embrionários	Teratoma maduro Cisto dermoide	Teratoma imaturo Teratocarcinoma

Uma vez que a maioria das neoplasias se manifesta como lesões tumorais, a regra geral de nomenclatura utiliza o sufixo -*oma* (do grego, significando "inchaço" ou "tumor") para designar as neoplasias. A denominação geral de neoplasias benignas se faz pelo prefixo que indica a natureza das células neoplásicas: *adenoma* identifica neoplasia de origem glandular benigna, enquanto *fibroma* refere-se à neoplasia benigna que se origina de tecido conjuntivo fibroso. No caso de neoplasias malignas, ao sufixo -*oma* é usualmente acrescido o prefixo *carcino*- (do grego *karkínos*, significando "câncer") ou *sarco*- (grego *sarkós*, significando "carnoso"), para denominar neoplasias malignas que se originam, respectivamente, de linhagens epiteliais, compondo o grupo dos *carcinomas*, ou de linhagem mesenquimal, compondo o grupo dos *sarcomas* (Tabela 15.3). Mais detalhadamente, os prefixos identificam subtipos celulares.

Contudo, o uso consagrado de determinadas denominações tradicionais de doenças neoplásicas cristalizou várias exceções, como *linfoma*, *melanoma* e *mesotelioma*, que são neoplasias malignas relacionadas a linfócitos, melanócitos e células mesoteliais, respectivamente. O adenocarcinoma de células hepáticas, oficialmente chamado *carcinoma hepatocelular*, ainda hoje é comunicado como "hepatoma", termo que não explicita sua natureza glandular nem sua malignidade. Por vezes, neoplasias que compartilham mesma morfologia recebem nomes diferentes, como ocorre com os tumores de células germinativas dos testículos e dos ovários, que recebem as denominações *seminoma* e *disgerminomas*, respectivamente. Usa-se ainda o termo *germinoma* para denominar uma neoplasia maligna de sistema nervoso central similar às neoplasias de células germinativas das gônadas.

Para designar neoplasias malignas originárias dos precursores do tecido hematopoiético, utiliza-se o termo *leucemia*, que engloba neoplasias malignas com diferentes fenótipos e genótipos, discriminadas por adjetivos que designam sua diferenciação. Nessa perspectiva, estão as denominações *leucemia mieloide* (aguda ou crônica), *mieloma* (múltiplo, de desenvolvimento intramedular) ou *plasmocitoma* (massa solitária, intra ou extramedular), este último composto por plasmócitos neoplásicos.

Neoplasias com perfil morfológico misto recebem nomes compostos, tentando reproduzir a regra geral: é o caso dos fibroadenomas mamários, por exemplo, que têm componentes neoplásicos epitelial e mesenquimal. Algumas doenças recebem nomes atribuídos de acordo com o aspecto de seus tumores: é o caso dos tumores placentários benignos denominados *mola hidatiforme*, em virtude de seu aspecto macroscópico vesiculoso, "em cacho de uva" (*hidatiforme*). O termo *teratoma* é empregado para neoplasias compostas de células germinativas pluripotentes, que podem originar tecidos de diferentes camadas germinativas do embrião (ectoderma, mesoderma e endoderma). Quando os tumores apresentam vários tecidos com aspecto maduro, como dentes, cabelos etc., são designados *teratomas maduros*. Em contraste, *teratomas imaturos* apresentam elementos primitivos, *blásticos*, com potencial para evolução clínica desfavorável, maligna. Os teratomas maduros são classificados entre as neoplasias benignas; entretanto, como a correspondência com o comportamento biológico não é precisa, recomenda-se que se evite o termo "benigno" para teratomas.

Ainda que muitas das neoplasias malignas exibam diversas propriedades morfológicas e funcionais que denotem sua menor capacidade de maturação, um conjunto especial inclui as chamadas "neoplasias embrionárias", pois aparentemente se originam de células mais imaturas (sem diferenciação e com crescimento muito rápido) presentes em determinados órgãos. Essas neoplasias recebem geralmente nomes compostos por termos que identificam seu órgão de origem, seguidos do sufixo -*blastoma*. Assim, neoplasias embrionárias renais são os *nefroblastomas*, as de fígado são os *hepatoblastomas* e as de linhagem neuronal são os *neuroblastomas*. Muitas dessas neoplasias ocorrem nos primeiros anos de vida e têm sua origem associada a um número surpreendentemente pequeno de alterações genéticas essenciais (em inglês, *driver mutations*).[2] Sua história natural revela disseminação muito rápida, com metástases frequentes e alta mortalidade. Entretanto, sua sensibilidade ao tratamento quimioterápico possibilita altos índices de cura, quando essas doenças são tratadas rapidamente e de maneira adequada.

Uma importante iniciativa para atualização e uniformização da nomenclatura das neoplasias é a classificação publicada pela Organização Mundial da Saúde (OMS), na qual a histopatologia é acrescida de dados sobre aspectos genéticos e moleculares peculiares dos diversos grupos de neoplasias.[3] Ao mesmo tempo em que torna mais precisa a discriminação de doenças neoplásicas, essa classificação incorpora informações sobre a *etiologia* (isto é, causa) e *patogenia* (isto é, mecanismos do processo patológico), os quais são cada vez mais relevantes para o diagnóstico e o tratamento. Assim, para discriminação mais precisa – biológica e clinicamente relevante – das neoplasias, a classificação proposta pela OMS incorpora informações sobre alterações cromossômicas ou gênicas relacionadas à carcinogênese, além de apresentar os mecanismos conhecidos do desenvolvimento tumoral e aspectos relacionados à sinalização intracelular anômala e sobre a interação da célula neoplásica com seu microambiente.

Graduação histológica e estadiamento das neoplasias malignas

A avaliação de uma neoplasia maligna pressupõe que se identifiquem critérios que não somente sejam diagnósticos, mas também tenham valor prognóstico, de modo a auxiliar na seleção da estratégia terapêutica sempre que possível. Nesse sentido, dois sistemas de avaliação de neoplasias malignas são essenciais: a graduação histológica e o estadiamento do câncer no organismo hospedeiro.

Na graduação histológica, as células neoplásicas são avaliadas quanto à variação de forma e de volume, em maior nível nas neoplasias menos diferenciadas, pleomórficas. Outros parâmetros relevantes são a relação núcleo-citoplasma, o polimorfismo nuclear, as irregularidades na distribuição da cromatina (refletindo alterações na *ploidia* celular), o número e aspecto das mitoses (típicas ou atípicas) e as características citoplasmáticas que sugerem células mais maduras (melhor diferenciação) ou imaturas, como neoplasias malignas pouco diferenciadas, ou anaplásicas. De modo geral, as neoplasias malignas são graduadas desde grau 1 (bem diferenciadas e comportamento menos agressivo) até grau 4 (anaplásicas, mais agressivas e que demandam tratamento mais rigoroso). Há também variações na análise de um mesmo tumor, que pode variar de acordo com a amostra representada, de modo que em uma mesma lesão tumoral é possível identificar áreas mais ou menos "agressivas". A classificação do grau histológico de uma neoplasia considera as áreas menos diferenciadas da lesão. Ademais, é importante salientar que a graduação histológica não se aplica às neoplasias benignas, visto que estas reproduzem os aspectos de linhagens celulares maduras (isto é, são sempre bem diferenciadas).

Enquanto a graduação histológica permite estimar o potencial de agressividade de um câncer, o *estadiamento* permite inferir a extensão de uma neoplasia maligna no hospedeiro. O estadiamento considera características macro e microscópicas da neoplasia, como tamanho do tumor primário, extensão local da lesão, acometimento metastático de linfonodos e presença de metástases sistêmicas, decorrentes da disseminação de células malignas por via linfo--hematogênica.

O método de estadiamento dos tumores mais difundido é o da União Internacional Contra o Câncer (UICC), baseado em três parâmetros principais: (T) propriedades do tumor primário; (N) acometimento de nódulos linfáticos *que drenam o tumor primário*; e (M) disseminação metastática sistêmica. Por essa razão, o estadiamento UICC é conhecido como *sistema TNM*, o qual possui as seguintes características essenciais:
- T pode ser classificado de T1 a T4, de acordo com o tamanho da neoplasia e seu padrão de invasão local;
- N varia de N0 (ausência de metástases para linfonodos), N1 a N3, conforme o número de linfonodos comprometidos e a distância entre o tumor e o nódulo comprometido;
- M varia de M0, sem metástases sistêmicas, a M2, de acordo com a extensão e o número de órgãos à distância do tumor primário acometidos.

Simplificadamente, é possível entender que as neoplasias sólidas restritas ao órgão em que se originam (T1 ou T2, N0, M0) podem apresentar alta expectativa de cura mediante remoção cirúrgica local. As lesões mais avançadas localmente, mesmo com acometimento de alguns linfonodos regionais (T3 com N0 ou N1, e M0), ainda podem ser abordadas cirurgicamente mediante intervenções radicais, com complementação terapêutica (isto é, terapia *adjuvante*) empregando quimioterapia ou radioterapia. Já as lesões com metástases a distância (qualquer que seja T, tumores com pelo menos N2 e, principalmente, M1) têm prognóstico desfavorável, sendo menos provável o sucesso da abordagem cirúrgica.

Lesões precursoras de cânceres
Lesões leucoplásicas, eritroplásicas e ulceradas

Algumas lesões discerníveis macroscopicamente são relevantes sob o ponto de vista clínico, uma vez que representam alterações precursoras do aparecimento de cânceres francamente invasivos. De modo geral, essas lesões exibem morbidades e repercussões em graus variáveis.

Duas apresentações macroscópicas emblemáticas de lesões associadas a carcinomas invasores merecem destaque: a *leucoplasia* e a *eritroplasia*. Ambas afetam mucosas, sendo particularmente importantes na cavidade oral. Essas lesões são reconhecidas como "potencialmente malignas" ou "cancerizáveis". Não é incomum a ocorrência simultânea de eritroplasia e leucoplasia. Contudo, mucosas de aspecto normal também são suscetíveis ao desenvolvimento de câncer sem que haja alterações leucoplásicas ou eritroplásicas prévias.

Leucoplasias são lesões esbranquiçadas, observadas com maior frequência na cavidade oral, no esôfago, nas mucosas genitais e no colo uterino. O diagnóstico diferencial é com infecção fúngica; entretanto, lesões leucoplásicas também podem estar associadas a outras infecções ou mesmo a irritantes químicos (p. ex.: tabagismo, alcoolismo). Em termos patogenéticos, leucoplasias usualmente são lesões adaptativas nas quais o epitélio não queratinizado se torna queratinizado (ver metaplasia, a seguir), o que confere o aspecto esbranquiçado típico que denomina a lesão. Descartadas causas infecciosas ou tóxicas para o desenvolvimento de leucoplasias, deve ser feita análise histopatológica para se estimar o potencial de malignidade dessas lesões.

Eritroplasias são lesões de aspecto avermelhado, eritematosas. Assim como as leucoplasias, sua apresentação clínica é variável e podem estar associadas a diferentes agentes, incluindo exposição ao álcool e tabagismo. O mecanismo exato de desenvolvimento desse tipo de lesão ainda é debatido. Entretanto, sua forte associação com o *carcinoma de células escamosas* torna essencial a avaliação histopatológica dessas lesões, que frequentemente são manifestações de displasias de diferentes graus, até o carcinoma *in situ*. As lesões eritroplásicas exibem grande proliferação vascular, o que justifica sua aparência macroscópica.

A relação entre úlceras e câncer é conhecida há séculos. Na antiguidade, as lesões reconhecidas como cânceres eram as que se expressavam como "úlceras que não cicatrizavam", quer espontaneamente ou com os tratamentos disponíveis, como a cauterização. Curiosamente, data do século I d.C. a primeira descrição do desenvolvimento de carcinomas a partir de lesões ulceradas provocadas por queimaduras, atribuída ao médico romano Celsius (28-50 d.C.). O aparecimento de carcinomas a partir de lesões cutâneas ulceradas é fenômeno raro, mas pode decorrer de queimaduras, feridas de difícil cicatrização, cicatrizações associadas a vacinas etc. Carcinomas associados às queimaduras recebem a denominação tradicional de úlceras de Marjolin (homenagem ao cirurgião e patologista francês Jean-Nicholas Marjolin, 1780-1850). Carcinomas originados de úlceras diferem quanto à etiologia, ao comportamento clínico e aos tipos de progressões; por essa razão, é difícil enumerar os mecanismos de carcinogênese envolvidos. Exceto pelo fato de que a irritação crônica do tecido leva a uma persistência de estímulos regenerativos do epitélio e maior probabilidade de mutações, até o momento não está adequadamente elucidada a patogênese de cânceres surgidos de lesões ulceradas.

Lesões adaptativas

Conforme discutido no Capítulo 14, lesões adaptativas são tentativas de recuperação da homeostasia tecidual na vigência de uma agressão. Entretanto, algumas lesões – como as *hiperplasias* e *metaplasias* – apresentam potencial de cancerização em determinados tecidos, sob determinadas circunstâncias.

São muitos os exemplos de *hiperplasias* puramente adaptativas; conforme previamente mencionado, os estímulos indutores dessas lesões promovem proliferação celular controlada e restritas à demanda tecidual. A relação entre hiperplasia e câncer não está suficientemente elucidada, mas compreende mecanismos de regulação da população celular de um tecido. Admite-se que as hiperplasias podem ser a primeira lesão manifesta do processo de carcinogênese em tecidos epiteliais. Usualmente, as hiperplasias precedem outros tipos de lesões pré-malignas, como metaplasias, displasias ou mesmo neoplasias benignas, culminando no surgimento do carcinoma invasor. Esse é o caso da sequência proposta para o desenvolvimento de lesões neoplásicas no cólon: a partir da mucosa intestinal normal, tem-se a formação de lesões hiperplásicas – adenomas (usualmente *polipoides*) (Figura 15.6) – e, nessas lesões, de áreas dis-

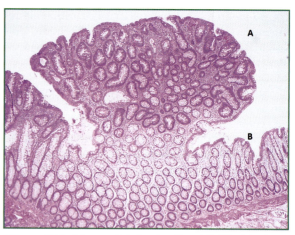

Figura 15.6 Adenoma tubular do cólon. (A) Glândulas bem definidas revestidas por células epiteliais com poucas atipias. (B) Glândulas da mucosa normal adjacente.

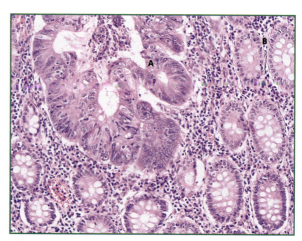

Figura 15.7 Adenocarcinoma do cólon. (A) Glândulas irregulares, confluentes, revestidas por células epiteliais atípicas. (B) Glândulas normais adjacentes.

plásicas, nas quais se originam focos de carcinoma *in situ* que podem evoluir até o adenocarcinoma invasor (Figura 15.7).

No caso do endométrio, apesar dos fatores de risco conhecidos e bastante prevalentes (como a obesidade e o diabetes, em sociedades urbanas desenvolvidas), a grande maioria das pacientes com hiperplasia endometrial não desenvolverá carcinoma do endométrio. A malignização da lesão hiperplásica frequentemente ocorre na vigência de inativação do gene supressor tumoral *PTEN* (vide seção sobre "Bases moleculares da carcinogênese"), que se associa ao desenvolvimento de *hiperplasia atípica* do endométrio, precursora do adenocarcinoma endometrial. Embora também seja cogitada relação entre hiperplasia prostática e o desenvolvimento do adenocarcinoma da próstata, esse tópico ainda é obscuro: a despeito de grandes estudos epidemiológicos indicarem aumento do risco para câncer de próstata em pacientes com hiperplasia prostática benigna (HPB), ainda não foi possível estabelecer se essa relação tem bases etiopatogenéticas ou decorre de viés das análises. Ambas as lesões – HPB e adenocarcinoma de próstata – são hormônio-dependentes e estão associadas à inflamação prostática crônica, a qual pode estar relacionada ao refluxo urinário irritativo, infecções bacterianas, respostas autoimunitárias, além de infecções virais, como as associadas ao HPV. Assim, é necessário esclarecer se a inflamação crônica é ponto de partida para a proliferação prostática benigna ou maligna, ou ambas, e determinar de modo mais preciso as prostatites assintomáticas e sua relação com a HPB e o adenocarcinoma.

Algumas lesões metaplásicas apresentam risco de malignização, como a *metaplasia escamosa* (ou epidermoide) broncogênica associada ao tabagismo e a *metaplasia glandular* do *esôfago de Barrett*, associada ao refluxo gastresofágico. À semelhança da hiperplasia, a metaplasia parece ter maior potencial de evolução para câncer quando associada à inflamação crônica. Por exemplo, é bem documentado que a resposta inflamatória crônica propicia um microambiente favorável ao desenvolvimento tumoral, em decorrência da produção de fatores de crescimento, potencialização de erros genéticos e aumento da proliferação vascular. Adicionalmente, a inflamação modula a agressividade biológica das células neoplásicas, favorecendo o fenótipo invasor.

O esôfago de Barrett começa com refluxo do conteúdo gástrico para o esôfago. A agressão química por pH, enzimas e bile alterados danifica as células escamosas e provoca inflamação. A persistência do estímulo causa alteração do programa de diferenciação de células do revestimento da mucosa do esôfago, propiciando a metaplasia, que se explicita pela conversão do epitélio estratificado escamoso em epitélio glandular de padrão intestinal. A persistência de lesão tecidual e da inflamação favorece o aparecimento de displasia, podendo evoluir para adenocarcinoma, principalmente em homens acima dos 50 anos. Além do refluxo gastresofágico crônico, alguns fatores contributivos podem ser importantes, como tabagismo, obesidade e hérnia de hiato. Pacientes sob risco ou com metaplasia glandular do esôfago já diagnosticada devem ser acompanhados com exames endoscópicos periódicos.

A relação etiológica entre o tabagismo e o desenvolvimento do carcinoma broncogênico está bem documentada. À semelhança do esôfago de Barrett, a metaplasia do epitélio respiratório está associada a eventos moleculares que propiciam transformação maligna de células epiteliais. A carcinogênese brônquica ocorre progressivamente a partir de diferentes estímulos nocivos da fumaça do cigarro (p. ex.: múltiplas substâncias cancerígenas, como hidrocarbonetos aromáticos policíclicos, agressão térmica, agressão abrasiva por partículas inaladas etc.), os quais induzem hiperplasia de células epiteliais, seguida de metaplasia escamosa e, subsequentemente, displasias em diferentes graus até o aparecimento do carcinomacarcinoma broncogênico invasor.

Pelo exposto, nota-se que metaplasias podem ser seguidas de lesões intraepiteliais com gravidade variável, de leve até severa. Essa evolução consiste em um espectro de alterações moleculares que se manifestam nas atipias celulares identificadas no tecido, que definem as lesões denominadas *displásicas* e elevam o risco de evolução para carcinomas.

Displasias e neoplasias intraepiteliais

Displasias constituem um espectro de alterações celulares desde a transição entre lesões adaptativas (*displasia de baixo grau*) até lesões que precedem o carcinoma invasor (*displasia de alto grau*). Atualmente, admite-se que apenas as lesões de alto grau (carcinoma *in situ*) apresentam potencial significativo de evolução para o carcinoma invasor (Figura 15.8).

Morfologicamente, as displasias são lesões caracterizadas por aumento na taxa de proliferação celular associada a comprometimento da diferenciação celular, evidenciado por aspectos citológicos. Células displásicas apresentam diferentes graus de atipia, desde alterações leves até moderadas ou severas. A história natural do desenvolvimento do carcinoma de colo uterino é um exemplo importante de uma neoplasia maligna na qual as displasias são repercussões morfológicas de lesões precursoras do câncer, ocorrendo na vigência de infecção crônica por genótipos de alto risco do vírus do papiloma humano (*Human Papillomaviruses* – HPV, predominantemente tipos 16 e 18).

Durante algum tempo, a hipótese vigente era de que a carcinogênese pelo HPV ocorresse em um padrão de alterações progressivamente mais graves, como parte de uma evolução gradativa, culminando

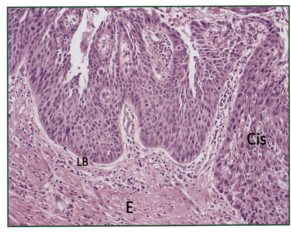

Figura 15.8 Carcinoma *in situ* (CIS) do colo do útero: células escamosas atípicas em toda a espessura da mucosa. Não há invasão da membrana basal (MB) e do estroma (E).

na formação de células transformadas. Embora essa sequência de eventos efetivamente possa acontecer, sabe-se que a maioria das displasias leves regride espontaneamente. Contudo, algumas lesões progridem rapidamente, sem que exista documentação da transição entre lesões mais discretas para as mais graves. Por essa razão, tem sido considerada a hipótese de que lesões displásicas também possam ocorrer independentemente de carcinogênese, de modo que esses processos patológicos apresentem história natural distinta. Em outras palavras, o pretenso *continuum* tem sido questionado porque displasias leves – também denominadas *neoplasias intraepiteliais cervicais* (NIC) de grau 1 (NIC1), ou lesões de baixo grau – poucas vezes progridem, ao passo que alguns estudos sugerem que estas raramente evoluem para displasias graves (lesões de alto grau, NIC3). A maioria das lesões NIC1 e NIC3 *metacrônicas* é causada por diferentes genótipos de HPV, o que sugere que a detecção de um caso NIC1 parece não ser suficiente para determinar o risco de detecção de uma NIC3 subsequente.

É inequívoco que a infecção por genótipos de alto risco do HPV (p. ex.: HPV 16 e 18) e o desenvolvimento de lesões displásicas no colo uterino são fatores preponderantes para o desenvolvimento do carcinoma do colo uterino. Essa doença tem importância principalmente em regiões em desenvolvimento, com condições socioeconômicas e culturais menos favoráveis. A pesquisa das alterações citológicas associadas à infecção pelo HPV pela citologia esfoliativa cervicovaginal (isto é, *exame de Papanicolaou*) e a análise histopatológica das lesões precursoras do carcinoma invasor possibilitam diminuir as taxas de letalidade da doença, razão pela qual a pesquisa dessas lesões é fundamental para prevenir ou interromper a história natural do carcinoma do colo do útero.

EPIDEMIOLOGIA DOS CÂNCERES
Cânceres como problema de saúde pública

Cânceres são um problema global de saúde pública. Estudos epidemiológicos demonstram que a incidência dos diferentes cânceres varia amplamente nas diferentes populações do mundo, sendo relacionada a fatores do meio ambiente, como hábitos, estilo de vida e exposição ocupacional. A incidência de cânceres difere entre homens e mulheres, bem como entre crianças e adultos. Nas últimas décadas, houve aumento significativo da incidência por cânceres no mundo, sendo que essas doenças são a principal causa de morte em alguns países desenvolvidos, como o Japão. Dados da OMS indicam que 14 milhões de casos de câncer foram registrados globalmente em 2012, e estima-se que esse número se eleve para 24 milhões em 2035.[4]

Tabela 15.4 Os cinco tipos de câncer mais frequentes no Brasil estimados para 2014

Sexo masculino	Casos (%)
Próstata	68.800 (22,8)
Pulmão	16.400 (5,4)
Cólon e reto	15.070 (5,0)
Estômago	12.870 (4,3)
Cavidade oral	11.280 (3,7)
Sexo feminino	Casos (%)
Mama	57.120 (20,8)
Cólon e reto	17.530 (6,4)
Colo do útero	15.590 (5,7)
Pulmão	10.930 (4,0)
Tireoide	8.050 (2,9)

Fonte: INCA.[4]

Em todo o mundo, figuram entre as neoplasias malignas mais frequentes os cânceres de pulmão, mama, cólon e reto, próstata e estômago. Os cânceres de pulmão são os mais frequentes em ambos os sexos, perfazendo 13% do número total de cânceres diagnosticados em 2012 (OMS). Entre os homens, os principais cânceres são os de pulmão, próstata, cólon e reto, responsáveis por 42% de todos os casos diagnosticados em 2012. Os cânceres mais frequentes nas mulheres são os de mama, cólon e reto e pulmão (mais de 43% dos casos diagnosticados), com destaque para cânceres de mama, que representaram 25% dos novos casos de câncer diagnosticados na população feminina naquele ano.[4]

Em geral, a incidência de câncer é duas vezes maior nos países desenvolvidos em comparação aos menos desenvolvidos. Entretanto, é nos países desenvolvidos que se tem verificado redução das taxas de letalidade por cânceres ao longo das últimas décadas. As taxas de incidência dos diferentes tipos de cânceres são grandemente influenciadas pela situação socioeconômica da população: por exemplo, a incidência do câncer do colo do útero é duas vezes menor em regiões com alto índice de desenvolvimento humano (IDH) em relação àquelas com baixo IDH.

Cânceres são a segunda causa de morte da população no Brasil, precedidos pelas doenças cardiovasculares. Adicionalmente, o risco de morte por cânceres no país vem aumentando nas últimas décadas. Os padrões de mortalidade por câncer são distintos nas cinco regiões do Brasil e estão relacionados às suas condições socioeconômicas. Em algumas regiões, os índices epidemiológicos de câncer assemelham-se aos de países em desenvolvimento; em outras, são similares aos de países desenvolvidos: na região Norte, por exemplo, o câncer de colo do útero é o de maior incidência entre as mulheres, enquanto, nas regiões Sul e Sudeste, prevalece o câncer de mama.

Segundo dados do Instituto Nacional do Câncer (INCA), os cinco principais sítios anatômicos de comprometimento por câncer em homens no Brasil são a próstata, os pulmões, o cólon e reto, o estômago e a cavidade oral.[5] O câncer de próstata é o mais incidente entre os homens de todo o país, sendo responsável por 22,8% dos novos casos de câncer estimados para 2014. Em segundo e terceiro lugares, seguem os cânceres de pulmão e os de cólon e reto, responsáveis, respectivamente, por 5,4 e 5,0% dos diagnósticos de cânceres no sexo masculino em 2014. Em mulheres, o câncer de mama é o mais frequente, causador de 20,8% dos casos, seguido dos cânceres de cólon e reto (6,4%) e de colo do útero (5,7% dos casos), exceto na região Norte, em que o último é o tipo de câncer com maior incidência na população feminina (Tabela 15.4).

Estilos de vida perniciosos

Estudos epidemiológicos demonstram que mais de 80% dos casos de câncer estão relacionados a fatores ambientais, interagindo com características genéticas e adquiridas do hospedeiro. Além do envelhecimento da população, o desenvolvimento de múltiplos cânceres tem a contribuição do tabagismo, do consumo de álcool, da falta de atividade física, do padrão alimentar rico em gordura animal e pobre em fibras e frutas, e da exposição desprotegida ao sol. O consumo de carne vermelha e a alimentação pobre em fibras são associados principalmente ao desenvolvimento de câncer do cólon e reto, ao passo que a falta de atividade física é fator de risco para cânceres de mama, cólon e reto e endométrio. O uso de anticoncepcionais orais, primeira gravidez após os 30 anos, menopausa tardia e reposição hormonal são fatores de risco reconhecidos para desenvolvimento de câncer de mama.

Mais da metade dos cânceres pode ser prevenida por modificações nos hábitos e no estilo de vida do indivíduo. A redução do tabagismo por medidas de prevenção primária permite prevenção do maior número de mortes por câncer em todo o mundo. No período de 1991 a 2003, uma redução de 40% das mortes por câncer de pulmão em homens nos Estados Unidos foi atribuída à diminuição do hábito de fumar. Além de pulmões e trato aerodigestório, o hábito de fumar é fator de risco para vários cânceres, como os que ocorrem no esôfago, no estômago, no pâncreas e na bexiga urinária.

O padrão alimentar rico em calorias e gorduras de origem animal, mas pobre em frutas e vegetais, também é fator de risco para vários cânceres, como os de cólon e reto, mama, próstata e endométrio. Por sua vez, estima-se que 35% dos cânceres em geral podem ser prevenidos com alimentação rica em frutas, verduras e fibras e pobre em gorduras. Estudos epidemiológicos de migração indicam que os padrões alimentares das populações interferem na promoção de vários cânceres, mas o impacto da alimentação e nutrição no desenvolvimento de câncer ainda requer maior investigação.

A obesidade ou sobrepeso e o sedentarismo são considerados fatores de risco para cânceres de mama, cólon e reto, endométrio, rim, esôfago e pâncreas. De modo geral, é sugerido que a obesidade tem papel na carcinogênese em virtude do acúmulo progressivo de cancerígenos químicos no tecido adiposo, que constitui um reservatório para xenomoléculas lipofílicas (como poluentes orgânicos e produtos mutagênicos), por ocasionar distúrbios endócrinos (notadamente no que se refere aos hormônios esteroides) e proporcionar níveis mais elevados de resposta inflamatória no organismo.

O consumo de álcool está relacionado ao desenvolvimento de cânceres de mama, cólon e reto, fígado e trato aerodigestório. O etanol potencializa os efeitos cancerígenos do tabagismo. Embora não possua atividade mutagênica, o etanol atua favorecendo a ativação de agentes cancerígenos por meio de depleção de enzimas detoxificantes, como a glutationa, e indução de enzimas do citocromo P450, propiciando a conversão de agentes pró-carcinógenos em agentes cancerígenos efetivos.

Na população norte-americana, estima-se que uma redução de 12% dos casos de câncer de cólon e reto e 5% dos cânceres em geral foi alcançada nos últimos anos graças a medidas preventivas, como controlar o peso, evitar o sedentarismo e habituar-se à ingestão de frutas, vegetais e grãos integrais, além de restringir alimentos altamente energéticos e o consumo de álcool.

Exposições laborais

As primeiras correlações entre exposição laboral e o desenvolvimento de câncer foram feitas por Sir Percival Pott (cirurgião inglês, 1714-1788), que associou o desenvolvimento de câncer da pele do escroto à exposição à fuligem do carvão, em limpadores de chaminé, na Inglaterra do século XVIII. Posteriormente, foi verificada associação entre câncer de bexiga e a exposição a anilinas e benzidina em trabalhadores das indústrias químicas de pigmentos, corantes e da borracha. Cerca de 20% dos casos de câncer de bexiga são atribuídos a fatores ocupacionais.

Estudos epidemiológicos identificaram inúmeros agentes cancerígenos para o pulmão em ambientes de trabalho. Por exemplo, a exposição de trabalhadores da construção civil e dos estaleiros ao asbesto (amianto), dos trabalhadores das refinarias de petróleo aos hidrocarbonetos aromáticos policíclicos, a exposição de trabalhadores de minas e os envolvidos na produção de pesticidas ao arsênio, e a exposição dos trabalhadores de refinarias de níquel e de galvanoplastias aos metais (p. ex.: níquel e cromo). Embora sejam escassas as informações sobre a associação do câncer de pulmão a fatores ocupacionais no Brasil, os principais fatores de risco ocupacionais implicados são a exposição ao asbesto, à sílica e a poeiras minerais. O asbesto, utilizado na construção civil, é exemplo clássico de agente cancerígeno ocupacional, responsável pelo desenvolvimento de cânceres de pulmão e de mesoteliomas da pleura e do peritônio. Embora tenha sido completamente banido em diversos países, o Brasil ainda é um dos principais produtores e consumidores do amianto, utilizado principalmente na construção civil.

A exposição ocupacional a produtos derivados do petróleo (p. ex.: solventes, tintas, corantes e a gasolina) está associada a neoplasias hematológicas. O benzeno é tóxico para a medula óssea e a exposição a esse solvente frequentemente está associada ao desenvolvimento de leucemias e pancitopenia. Também são fatores de risco para neoplasias hematológicas (p. ex.: leucemias, linfomas e o mieloma múltiplo) a exposição a defensivos agrícolas (herbicidas e pesticidas), o tratamento com drogas antineoplásicas e a exposição à radiação e ao óxido de etileno – um gás frequentemente utilizado em processos de esterilização de produtos termolábeis, incluindo alimentos e insumos médicos.

Nos países em desenvolvimento, como o Brasil, a proporção de cânceres relacionados a exposições ocupacionais deve representar de 15 a 20% de todos os casos de câncer na população masculina. Medidas regulatórias e a fiscalização da exposição ocupacional a agentes cancerígenos são fundamentais para prevenção e controle do desenvolvimento de neoplasias associadas a atividades laborais.

CARCINOGÊNESE AMBIENTAL

Carcinogênese ou oncogênese são termos que designam o processo de desenvolvimento de uma neoplasia, desde as alterações mais precoces no DNA (ocorrendo em uma célula ou em um pequeno grupo de células) até a formação de um tumor, por vezes com agressividade biológica, que pode levar ao óbito do hospedeiro. O desenvolvimento neoplásico caracteriza-se por modificações progressivas da biologia da célula, com alterações de sua capacidade de proliferação, diferenciação, sobrevida e interação com seu microambiente. É um processo dinâmico, que evolui em múltiplas etapas.

Nas últimas décadas, os mecanismos do desenvolvimento neoplásico têm sido substancialmente esclarecidos no nível molecular. Esses mecanismos têm por base agressões com efeitos no genoma da célula, tipicamente ocasionando mutações ou expressão anômala de genes estruturalmente normais. Tais alterações têm impacto deletério no funcionamento de genes que coordenam fenômenos celulares essenciais, como a proliferação, a diferenciação e a morte celular por apoptose, além de comprometer sua integridade genética. Em termos gerais, admite-se que o fenótipo maligno decorre do acúmulo de alterações genéticas ou epigenéticas em genes essenciais, conforme será discutido mais adiante neste capítulo.

Tabela 15.5 Exemplos de agentes cancerígenos

Agentes físicos	Agentes químicos	Agentes infecciosos
Cristais de sílica Radiação ultravioleta (UV) Radiações ionizantes (p. ex.: raios X, raios gama e radiações particuladas)	Aminas aromáticas Hidrocarbonetos aromáticos policíclicos Hormônios (p. ex.: estrógeno) Metais	*Helicobacter pylori* *Schistosoma haematobium* Vírus de Epstein-Barr (EBV) Vírus do papiloma humano (HPV)

Estudos epidemiológicos indicam que ao redor de 70 a 80% dos cânceres humanos estão relacionados a fatores ambientais. O termo ambiental refere-se à ação de fatores exógenos, capazes de induzir alterações no DNA que culminam no desenvolvimento de neoplasias, particularmente os cânceres. Por exemplo, o hábito de fumar está associado ao desenvolvimento de cânceres, entre outras razões, porque os hidrocarbonetos aromáticos policíclicos liberados pela combustão do tabaco exercem ação cancerígena no trato respiratório e em outros tecidos, como os de esôfago, estômago e na bexiga.

Estudos experimentais *in vivo* e *in vitro* demonstraram que fatores de natureza variada, como agentes físicos, químicos e biológicos, são capazes de lesar o DNA da célula e levar ao desenvolvimento neoplásico (Tabela 15.5). Esses agentes podem atuar de maneira isolada, repetida ou em conjunto. Acredita-se que em condições naturais o desenvolvimento neoplásico pode resultar da confluência de múltiplos fatores, por exemplo, um agente químico induz a iniciação das células-alvo e um vírus oncogênico pode completar o processo de carcinogênese.

Carcinogênese por radiações

A energia radiante, eletromagnética ou particulada, e os raios ultravioleta (UV) da luz do sol induzem neoplasias em vários tecidos, quer seja no homem ou em condições experimentais. As radiações particuladas (partículas alfa, beta e nêutrons) e eletromagnéticas de alta frequência (faixa final do espectro da UV-C, compreendendo radiações com comprimento de onda abaixo de 10^{-8} nm) são capazes de gerar íons ao interagirem com a matéria, razão pela qual são também denominadas *radiações ionizantes*.

A primeira associação causal entre a exposição à radiação e o desenvolvimento de câncer foi estabelecida nos indivíduos que trabalhavam pioneiramente com raios X. Outros exemplos dos efeitos cancerígenos da radiação incluem a alta frequência de leucemia, particularmente leucemia mieloide crônica e leucemia aguda nos sobreviventes das bombas atômicas de Hiroshima e Nagasaki, o desenvolvimento de câncer da tireoide em adultos jovens tratados na infância com radiação ionizante de cabeça e pescoço, e a alta incidência de câncer de pele nos indivíduos expostos aos raios UV da luz solar.

A suscetibilidade das células à radiação é variável. Em geral, a sensibilidade das células à energia radiante ocorre na proporção direta de sua atividade proliferativa e inversamente ao grau de diferenciação celular. A transferência de energia dos diferentes tipos de radiação para as moléculas ou átomos da célula pode durar apenas segundos. Entretanto, seus efeitos biológicos (em especial o desenvolvimento de cânceres) podem levar anos para aparecer. Esse é o período de "latência" do efeito biológico da radiação, durante o qual ocorrem reações sucessivas que levarão ao aparecimento do câncer.

Mecanismos de carcinogênese por radiação

As radiações ionizantes e os raios UV da luz solar apresentam mecanismos de carcinogênese distintos. Os efeitos cancerígenos das radiações ionizantes resultam da ação direta ou indireta sobre o DNA de ondas eletromagnéticas (p. ex.: raios X e gama) ou de partículas carregadas de energia (Figura 15.9). A emissão de energia de determinado tipo de radiação por unidade de distância percorrida nos tecidos corresponde à medida de transferência linear de energia, ou LET (do inglês, *linear energy transfer*). O valor do LET de cada tipo de radiação é relacionado à sua probabilidade de exercer efeito em determinada área-alvo. Os raios X e gama são radiações de baixo LET, pois são ondas eletromagnéticas que atravessam rapidamente os tecidos, penetram fundo nas estruturas, mas apresentam pequena probabilidade de interação com moléculas em seu trajeto.

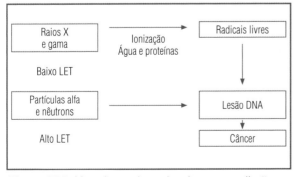

Figura 15.9 Mecanismos de carcinogênese por radiação.

Partículas alfa, beta e nêutrons possuem alto LET; são menos velozes, apresentam baixa capacidade de penetração nos tecidos e induzem considerável ionização das moléculas que existem em seu trajeto. A ionização direta de macromoléculas do DNA por radiações particuladas com alto LET induz alterações cromossômicas de difícil reparo, que podem levar à morte celular por apoptose ou mutações (Figura 15.7). Além disso, a radiação pode induzir alterações de membranas, proteínas, enzimas e outros componentes do citosol. Os efeitos biológicos dos raios X e gama – radiações de baixo LET – parecem resultar da formação de radicais livres no citosol, especialmente a partir da água, que interagem com o DNA. As radiações particuladas, como as partículas alfa e os nêutrons, possuem maior potencial cancerígeno em comparação à radiação eletromagnética (p. ex.: raios X e gama).

O potencial cancerígeno da radiação ionizante se correlaciona com sua capacidade de induzir mutações. A mutagenicidade depende do tipo e dose da radiação, do grau de exposição, da capacidade de reparo do DNA e de outros fatores do hospedeiro. O período de maior sensibilidade da célula aos efeitos mutagênicos das radiações ionizantes é a fase G2/M do ciclo celular. Os danos ao DNA compreendem quebras de fita simples e de fita dupla que resultam em alterações cromossômicas (p. ex.: deleções e rearranjos), de modo distinto dos raios UV e dos cancerígenos químicos, que induzem predominantemente mutações de ponto.

Os raios UV da luz do sol apresentam capacidade limitada de penetração nos tecidos, razão pela qual seu principal alvo é a pele, especialmente áreas expostas ao sol. De acordo com o comprimento de onda, o espectro ultravioleta mais comum é dado pela UV-A (400 a 315 nm), UV-B (315 a 280 nm) e UV-C (280 a 100 nm). Em geral, raios UV não são ionizantes, exceto pela radiação UV de alta frequência, denominada *UV extrema* (120 a 10 nm). Embora não tenham energia suficiente para ionizar a matéria, a exposição ao espectro de radiação UV não ionizante exerce alguns efeitos semelhantes aos de radiações ionizantes em virtude de sua atividade, modificando ligações químicas.

A exposição dos organismos sob a crosta terrestre aos raios UV se dá principalmente pela UV-A e, em menor fração, UV-B. A maior parte dos raios UV-B e todos os raios UV-C são bloqueados pela camada de ozônio atmosférica. As ondas UV-B que alcançam seres humanos são responsáveis pela indução de neoplasias malignas cutâneas, particularmente o carcinoma de células escamosas, o carcinoma basocelular e o melanoma. A energia liberada pelos raios UV induz a formação de radicais livres no citosol que proporcionam, entre outros efeitos, a inibição da divisão celular, inativação de enzimas, indução de mutações (especialmente mutações de ponto), e indução de apoptose.

O potencial oncogênico da luz UV-B é atribuído à formação de dímeros de pirimidina no DNA, que, se não forem reparados, levam a erros de transcrição e ao desenvolvimento neoplásico. O período de maior sensibilidade da célula aos efeitos cancerígenos dos raios UV-B é a fase S do ciclo celular.

Embora previamente considerado livre de perigo, raios UVA também contribuem para o desenvolvimento de cânceres por induzirem lesão do DNA pela formação de radicais livres, gerando principalmente quebras de fita simples. Além dessa propriedade mutagênica indireta, a exposição aos raios UV-A tem efeito imunossupressor (o que pode favorecer o câncer pela resposta imunitária menos eficiente contra as de células transformadas) e induz envelhecimento precoce da pele. Digno de nota, camas de bronzeamento artificial que utilizam radiação UV emitem majoritariamente raios UV-A e pequena fração de UV-B.

Apesar do reconhecido papel da exposição às radiações no desenvolvimento de neoplasias humanas, é difícil estimar precisamente sua contribuição na etiologia do câncer em virtude de sua ação cumulativa e do longo período até o aparecimento de lesões neoplásicas. É provável que um papel importante das radiações esteja relacionado à interação com outros fatores, posto que células previamente expostas à energia radiante são mais vulneráveis aos efeitos cancerígenos de agentes químicos, por exemplo.

Carcinogênese química

A história da carcinogênese química é marcada por observações epidemiológicas importantes e por estudos experimentais que identificaram agentes químicos causadores de câncer. As primeiras observações sobre a relação entre substâncias químicas e câncer humano foram feitas no século XVIII, incluindo as efetuadas por John Hill (escritor e botânico Inglês, 1716-1775), que associou o desenvolvimento de pólipos nasais ao uso do rapé, e as já mencionadas observações de Percival Pott (cirurgião inglês, 1714-1788), que correlacionou a exposição à fuligem do carvão ao desenvolvimento de câncer na pele do escroto em limpadores de chaminé. As primeiras evidências sobre as múltiplas etapas do processo de carcinogênese e sua natureza multifatorial foram apresentadas por pelo patologista japonês Katsusaburō Yamagiwa (1863-1930) e seu assistente Kōichi Ichikawa (1888-1948), que efetuaram indução química de cânceres de pele em animais de laboratório.

A natureza dos agentes químicos causadores de câncer é bastante variada, compreendendo principalmente: (1) agentes naturais, como a aflatoxina B1 (uma micotoxina produzida pelo fungo *Aspergillus flavus*, encontrada em cereais estocados de maneira inadequada); (2) agentes sintéticos, como os hidrocarbonetos aromáticos policíclicos e as aminas aromáticas utilizadas na indústria; (3) agentes alquilantes, como as drogas utilizadas no tratamento do câncer; e (4) fatores endógenos, como hormônios e sais biliares.

Conforme previamente mencionado, o tabagismo está relacionado ao desenvolvimento do câncer de pulmões, laringe, boca, esôfago, estômago, bexiga e pâncreas. Na fumaça do cigarro, há inúmeros agentes químicos cancerígenos, genotóxicos e não genotóxicos, como os hidrocarbonetos aromáticos policíclicos (benzopireno), as nitrosaminas, os metais pesados e os minerais abrasivos.

Mecanismos de ação dos cancerígenos químicos

A maioria dos cancerígenos químicos possui ação genotóxica, ou seja, são capazes de induzir lesão no DNA da célula (Figura 15.10). Tais agentes são eletrofílicos, pois possuem átomos deficientes em elétrons, que reagem com macromoléculas nucleofílicas (p. ex.: DNA, RNA e proteínas do citosol) e apresentam átomos ricos em elétrons. Uma das alterações mais frequentes são as ligações covalentes que se estabelecem entre o DNA e os agentes químicos eletrofílicos. Essas ligações químicas são chamadas "adutos" de DNA e resultam em mutações (decorrentes de erros no pareamento das bases durante a replicação do DNA) se não forem corrigidas pelos sistemas enzimáticos de reparo.

A *genotoxicidade* (isto é, potencial mutagênico) de um agente químico pode ser determinada por testes que evidenciam se esse agente provoca mutações e/ou alterações cromossômicas quali-quantitativas. Esses experimentos podem ser feitos *in vitro*, usando sistemas unicelulares (p. ex.: bactérias ou cultura de células), ou *in vivo*, com sistemas biológicos mais complexos (p. ex.: ratos ou camundongos). Um dos testes mais utilizados para investigar o potencial mutagênico dos agentes químicos é o teste de Ames, baseado em mudança de fenótipo de bactérias *in vitro* em virtude de mutações induzidas por um agente químico em análise.

Entretanto, a melhor maneira de verificar se uma substância química provoca câncer é demonstrar a associação entre a exposição a essa substância e o desenvolvimento de neoplasia. Para tanto, são fundamentais os estudos epidemiológicos e clínicos, que devem evidenciar os efeitos de exposições a agentes químicos cancerígenos presentes no meio ambiente e são essenciais para o delineamento de medidas de prevenção de cânceres. Contudo, o risco de exposição a um agente potencialmente cancerígeno pode ser estimado experimentalmente por meio do tratamento de animais de laboratório (p. ex.: ratos e camundongos) com a substância-teste, de modo a verificar se há aumento na taxa de tumores nos animais tratados em relação aos não tratados. Cancerígenos químicos muito importantes, como a aflatoxina B1, o dietilestilbestrol, a 4-difenilamina, o cloreto de vinila e o gás mostarda, foram identificados como cancerígenos em estudos experimentais.

Cancerígenos de ação direta e indireta

São denominados cancerígenos diretos ou imediatos os agentes químicos com propriedades cancerígenas em seu estado original, sem necessidade de metabolização (Figura 15.10). Pertencem a essa categoria os agentes alquilantes utilizados no tratamento do câncer, como a ciclofosfamida e o clorambucil. Tais agentes são em geral cancerígenos fracos, pois são rapidamente inativados por sistemas enzimáticos especializados na detoxificação de substâncias químicas no organismo. Todavia, os agentes químicos que devem ser metabolizados pelo organismo para exercer sua ação cancerígena são denominados *cancerígenos indiretos* ou *pró-cancerígenos* (Figura 15.8). Essas substâncias requerem ativação metabólica por sistemas como o do citocromo P450, ativo principalmente no compartimento microssômico hepático. Esse é o grupo dos cancerígenos mais potentes.

A atividade dos sistemas metabolizadores de substâncias químicas pode ser modificada por diversos fatores, como idade, sexo, espécie, perfil hormonal ou nutricional e exposição concomitante a drogas. Assim, a potência de um cancerígeno indireto pode ser influenciada por vários fatores, não sendo determinada somente pela reatividade de seus derivados eletrofílicos, mas também pelas reações metabólicas que promovem sua ativação ou inativação. Hidrocarbonetos aromáticos policíclicos (HAP) são exemplos de cancerígenos indiretos: originam-se da combustão incompleta da matéria orgânica, como o tabaco (benzopireno) e no processo de defumação da carne, sendo constituídos por átomos de carbono e hidrogênio dispostos em anéis aromáticos. HAP são lipossolúveis, de modo que atravessam facilmente as membranas celulares; sua absorção ocorre principalmente pelo tubo digestivo, por inalação e pela pele. São quimicamente inertes, de modo que devem ser metabolizados pelo organismo para exercer seus efeitos biológicos.

Os agentes químicos capazes de lesar diretamente o DNA são denominados *genotóxicos*. Agentes *não genotóxicos* não interagem diretamente com o DNA, mas a exposição de animais de experimentação a essas substâncias também pode propiciar aumento na incidência de neoplasias. Entre os diferentes mecanismos propostos, estão a toxicidade celular, ação sobre receptores de membrana ou nucleares (propiciando proliferação celular), ação como hormônios etc. Cancerígenos não genotóxicos com ação citotóxica proporcionam morte celular repetida e consequente resposta tecidual regenerativa continuada, o que favorece a perda do controle da proliferação celular. A ocorrência concomitante de estresse oxidativo, indução de sistemas enzimáticos quiescentes ou a metila-

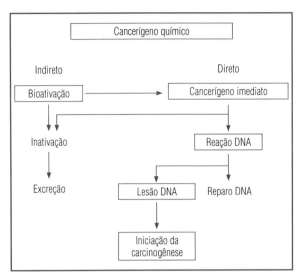

Figura 15.10 Mecanismos de ação dos cancerígenos químicos.

ção aberrante do DNA também podem, em conjunto, contribuir para a transformação maligna. Nessa perspectiva, está a ação de substâncias como corpos estranhos (p. ex.: cálculos na bexiga), o DDT (diclorodifeniltricloroetano), o fenobarbital sódico, as drogas hipolipidêmicas (p. ex.: clofibrato) e os antioxidantes sintéticos usados como aditivos alimentares.

Até o momento, boa parte dos supostos agentes não genotóxicos identificados atua como cancerígenos somente para animais de laboratório. Entretanto, o conhecimento de seus mecanismos de ação é importante em virtude da exposição contínua de seres humanos a esses tipos de substâncias distribuídos no meio ambiente. Como exemplo de cancerígenos não genotóxicos para humanos, destacam-se os estrógenos e o asbesto (amianto), cuja participação no desenvolvimento de cânceres na mama/útero e em pulmões, respectivamente, foi previamente comentada neste capítulo.

Carcinogênese viral e microbiana

Os vírus são etiologicamente implicados na gênese dos cânceres tanto em animais como no homem. Estima-se que pelo menos 15% da incidência de cânceres humanos esteja associada à etiologia viral, sendo que 80% destes correspondem ao câncer do colo do útero e ao carcinoma hepatocelular. Depois do tabagismo, exposição a vírus cancerígenos é considerada o segundo fator de risco mais importante para o desenvolvimento de cânceres humanos.

Vírus cancerígenos são basicamente divididos em dois grupos: os que possuem material genético codificado na forma de RNA, notadamente retrovírus (assim designados porque codificam a transcriptase reversa, enzima que permite a transcrição do RNA viral para o DNA da célula hospedeira), e os que possuem DNA como genoma. Retrovírus cancerígenos em animais de laboratório são comuns e seu estudo propiciou a descrição dos *oncogenes*, o que definiu as bases moleculares da carcinogênese e revolucionou o entendimento da patogenia dos cânceres. Contudo, são raros os retrovírus com propriedades cancerígenas *per se* que infectam humanos, de modo que vírus cancerígenos de DNA têm maior destaque.

A participação dos vírus na transformação maligna está intimamente relacionada ao seu ciclo biológico na célula hospedeira. Uma etapa importante é a integração do genoma viral no genoma da célula hospedeira, o que pode propiciar conversão de protoncogenes em oncogenes ou silenciamento de genes supressores tumorais (ver adiante, em "Bases moleculares da carcinogênese"). É importante notar que a carcinogênese somente é possível quando a infecção viral é compatível com a sobrevivência da célula infectada. Quando a infecção propicia a execução por completo do ciclo biológico viral, tipicamente a célula sofre efeitos citopáticos pela liberação de novas partículas virais e entra em lise, impossibilitando a transformação da célula infectada. Todavia, quando a infecção se estabelece sem replicação viral importante, notadamente nas condições em que o vírus apresenta infecção latente na célula hospedeira, as alterações que ocorrem na célula infectada podem propiciar a transformação maligna, conforme será exemplificado a seguir.

Entre as infecções por vírus de RNA reconhecidamente cancerígenas para humanos, destaca-se a causada pelo vírus da leucemia de células T (*Human T-cell Limphoma Virus-1* – HTLV-1), um retrovírus. Curiosamente, são vários os exemplos de retrovírus associados ao desenvolvimento de cânceres em animais não primatas, incluindo o vírus do sarcoma de Rous (*Rous Sarcoma Virus* – RSV), que infecta aves e a partir do qual foi identificado o primeiro gene associado a cânceres, denominado *SRC*.

Outra infecção viral humana epidemiologicamente associada ao surgimento de neoplasia é a causada pelo vírus da hepatite C (HCV), um RNA-vírus flavivírus. Sua replicação é direta, com uma cópia de RNA produzida a partir de sequências originais de RNA, sem qualquer forma intermediária de DNA. Mais ainda, o HCV tem todo seu ciclo biológico no citoplasma do hepatócito infectado e, portanto, não interage diretamente com o DNA da célula infectada.

No entanto, em humanos são mais conhecidos vírus cancerígenos de DNA, representados pelo vírus do papiloma humano (*Human Papilomavirus* – HPV), o vírus da hepatite B (*hepatites B Virus* – HBV), o vírus de Epstein-Barr (*Epstein-Barr virus* – EBV) e o herpes-vírus associado ao sarcoma de Kaposi (*Kaposi sarcoma-associated herpesvirus* – KSHV),[6] listados na Tabela 15.6.

Vírus 1 associado à leucemia de células T (HTLV-1)

O HTLV-1 é etiologicamente associado à leucemia/linfoma de células T, endêmica no sul do Japão, no Caribe e em regiões da África Central. De modo análogo ao vírus da imunodeficiência humana (HIV), os linfócitos T CD4+ são as células-alvo da transformação pelo HTLV-1, que possui tropismo para essas células. A transmissão viral ocorre por meio de células T infectadas veiculadas por meio do sêmen, do leite materno e do sangue. A infecção pelo HTLV-1 ocasiona proliferação policlonal de células T, mediada pela proteína retroviral tax, que ativa a transcrição de vários genes da célula hospedeira envolvidos no controle da proliferação e diferenciação de células T. Essas células proliferantes apresentam instabilidade genômica e maior risco de mutações. A leucemia ocorre em 3 a 5% dos indivíduos infectados, após longo período de latência, que varia de 20 a 40 anos.

Papilomavírus humano (HPV)

O HPV é um vírus epiteliotrópico, transmitido por via sexual, que induz infecções predominantemente no trato anogenital. Aproximadamente 30% da população sexualmente ativa está infectada pelo HPV. Mais de 150 genótipos desse vírus foram identificados, sendo que alguns, como o HPV-16 e

Tabela 15.6 Vírus cancerígenos para humanos e principais neoplasias associadas

Agente (abreviatura)	Grupo	Neoplasias associadas
Vírus da hepatite C (HCV)	Flavivírus (RNA)	Carcinoma hepatocelular
Vírus da leucemia T de adultos I (HTLV-I)	Retrovírus (RNA)	Leucemia de células T do adulto
Vírus do Papiloma Humano (HPV)	Papilomavírus (DNA)	Neoplasias anogenitais e do trato aerodigestivo. Genótipos de baixo risco (p. ex.: HPV 6 e 11) associados a neoplasias benignas e genótipos de alto risco (p. ex.: 16 e 18) relacionados a câncer
Vírus de Epstein-Barr (EBV)	Herpes-vírus (DNA)	Linfoma de Burkitt, carcinoma indiferenciado de nasofaringe e parcela dos casos de linfoma de Hodgkin (forma clássica), linfomas não Hodgkin de imunossuprimidos e carcinoma gástrico
Herpes-vírus humano tipo 8 (HHV-8)	Herpes-vírus (DNA)	Sarcoma de Kaposi, linfoma de efusão primária
Vírus da hepatite B (HBV)	Hepadnavírus (DNA)	Carcinoma hepatocelular

HPV-18, estão fortemente relacionados ao desenvolvimento de carcinomas em região anogenital e parcela dos cânceres que ocorrem em cabeça e pescoço (20% dos carcinomas de orofaringe, notadamente). Por essa razão, esses genótipos são definidos como de *alto risco cancerígeno*, em contraste com genótipos de baixo risco, como HPV-6 e HPV-11, associados ao desenvolvimento de neoplasias benignas, tipicamente lesões verrucosas, como *papilomas* e *condilomas*.

Os efeitos cancerígenos do HPV estão predominantemente relacionados às atividades de duas oncoproteínas virais, E6 e E7, que interferem em processos celulares críticos, como o controle da proliferação celular, da apoptose e da senescência das células. A integração do DNA do HPV no DNA do hospedeiro parece ocorrer na maioria dos casos de malignização do colo uterino; entretanto, há vários casos documentados em que, apesar da relação entre infecção persistente de HPV de alto risco e carcinoma cervical, essa integração não foi encontrada. A integração do HPV é um evento importante e ocorre pela ligação das regiões abertas para leitura (*open reading frame* – ORF) localizadas entre E1 e E2. A integração pode comprometer o gene E2 que, entre outras funções, atua como supressor das atividades de E6 e E7. Assim, uma vez liberados da regulação negativa de E2, os genes E6 e E7 passam a ser continuamente expressos, de modo que suas proteínas ocasionam a cascata de eventos que levam ao descontrole da proliferação da célula infectada.

A proteína E7 atua diretamente na desregulação do ciclo celular pela interação com a proteína Rb (pRb), induzindo a transição da fase G1 para a fase S. Na infecção persistente por HPV de alto risco, a pRb torna-se fosforilada por uma ou mais CDK (cinase dependente de ciclina) no limite de G1/S, permanecendo assim até o final da fase M. Essa condição torna pRb inativa e suscetível à degradação, perdendo sua função reguladora negativa do ciclo celular. A pRb inativa acaba por liberar fatores de transcrição da família E2F, os quais ativam ciclinas A e E, propiciando progressão do ciclo celular, além de inativar seus reguladores negativos, como as proteínas p21 e p27. Simultaneamente, as alterações celulares ocasionadas pela infecção viral (notadamente relacionadas a modificações no DNA) propiciam transcrição de p53. Contudo, a interação da E6 viral com p53 induz sua ubiquitinação e degradação pela via do proteossomo, eliminando sua capacidade de monitorar o patrimônio genético da célula infectada (o que concedeu a p53 a denominação de "guardiã" do genoma). Em modelos experimentais, as proteínas E6 e E7 apresentam capacidade de imortalização celular e sua atividade cooperativa *in vivo* propicia malignização da célula infectada pelo HPV de alto risco.

Em síntese, considerando genótipos virais de alto risco (p. ex.: HPV 16 e 18), ao passo que E7 impossibilita a atividade de pRb na parada do ciclo celular na transição G1/S, E6 propicia degradação acelerada de p53. Esses não são os únicos mecanismos responsáveis pelo potencial cancerígeno dos genótipos de HPV de alto risco, que envolvem também indução de instabilidade genética e subversão da senescência celular, permitindo replicação da célula transformada por tempo indefinido. No entanto, a maioria dos mecanismos conhecidos está relacionada direta ou indiretamente à ação dessas duas proteínas virais, E6 e E7. Há a expectativa de que a vacinação em larga escala contra os genótipos virais mais prevalentes (HPV 6, 11, 16 e 18) reduza significativamente a incidência do câncer do colo uterino.

Vírus da hepatite B (HBV) e da hepatite C (HCV)

As infecções crônicas pelos vírus da hepatite B (HBV) e da hepatite C (HCV) constituem importantes fatores de risco para o desenvolvimento do carcinoma hepatocelular, que possui alta incidência na Ásia e na África, regiões de máxima prevalência mundial de HBV. Como ambos os vírus estão relacionados a hepatites crônicas, podendo ocasionar cirrose, alguns dos mecanismos de carcinogênese relacionada ao HBV e ao HCV podem ter aspectos comuns, especialmente aqueles decorrentes da agressão crônica ao fígado, mediada por mecanismos imunológicos. A regeneração contínua dos hepatócitos, decorrente da destruição inflamatória, favorece a instabilidade genômica. Um dos eventos moleculares essenciais é a ativação da via NF-kB nos hepatócitos, que bloqueia a apoptose e permite o acúmulo de mutações.

Parte do ciclo biológico do HBV ocorre no núcleo do hepatócito infectado, sendo possível a integração de sequências de seu genoma ao DNA do hospedeiro, promovendo hiperexpressão, entre outras, da proteína HBx, que induz ativação de vias de sinalização celular e ativação de fatores de transcrição que proporcionam aumento da sobrevida celular. A vacinação pelo HBV reduziu significativamente a incidência do carcinoma hepatocelular, documentando a importância dessa estratégia na prevenção do câncer de etiologia viral. De outra parte, os mecanismos de carcinogênese associada ao HCV (um RNA-vírus sem transcriptase reversa) não estão adequadamente elucidados, mas parecem ter a participação de proteínas não estruturais, como NS3, havendo também sugestões da participação de proteínas do core viral.

Vírus de Epstein-Barr (EBV)

Descoberto na década de 1950 em células do linfoma de Burkitt, o EBV participa da etiologia de outros cânceres humanos, como o carcinoma indiferenciado de nasofaringe e parcela dos casos de linfoma de Hodgkin (forma clássica), linfomas B em pacientes com imunossupressão (relacionados à infecção pelo HIV ou ao transplante de órgãos) e do adenocarcinoma de estômago com estroma linfoide. O EBV tipicamente infecta linfócitos B e células epiteliais da orofaringe. Nos indivíduos normais, a infecção latente é mantida sob controle pela resposta imunitária, de modo que a maioria dos indivíduos adultos permanece assintomática.

O escape da resposta imunitária parece ser evento-chave no desenvolvimento de câncer induzido pelo EBV. Nas regiões da África onde o linfoma de Burkitt é endêmico, a concomitância com outras doenças infecciosas crônicas, como a malária, compromete a eficiência da resposta do hospedeiro contra o EBV, permitindo a expansão de linfócitos B infectados. É nesse contexto de proliferação policlonal de células B que ocorre a translocação t(8,14), documentada em cerca de 80% dos casos de linfoma de Burkitt. Essa translocação proporciona expressão constitutiva do fator de transcrição myc em linfócitos B, com a expressão da cadeia pesada de imunoglobulinas, o que propicia aumento da sobrevida dos linfócitos B e das taxas de proliferação celular.

Outro mecanismo importante de transformação maligna associada à infecção pelo EBV está relacionado às propriedades da proteína latente de membrana (LMP-1), a oncoproteína viral mais importante. LMP-1 promove a proliferação de linfócitos B por ativação constitutiva da via NF-kB, o que também ocasiona menor suscetibilidade à apoptose em virtude de inibição de proteínas antiapoptóticas, como bax. Outra oncoproteína viral relevante, EBNA-2, regula a expressão de vários genes da célula infectada, incluindo a ciclina D endógena e enzimas tirosinacinase da família src, que também atuam na sinalização intracelular de modo a propiciar estímulos à proliferação da célula infectada pelo EBV.

Estão associados à infecção pelo EBV virtualmente todos os casos do carcinoma indiferenciado de nasofaringe, uma neoplasia maligna comum no continente asiático (particularmente no sul da China). Essa doença apresenta comportamento agressivo e seu diagnóstico é frequentemente efetuado pela detecção de células neoplásicas malignas metastáticas em nódulos linfáticos de cabeça e pescoço. As células malignas disseminadas apresentam expressão de produtos do EBV, de modo que sua detecção por métodos imuno-histoquímicos e moleculares contribui para o diagnóstico da doença.

Herpes-vírus associado ao sarcoma de Kaposi (KSHV)

O KSHV, também denominado herpes-vírus humano-8 (HHV-8), é um dos mais recentes vírus cancerígenos identificados em humanos. Foi descoberto em 1994, tendo seu genoma isolado de células do sarcoma de Kaposi (neoplasia maligna de fenótipo endotelial) de pacientes com Aids. Admite-se que a infecção pelo KSHV ocorre pela saliva e durante relações sexuais. Na década de 1980, durante o início da epidemia de infecção pelo HIV, o sarcoma de Kaposi era diagnosticado em cerca de 30% dos pacientes com Aids, sendo um dos principais marcadores desse quadro emergente de imunocomprometimento. Atualmente, o sarcoma de Kaposi é observado em menos de 1% nos pacientes infectados pelo HIV, efeito relacionado à terapia antirretroviral combinada ("coquetel anti-Aids").

Além das típicas lesões vinhosas cutâneas, o sarcoma de Kaposi associado à Aids compromete nódulos linfáticos e vísceras, como as do trato gastrintestinal e dos pulmões. As células neoplásicas infectadas pelo KSHV produzem fatores pró-angiogênicos e citocinas que estimulam continuamente as células endoteliais. O vírus contribui também no escape imunitário da célula maligna infectada: por exemplo, as proteínas MIR-1 e MIR-2 do KSHV aceleram a endocitose e a degradação das moléculas do complexo principal de histocompatibilidade I (MHC-I), comprometendo a apresentação de antígenos pela célula infectada e seu reconhecimento pelos linfócitos T citotóxicos.

À semelhança do EBV e sua LMP1, o KSHV também possui oncoproteínas virais relevantes, com destaque para LANA. Entre outras propriedades oncogênicas, LANA compromete a função de p53 e favorece a expressão de telomerase. O KSHV se destaca entre todos os vírus cancerígenos humanos porque em seu genoma tem codificado múltiplos produtos semelhantes a proteínas humanas com importante papel em processos celulares críticos, como proliferação e morte celular. É o caso de uma ciclina viral (vCyc), uma proteína antiapoptótica semelhante à proteína FLIP humana (vFLIP), e proteínas semelhantes às proteínas reguladoras de interferon (vIRFs), entre outras.

Em síntese, quando se associa ao desenvolvimento neoplásico, a infecção por vírus oncogênicos, em geral, compromete múltiplos processos celulares críticos para manutenção da homeostasia dos tecidos. Embora a infecção viral não seja suficiente para indução de cânceres (isto é, cofatores são requeridos, como exposição a outros agentes cancerígenos, ou imunossupressão, por exemplo), os vírus associados ao desenvolvimento de cânceres humanos podem desempenhar papel de cancerígenos completos, posto que a infecção viral pode causar tanto a iniciação como a promoção da carcinogênese (ver discussão sobre as etapas da carcinogênese adiante neste capítulo). Estudos recentes sugerem que alguns vírus cancerígenos humanos também têm papel na progressão dos cânceres associados à infecção, modificando a agressividade biológica da doença (p. ex.: favorecendo motilidade celular requerida para invasão ou mesmo a disseminação neoplásica por metástase). Contudo, embora uma parcela significativa de cânceres humanos esteja associada à infecção viral (principalmente os que ocorrem em regiões em desenvolvimento), é importante notar que o desenvolvimento de câncer nesse contexto tende a ser entendido como um "acidente de percurso" na interação do vírus com sua célula hospedeira, o que explica as baixas taxas de transformação maligna associadas à infecção viral em relação à frequência de infecção por esses mesmos vírus cancerígenos em seus hospedeiros naturais.

Bactérias: *Helicobacter pylori*

A infecção pelo *H. pylori* – uma bactéria espiralada gram-negativa que coloniza o estômago humano – constitui fator de risco para o desenvolvimento de adenocarcinomas e linfomas gástricos. Estudos epidemiológicos identificaram risco até seis vezes mais alto de ocorrência de câncer gástrico nos indivíduos infectados por essa bactéria. A infecção primária em geral acontece na infância e tem início no terço distal do estômago, na região do antro. Apesar de não invadir a mucosa gástrica, a infecção pelo *H. pylori* evoca inflamação crônica, geralmente assintomática, que pode evoluir para atrofia da mucosa gástrica, metaplasia intestinal, displasia e câncer. Essa sequência de eventos leva décadas para se completar e ocorre em cerca de 3% dos indivíduos infectados.

A resposta inflamatória crônica depende de fatores do *H. pylori*, como as citotoxinas CagA e VacA expressas por cepas bacterianas patogênicas. A resposta inflamatória também é modificada por fatores genéticos do hospedeiro, como os polimorfismos para as citocinas inflamatórias IL1-beta e TNF-alfa. O estresse oxidativo e nitrosativo associado à inflamação gera lesões genotóxicas, o que pode ocasionar conversão de protoncogenes em oncogenes e inibição da apoptose, ambos eventos críticos para a carcinogênese. Assim como o tabagismo e os vírus cancerígenos citados anteriormente, a infecção pelo *H. pylori* está classificada no grupo de cancerígenos confirmados para seres humanos (Grupo I), segundo a Agência Internacional de Pesquisa contra o Câncer (IARC).[7]

Linfomas associados ao *H. pylori* têm origem no tecido linfoide associado à mucosa (*mucosa-associated lymphoid tissue* – MALT) e resultam da resposta imunológica anômala à infecção bacteriana. A infecção induz proliferação de células T reativas, que propiciam proliferação de células B da zona marginal dos folículos linfoides, razão pela qual o linfoma que se desenvolve é designado *linfoma da zona marginal*. O tratamento da infecção pelo *H. pylori* nesta fase propicia regressão da doença neoplásica. Contudo, linfomas MALT nos quais se identifica a translocação t(11;18) usualmente não respondem à erradicação do *H. pylori* com antibióticos. Esses linfomas apresentam expressão da proteína de fusão (quimérica) API2/MALT1 e suspeita-se que tenha patogênese distinta dos linfomas MALT associados à infecção pelo *H. pylori*.

Outros agentes infecciosos associados a cânceres

Infecções crônicas por helmintos podem associar-se ao desenvolvimento de cânceres. Na Ásia, a infecção das vias biliares pelo *Clonorchis sinensis* está relacionada a alto risco para carcinoma de vias biliares. A infecção da bexiga urinária pelo *Schistosoma haematobium* correlaciona-se com o desenvolvimento de carcinoma de células escamosas vesical. A participação desses agentes no processo de carcinogênese não está esclarecida, sendo provável que atuem como cofatores na etapa de promoção do desenvolvimento neoplásico.

HISTÓRIA NATURAL E BIOLOGIA DOS CÂNCERES

Carcinogênese: múltiplos fatores e múltiplas etapas

Na seção anterior, foram apresentados exemplos de agentes e exposições com papel no risco de desenvolvimento de neoplasias, particularmente cânceres em humanos. Convém agora abordar o surgimento da célula maligna e como se dão o desenvolvimento e a evolução dessas doenças.

Ainda que seja atraente a ideia de um fator de risco determinante para o desenvolvimento de neoplasias malignas, rigorosamente não se pode ignorar que os organismos estão submetidos a múltiplas exposições potencialmente cancerígenas, frequentemente simultâneas. Contudo, fatores constitucionais (p. ex.: patrimônio genético do indivíduo) ou contingenciais (p. ex.: estado nutricional ou situação do sistema imunitário) também contribuem no risco geral de um indivíduo desenvolver uma neoplasia maligna a partir de seus tecidos saudáveis.

Mesmo nas situações em que um importante fator cancerígeno é implicado na etiopatogênese de determinado câncer, as propriedades da doença e sua evolução no organismo hospedeiro são influenciadas pelas exposições simultâneas experimentadas pelo hospedeiro, quer seja de fatores que favoreçam (isto é, cancerígenos) ou desfavoreçam (isto é, protetores) o desenvolvimento de cânceres. Em última análise, as propriedades da doença e sua evolução no organismo estão condicionadas a alterações moleculares, celulares e teciduais que se estabeleceram na doença, conforme será discutido adiante.

O modelo de carcinogênese epitelial – que pressupõe sequência progressiva de lesões precursoras (hiperplásicas, metaplásicas ou displásicas) de neoplasia maligna até o surgimento do carcinoma invasor propriamente dito – revela que alterações morfológicas progressivas estão razoavelmente bem documentadas na história natural de algumas dessas doenças. É o caso do desenvolvimento do carcinoma do colo uterino e do adenocarcinoma de cólon. Contudo, é importante perceber que as alterações morfológicas são reflexo tardio de modificações, que ocorrem no nível molecular nas células envolvidas na carcinogênese.

Etapas da carcinogênese: iniciação, promoção e progressão

Conforme previamente mencionado, a elucidação da história natural dos cânceres teve importante contribuição de estudos nos quais se buscou reproduzir o desenvolvimento de tumores em animais de laboratório com o emprego de substâncias químicas. Durante a primeira metade do século XX, esses esforços culminaram na descrição de um modelo no qual a carcinogênese é entendida como um processo composto por três etapas fundamentais, denominadas iniciação, promoção e progressão. Esse modelo está em sintonia com a observação de que os cânceres se desenvolvem em múltiplas etapas, em períodos relativamente longos que incluem o que se denomina "latência clínica" do câncer, isto é, um período em que a doença está se desenvolvendo no hospedeiro, mas ainda não foi detectada em virtude de manifestações discretas, usualmente associadas a tumores de pequeno tamanho/volume.

A etapa de *iniciação* é caracterizada pela ocorrência de alteração irreversível, não letal, no genoma celular. Células iniciadas usualmente não expressam alterações em seu fenótipo, de modo que passam desapercebidas ao exame histopatológico convencional de tecidos agredidos por um cancerígeno. Embora entendida como irreversível, a ocorrência de iniciação não é suficiente para o desenvolvimento de câncer: para tanto, as células iniciadas devem ser estimuladas a proliferar, de modo que possam transmitir a alteração fixada em seu genoma a sua descendência. Esse processo de expansão da célula iniciada ocorre na etapa de *promoção*, que pode ser definida como a etapa da carcinogênese, na qual há aumento do número de células iniciadas em um tecido em decorrência de sua expansão clonal.

É importante salientar que o aumento na celularidade de um tecido – ainda que às custas de proliferação de células iniciadas – não é suficiente para o desenvolvimento de uma neoplasia. Há de se recordar que a celularidade de tecidos expostos a determinados estímulos sofre aumento, de modo a que este se adeque a uma nova situação de seu microambiente. É nesse contexto que se enquadram as hiperplasias, que são lesões adaptativas. No caso da carcinogênese, admite-se que a lesão genética original da célula iniciada seja um primeiro passo para o comprometimento da responsividade da célula afetada à regulação homeostática para controle da população celular tecidual. Adicionalmente, células iniciadas que estão sob promoção se tornam suscetíveis a novas alterações em seu genoma, as quais propiciam a aquisição de propriedades biológicas distintas das de suas correspondentes normais.

Ao contrário da iniciação, que é uma etapa curta na história natural dos cânceres, admite-se que a promoção seja uma etapa longa, com duração variável, usualmente na magnitude de décadas. Na etapa de promoção, novas alterações genéticas e epigenéticas acumuladas a cada nova geração de células descendentes da célula iniciada passam a ter expressão morfológica. No modelo de carcinogênese epitelial, a etapa de promoção é exemplificada pelo surgimento das displasias, lesões caracterizadas pelo comprometimento da diferenciação celular, identificada pelo aparecimento de células atípicas e de alterações na arquitetura do tecido. O surgimento de tumores benignos também é indicativo da ocorrência de promoção, nos casos em que a neoplasia benigna é reconhecidamente lesão precursora de um determinado tipo de câncer, como os adenomas que precedem os adenocarcinomas no cólon. A etapa de promoção se estende até que se estabelecem células clonais com propriedades biológicas singulares, cujo conjunto constitui o chamado *fenótipo maligno*.

A aquisição do fenótipo maligno é denominada *transformação celular*, ou *transformação maligna*. Esse fenômeno pode ser verificado pela análise de algumas características em células cultivadas *in vitro*:

1. *perda da propriedade de inibição do crescimento por contato:* enquanto células normais aderentes diminuem e até mesmo cessam de proliferar quando em contato com outras células (isto é, até alcançarem confluência na monocamada celular gerada em placas de cultura), células transformadas continuam a se dividir. Essa propriedade tem por base o comprometimento da responsividade celular aos estímulos que circulam no tecido (p. ex.: por mensageiros por meio de junções intercelulares tipo GAP ou ação de determinados ligandos e seus respectivos receptores na superfície celular);
2. *seletividade diminuída a nutrientes requeridos para sobrevivência:* células transformadas demandam essencialmente nutrientes básicos, diminuindo a necessidade de fatores de crescimento requeridos para sobrevivência de células normais diferenciadas. Contudo, a demanda de células transformadas tende a ser aumentada por glicose, como consequência do *efeito Warburg*, comentado adiante;
3. *crescimento independente de ancoragem:* células transformadas subvertem a *anoiquise* – mecanismo de morte celular decorrente da ausência de sinais de sobrevivência oferecidos pela interação com elementos da matriz extracelular. A anoiquise é particularmente notada para células epiteliais que subsistem em estrita interação com a lâmina basal, uma das razões pelas quais o cultivo de células primárias (normais) em laboratório é bastante

desafiador. Contudo, células transformadas não demandam substrato para se manterem vivas: elas proliferam mesmo na ausência de ancoragem, o que é analisado em experimentos de crescimento em meio semissólido (agar), nos quais as células transformadas crescem formando colônias, denominadas "focos".

Contudo, as características de crescimento *in vitro* não reproduzem as condições usuais da célula em um organismo vivo. Assim, a transformação maligna também é analisada em relação à *tumorigenicidade* em animais de experimentação. Identifica-se que uma célula se tornou maligna quando, além das propriedades *in vitro* previamente citadas, é capaz de induzir a formação de tumores quando inoculada em animais imunossuprimidos.

Mesmo que as células tenham adquirido o fenótipo maligno, isto é, tornaram-se células transformadas), ainda não é possível falar na existência de câncer no organismo. Isso porque as células transformadas devem ultrapassar barreiras críticas para a sua sobrevivência, como a quantidade restritiva de nutrientes disponíveis no tecido e a vigilância imunitária do hospedeiro (atenta ao aparecimento de células potencialmente nocivas). Efetivamente, só é possível atestar a existência de câncer quando essas e outras questões de subsistência das células transformadas foram adequadamente equacionadas. Caso contrário, a carcinogênese é frustra, de modo que lesões neoplásicas não se manifestam.

A etapa de *progressão* da carcinogênese começa com o estabelecimento das células transformadas, de tal maneira que elas possam proliferar e se acumular no tecido, notadamente no que se refere aos "tumores sólidos". Outra característica relevante da etapa de progressão da carcinogênese é a manifestação clínica da doença (p. ex.: o indivíduo busca auxílio médico frente aos sintomas gerados pelo desenvolvimento do tumor em seu organismo).

Enquanto as etapas de iniciação e promoção são particularmente relevantes para a prevenção do aparecimento da doença (p. ex.: eliminando-se a exposição a cancerígenos que atuem como agentes iniciadores ou promotores), a progressão é a etapa clinicamente mais relevante, posto que é nesse momento em que a doença está manifesta e deve ser combatida com as estratégias terapêuticas disponíveis. Também é na progressão o momento da história natural do câncer no qual o controle da doença é cada vez mais desafiador: o acúmulo progressivo de alterações genéticas propiciou instabilidade do genoma que favorece rápida emergência de clones malignos com novas propriedades biológicas (p. ex.: resistência a uma ou mais drogas utilizadas no tratamento quimioterápico). Assim, diferentes áreas de um tumor (primário ou metastático) podem apresentar características genotípicas e fenótipo distintos – fenômeno denominado *heterogeneidade tumoral*.[8] É também nessa etapa que os cânceres exibem sua face mais nefasta: a disseminação no organismo e o comprometimento de tecidos e órgãos distantes do tumor primário, caracterizando as metástases.

Características essenciais compartilhadas pelos cânceres

O conhecimento acumulado acerca da biologia dos cânceres foi revisado e sistematizado por dois cientistas contemporâneos, Douglas Hanahan e Robert Weinberg. Esses autores estabeleceram uma proposta das características fundamentais (*Hallmarks*) compartilhadas pelos cânceres.[9] Em 2011, a proposta original foi apresentada em versão ampliada em um trabalho que elencou as seguintes características:

1. *autossuficiência em estímulos que favorecem proliferação celular:* células malignas adquirem alterações genéticas que lhes possibilitam sobreviver com menor dependência de estímulos de seu microambiente. Isso pode ser obtido, entre outros mecanismos, pela expressão exacerbada de proteínas que atuam como receptores de superfície celular para fatores de crescimento (p. ex.: casos de câncer de mama que apresentam amplificação do gene *ERBB2*), por mutação em componentes desses receptores, tornando-os constitutivamente ativos (p. ex.: mutações no gene *KIT* em tumores gastrintestinais estromais), hiperexpressão de fatores de crescimento que passam a atuar de maneira autócrina (p. ex.: PDGF hiperexpresso devido à uma translocação comum em células do *dermatofibrossarcoma protuberans*, uma neoplasia mesenquimal cutânea maligna, rara), ou ainda ativação constitutiva de determinadas vias de sinalização intracelular em decorrência de mutação em algum de seus componentes (p. ex.: mutações em *KRAS*, observadas em diversos cânceres humanos);

2. *insensibilidade à regulação negativa da proliferação celular:* ocorre quando mecanismos que efetuam o controle do ciclo celular são comprometidos, possibilitando a divisão da célula transformada mesmo quando os estímulos para tal (provenientes do microambiente) não existem. É o caso das alterações que causam disfunção de reguladores negativos dos complexos ciclinas/CDKs (p. ex.: comprometimento do gene *CDKN2A* ou de seu produto, a proteína p16), que comprometem o controle da transição entre as fases do ciclo celular (p. ex.: mutação de *RB1*, anulando a função de seu produto, a proteína pRb), ou alterações que comprometem componentes-chave em processos que regulam a manutenção da viabilidade celular (p. ex.: alterações no gene *TP53* ou seu produto, a proteína p53). Essas alterações são amplamente difundidas e ocorrem em grande número de cânceres humanos;

3. *evasão da destruição imunitária do hospedeiro*: células transformadas correm o risco de serem denunciadas, por exemplo, pela expressão de proteínas alteradas (reflexo de mutação em seus respectivos genes codificadores). Os epítopos gerados no processamento intracelular dessas proteínas são apresentados associados a moléculas de MHC classe I, de modo que poderão ser reconhecidos por linfócitos T, que deflagram resposta citotóxica contra as células neoplásicas. Células malignas podem subverter esse mecanismo de defesa à medida que sofrem alterações que comprometem a expressão de moléculas do MHC, suprimem ou deturpam a coestimulação requerida para atividade dos linfócitos T, ou até mesmo induzem a apoptose das células citotóxicas, entre outras possibilidades;

4. *subversão da senescência celular*: ao efetuarem determinado número de duplicações, células normais tornam-se senescentes, estado no qual não conseguem mais dividir e são levadas à apoptose. Um mecanismo relevante para a senescência é o encurtamento telomérico, que ocorre a cada divisão celular. Associada ao processo de transformação, as células dos cânceres subvertem o mecanismo de senescência e se tornam *imortalizadas*. Isso pode decorrer de reexpressão da enzima *telomerase* em virtude de alterações do gene *TERT*, que codifica sua unidade catalítica. A expressão de telomerase permite a recomposição dos telômeros, mecanismo comum de imortalização nos cânceres;

5. *indução de inflamação intratumoral*: o crescimento neoplásico *per se* pode desencadear resposta inflamatória, por exemplo, em virtude da morte de células letalmente comprometidas pelas alterações genéticas que sofreram. Contudo, na diversidade de produtos gerados pela célula neoplásica estão mediadores químicos que amplificam e modulam a resposta inflamatória local. Independentemente da causa, a resposta inflamatória no microambiente tumoral potencializa o desenvolvimento neoplásico (em graus variados em cada doença) ao incrementar o repertório local de estímulos cancerígenos, com destaque para espécies reativas do oxigênio, que desempenham papel preponderante na geração de lesões no genoma celular;

6. *ativação do fenótipo invasor*: o comportamento agressivo inerente às neoplasias malignas está relacionado ao seu crescimento invasivo e à capacidade de se disseminar por vasos sanguíneos ou linfáticos, sobrevivendo como colônias e novos tumores em linfonodos ou órgãos distantes: as metástases. Ainda que a formação de metástases seja um processo biologicamente ineficiente, a disseminação de células neoplásicas no organismo é fator preponderante na morbidade e na letalidade causadas por diversos cânceres. Portanto, a invasão é a característica fundamental (isto é, *patognomônica*) do fenótipo maligno de uma neoplasia;

7. *indução de angiogênese*: a proliferação de células malignas sem novo aporte vascular é possível até o limite dado pela difusão simples de nutrientes no microambiente, o que restringe o crescimento celular a uma massa limitada a 1 mm de diâmetro. Os cânceres alcançam tamanhos muito maiores, o que é possível graças à formação de novos vasos (isto é, *neoangiogênese*) induzida pelas células neoplásicas. A formação de novos vasos sanguíneos e linfáticos associada ao desenvolvimento tumoral será discutida mais adiante neste capítulo;

8. *instabilidade genética*: neoplasias malignas tendem a apresentar instabilidade genética, evidenciada por mutações em pequenos segmentos gênicos, deleções, inserções ou extensos rearranjos cromossômicos, como observado nas neoplasias com alta *aneuploidia*. A instabilidade genética é maior nos cânceres esporádicos, notadamente nos carcinomas, que ocorrem tardiamente na vida do indivíduo em decorrência da exposição crônica a agentes cancerígenos. É típica, por exemplo, nos melanomas cutâneos e nos cânceres de pulmão, associados à exposição à radiação solar e ao tabagismo, respectivamente. Por sua vez, neoplasias malignas que ocorrem em pacientes jovens tendem a apresentar menor número de alterações genéticas, usualmente recorrentes e com significado biológico bem definido. É o caso de algumas neoplasias hematopoiéticas e tumores comuns na infância, como a leucemia linfoide aguda e o neuroblastoma, respectivamente.[2] A propensão à instabilidade genética ao longo da história natural dos cânceres é denominada *fenótipo mutador*, característica que frequentemente propicia maior agressividade biológica à doença;

9. *resistência à apoptose*: a apoptose é fundamental para o controle da homeostasia tecidual, permitindo redução da população celular quando há restrição de sinais tróficos (p. ex.: nutrientes ou estímulo hormonal), levando à eliminação de células senescentes, células com danos no patrimônio genético, células autorreativas do sistema imunitário etc. Células transformadas têm comprometimento das vias de sinalização que favorecem a apoptose. A aquisição de defeitos na maquinaria da apoptose (p. ex.: por deficiência na expressão, estrutura ou função de proteínas pró-apoptóticas) é um mecanismo relevante para a transformação maligna, posto que impossibilita a morte de clones malignos mesmo quando sinais pró-apoptóticos são deflagrados, por exemplo, por erros no DNA, que frequentemente ocorrem na carcinogênese;

10. *comprometimento do metabolismo energético*: células de diferentes neoplasias malignas exibem aumento da glicólise sem participação do oxigênio, mesmo sob tensões normais do gás, o que ocasiona grande produção de lactato. Denominado *efeito*

Warburg (em homenagem ao fisiologista alemão Otto Heinrich Warburg, 1883-1970), esse fenômeno explica a alta captação de glicose pelas neoplasias malignas, uma vez que esse tipo de metabolismo energético é ineficiente comparado à glicólise aeróbia: a partir de 1 molécula de glicose, gera-se apenas 2 moléculas de ATP, comparado a 36 moléculas de ATP geradas pela via do ácido cítrico. Contudo, essa *glicólise anaeróbia* simplifica as demandas metabólicas das células transformadas, capacitando-as a se dividirem ativamente e sobreviverem em ambientes adversos. Adicionalmente, tem sido demonstrada maior agressividade de tumores sólidos cujas células neoplásicas exportam o excesso de lactato para o microambiente (via transportadores de monocarboxilatos – MCT).

A aquisição das características biológicas compartilhadas pelos cânceres decorre de alterações no patrimônio genético das células transformadas, seja pela alteração da sequência de nucleotídeos de seu DNA (isto é, mutações) ou por modificações bioquímicas da cadeia que propiciam mudanças na expressão dos genes – alterações denominadas *epigenéticas* (p. ex.: metilação do DNA e modificações de histonas, com reflexos no nível de compactação do DNA).

Bases moleculares da carcinogênese

Alterações genéticas e epigenéticas acontecem com frequência no genoma de células normais, contrastando com a frequência relativamente baixa da ocorrência de neoplasias malignas nos indivíduos. Essa constatação sugere que apenas algumas alterações contribuem de modo significativo para a transformação maligna.

Estudos relacionados ao desenvolvimento de câncer induzido por vírus ao longo do século XX permitiram determinar as bases genéticas da carcinogênese. Esses estudos culminaram (1970-1984) com a demonstração de que o vírus do sarcoma de Rous (RSV) apresentava em seu genoma uma sequência cuja expressão favorecia a transformação maligna *in vitro*. Em virtude de suas propriedades cancerígenas, essa sequência, denominada *SRC* (alusão a "sarcoma"), foi classificada como um *oncogene*, significando "genes indutores de câncer". Sequências semelhantes à *SRC* foram identificadas no genoma de células não infectadas de diversos animais, incluindo humanos. Por surpreendente que fosse na época, concluiu-se que a sequência presente no vírus derivava de uma sequência ancestral capturada no genoma do RSV durante sua evolução infectando células de seu hospedeiro natural.[10]

Quando está funcionando inapropriadamente, a sequência *SRC* original (presente no genoma de células normais, não infectadas) possui a mesma propriedade de favorecimento da transformação maligna observada naquela isolada do RSV. Assim, convencionou-se chamar a sequência oncogênica carreada pelo vírus de sequência oncogênica viral, ou *v-onc*, enquanto a sequência original foi denominada *protoncogene*, posto que é precursora dos v-oncs (grego, *proto* = primeiro). Protoncogenes são genes normais, que atuam em sintonia com as necessidades da célula nos momentos em que são requeridos. Alterações nesses genes podem levar aos problemas na expressão, estrutura e/ou função de seu produto, de modo que contribuem para a transformação maligna. Nessa condição, diz-se que ocorreu a conversão de um protoncogene em um oncogene celular, identificado como *c-onc*.

A conversão de protoncongenes em oncogenes tipicamente se dá no sentido de *ganho de função* do gene. Por exemplo, um protoncogene atuando normalmente em uma célula favorece a transformação maligna quando se torna hiperativo, hiperexpresso ou incapaz de ser regulado negativamente. São mecanismos comuns de conversão protoncogene → oncogene, entre outros:

- *mutações ativadoras* – por exemplo, mutações nos códons 12 e 13 do gene *RAS*;
- *translocações gerando produto hiperexpresso* – por exemplo, na t(8;14), que torna o produto de *MYC* expresso constitutivamente em linfócitos B, com a cadeia pesada de imunoglobulinas;
- *translocações gerando proteínas de fusão hiperativas* – por exemplo, a translocação t(9;22), que gera a proteína quimérica bcr-abl;
- *amplificações gênicas* – por exemplo, amplificação de *ERBB2* e *MYCN*, nos carcinomas de mama e neuroblastomas, respectivamente;
- *desrepressão epigenética* – por exemplo, ocasionada por hipometilação de sítios promotores.

Estudos subsequentes permitiram identificar uma situação distinta de participação de genes no desenvolvimento de cânceres: sequências cujo papel na transformação maligna se dá pela *perda da função* (isto é, silenciamento), em vez do ganho de função, característica da conversão protoncogene → oncogene. Os genes com esse comportamento foram denominados *genes supressores tumorais* (GST), sendo que o primeiro membro descrito foi um gene implicado no desenvolvimento do retinoblastoma, um câncer típico da infância. Daí, a denominação de seu produto de *proteína do retinoblastoma* (pRB), sendo *RB1* o gene codificador.

As denominações protoncogene/oncogene e GST atualmente são consideradas inapropriadas, posto que não foram identificados genes cujas propriedades estejam intrinsecamente relacionadas à indução ou inibição do desenvolvimento dos cânceres. Em outras palavras, todos os genes classificados nessas duas categorias atuam em funções básicas para a biologia da célula. Entretanto, os termos protoncogene/oncogene e GST são consagrados e permanecem sendo habitualmente empregados. É importante notar que a discriminação de genes associados aos cânceres nessas duas categorias tradicionais não especifica as atividades normais desses genes. Por exemplo, atualmente se sabe que o protoncogene *SRC* codifica uma enzima citoplasmática com atividade de fosforilação de resíduos do aminoácido tirosina (isto é, é uma enzima *tirosinacinase*), o que leva à ativação de diversas proteínas que atuam na transdução intracelular de sinais. Contudo, pRB é uma proteína nuclear responsável pela interrupção do ciclo celular na transição entre as fases G1 e S, mecanismo importante para a regulação da proliferação celular em harmonia com as demandas do tecido e a disponibilidade de estímulos tróficos no microambiente celular.

Embora operacionalmente relevante, a discriminação entre protoncogenes/oncogenes e GST não é suficiente para o entendimento dos mecanismos da carcinogênese e a elucidação da patogenia de doenças neoplásicas específicas. O reconhecimento das principais propriedades dos protoncogenes/oncogenes e GST permite discriminar alguns grupos principais de genes associados aos cânceres, indicados a seguir. Note que os genes mencionados são para a célula humana, de modo que pode variar a denominação dos genes equivalentes em outros organismos.

1. *Reguladores do ciclo celular:* os produtos de genes reguladores positivos do ciclo celular são protoncogenes que atuam estimulando a proliferação das células. Isso pode ocorrer por ação direta da proteína no mecanismo do ciclo celular, como é o caso de genes codificadores de ciclinas ou cinases dependentes de ciclinas (CDK). O estímulo também pode ser indireto, pela ação na sinalização intracelular que induz a entrada e progressão no ciclo celular, como fazem determinados fatores de crescimento (p ex.: fator de crescimento epidérmico – EGF), seus receptores (p. ex.: EGFR, expresso na superfície celular) ou componentes da cascata de transdução de sinais intracelulares (p. ex.: proteínas ras, que atuam deflagrando o sinal intracelular junto da porção citoplasmática da membrana celular). Contudo, os reguladores negativos do ciclo celular são GST típicos e desempenham papel antagônico, pois seus produtos restringem a proliferação celular, direta ou indiretamente. É o caso da proteína do retinoblastoma (gene *RB1*), da proteína p53 (*TP53*), das proteínas inibidoras de complexos ciclinas/CDK, como a p16 (*CDKN2A*) e p27(*CDKN1B*), além de proteínas reguladoras negativas da transdução de sinais, como a apc (gene *APC*), uma antagonista da via Wnt de sinalização intracelular.

2. *Componentes da maquinaria da apoptose:* podem atuar aumentando ou diminuindo a suscetibilidade da célula à morte celular por apoptose. O protótipo da primeira situação é dado pela proteína bax (gene *BAX*), que se insere na membrana mitocondrial e propicia a saída de citocromo-c do interior da mitocôndria para formação do apoptossomo (citocromo c + APAF-1 + pró-caspase 9), que desencadeia a ativação de caspases. Em relação aos reguladores negativos da apoptose, o exemplo mais típico é a proteína bcl-2 (gene *BCL2*), que antagoniza bax e outras proteínas pró-apoptóticas, impedindo a formação do apoptossomo e, consequentemente, favorecendo a sobrevivência celular. Genes codificadores de proteínas com atividade pró-apoptótica são tidos como GST, enquanto os antiapoptóticos se enquadram entre os protoncogenes.

3. *Componentes da maquinaria de reparo do DNA:* atuam na correção de erros no DNA, tanto das taxas basais de mutação como de danos ocasionados pela exposição da célula a agentes que reagem com o DNA (isto é agentes *genotóxicos*, como a radiação ultravioleta, espécies reativas do oxigênio, substâncias alquilantes, como as nitrosaminas etc.). Há diferentes sistemas de reparo para vários tipos de danos no DNA. Como exemplo, podem ser citadas proteínas que participam do reparo de erros de pareamentos (*mismatch repair*) de bases (codificadas pelos genes *MLH1*, *MSH2* e *MLH6*, por exemplo) ou no reparo por excisão de nucleotídeos (genes da família *XPC*). Genes que codificam produtos da maquinaria de reparo do DNA são considerados GST.

4. *Reguladores da senescência celular:* são genes cujos produtos modificam o limite replicativo das células. A alteração desses genes por meio de ganho de função (protoncogenes, portanto) propicia imortalização da célula, ou seja, a célula alterada torna-se capaz de se dividir sem restrições do número de duplicações. É o caso da unidade catalítica da enzima telomerase (codificada pelo gene *TERT*), que recompõe os telômeros reduzidos a cada divisão celular.

As Tabelas 15.7 e 15.8 listam genes associados ao desenvolvimento de câncer em humanos.

Além das categorias supramencionadas, recentemente sequências que codificam transcritos não traduzidos (isto é, que não geram proteínas) ganharam destaque no entendimento da patogênese dos cânceres. Esses transcritos, em particular os micro-RNA (miRNA, ou miR), têm importante papel na regulação negativa pós-transcricional de genes celulares, por exemplo, pela indução de degradação do RNAm ou interferência da associação dessas mensagens com unidades ribossômicas, impossibilitando a produção da cadeia polipeptídica que originará determinada proteína. Os miRNA podem favorecer a transformação maligna pelo comprometimento de genes com propriedades de GST (p. ex.: impedindo a expressão de um produto pró-apoptótico); quando isso ocorre, o miRNA é definido como sequência *oncomiR*. Contudo, sua atividade equivale à de um GST quando um miRNA atua reduzindo a função de um protoncogene, de modo a desfavorecer a transformação maligna.

Capítulo 15
Câncer: neoplasias e carcinogênese

Tabela 15.7 Exemplos de protoncogenes/oncogenes associados a cânceres humanos

Gene (ID)*/nome alternativo – produto	Modo de conversão oncogênica	Exemplos de cânceres associados
Atividade predominantemente na superfície celular		
ERBB2 (2064)/*her-2* – receptor para fator de crescimento epidérmico (EGF)	Amplificação gênica, hiperexpressão	Múltiplos cânceres, notadamente carcinomas de mama e ovário
FGF3 (2248)/INT2 – fator de crescimento de fibroblastos	Amplificação gênica	Cânceres de bexiga, de mama, carcinomas espinocelulares e melanomas
KIT (3815)/CD117 – receptor para fato de crescimento de célula-tronco	Mutações em ponto	Tumor estromal gastrintestinal (GIST), leucemia mieloide aguda
PDGFB (5155)/c-sis – cadeia beta do fator de crescimento derivado de plaquetas (PDGF)	Translocação gênica, hiperexpressão	Dermatofibrossarcoma *protuberans*, astrocitomas
Atividade predominantemente citoplasmática		
BCL2 (596) – proteína antiapoptótica bcl-2	Translocações, como t(14;18) IGH@/BCL2	Linfoma folicular
CTNNB1 (1499)/β-catenina – proteína associada às caderinas; transdutor de sinal via Wnt	Mutações em ponto, hiperexpressão	Múltiplos cânceres, incluindo carcinomas de trato gastrintestinal, de ovário e melanomas
KRAS (3845)/*RAS, Kirsten* – proteína justamembrana ligadora de GTP. Membro da família RAS.	Mutações em ponto	Múltiplos cânceres, incluindo carcinomas de cólon, pulmão e pâncreas
Atividade predominantemente nuclear		
CCND1 (595)/bcl-1 – ciclina D1	Amplificações, hiperexpressão, translocações, como t(11;14)	Linfoma de células do manto, cânceres de mama, cólon, próstata e melanoma
MDM2 (4193) – ubiquitina-ligase E3; regulador negativo de p53	Hiperexpressão ou amplificação	Múltiplos cânceres, notadamente sarcomas de partes moles, osteossarcomas e carcinomas de esôfago
MYC (4609)/c-myc – fator nuclear de transcrição myc	Mutações, hiperexpressão, rearranjos e translocações (como t(8;14) IGH@/MYC)	Diversas neoplasias malignas hematopoiéticas, notadamente linfoma de Burkitt
TERT (7015) – transcriptase-reversa (unidade catalítica) da telomerase	Mutações em ponto, hiperexpressão	Carcinoma de células claras de ovário

* Entre parênteses, código do gene na base de dados do NCBI (<http://www.ncbi.nlm.nih.gov/gene>).

Tabela 15.8 Exemplos de genes supressores associados a cânceres humanos

Gene (ID)*/nome alternativo – produto	Cânceres em contexto hereditário	Exemplos de cânceres esporádicos
Atividade predominantemente na superfície celular		
CDH1 (999) – caderina E; proteína de adesão de células epiteliais, ligadora de citoesqueleto	Adenocarcinoma gástrico tipo difuso	Diversos cânceres, incluindo em ovário, próstata, endométrio, estômago e cólon e reto
Atividade predominantemente citoplasmática		
APC (324) – antagonista via Wnt	Polipose familial e adenocarcinomas de cólon associados	Carcinomas de estômago, cólon, pâncreas e melanoma
BAX (581) – proteína X associada a bcl-2; indutor de apoptose	—	Cânceres de cólon e reto, estômago, endométrio e leucemias
NF1 (4763) – neurofibromina 1; regulador negativo de transdução via ras-mek	Sarcomas associados a neurofibromatose 1; leucemia mielomonocítica juvenil	Neuroblastomas, leucemia mielomonocítica crônica
NF2 (4771) – neurofibromina 2 (Merlin ou schwanomina)	Schwannomas benignos associados à neurofibromatose tipo 2	Schwannomas, meningiomas, ependimoma, mesoteliomas
PTEN (5728) – homólogo fosfatase e tensina deletado no cromossomo 10; regulador negativo AKT/PKB	Carcinomas de mama e de tireoide (em menor frequência) na síndrome de Cowden	Múltiplos cânceres, incluindo de endométrio, próstata, glioblastomas, cânceres de mama e pulmão
Atividade predominantemente nuclear		
CDKN2A (1029)/P16INK4 – proteína p16; inibidor 2A de cinase dependente de ciclina	Melanomas cutâneos hereditários e cânceres de pâncreas	Diversos cânceres, incluindo carcinomas gástricos e de cólon
MLH1 (4292), *MSH2* (4436), *MSH6* (2956) – proteínas de reparo a danos de erros de pareamento do DNA	Cânceres de intestino, estômago, endométrio, ovário, tratos hepatobiliar e urinário, SNC e de pele (síndrome de Lynch)	Cânceres com fenótipo de instabilidade de microssatélites (MSI), incluindo de cólon e reto, estômago e endométrio
RB1 (5925) – proteína do retinoblastoma (pRB); regulador de ciclo celular	Retinoblastoma familial, câncer de bexiga e sarcoma osteogênico	Vários cânceres, notadamente câncer de pulmão
TP53 (7157) – proteína p53; regulador transcricional	Diversos cânceres na síndrome de Li-Fraumeni	Maioria dos cânceres humanos
WT1 (7490) – proteína 1 do tumor de Wilms (wt1); regulador transcricional	Nefroblastoma (tumor de Wilms) em quadros sindrômicos (p. ex.: WAGR, Denys-Drash)	Nefroblastoma (tumor de Wilms), mesoteliomas, um raro sarcoma desmoplásico e tumores de células da granulosa

* Entre parênteses, código do gene na base de dados do NCBI (<http://www.ncbi.nlm.nih.gov/gene>).

Pelo exposto, é de se notar a estreita relação entre as características compartilhadas pelos cânceres e o comprometimento de genes que podem participar na transformação maligna. É importante salientar que o desenvolvimento de um câncer não ocorre com a alteração de apenas um ou dois genes, ainda que sejam os mais comumente associados aos cânceres. Para células humanas, foi estabelecido experimentalmente que a transformação de células normais *in vitro* é obtida com o comprometimento de quatro ou mais genes, incluindo necessariamente protoncogenes e GST, além de alguma alteração (genética ou epigenéticas) que propicie a imortalização celular (usualmente reexpressão de *TERT*). Esse *limiar de transformação* maligna contrasta com o número e a diversidade de alterações encontradas nos cânceres *in vivo*, que oscila na ordem de algumas dezenas, dependendo do tipo de câncer.[2]

Células-tronco oncogênicas

Um conceito que tem despertado grande discussão é a teoria do câncer originado em célula-tronco (*stem cell*), cuja hipótese parte da premissa de que apenas subpopulações celulares de determinada massa neoplásica seriam capazes de promover o crescimento tumoral. Essas células compartilham algumas características com células-tronco de tecidos normais, como a capacidade de divisão assimétrica e autorrenovação. Adicionalmente, podem formar novos tumores quando células isoladas são injetadas *in vivo*.

Células-tronco oncogênicas foram identificadas em neoplasias hematológicas, cânceres de pele, osso e próstata, o que gerou intensa busca dos pesquisadores por esse tipo celular em diferentes tipos de tumores. Importante salientar que a definição de células-tronco oncogênicas não depende do tipo celular que as originou. Ainda é especulativa a ideia de que essas células são originadas da ação de carcinógenos sobre células-tronco embrionárias, da medula óssea ou de células "progenitoras" em processo de maturação para determinada linhagem celular. Por isso, alguns investigadores preferem usar o termo "célula iniciadora de tumor" (*tumor-initiating cells*) alternativamente à célula-tronco oncogênica. Maior consenso quanto a este importante conceito ainda precisa ser obtido.

DESENVOLVIMENTO NEOPLÁSICO E PROGRESSÃO TUMORAL

Cânceres possuem estrutura complexa: além das células transformadas, os tumores apresentam uma variedade de células sensíveis aos estímulos mitogênicos presentes no ambiente tumoral. O microambiente que envolve as células neoplásicas é constituído por um repertório heterogêneo de células, como fibroblastos, células endoteliais e células do sistema imunológico, e pelos componentes da matriz extracelular. Os fatores de crescimento que atuam na proliferação das células neoplásicas também podem estimular a proliferação dos componentes do estroma.

O crescimento tumoral é influenciado pelas características morfogenéticas da neoplasia, que compreendem o tipo histológico, o grau de diferenciação tumoral e a neovascularização. Paradoxalmente, células do sistema imunológico presentes no microambiente tumoral podem facilitar a progressão tumoral: macrófagos, por exemplo, induzem efeito supressor da resposta imunológica antitumoral, estimulam a angiogênese e a linfangiogênese pela secreção de proteínas da família do fator de crescimento de endotélio vascular (*vascular endothelial growth factor* – VEGF). Nos sítios metastáticos, os macrófagos exercem efeito similar, facilitando o extravasamento, a sobrevivência e o crescimento de células neoplásicas.[11]

A capacidade de invasão dos tecidos adjacentes é essencial na agressividade das neoplasias malignas. A invasão caracteriza-se pela mobilidade das células neoplásicas no espaço intersticial, alcançando os vasos sanguíneos e linfáticos, o que viabiliza o deslocamento das células neoplásicas para sítios distantes de sua origem (veja "mecanismos de metástase" adiante).

Invasão neoplásica

As neoplasias malignas podem invadir localmente estruturas vizinhas por contiguidade, ultrapassando seus limites estruturais e anatômicos, como ocorre com os carcinomas do colo de útero, que invadem o reto, a bexiga e os tecidos moles da pelve, comprometendo músculos e ossos.

As células neoplásicas enfrentam uma série de obstáculos para invadir os tecidos adjacentes e disseminar-se para sítios distantes de sua origem. Um evento essencial que marca a transição do carcinoma *in situ* para o carcinoma invasivo é a saída de células neoplásicas através da membrana basal para o estroma subjacente.

A membrana basal é composta principalmente por colágeno tipo IV. As células neoplásicas são capazes de secretar colagenases, glicosidases, elastases, que atuam na degradação da lâmina basal e dos componentes do estroma. Os mecanismos de invasão e metástase incluem o papel essencial de metaloproteinases de matriz extracelular, como MMP-2 e MMP-9 (enzimas que degradam colágeno IV, denominadas gelatinases tipos A e B, respectivamente). Modelos experimentais com carcinoma ovariano demonstraram que as metaloproteinases desempenham papel importante na indução da angiogênese, no crescimento tumoral e na formação de ascite. Contudo, ratos deficientes de metaloproteinases apresentaram marcada redução do desenvolvimento neoplásico.[12] A exposição das células epiteliais neoplásicas às metaloproteinases da matriz extracelular eleva os níveis de oxigênio reativo, que estimulam a ativação dos fibroblastos em células miofibroblásticas, responsáveis pela produção de diferentes componentes da matriz extracelular e pela secreção de moléculas pró-inflamatórias, angiogênicas e mitogênicas que estimulam a invasão tumoral.

O epitélio normal possui unidades funcionais de agregação celular mediante contatos célula a célula e polaridade apical e basolateral. Essa estrutura é essencial para a sustentação dos tecidos, o desencadeamento da apoptose e a integridade do ciclo celular. A transformação maligna altera essa organização estrutural e frequentemente proporciona redução da expressão de uma das principais proteínas de adesão, a E-caderina.[13] O gene que codifica a E-caderina (*CDH1*) é inativado em várias neoplasias malignas, como os carcinomas lobular da mama e o difuso do estômago, que apresentam comportamento altamente invasivo.

A disseminação do câncer é consolidada pelo aparecimento de focos neoplásicos em tecidos distantes do local de origem do tumor primário correspondente. A disseminação se dá por meio dos vasos sanguíneos e linfáticos, de modo que os fenômenos vasculares de *angiogênese* e *linfangiogênese* são essenciais no processo de metástase.

Neoformação vascular
Angiogênese

A angiogênese – o desenvolvimento de novos vasos sanguíneos a partir de vasos preexistentes – ocorre em processos fisiológicos e patológicos. Nos cânceres, viabiliza o suprimento necessário para a sobrevivência das células neoplásicas e o crescimento dos tumores, além de ser crítica também para a disseminação do câncer.

O aparecimento de vasos sanguíneos durante o desenvolvimento embrionário ocorre a partir de angioblastos, células precursoras das células endoteliais. Esse fenômeno, denominado *vasculogênese*, é fundamental para a definição da anatomia vascular do organismo. Embora tenha se acreditado que a formação de novos vasos a partir de angioblastos era restrita ao período embrionário, foi demonstrado que o recrutamento dessas células da medula óssea também pode ocorrer em organismos adultos. Na vasculogênese, uma rede capilar incipiente origina redes mais complexas por meio da formação de novos vasos sanguíneos, os quais emergem dos vasos primitivos preexistentes. Subsequentemente, tem início a estabilização dos vasos pela agregação de pericitos (em vasos de pequeno e médio calibre) e células musculares lisas (em vasos de grande porte), os quais regulam uma série de fenômenos vasculares, como os relacionados à proliferação das células endoteliais, à sobrevivência, à migração, à diferenciação, ao fluxo e à permeabilidade vascular.

Na angiogênese, por sua vez, os vasos neoformados são tipicamente capilares, produzidos a partir de vasos maduros preexistentes. O balanço entre estimulação e inibição angiogênica é feito por ampla série de moléculas mediadoras que atuam de forma isolada ou sinergicamente. Entre os principais fatores estimuladores (isto é, pró-angiogênicos), estão: VEGF (*vascular endothelial growth factor*); FGF (*fibroblast growth factor*); angiopoietinas; PDGF (*platelet-derived growth factor*); EGF (*epidermal growth factor*); efrinas; TGF-α e -β (*transforming growth factors alpha and beta*); interleucinas (IL-6, IL-8 etc.); quimocinas; e esfingosinas. Entre os principais fatores inibidores (isto é anti-angiogênicos), estão a trombospondina-1, TIMP (inibidores das metaloproteínases), interferons e estatinas, entre outros. É importante notar que a inibição da angiogênese não é necessariamente dada por atividade antiangiogênica propriamente dita: angioestatinas, por exemplo, inibem a angiogênese graças à sua ligação à adenosina trifosfato das células, acidificando o meio e induzindo apoptose.[14]

A família do VEGF é o mais importante grupo de moléculas envolvido na neovascularização, quer seja sanguínea ou linfática. Inicialmente reconhecida como fator de permeabilidade vascular, hoje é notória a potente atividade mitogênica dos VEGF para as células endoteliais, sendo essencial para a manutenção do sistema cardiovascular. Sua importância no crescimento neoplásico é evidenciada pelo significativo número de estudos clínicos com drogas desenvolvidas com intuito de controlar a progressão tumoral por meio da inativação do VEGF e seus receptores (p. ex.: VEGFR1 e VEGFR2).

A família FGF atua com o heparan sulfato para promover a angiogênese desde o destacamento das células endoteliais até a migração, proliferação e diferenciação. Há atividade sobreponível entre membros da família VEGF e FGF-2 durante a formação da anatomia vascular do organismo. Grande parte dessas ações é regulada pela família das angiopoietinas (Ang), composta por quatro membros descritos, dos quais apenas dois (Ang 1 e 2) com função conhecida. Ainda que compartilhem um mesmo receptor celular (TIE2), em determinadas situações Ang-2 inibe a Ang-1, gerando sinalizações antagônicas durante a neovascularização. A Ang-1 estabiliza os vasos neoformados recrutando pericitos e células musculares lisas, atuando fisiologicamente como um fator antipermeabilidade, de modo a evitar extravasamento vascular. A Ang-2, ao contrário, atua na desestabilização dos vasos, contribuindo para a formação de vasos adicionais e permitindo a migração e proliferação das células endoteliais.[15]

Muitos fenômenos de invasão e metástase estão de alguma forma relacionados à perturbação da homeostasia vascular. O desenvolvimento tumoral favorece a angiogênese; adicionalmente, a invasão vascular por células neoplásicas malignas induz um estado de hipercoagulabilidade, pró-trombótico. Entre outros fenômenos, a invasão de vasos sanguíneos por células neoplásicas causa exposição do fator tecidual (TF), que estimula a angiogênese e a progressão tumoral, além de alterar a hemostasia local, por exemplo, pela ativação de plaquetas e formação de trombina. As proteases envolvidas na formação da trombina também ajudam a degradar componentes da lâmina basal, o que facilita a invasão, aumentando o potencial metastático das neoplasias. A trombina promove o recrutamento de precursores das células endoteliais da medula óssea e atua na adesão e no crescimento tumoral, além de modular a expressão de importantes fatores mitogênicos, como PDGF, FGF-2 e VEGF. Essa intrincada rede de comunicação molecular abre a perspectiva de associar terapia anticoagulante ao tratamento oncológico.[15]

Linfangiogênese

O sistema linfático é composto por vasta trama capilar que transporta o fluido drenado das células teciduais somáticas, composto por metabólitos, proteínas plasmáticas e componentes intersticiais. No trajeto da rede linfática, estão estrategicamente distribuídos os linfonodos, pequenos órgãos linfoides integrantes do sistema imunológico. Em geral, admite-se que vasos linfáticos são rotas preferenciais de disseminação metastática de carcinomas, o que os eleva a alvos terapêuticos potenciais e à condição de importantes marcadores prognósticos.[15]

A determinação da origem dos vasos linfáticos ocorreu no início do século XX, com os estudos de Florence Sabin (cientista norte-americana, 1871-1953) empregando embriões de porco. Esses e outros estudos permitiram concluir que vasos linfáticos surgem a partir de veias: ao expressar determinados genes, uma fração de células endoteliais de veias se prolifera e se diferencia em endotélio linfático. Contestada no início pela demonstração de "linfangioblastos" em embriões de aves, logo foi determinado que as aves tinham características diferentes das dos outros animais e que, de fato, a hipótese proposta pela Dra. Sabin estava correta. Na década de 1980, o gene *Prox-1* foi identificado como fundamental para a diferenciação linfática. Posteriormente, dois fatores vitais para a célula endotelial ter competência para se diferenciar e formar a rede vascular linfática foram identificados: LYVE-1 e VEGFR-3.[17]

À semelhança da angiogênese, existe uma série de moléculas e vias de sinalização que promovem a proliferação linfática a partir de vasos existentes (linfangiogênese), em situações fisiológicas ou patológicas. Alguns dos fatores mais notórios são o Prox-1 e VEGFR-3. Prox-1 é um fator de transcrição normalmente expresso no coração, fígado, pâncreas e sistema nervoso; está diretamente envolvido com o desenvolvimento e a diferenciação dos vasos linfáticos. VEGFR-3, por sua vez, é receptor de superfície celular para os ligandos VEGF-C e VEGF-D; possui propriedade tirosinacinase intrínseca e sua ativação tem ação mitogênica. Embora localizado nos vasos linfáticos, o VEGFR-3 pode ser expresso nos vasos sanguíneos em condições patológicas, sobretudo em neoplasias. O VEGF-C é indispensável para a linfangiogênese embrionária e é hiperexpresso em muitas neoplasias e na inflamação; VEGF-D, por sua vez, é expresso no músculo esquelético, no coração, no pulmão e nos intestinos de organismos adultos. Tanto VEGF-C quanto VEGF-D ligam-se preferencialmente ao VEGFR-3, mas também podem se ligar ao VEGFR-2 durante a linfangiogênese. Há, ainda, a expressão do LYVE-1 (receptor de hialurano), presente nos rins, nos pâncreas, nas suprarrenais e na tireoide, cuja função está relacionada ao transporte de hialurano da matriz extracelular aos linfonodos. Adicionalmente, a linfangiogênese pode ser estimulada por uma série de moléculas, como FGF-2, PlGF-B (*platelet-derived growth factor*) e HGF (*hepatocyte growth factor*).[16]

Os linfáticos neoformados em ambiente tumoral são mais frágeis do que os que proliferam em outras situações. São grandes e tortuosos e muitas vezes aparecem colapsados por causa da forte pressão dos grandes aglomerados celulares neoplásicos. Por isso, o reconhecimento de vasos linfáticos pode ser difícil durante a expansão da massa tumoral. Para superar essa limitação, marcadores de linfáticos, como o VEGFR-3 e o LYVE-1, têm sido utilizados na prática médica. Além desses, a podoplanina (mucoproteína do podócito glomerular), que é coexpressa com o VGFR-3 em capilares linfáticos, também é excelente opção para a identificação de vasos linfáticos.

A densidade vascular linfática tem sido utilizada na avaliação prognóstica, supondo-se que quanto maior a densidade linfática, maior a chance de as células neoplásicas malignas invadirem a vasculatura e metastatizarem. Embora essa hipótese tenha sido corroborada por uma série de estudos, há controvérsias para determinadas neoplasias, fazendo-se supor que, para alguns casos, as células malignas podem se disseminar através de vasos preexistentes. Essa questão é particularmente controversa para o carcinoma da mama, para o qual há fortes evidências que defendem tanto uma quanto outra hipótese, claramente contraditórias. A viabilidade vascular intratumoral é particularmente afetada onde há grande pressão celular. Nesses casos, demonstrou-se que os vasos linfáticos são praticamente inoperantes. Por isso, muitos pesquisadores preocupam-se em avaliar a densidade peri e intratumoral, prevendo que em certas circunstâncias poderá haver diferenças entre ambas.[16]

Características gerais das metástases

Após a invasão local, as neoplasias malignas podem infiltrar vasos atingindo outros órgãos. Sua implantação e sobrevivência em sítios distantes de sua origem caracterizam as metástases. *Metástase* é o processo de disseminação neoplásica por via vascular, quer seja linfática ou hematogênica. Ainda que não exclusiva, constata-se certa "preferência" de algumas neoplasias por determinados vasos: os carcinomas e os melanomas frequentemente metastatizam pelos vasos linfáticos, ao passo que os sarcomas disseminam-se preferentemente pelos vasos sanguíneos. Embora clinicamente o comprometimento de linfonodos ainda seja um parâmetro importante para o estadiamento dos tumores, hoje se aceita que as metástases ocorrem de fato nos vasos cujas estruturas sejam mais vulneráveis e mais próximas ao sítio da invasão. Os *shunts* vasculares e os capilares linfáticos e sanguíneos são vias mais suscetíveis à invasão do que as rígidas e bem estruturadas artérias. Além disso, deve ser lembrado que o sistema linfático é feito de vasos que têm fundo cego e que, portanto, a rota das células neoplásicas malignas pode ter início nos capilares linfáticos, cujos destinos finais da drenagem (depois de passar pelos linfonodos e pelos ductos coletores) serão o ducto torácico e a veia braquiocefálica, portanto, a rede vascular sanguínea.

Seguindo a lógica da corrente vascular, pode-se imaginar que as neoplasias de órgãos que drenam para o território da veia porta darão metástases preferenciais para o fígado, e as neoplasias localizadas nos órgãos da circulação sistêmica darão metástases preferenciais para os pulmões. Há exceções, entretanto: um carcinoma que invade os nódulos linfáticos e passe ao ducto torácico atingirá, a partir daí, os pulmões (via linfo-hematogênica); da mesma forma, uma neoplasia poderá alcançar a coluna vertebral por meio dos plexos venosos paravertebrais, como ocorre com os carcinomas da próstata e da tireoide.

A cascata de eventos metastáticos foi didaticamente consolidada a partir de fenômenos descritos ao longo das últimas décadas e dos conhecimentos acumulados até o momento. Essa cascata foi descrita a partir da invasão causada por carcinomas e compreende as seguintes etapas: 1) *invasão local*, na própria matriz extracelular e entremeando células do estroma; 2) *invasão vascular*; 3) *embolização neoplásica*; 4) *aprisionamento e/ou ancoragem* em sítio distante da origem; 5) *extravasamento* para o parênquima distante do sítio primário; 6) *semeadura* no sítio distante da origem; e 6) *colonização metastática*, caracterizada por expansão das células neoplásicas em sítios distantes do primário.[17]

A cascata metastática é condicionada por inúmeras e complexas vias de sinalizações intra e extracelulares, em diversificada interação de sinais entre células neoplásicas e do estroma que poderão viabilizar o pleno desenvolvimento das metástases. É importante salientar que o processo como um todo é altamente ineficiente: estima-se que menos de 0,01% de células tumorais que adentram a vasculatura acabam por desenvolver metástases macroscopicamente manifestas. Em particular, a colonização de sítios a distância tem se mostrado a etapa limitante da cascata metastática.

Em alguns cânceres é verificado que metástases ocorrem precocemente na história natural da doença. Nesses casos, sugere-se que o processo tenha sido favorecido pela migração de células-tronco oncogênicas, que caracteristicamente apresentam maior motilidade e podem originar novos tumores. No caso de carcinomas, postula-se que a ocorrência de transição epitelial-mesenquimal (do inglês, *epithelial-mesenquimal transition* – EMT) em células na frente da invasão tumoral aumente o repertório de células capazes de alcançar a vasculatura, de se distribuir no organismo e semear sítios distantes do tumor primário, notadamente aqueles com características permissivas ao acolhimento dessas células malignas, denominados *nichos pré-metastáticos*. Uma vez semeadas, parcela das células malignas disseminadas pode sofrer reversão da EMT, o que favoreceria a colonização metastática e o desenvolvimento dos novos tumores, sujeitos à atividade de fatores de crescimento presentes no microambiente local.[18]

Outras formas de disseminação neoplásica

Uma variante menos frequente de metástases é o padrão de implante em cavidades. Isso acontece, por exemplo, com o implante do carcinoma ovariano em peritônio. Diversos estudos têm demonstrado a existência de subtipos de implantes com significado biológico e clínico muito diferentes. Nos subtipos "implantes invasivos", as células de adenocarcinomas geralmente de alto grau têm capacidade de ir além da barreira mesotelial, digerindo matriz extracelular, invadindo o tecido conjuntivo adjacente e até mesmo permeando a parede de vasos, potencialmente causando metástases por vias sanguíneas para órgãos distantes. De outra parte, os chamados "implantes não invasivos", mais relacionados a neoplasias "limítrofes" ou adenocarcinomas de baixo grau, correspondem ao derrame de células tumorais pela cavidade, vindo a depositar-se sobre o mesotélio, sem invadir o tecido subjacente, com prognóstico mais favorável, especialmente se tais lesões forem completamente extirpadas cirurgicamente.

PALAVRAS FINAIS

O estudo das neoplasias sempre despertou enorme interesse, não apenas da ciência, mas também de leigos interessados em conhecer maneiras de se distanciarem desse conjunto de doenças repletas de estigmas e pavores. A descoberta de uma série (sempre crescente) de propriedades moleculares envolvidas no surgimento da célula neoplásica maligna, bem como de sua sobrevivência e proliferação, possibilitou criar medicamentos específicos para refrear a progressão tumoral. Assim, o conhecimento acerca de alvos biologicamente selecionados nos cânceres propicia estabelecer tratamentos individualizados, com maior eficácia na destruição das células neoplásicas no organismo acometido. O estudo das neoplasias está longe de se esgotar, pois ainda mal se conhecem as amplas e complexas redes de sinais intra e extracelulares que modificam o desenvolvimento dos cânceres, devendo, no presente momento, ser realçado que os recentes avanços no conhecimento dos processos moleculares, para melhor benefício ao paciente, precisam ser inseridos no contexto clínico-morfológico dessas lesões, incluindo-se a histopatologia do parênquima neoplásico, bem como da resposta estromal e inflamatória próprias de cada paciente. O fascínio que essas doenças despertam têm raízes profundas no entendimento das bases biológicas da própria vida.

REFERÊNCIAS BIBLIOGRÁFICAS

1. Willis RA. Pathology of tumours. 4. ed. London: Butterworths; 1967.
2. Vogelstein B, Papadopoulos N, Velculescu VE, Zhou S, Diaz LA Jr, Kinzler KW. Cancer genome landscapes. Science. 2013 Mar 29;339(6127):1546-58.
3. World Health Organization/International Agency for Research on cancer. WHO/IARC Classification of tumors. Disponível em: http://www.iarc.fr/en/publications/list/bb/. Acesso em: 17 maio 2014.
4. World Health Organization/International Agency for Research on cancer. GLOBOCAN 2012: Estimated Cancer Incidence, Mortality and Prevalence in 2013. Disponível em: http://globocan.iarc.fr/. Acesso em: 17 maio 2014.
5. Brasil. Instituto Nacional do Câncer (INCA). Estimativa 2014 – Incidência do Câncer no Brasil. Disponível em: www.inca.gov.br/estimativa/2014. Acesso em 18 maio 2014.
6. Elgui de Oliveira D. DNA viruses in human cancer: an integrated overview on fundamental mechanisms of viral carcinogenesis. Cancer Lett. 2007 Mar 18;247(2):182-96.
7. World Health Organization/International Agency for Research on cancer. IARC Monographs on the Evaluation of Carcinogenic Risks to Humans. Disponível em: http://monographs.iarc.fr/ENG/Classification/. Acesso em: 17 maio 2014.
8. Gerlinger M, Rowan AJ, Horswell S, Larkin J, Endesfelder D, Gronroos E, Martinez P, Matthews N, Stewart A, Tarpey P, Varela I, Phillimore B, Begum S, McDonald NQ, Butler A, Jones D, Raine K, Latimer C, Santos CR, Nohadani M, Eklund AC, Spencer-Dene B, Clark G, Pickering L, Stamp G, Gore M, Szallasi Z, Downward J, Futreal PA, Swanton C. Intratumor heterogeneity and branched evolution revealed by multiregion sequencing. N Engl J Med. 2012 Mar 8;366(10):883-92.
9. Hanahan D, Weinberg RA. Hallmarks of cancer: the next generation. Cell. 2011;144(5):646-74.
10. Bishop JM. The discovery of proto-oncogenes. FASEB J. 1996 Feb;10(2):362-4.
11. Qian BZ, Pollard JW. Macrophage diversity enhances tumor progression and metastasis. Cell. 2010;141(1):39-51.
12. Fidler IJ, Kim SJ, Langley RR. The role of the organ microenvironment in the biology and therapy of cancer metastasis. J Cell Biochem. 2007;101:927-36.
13. Christiansen JJ, Rajasekaran AK. Reassessing epithelial to mesenchymal transition as a prerequisite for carcinoma invasion and metastasis. Cancer Res. 2006;66:8319-26
14. Duarte M, Longatto Filho A, Schmitt FC. Angiogenesis, haemostasis and cancer: new paradigms old concerns. J Bras Patol. 2007;43(6):413-20.
15. Karpanen T, Alitalo K. Molecular biology and pathology of lymphangiogenesis. Annu Rev Pathol. 2008;3:367-97.
16. Longatto-Filho A, Pinheiro C, Ferreira L, Scapulatempo C, Alves VA, Baltazar F, et al. Peritumoural, but not intratumoural, lymphatic vessel density and invasion correlate with colorectal carcinoma poor-outcome markers. Virchows Arch. 2008;452:133-8.
17. Valastyan S, Weinberg RA. Tumor metastasis: molecular insights and evolving paradigms. Cell. 2011;147(2):275-92.
18. Coghlin C, Murray GI. Current and emerging concepts in tumour metastasis. J Pathol. 2010;222(1):1-15.

CAPÍTULO 16

Doenças Nutricionais

Maria Aparecida Marchesan Rodrigues

INTRODUÇÃO

O estado nutricional normal resulta do equilíbrio dinâmico entre o fornecimento e o consumo de nutrientes e pode alterar-se, dependendo das relações entre a oferta, o uso e a situação das reservas orgânicas de nutrientes.

Os alimentos contêm diferentes tipos de nutrientes necessários para as atividades metabólicas vitais (Tabela 16.1). A alimentação deve conter nutrientes em quantidades adequadas, para fornecer substratos para as vias metabólicas de anabolismo, catabolismo e produção de energia, na forma de ATP e equivalentes redutores, para manter as funções orgânicas fisiológicas.

Em geral, sob o tema "doenças nutricionais" são apresentados os quadros de desnutrição primária e secundária, relacionados à deficiência ou utilização inadequada dos nutrientes. Contudo, nas sociedades afluentes ocorrem distúrbios da nutrição relacionados ao excesso de ingestão alimentar, como a obesidade ou o uso cotidiano de dietas com quantidades excessivas de gordura animal. Essas situações estão associadas a doenças crônico-degenerativas, como aterosclerose, hipertensão arterial, diabetes *mellitus* e vários tipos de câncer, as responsáveis pelas principais causas de morte da população mundial.

Tabela 16.1 Principais componentes dos alimentos

Tipo	Componentes	Funções
Proteínas	Aminoácidos	Fornecimento de aminoácidos para síntese de proteínas, enzimas, purinas, heme Fonte de energia 4 kcal/g
Carboidratos	Polissacarídios Monossacarídios	Papel estrutural na membrana celular Fonte de energia 4 kcal/g
Lipídios	Ácidos graxos Saturados e insaturados	Papel na estrutura celular Fonte de energia 9 kcal/g
Vitaminas	Hidrossolúveis Lipossolúveis	Cofatores de enzimas
Minerais	Macrominerais > 100 mg/dia Microminerais < 100 mg/dia	Balanço de eletrólitos (sódio) Papel estrutural (cálcio/ossos) Componente de enzima (selênio) Componente de hormônio (iodo)
Fibras	Celulose, hemicelulose, lignina, pectina	Não nutrientes Modulação de fisiologia intestinal Proteção contra doenças
Água		Essencial para reações metabólicas Manutenção de turgor Hidratação do organismo

OBESIDADE

O excesso de calorias da alimentação não consumido como energia é armazenado no tecido adiposo e se traduz por aumento do peso corporal. A obesidade resulta do desequilíbrio entre a ingestão de calorias (excessiva) e o consumo de energia (insuficiente) pelo organismo. Distúrbio nutricional mais frequente nos países desenvolvidos, sua prevalência é consideravelmente mais alta do que a soma de todas as deficiências nutricionais.

O aumento excessivo do tecido adiposo no organismo, além das necessidades fisiológicas, resulta ao longo do tempo em efeitos adversos à saúde, como alterações metabólicas e cardiovasculares. A associação da obesidade com as principais causas de morbidade e mortalidade na população mundial levou a Organização Mundial da Saúde (OMS) a considerá-la doença.

O aumento da prevalência de obesidade nas últimas décadas é observado em adultos, adolescentes e crianças, de ambos os sexos e de todas as classes socioeconômicas. No Brasil, o excesso de peso ultrapassou a frequência da desnutrição, que atinge hoje menos de 5% da população. Pesquisa divulgada pelo Instituto Brasileiro de Geografia e Estatística (IBGE, 2008-2009) mostrou que o sobrepeso atinge 50,1% dos homens, 48% das mulheres e mais de 30% das crianças entre 5 e 9 anos. O excesso de peso chega a 61,8% na população mais rica, grupo no qual se concentra o maior percentual de obesos: 16,9%.

A determinação do índice de massa corpórea (IMC) – calculado pela fórmula IMC = peso (em quilogramas – kg) dividido pelo quadrado da altura (em metros – m) – é o método mais utilizado para o diagnóstico de obesidade. Outros métodos utilizados para avaliar a gordura corporal incluem a medida das dobras cutâneas, das circunferências, especialmente da circunferência cintura/quadril, a densitometria e a bioimpedância. Apesar de o IMC não ser específico para quantificar a gordura corporal, visto que um indivíduo altamente musculoso, com baixo percentual de gordura pode apresentar IMC alto, seus valores apresentam boa correlação com o risco de doenças associadas à obesidade, como hipertensão arterial, diabetes, doença cardiovascular, osteoartrose. No estudo de Framingham, a mortalidade dos homens com excesso de peso foi 4 vezes maior do que naqueles com peso normal.

Considera-se normal, para o homem, o IMC entre 18 e 25% e, para a mulher, entre 20 e 30% (Tabela 16.2), visto que a mulher apresenta maior percentual de gordura corporal do que o homem.

O termo sobrepeso é utilizado para indivíduos com IMC entre 25 e 30, que deve ser considerado clinicamente significativo se o indivíduo apresenta condições patológicas associadas à obesidade, como hipertensão arterial e intolerância à glicose. O IMC de 30 é o limiar mais utilizado para o diagnóstico de obesidade em ambos os sexos. Para indivíduos com IMC maior que 40%, não deve ser utilizado o termo obesidade mórbida, por seu caráter estigmatizador. Deve ser substituído por obesidade classe III (Tabela 16.2).

Tabela 16.2 Classificação da obesidade pelo índice de massa corpórea (IMC)

IMC (kg/m^2)	Diagnóstico
< 18,5	Baixo peso
18,5 a 24,9	Normal
25 a 29,9	Sobrepeso
30 a 34,9	Obesidade classe I
35 a 39,9	Obesidade classe II
40 ou mais	Obesidade classe III

Os efeitos deletérios da obesidade correlacionam-se à quantidade de gordura e à distribuição do tecido adiposo nos diferentes compartimentos do organismo. A obesidade central ou visceral caracteriza-se pelo acúmulo de gordura no tronco e na cavidade abdominal, principalmente no mesentério e ao redor das vísceras. Esse tipo de obesidade correlaciona-se a maior risco de complicações metabólicas e cardiovasculares do que o acúmulo excessivo de gordura subcutânea.

Etiopatogenia da obesidade

A etiologia da obesidade é complexa e multifatorial. Está relacionada a fatores genéticos, psicológicos e ambientais. A suscetibilidade genética à obesidade é determinada por múltiplos genes (poligênica). Tem papel mais relevante nos quadros de obesidade grave associados à história familiar. Algumas síndromes genéticas apresentam a obesidade como uma de suas principais características. A causa mais comum de obesidade sindrômica é a síndrome de Prader-Willi, que se caracteriza por hipogonadismo, deficiência de hormônio do crescimento, hiperfagia e obesidade grave.

Apesar da influência dos genes, fatores ambientais relacionados aos hábitos alimentares e ao estilo de vida desempenham papel fundamental na etiopatogenia da obesidade. O aumento da prevalência de obesidade nos países industrializados, nas últimas décadas, é rápido demais para ser atribuído a modificações da carga genética. Um dos exemplos é o aumento significativo da prevalência de obesidade nos asiáticos e indianos que emigraram para os Estados Unidos, quando comparados às suas populações de origem.

O peso corporal é regulado por um sistema complexo que envolve o hipotálamo, o trato gastrintestinal e o tecido adiposo. Sinais humorais procedentes do tecido adiposo (leptina), do pâncreas (insulina) e do estômago (grelina) constituem a via aferente que estimula os núcleos hipotalâmicos a regular a fome e o gasto energético basal.

O tecido adiposo é o local em que a energia é armazenada na forma de triglicérides. Além de reservar a energia em excesso, as células adiposas desempenham importante papel na regulação do metabolismo. Secretam substâncias com efeitos endócrinos, como a leptina e adiponectina. Quanto maior a quantidade de células adiposas, maiores os níveis de séricos de leptina e menores os de adiponectina.

O termo "leptina" vem do grego *leptos*, que significa "magro". É um peptídio da família das citocinas, secretado pelas células adiposas, que participa da regulação de ambos os lados da equação da energia (ingestão alimentar/dispêndio de energia). A leptina combina-se com receptores no hipotálamo, levando à diminuição do apetite e ao aumento do consumo de energia. A leptina e a insulina são as principais moléculas que sinalizam os estoques de energia.

A leptina foi identificada em 1994 em estudos experimentais de obesidade. Quando administrada a roedores, levou à anorexia e à perda de peso, o que destacou a possibilidade de ser utilizada no tratamento da obesidade humana. Entretanto, a maioria dos indivíduos obesos apresenta níveis altos de leptina, provavelmente relacionados à resistência do hipotálamo à ação desse peptídio.

A adiponectina é secretada pelas células adiposas em quantidades inversamente proporcionais ao percentual da gordura corporal. Indivíduos obesos apresentam níveis séricos baixos de adiponectina, que se correlacionam com a resistência à insulina, diabetes *mellitus* tipo 2 e os demais componentes da síndrome metabólica. A adiponectina parece ter papel importante na regulação da sensibilidade à insulina. A perda de peso associa-se à elevação da adiponectina e à melhora da sensibilidade à insulina.

Além das moléculas envolvidas na regulação do balanço de energia, as células adiposas liberam citocinas, como a interleucina-6, fator de necrose tumoral alfa (TNF-alfa), resistina e outras citocinas que podem contribuir para as consequências patológicas relacionadas à obesidade.

O trato gastrintestinal produz várias substâncias que participam da regulação do peso corporal. Por exemplo, no jejum, as células da mucosa do fundo gástrico secretam grelina, que atua no hipotálamo, onde estimulam o apetite e a busca por alimento. A grelina também atua na adeno-hipófise, onde modula a secreção do hormônio do crescimento. Os níveis de grelina diminuem rapidamente após as refeições, ao passo que aumentam os níveis séricos de insulina, peptídio YY, colecistocinina, promovendo diminuição do apetite e do esvaziamento gástrico.

Consequências patológicas da obesidade

A obesidade, especialmente na forma central, está associada a condições patológicas importantes, como diabetes *mellitus*, hipertensão arterial, aterosclerose e infarto do miocárdio (Figura 16.1), que constituem as principais causas de morbidade e mortalidade da população. As complicações do excesso de peso são mais graves quanto maior o grau de obesidade.

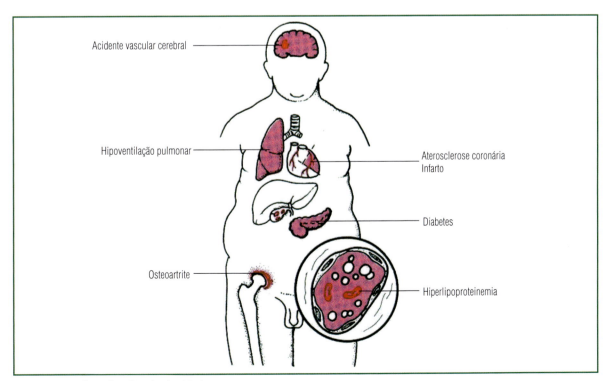

Figura 16.1 Complicações da obesidade.

A consequência mais importante da obesidade é o diabetes *mellitus* tipo 2, não insulino-dependente. Nos Estados Unidos, cerca de 80% dos casos de diabetes *mellitus* tipo 2 ocorre em indivíduos obesos.

As alterações metabólicas da obesidade incluem a resistência à insulina e a hiperinsulinemia, características relevantes do diabetes *mellitus* tipo 2, não insulino-dependente. A resistência à insulina é a alteração mais frequente associada à obesidade.

A obesidade é uma das principais anormalidades associadas à síndrome metabólica, que se caracteriza pelo acúmulo de gordura abdominal, resistência à insulina, hipertrigliceridemia, níveis séricos baixos de lipoproteínas de alta densidade (HDL-colesterol) e hipertensão arterial (Tabela 16.3). A síndrome metabólica é uma condição fortemente associada ao risco de doenças cardiovasculares.

Indivíduos obesos apresentam dislipidemia, caracterizada por altos níveis séricos de colesterol total, triglicérides, lipoproteínas de baixa densidade (LDL) e baixos níveis de HDL-colesterol, que favorecem o desenvolvimento de aterosclerose, especialmente das artérias coronárias. A obesidade está associada aos principais fatores de risco para infarto do miocárdio, como hipercolesterolemia, baixos níveis de HDL-colesterol, diabetes *mellitus* e hipertensão arterial. Entretanto, a associação parece ser relacionada mais à hipertensão arterial e ao diabetes do que ao excesso de peso. A obesidade aumenta o risco para o desenvolvimento de acidente vascular cerebral isquêmico e de trombose venosa em ambos os sexos.

O risco de hipertensão arterial aumenta proporcionalmente com o aumento de peso. A produção excessiva de noradrenalina e a maior retenção de sódio e água pelos rins são os fatores envolvidos na patogenia da hipertensão arterial associada à obesidade.

Indivíduos obesos, com diabetes, apresentam esteato-hepatite não alcoólica, que regride com a perda de peso, mas pode evoluir para fibrose hepática. O risco para desenvolver cálculos na vesícula biliar é três vezes maior nos obesos, em virtude do aumento da excreção de colesterol na bile. Entretanto, a perda de peso também se correlaciona ao aumento do risco de cálculos biliares.

A obesidade está associada a doenças respiratórias. A restrição ventilatória ocorre em virtude do aumento da pressão sobre a parede torácica, que reduz a complacência ventilatória e aumenta o trabalho respiratório. Essas alterações podem evoluir para hipoventilação e maior tolerância à hipercapnia, hipóxia ou ambos. A síndrome de Pickwick – caracterizada por irregularidade ventilatória, sonolência, policitemia, cianose e insuficiência ventricular direita – é o exemplo clássico da hipoventilação associada à obesidade grave. A síndrome da apneia/hipopneia do sono – caracterizada por dificuldade ventilatória, apesar dos esforços inspiratórios, devido à obstrução parcial ou completa das vias aéreas superiores – é outra alteração frequente nos obesos. A hipóxia e a hipercapnia resultantes desencadeiam forte descarga adrenérgica que pode levar a picos hipertensivos, arritmias ventriculares e morte súbita. A asma parece ser mais frequente nos indivíduos obesos. Cerca de 1 em cada 3 pacientes asmáticos é obeso. Entretanto, a correlação entre essas duas condições patológicas é difícil de ser estabelecida, visto que pacientes com asma podem ganhar mais peso por serem menos ativos.

A obesidade constitui importante fator de risco para o desenvolvimento de osteoartrose do quadril e dos joelhos, principalmente nos pacientes idosos, devido à sobrecarga de peso para as articulações.

Uma das complicações mais graves da obesidade é o aumento do risco para câncer. Na mulher, a obesidade correlaciona-se ao aumento do risco para câncer de mama, endométrio, ovário, cólon, vesícula biliar e rim. Cerca de 34 a 56% dos casos de câncer do endométrio ocorrem em mulheres obesas. No homem, a obesidade está associada ao risco para câncer do cólon, rim e da próstata. Um estudo prospectivo, realizado nos Estados Unidos, demonstrou associação entre aumento do IMC e mortalidade por câncer do esôfago, cólon, fígado e linfoma não Hodgkin. Os mecanismos envolvidos na associação obesidade/câncer não são conhecidos. Para as neoplasias relacionadas a fatores hormonais, como o câncer de mama e do endométrio, postula-se que o desequilíbrio hormonal consequente à obesidade tenha papel relevante na patogênese do câncer.

Tabela 16.3 Critérios diagnósticos para síndrome metabólica

Parâmetro	Valor
Cintura abdominal	> 102 cm (homem) ou > 88 cm (mulher)
Triglicérides	≥ 150 mg/dL
HDL-colesterol	≤ 40 mg/dL (homem) ≤ 50 mg/dL (mulher)
Pressão arterial	≥ 130 × 85 mmHg
Glicemia de jejum	≥ 110 mg/dL

São necessários três ou mais critérios para o diagnóstico de síndrome metabólica.

DESNUTRIÇÃO

Desnutrição é qualquer alteração do estado nutricional normal, podendo ser primária ou secundária. A desnutrição primária depende do nível de oferta de nutrientes, que pode estar diminuído ou aumentado em relação às necessidades do organismo em determinado momento de sua vida. A desnutrição secundária decorre de doenças sistêmicas como alcoolismo, diabetes, aterosclerose, câncer, síndromes de má-absorção, doenças genéticas, que comprometem o uso adequado dos nutrientes.

A Tabela 16.4 apresenta exemplos de desnutrição, suas causas e mecanismos. A desnutrição por deficiência de nutrientes é muito importante na área localizada entre os trópicos de Câncer e Capricórnio, denominada "cinturão da fome", portanto em praticamente todo o mundo subdesenvolvido: África, Índia, Sudeste Asiático, América Central, Nordeste e Norte brasileiros. Embora a deficiência global ou parcial de nutrientes possa comprometer indivíduos de todas as faixas etárias, ela é particularmente grave do período perinatal até os 5 anos. Um estudo da Organização Pan-Americana de Saúde (OPAS), divulgado no início da década de 1970, apontou a deficiência nutricional como causa de mortalidade em 29 a 39% dos óbitos infantis em cidades brasileiras, enquanto, nos Estados Unidos e no Canadá, essa taxa estava ao redor de 3%. Essas observações documentam a importância do fator socioeconômico na gênese da desnutrição. Nos grandes centros urbanos, os casos de desnutrição primária coexistem com os de desnutrição secundária, relacionada ao alcoolismo, ao diabetes e às enteropatias crônicas, entre outras causas.

Em qualquer tipo de desnutrição, as alterações funcionais são precoces e ocorrem antes das lesões morfológicas. As modificações adaptativas, com consumo das reservas orgânicas, mascaram temporariamente o estado deficitário (Figura 16.2). Isso significa que, quando o quadro clínico de desnutrição está instalado, a deficiência nutricional é grave e de longa duração. Uma desnutrição inicial ou leve pode ser identificada por déficit ponderoestatural discreto, diminuição da atividade física espontânea, redução do aprendizado e alteração da função dos leucócitos, o que facilita infecções repetidas, que agravam e amplificam o quadro de desnutrição.

A deficiência nutricional mais frequente em nosso meio é a deficiência proteico-energética infantil. Usualmente, essa carência é associada à deficiência de outros nutrientes específicos, como vitaminas e minerais, criando quadros complexos de distúrbio nutricional.

Desnutrição proteico-energética (DPE)

Acomete principalmente crianças, mas idosos ou indivíduos com doenças crônicas também podem apresentar esse distúrbio nutricional. A DPE abrange desde a síndrome de carência predominante proteica, com aporte energético adequado, até a síndrome da falta predominante de energia, passando por situações mistas. A gravidade da desnutrição na criança é expressa pela intensidade da perda de peso. Ela é considerada leve quando a perda ponderal está entre 10 e 25% do normal, moderada, quando entre 25 e 40%, e grave, quando maior que 40%.

Nenhum tecido está preservado na DPE. Quando o déficit é global e a deficiência energética é grave, como é o caso do indivíduo que passa fome, ocorre redução geral do metabolismo, devido à diminuição das atividades periféricas da tri-iodotironina (T3) e tiroxina (T4), do sistema nervoso adrenérgico e, principalmente, diminuição da secreção de insulina, que é o agente anabólico mais potente do organismo. A hipoinsulinemia serve como sinal para que os ácidos graxos dos depósitos periféricos de gordura sejam mobilizados e consumidos na produção de energia. As proteínas da alimentação também são desviadas para o metabolismo intermediário e gliconeogênese. Assim, as vias anabólicas ficam interrompidas, havendo predomínio do catabolismo e consumo geral da gordura e dos tecidos.

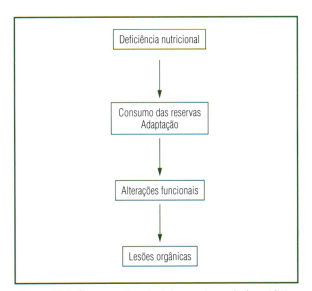

Figura 16.2 Comprometimento da homeostase pela desnutrição.

Tabela 16.4 Exemplos de desnutrição segundo causas e mecanismos

Causa	Mecanismo	Exemplos
Pobreza, senilidade	Déficit de ingestão alimentar	Desnutrição proteico-energética
Disfunção secretora de pâncreas, vesícula biliar	Déficit de absorção de gorduras	Deficiência de vitaminas lipossolúveis
Nefropatia crônica	Déficit de provitamina D	Osteomalacia
Erros inatos no metabolismo (doença de Hartnup)	Déficit de absorção de triptofano	Pelagra

Quando predomina a deficiência proteica, não há comprometimento da secreção de insulina. Os ácidos graxos das reservas periféricas não são consumidos, já que certo nível de energia é provido pela alimentação. A disponibilidade restrita de aminoácidos, devido ao aporte insuficiente de proteínas pela alimentação impede a reposição celular dos tecidos, que apresentam baixo índice mitótico e evoluem para atrofia.

O *marasmo*, consequente à carência global, predominantemente energética, e o *kwashiorkor*, devido à carência predominantemente proteica, são aspectos clínicos da desnutrição grave na criança (Tabela 16.5). Nessas condições, há predisposição a infecções, que podem ser letais, já que agravam o estado catabólico, acentuam o consumo proteico e podem transformar o quadro de marasmo em *kwashiorkor* ou em síndrome intermediária do tipo *kwashiorkor-marasmático*.

As infecções e infestações parasitárias intercorrentes correlacionam-se a alterações do sistema imunológico, documentadas por atrofia do timo, depressão das funções dos linfócitos T e diminuição da síntese de imunoglobulinas e da atividade microbicida dos neutrófilos e macrófagos. As infecções reduzem a ingestão alimentar e aumentam as necessidades nutricionais e o catabolismo proteico, levando ao agravamento da desnutrição. A anemia da DPE depende da carência de vários nutrientes envolvidos na síntese do heme, da hemoglobina e das hemácias, e da existência de parasitas. Em geral, é hipocrômica-microcítica, mas pode ser macrocítica se houver deficiência concomitante de ácido fólico. Se a DPE ocorrer na infância, haverá atrofia cerebral, caracterizada por desmielinização e diminuição do número de neurônios. Consequentemente, o indivíduo apresentará baixo desempenho intelectual e social.

Se o paciente jovem receber alimentação balanceada e se as infecções forem controladas, é possível recuperar o estado nutricional, com correção dos distúrbios hematológicos, digestivos e imunológicos. No entanto, a recuperação é difícil quando o organismo é maduro. A possibilidade de recuperação do sistema nervoso central é duvidosa. Aparentemente, mesmo quando o organismo é jovem, há sequelas neurológicas.

DEFICIÊNCIA DE VITAMINAS

Vitaminas são compostos orgânicos indispensáveis para o crescimento e as funções celulares normais. Como as células não dispõem de sistemas enzimáticos para a síntese de vitaminas nas taxas necessárias, o organismo depende de alimentação balanceada para sua obtenção. O quadro clássico da deficiência de uma vitamina específica é raro atualmente, embora possa ocorrer em determinadas situações clínicas. A detecção de deficiências limiares é muito importante, pois, atuando com as doenças de base ou com outras deficiências nutricionais, compromete a eficiência das vias metabólicas que dependem de vitaminas.

Vitaminas lipossolúveis

As vitaminas A, D, E e K são constituídas por moléculas hidrofóbicas apolares, característica que dificulta sua absorção pelo trato intestinal. Quando misturadas a micelas gordurosas, tornam-se facilmente absorvidas, sendo transportadas no sangue pelos quilomícrons. As vitaminas A, D e K são armazenadas predominantemente no fígado, e a E no tecido adiposo. Embora as vitaminas lipossolúveis sejam estruturalmente próximas do ponto de vista bioquímico, elas têm funções diferentes: a vitamina A relaciona-se à visão e à diferenciação de tecidos, a D modula os níveis plasmáticos de cálcio e fósforo, a E atua como antioxidante e a K está envolvida no processo de coagulação (Tabela 16.6).

Nas populações com desnutrição proteico-energética, as vitaminas lipossolúveis deficientes com maior frequência são a A e a D. No contexto da desnutrição secundária, as doenças que comprometem a absorção de gorduras, como a colestase intra e extra-hepática, pancreatite crônica, enterites e colites crônicas, alcoolismo, deficiência congênita de lipoproteínas, podem provocar deficiência de vitaminas lipossolúveis.

Tabela 16.5 Desnutrição proteico-energética infantil: *kwashiorkor* × marasmo

Kwashiorkor ("derrame precoce")	Marasmo ("consumo global")
- Idade pré-escolar - Apatia, com atrofia cortical - Edema periférico (hipoproteinemia, déficit eletrolítico) - Dermatoses e dermatites (hipovitaminoses A e B, com infecção secundária) - Cabelos e unhas quebradiços - Hipoalbuminemia, anemia - Hepatomegalia por esteatose (ausência de proteínas de transporte da gordura hepática) - Diarreia e vômitos (atrofia gastrintestinal, com alteração da flora, digestão e absorção)	- Lactente - Irritabilidade inicial, prostração posterior - Sem edema, dermatoses e hepatomegalia - Ausência de gordura periférica - Atrofia muscular - Fácies senil

Em comum: déficit ponderoestatural, predisposição às infecções, retardo neuropsicomotor.

Tabela 16.6 Vitaminas hidrossolúveis: funções e síndromes de deficiência

Vitamina	Função	Deficiência
Vitamina A	Componente do pigmento visual Integridade do epitélio Resistência à infecção	Cegueira, xeroftalmia Metaplasia escamosa Vulnerabilidade a infecções
Vitamina D	Absorção de cálcio e fósforo no intestino Mineralização óssea	Raquitismo na infância Osteomalacia no adulto
Vitamina E	Antioxidante	Degeneração espinocerebelar
Vitamina K	Cofator do sistema de coagulação	Diátese hemorrágica

Vitamina A

Sob a denominação de vitamina A englobam-se substâncias que têm em comum a propriedade de permitir a normalidade da visão, da reprodução, da diferenciação dos epitélios e da secreção de muco. O retinol é o mais importante dessas substâncias. O termo retinoide é genérico e engloba tanto as substâncias naturais com funções de vitamina A como as substâncias sintéticas análogas ao retinol, com ou sem atividade biológica. Esse termo não inclui os carotenoides.

Diferentes retinoides podem apresentar algumas das atividades da vitamina A que são mostradas pelo retinol, mas não necessariamente todas. Por exemplo, o ácido retinoico favorece o crescimento dos tecidos e a diferenciação epitelial, porém não substitui o retinol como precursor do pigmento necessário à visão. Assim, animais que recebem ácido retinoico na alimentação como única fonte de vitamina A são cegos e estéreis, apesar de genericamente sadios.

Nos vegetais, a vitamina A exibe, sob a forma de carotenoides, pigmentos vermelhos ou amarelos presentes em quantidades relevantes na cenoura, na manga, na abóbora, no espinafre e em outros alimentos. O mais importante é o betacaroteno, constituído por duas moléculas de retinol. O betacaroteno é clivado na mucosa intestinal, liberando duas moléculas de retinaldeído que são reduzidas a retinol. Nos alimentos de origem animal, a vitamina A é armazenada como retinil-éster (RES) de cadeia longa, abundante em ovos, na manteiga, no leite, no fígado (de peixe) etc. Os RES são hidrolisados na luz intestinal, liberando retinol e ácido retinoico. Assim, independentemente de a fonte ser vegetal ou animal, a vitamina A é fornecida ao organismo sob a forma de retinol e ácido retinoico a partir da luz intestinal.

O retinol absorvido pelo enterócito é reesterificado para RES. Liga-se ao quilomícron e cai na circulação, sendo dela retirado pelo fígado. Mais de 90% das reservas orgânicas de vitamina A são armazenadas no fígado, sob a forma de RES. Quando a ingestão da vitamina A é inadequada, o RES é hidrolisado. A mobilização do retinol do fígado depende da proteína transportadora do retinol (transretinol ou RBP = *retinol binding protein*). Os níveis plasmáticos de RBP estão baixos em pacientes com hepatopatias (pois a RBP é sintetizada no fígado) e elevados na doença renal crônica (pois a RBP é catabolizada nos rins).

As células estimuladas pela vitamina A apresentam receptores de membrana específicos para a RBP. A vitamina A é liberada da RBP, atravessa a membrana celular e se acopla a proteínas específicas do citoplasma (CRBP = *cellular retinoid-binding protein;* CRABP = *cellular retinoic acid binding protein*). Os níveis de CRBP são altos em órgãos como o fígado, os rins e o testículo e diferem dos níveis de CRABP, o que sugere que existem efeitos específicos dos diferentes retinoides nos diversos órgãos. As proteínas citoplasmáticas transportam os retinoides até acoplá-los a determinadas proteínas nucleares. Nesse sentido, o mecanismo básico de ação dos retinoides é similar ao dos hormônios esteroides.

Deficiência de vitamina A

Em animais de experimentação, a deficiência de vitamina A resulta em infertilidade, malformações, alterações imunológicas e hormonais, além de facilitar o desenvolvimento de neoplasias induzidas quimicamente. Nos seres humanos, a deficiência dessa vitamina compromete a acuidade visual em condições de luz baixa. Em crianças, está associada a retardo do crescimento e anemia, por causar comprometimento da proliferação e diferenciação celular. Além disso, a deficiência de vitamina A altera a diferenciação de células epiteliais especializadas, como as células mucossecretoras, que são substituídas por células pavimentosas, ceratinizadas. A metaplasia pavimentosa tem efeitos adversos, como a obstrução de pequenos ductos pancreáticos, prejudicando a digestão. Nas vias aéreas superiores, a metaplasia leva à perda de cílios e da secreção de muco, diminuindo a resistência a infecções (Figura 16.3).

Os olhos constituem o principal alvo da deficiência de vitamina A, um componente do pigmento visual existente nos bastonetes. A síntese de rodopsina depende da oxidação do retinol sérico para transretinol e isomerização para 11-cis-retinal, que interage com a opsina, uma proteína citoplasmática, para formar a rodopsina. Quando um fóton de luz atinge a retina, acomodada à penumbra, a rodopsina divide-se em opsina e transretinal. Nesse processo,

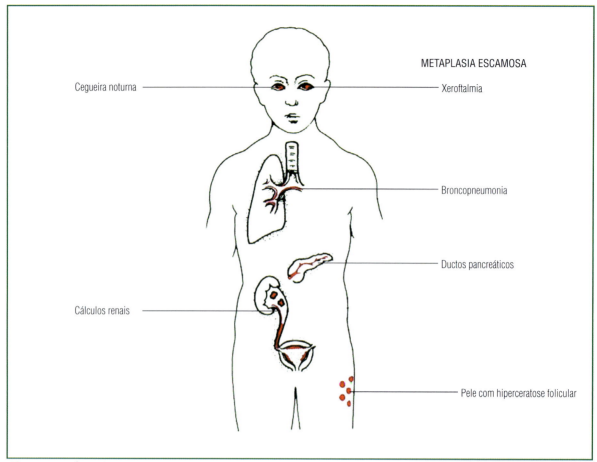

Figura 16.3 Complicações da deficiência de vitamina A.

é gerado um impulso nervoso que é transmitido ao cérebro. Parte do transretinal é eliminada da célula; daí a necessidade constante de retinol para manter a acuidade visual. Além da perda da acuidade visual, ocorre xeroftalmia (xeros = seco), isto é, secura e enrugamento da conjuntiva, consequente à metaplasia das células mucossecretoras. O acúmulo de células corneificadas descamadas leva à formação de opacificações denominadas manchas de Bitot, observáveis macroscopicamente. A córnea torna-se seca e rugosa, com diminuição da transmissão da luz. Isso predispõe à ulceração e à liquefação (queratomalacia), com instalação de cegueira.

Estudos no Nordeste brasileiro demonstraram que 60% das crianças com menos de 5 anos apresentam níveis plasmáticos baixos de vitamina A, metade delas com níveis considerados de carência franca. Esses estudos apontaram que o maior risco de carência de vitamina A ocorre nas formas mais graves de desnutrição, enfatizando que as carências nutricionais raramente acontecem de maneira isolada. Deficiência subclínica de vitamina A e xeroftalmia estão associadas a diarreia, infestações parasitárias e outras infecções, fato provavelmente relacionado à diminuição do efeito trófico dos retinoides e carotenoides sobre a resposta imunológica celular e humoral. Ratos com deficiência de vitamina A apresentam atrofia dos órgãos linfoides, linfopenia, diminuição dos níveis de imunoglobulinas após exposição a antígenos e diminuição da proliferação de linfócitos após estímulo com concanavalina A ou fito-hemaglutinina.

Atividades antioxidantes dos carotenoides

Várias evidências indicam que os carotenoides têm outra importância como nutrientes, além de atuar como precursores da vitamina A. Por exemplo, a atividade dos macrófagos depende de seus receptores de membrana. O acúmulo de radicais livres durante a resposta inflamatória diminui os receptores dos macrófagos. O betacaroteno e a cantaxantina, um carotenoide com atividade de vitamina A, atuam como antioxidantes, inibindo a perda de receptores da membrana dos macrófagos. Essa atividade do betacaroteno depende de sua habilidade de se ligar a radicais peróxidos livres. Assim, o betacaroteno e outros carotenoides, que não apresentam necessariamente atividade de vitamina A, podem proteger os macrófagos, favorecendo a resposta proliferativa dos linfócitos T e B, a citotoxicidade dos linfócitos T, e facilitar a produção de interleucinas. Os níveis de betacaroteno necessários para essas atividades pró-inflamatórias são muito maiores do que os requeridos para sua ação como precursor da vitamina A.

As atividades antioxidante e estimuladora da diferenciação dos epitélios desempenhadas pelos carotenoides e retinoides sugerem que essas substâncias podem atuar como agentes antineoplásicos e quimioprotetores contra cancerígenos químicos. Isso tem sido observado em modelos experimentais de câncer e já existem evidências em seres humanos.

Embora os retinoides sejam substâncias essenciais e benéficas, não se pode esquecer que, quando fornecidos em níveis altos, podem ser tóxicos para seres humanos.

Vitamina D

A principal função da vitamina D é manter os níveis séricos de cálcio e fósforo e permitir a mineralização adequada dos ossos. A vitamina D é um hormônio esteroide fornecido por duas fontes – alimentar e endógena. As provitaminas de ambas as fontes, o ergosterol e o 7-di-idrocolesterol produzem as formas utilizáveis pelo organismo após fotólise pela luz ultravioleta. Dependendo da quantidade de melanina da pele e do grau de insolação, cerca de 80% das necessidades orgânicas de vitamina D são supridas por via endógena. Do ponto de vista metabólico e de ação vitamínica, o ergocalciferol é similar ao colecalciferol, sendo denominados em conjunto como vitamina D.

Após absorção com as gorduras, a vitamina D é ativada em duas etapas de hidroxilação. No fígado, transforma-se em 25-OH-vitamina D, por ação da enzima 25-hidroxilase, e, no túbulo renal, forma a 1,25-2(OH)-vitamina D ou calcitriol, por ação da enzima mitocondrial 1-alfa-hidroxilase. O calcitriol é a forma ativa da vitamina D.

A vitamina D estimula a absorção intestinal ativa de cálcio e fósforo. Hipoteticamente, os efeitos do calcitriol iniciam-se após acoplamento do hormônio a receptores proteicos intranucleares. Esse acoplamento resulta na síntese de proteínas transportadoras de cálcio, que fazem o transporte ativo desse mineral no intestino e em outros tecidos, como nos ossos, no fígado, na pele, no cérebro, nas ilhotas de Langerhans e nas glândulas exócrinas, indicando a existência de receptores nucleares para calcitriol em inúmeros tecidos. Eles aparecem em linfócitos B e T normais, após estimulação, e em linfócitos neoplásicos. Receptores para calcitriol ocorrem nos macrófagos, independentemente do estado de ativação. Como os macrófagos apresentam atividade para a enzima 1-alfa-hidroxilase, sugeriu-se que essas células podem produzir calcitriol, que teria ação autócrina sobre a função macrofágica. O calcitriol aparentemente atua sobre a proliferação e diferenciação celular, inibindo células neoplásicas do melanoma, da mama, do osso e de leucemias. Além disso, induz a diferenciação de células leucêmicas para células com fenótipo monocítico/macrofágico normal, sendo este processo associado à diminuição da expressão do oncogene *c-myc* nessas células.

Não existe uma hipótese unificadora da ação do calcitriol sobre tal diversidade de células, mas é bastante sugestivo que ele atue sobre os níveis de cálcio intracelular, que tem papel fundamental na regulação do crescimento e proliferação celular, sendo um dos mensageiros intermoleculares mais ativos da célula.

A ação mais evidente e importante da vitamina D é no metabolismo ósseo, onde desempenha ações opostas, dependendo dos níveis séricos de cálcio. Quando os níveis de cálcio são normais, a vitamina D facilita a mineralização da cartilagem epifisária e da matriz osteoide. Quando existe hipocalcemia, o calcitriol colabora com o hormônio da paratireoide (PTH) na reabsorção do cálcio e fósforo do osso para restaurar os níveis séricos de cálcio. Daí ocorrem as osteopatias desmineralizantes características da deficiência de vitamina D: o raquitismo na criança e no recém-nascido, e a osteomalacia no adulto.

Raquitismo e osteomalacia

Nos países desenvolvidos, as osteopatias relacionadas à vitamina D ocorrem mais frequentemente em decorrência de alterações da absorção e do metabolismo da vitamina D em consequência de doenças digestivas, genéticas e/ou uso de dietas anômalas, como a vegetariana. Entre as causas genéticas de raquitismo, incluem-se os erros inatos do metabolismo, como a inexistência de enzimas para síntese da vitamina D. Por exemplo, no raquitismo tipo I dependente de vitamina D, não há a enzima 1-alfa-hidroxilase. As hepatopatias, nefropatias e algumas drogas, como o fenobarbital, favorecem manifestações de deficiência de vitamina D, pois interferem no seu metabolismo ou no metabolismo do cálcio.

Nos países subdesenvolvidos, a pele mais escura, a exposição inadequada à luz e a desnutrição global são as causas mais comuns de hipovitaminose D. Os recém-nascidos estão predispostos a distúrbios do metabolismo da vitamina D se suas mães forem deficientes dessa vitamina. Dependendo da gravidade da hipovitaminose materna, além do raquitismo, as crianças podem desenvolver hipocalciúria e tetania neonatal. A tetania hipocalcêmica é desencadeada pela diminuição das concentrações de cálcio no fluido extracelular, o que provoca excitação contínua dos músculos, instalando quadro convulsivo.

Os prematuros desenvolvem raquitismo facilmente, tanto por imaturidade enzimática do fígado para a hidroxilação e síntese de 25-OH-vitamina D como pela menor disponibilidade de fosfatos e cálcio para mineralizar os ossos que estão em crescimento rápido. Crianças com aleitamento materno prolongado também correm risco de desenvolver raquitismo, porque o leite materno contém baixas concentrações de vitamina D.

Na deficiência de vitamina D, há diminuição dos níveis séricos de cálcio e fósforo. Em resposta, há aumento dos níveis séricos do paratormônio (PTH), associado à hiperplasia da paratireoide. O PTH inibe a reabsorção de fósforo no túbulo renal, na tentativa de manter constante a relação fósforo/cálcio sérica. Há perda excessiva de fósforo na urina no início do quadro. Os níveis elevados de PTH promovem reabsorção osteoclástica do osso, com liberação de cálcio e fósforo para o sangue. Em resposta, há excesso de atividade osteoblástica, com formação de osteoide, mas sem mineralização, por causa dos baixos níveis séricos de cálcio e fósforo. Traduzindo o aumento da atividade osteoblástica, os níveis séricos de fosfatase alcalina tornam-se elevados.

É provável que a matriz osteoide normalmente se mineralize pela supersaturação de cálcio e fósforo do fluido intersticial, havendo absorção seletiva desses minerais pelas proteínas não colágenas, osteocalcina e osteonectina, da matriz intersticial. A vitamina D provavelmente aumenta a síntese dessas proteínas na matriz osteoide. Assim, as características morfológicas do raquitismo e da osteomalacia dependem de mineralização óssea inadequada e do excesso de matriz osteoide. Na cartilagem epifisária, essas alterações correspondem à calcificação inadequada com desarranjo do crescimento ósseo endocondral. Em consequência, há excesso de cartilagem pela dificuldade de as células condroides amadurecerem e de desintegrarem.

O diagnóstico bioquímico de raquitismo é relativamente fácil na criança. Algumas formas raras cursam com níveis normais ou subnormais de vitamina D. Por exemplo, no raquitismo tipo II dependente de vitamina D, os receptores celulares para essa vitamina estão ausentes ou alterados; no raquitismo hipofosfatêmico, há expoliação urinária de fosfatos, independentemente dos níveis de vitamina D.

Na osteomalacia, o quadro é mais sutil, não havendo deformidade esquelética. Caracteriza-se por perda de massa óssea que deve ser diferenciada de outras osteopenias, como a osteoporose, a osteíte fibrosa e a osteíte deformante. Nessas condições, não há defeito da mineralização nem excesso de osteoide, características da osteomalacia. Ao exame radiológico, os ossos apresentam aumento da transparência e diminuição da espessura cortical, facilitando a ocorrência de fraturas, que podem ser eventos graves e fatais em pacientes idosos.

Vitamina E e selênio

O alfatocoferol é o mais ativo e o mais abundante dos tocoferóis na natureza. Os tocoferóis são substâncias com atividade de vitamina E. O alfatocoferol é tão abundante nos alimentos que a alimentação normal e variada proporciona quantidades suficientes de vitamina E. O tocoferol é transportado no plasma por lipoproteínas e armazenado nas membranas celulares de quase todos os tecidos do organismo, principalmente na gordura periférica e nos músculos. A vitamina E apresenta duas funções metabólicas inter-relacionadas: a) é o mais potente antioxidante natural lipossolúvel e b) interage sinergicamente com o selênio, compondo com ele um sistema de defesa contra a peroxidação lipídica. O alfatocoferol protege as membranas celulares contra oxidação porque ele é utilizado como substrato para os agentes oxidantes. O tocoferol oxidado é conjugado com o ácido glicurônico e excretado pela bile, havendo, portanto, necessidade de reposição constante de vitamina E.

A suscetibilidade das membranas celulares à peroxidação lipídica depende de seu grau de insaturação. Assim, membranas com grande quantidade de ácidos graxos insaturados são mais facilmente lipoperoxidadas, como é o caso da membrana dos eritrócitos e das membranas das organelas subcelulares, como a mitocôndria e a fração microssômica. Aves, macacos, peixes e seres humanos desnutridos ou recém-nascidos prematuros podem desenvolver anemia hemolítica, relacionada à maior fragilidade dos eritrócitos decorrente da deficiência de vitamina E.

Experimentalmente, o selênio da alimentação evita a hemólise em ratos com deficiência de vitamina E. Assim, o tocoferol e o selênio reduzem mutuamente suas necessidades nutricionais e atuam em conjunto contra a agressão hiperoxidativa. Enquanto a vitamina E está localizada na membrana plasmática, o selênio atua na fase aquosa do citosol, como integrante da enzima *glutation-peroxidase*, que usa o *glutation* reduzido (GSH) para destruir peróxidos de hidrogênio (H_2O_2) que iniciam a degradação dos fosfolípides da membrana plasmática.

Nos seres humanos, o quadro clínico de deficiência de vitamina E é raro. Expressa-se com alterações neurológicas, provavelmente decorrente da grande quantidade de membranas de mielina, que são lipídicas, no sistema nervoso. As manifestações clínicas incluem abolição dos reflexos tendinosos, ataxia, disartria e fraqueza muscular. Pode ocorrer dificuldade visual e dos movimentos oculares, progredindo até oftalmoplegia. As lesões morfológicas dependem da duração e gravidade da deficiência de vitamina E. Caracteristicamente, observam-se degeneração de axônios com acúmulo local de lipofuscina e perda completa de neurônios ganglionares ou dos núcleos centrais, interpretada como consequente à axonopatia. Ocasionalmente, há doença muscular periférica, secundária à desnervação, com atrofia de fibras musculares e acúmulo citoplasmático de lipofuscina.

A deficiência de selênio é bem conhecida em ruminantes e suínos, onde induz miopatia progressiva. Os seres humanos desenvolvem cardiomiopatia congestiva (doença de Keshan, na China) associada à falta de selênio no solo, na água e nos alimentos. É possível que uma cardiomiopatia similar ocorra em pacientes ocidentais submetidos à nutrição parenteral. Contudo, nesses casos, o mais comum é o desenvolvimento de miopatia esquelética, que responde à administração de selênio. Essas alterações clínicas aparentemente não se relacionam com a função específica do selênio, que é fazer parte da enzima *glutation-peroxidase* e, portanto, dos mecanismos de ação antioxidante.

Vitamina K

Vitamina anti-hemorrágica necessária à síntese da protrombina (fator II) e de outros fatores da coagulação. A alteração da coagulação é o principal sinal da deficiência de vitamina K.

As duas formas naturais da vitamina K são a filoquinona (K1), que ocorre em plantas verdes (couve, couve-flor, espinafre) e óleos vegetais, e a menaquinona (K2), produzida pela flora bacteriana intestinal em animais. Assim, as fontes humanas são exógenas e endógenas. O indivíduo adulto normal possui poucas reservas de vitamina K no fígado, mas a síntese endógena contínua é suficiente para enfrentar um balanço negativo durante semanas.

A vitamina K atua como cofator de uma carboxilase microssômica hepática envolvida na síntese de alguns fatores da coagulação. A carboxilase converte as porções de ácido glutâmico (GLU), existentes em determinado fator de coagulação, em ácido carboxiglutâmico, que passam a ser denominadas porções glutamatos (GLA). As porções GLA são importantes porque favorecem a interação das proteínas que as contêm com o cálcio e os fosfolípides da superfície das plaquetas, onde se dará a formação de trombina. Na reação de carboxilação dos resíduos GLU, a vitamina K é reciclada por ação da enzima epóxido-redutase e assim seus requerimentos diários não são elevados.

Os fatores de coagulação que dependem da vitamina K para sua carboxilação e síntese no fígado são: fatores II (protrombina), VII, IX e X. Além desses, há pelo menos outras três proteínas plasmáticas anticoagulantes dependentes da vitamina K. No entanto, a deficiência de vitamina K é caracterizada essencialmente por hipoprotrombinemia e diátese hemorrágica. A sintomatologia dependente dessas outras proteínas anticoagulantes é secundária porque elas necessitam da presença da protrombina para serem ativadas.

Deficiência de vitamina K

Na hipovitaminose K, há tendência a sangramentos como equimoses, hematúria e suscetibilidade ao desenvolvimento de hematomas. Recém-nascidos são particularmente suscetíveis porque a placenta não permite a passagem da vitamina K da mãe para o feto e pelo fato de a flora bacteriana, por não estar desenvolvida, não produzir vitamina K em quantidades suficientes. A complicação mais grave no recém-nascido, principalmente nos prematuros, é a hemorragia intracraniana. A hipovitaminose K nos adultos pode resultar de qualquer condição clínica que prejudique a absorção de gorduras. Alguns antibióticos de largo espectro que interferem na flora bacteriana intestinal que sintetiza vitamina K também podem levar a sua deficiência. Além disso, drogas que inibem a epóxido-redutase, como os cumarínicos, inibem a reciclagem da vitamina K, levando a sua espoliação e consequente instalação de diátese hemorrágica.

O diagnóstico laboratorial de deficiência de vitamina K é feito por um dos testes que avaliam o tempo de formação de protrombina, que deve estar aumentando na deficiência de vitamina K por déficit de síntese de protrombina.

Vitaminas hidrossolúveis

Essa categoria compreende vitaminas de estrutura química bastante diversas, que apresentam em comum a propriedade de serem polares e, portanto, hidrossolúveis. As vitaminas desse grupo são fornecidas por legumes, cereais e folhas verdes, além da carne e do leite. A vitamina B_{12} constitui exceção, pois é sintetizada essencialmente por microrganismos.

As vitaminas hidrossolúveis são as do complexo B e a vitamina C (Tabela 16.7). A maioria das vitaminas do grupo B funciona como componente de coenzimas em reações metabólicas distribuídas por todo o organismo. Desconhece-se por que o comprometimento clínico observado na deficiência de cada uma das vitaminas do complexo B é específico para alguns tecidos. Era de se esperar comprometimento sistêmico, pois a distribuição das coenzimas constituídas por essas vitaminas no organismo é muito ampla. Contudo, o ácido fólico e a vitamina B_{12} atuam em vias metabólicas próximas, relacionadas à transferência de compostos com um carbono, como os radicais metil e formil. Algumas das vitaminas do complexo B, como a tiamina, a vitamina B_{12}, a niacina e a piridoxina, estão envolvidas em atividades muito específicas, como a transmissão neural. A vitamina C apresenta atividades variadas, que incluem desde efeito antioxidante até a participação em reações de hidroxilação, sendo a mais conhecida a hidroxilação da prolina, essencial para a síntese do colágeno.

Todas as vitaminas hidrossolúveis estão amplamente disponíveis na alimentação e são absorvidas facilmente no intestino delgado. Assim, sua deficiência não constitui problema endêmico, podendo ocorrer como casos esporádicos. Por serem hidrossolúveis, são eliminadas facilmente na urina e raramente atingem concentrações tóxicas nos tecidos. Pela mesma razão, suas reservas devem ser abastecidas regularmente.

Tabela 16.7 Vitaminas lipossolúveis: funções e síndromes de deficiência

Vitamina	Função	Deficiência
Vitamina B$_1$ (tiamina)	Coenzima em reações de descarboxilação	Beribéri Síndrome de Wernick
Vitamina B$_2$ (riboflavina)	Coenzima em metabolismo intermediário	Estomatite, glossite, queilose, dermatite
Vitamina B$_3$ (niacina)	Coenzimas em reações de oxirredução	Pelagra: diarreia, dermatite, demência
Vitamina B$_6$ (piridoxina)	Coenzima em metabolismo intermediário	Glossite, queilose, dermatite, neuropatia periférica
Vitamina B$_{12}$ (cobalamina)	Metabolismo do folato, síntese de DNA, mielinização do trato espinal	Anemia perniciosa, degeneração do trato espinal
Vitamina C	Antioxidante Hidroxilação de colágeno	Escorbuto
Ácido fólico	Transferência de grupos metil para síntese de DNA	Anemia megaloblástica, defeitos do tubo neural

Vitaminas do grupo B

Tiamina (B$_1$)

A tiamina (vitamina B$_1$) é absorvida por difusão passiva, quando sua concentração nos alimentos é alta, e por transporte ativo, quando as concentrações são baixas. Após absorção, a tiamina sofre fosforilação no fígado e no encéfalo, transformando-se em difosfato de tiamina, que possui três atuações principais: 1) como coenzima na descarboxilação oxidativa de piruvatos para a síntese de ATP, sendo importante para a oxidação de carboidratos e a produção de energia; 2) como coenzima nas reações de transcetolase no *shunt* pentose-fosfato, participando da produção de NADPH, que é coenzima importante para a produção de ácidos graxos, hormônios esteroides e para a atividade detoxificadora do *glutation*; 3) na manutenção das membranas neurais e na condução dos estímulos nervosos, principalmente no nível periférico.

Deficiência de tiamina (beribéri)

Embora a tiamina esteja presente em quase todos os alimentos, alguns compostos da alimentação, como certos tipos de peixe cru, chá e café, atuam como fatores antitiamínicos, às vezes induzindo quadros de deficiência dessa vitamina. As quantidades de tiamina estão reduzidas no arroz polido, na farinha de trigo e no açúcar refinado. O hábito de enriquecer o trigo, o pão e as massas com vitamina B$_1$ aumentou a disponibilidade dessa vitamina, evitando instalação de quadros de beribéri.

Nos países subdesenvolvidos, o beribéri ocorre em áreas onde o principal componente da alimentação é o arroz polido. No mundo desenvolvido, dá-se em populações que ingerem dietas não fortificadas e está associado principalmente ao alcoolismo crônico. Ocorre também como complicação em indivíduos com infecções crônicas, doença renal crônica em diálise e/ou nutrição parenteral, que apresentam redução da ingestão alimentar e são predispostos a diarreia e vômitos.

Quando a deficiência de tiamina encontra-se em fase inicial ou é limiar, o quadro clínico é inespecífico, caracterizado por anorexia, fraqueza e perda de peso, associados ou não a alterações psíquicas, como diminuição da capacidade intelectual e depressão. A partir daí evolui para quadros característicos – o beribéri seco, o beribéri úmido e a síndrome de Wernicke-Korsakoff –, em geral nesta ordem, às vezes aparecendo como só um desses quadros.

O beribéri seco caracteriza-se por polineuropatia simétrica, começando com pés e pernas adormecidos, fraqueza muscular e hiporreflexia. As alterações comprometem progressivamente braços e tronco. No início, a alteração é degeneração mielínica, mas com o tempo há interrupção axonal. Pode haver comprometimento de neurônios dos cornos anterior e posterior da medula espinal.

O beribéri úmido é associado à vasodilatação periférica, com abertura de anastomoses arteriovenosas levando à circulação rápida e insuficiência cardíaca de alto débito. Com a insuficiência cardíaca, ocorre retenção de sódio e água, instalando edema periférico; por isso, a designação como beribéri úmido. Quando a deficiência é aguda, pode ocorrer insuficiência cardíaca fulminante, chamada *shoshin* beribéri. O coração apresenta-se normal ou globalmente dilatado, pálido e mole. São frequentes as tromboses murais nos átrios. Há edema intersticial associado a edema intracelular, esteatose e, às vezes, necrose de fibras musculares. As lesões compõem quadro morfológico muito semelhante ao da cardiopatia alcoólica, com a qual, às vezes, a cardiopatia do beribéri está associada.

A encefalopatia de Wernicke (EW) e a psicose de Korsakoff (PK) são estágios sucessivos ou simultâneos de uma mesma doença do sistema nervoso central, com o mesmo substrato morfológico. A EW caracteriza-se por oftalmoplegia, nistagmo, ataxia, confusão mental (apatia, desorientação, desânimo). Essas alterações regridem com o tratamento com tiamina e deixam manifesta a PK, que se caracteriza por amnésia retrógrada, inabilidade para obter novos conhecimentos e confabulação. Somente 20% dos indivíduos com PK recuperam-se com tiamina, sugerindo que a disfunção cerebral deve estar mais relacionada à toxicidade pelo álcool do que à deficiência de tiamina. Morfologicamente, observam-se congestão e hemorragia punctiforme na região paraventricular do tálamo e do hipotálamo, nos corpos mamilares e no assoalho do quarto ventrículo. Essas lesões associam-se à hipertrofia e hiperplasia de pequenos vasos, às vezes com hemorragia ao seu redor. Os axônios apresentam-se degenerados ou necróticos, com gliose reacional.

Riboflavina

É um pigmento fluorescente sintetizado por plantas e alguns microrganismos, mas não por animais superiores. É encontrada nas carnes, laticínios e vegetais sob a forma de riboflavina livre ou de fosfato de riboflavina. Sua absorção ocorre por transporte ativo no intestino delgado (jejuno). A riboflavina circula no sangue ligada a proteínas, possivelmente IgG. Existem casos raros de deficiência de riboflavina relacionada a acoplamento anormal com proteínas de transporte.

A riboflavina, nas suas formas ativas, como o mononucleotídeo de flavina (FMN) e a flavina-adenina-dinucleotídeo (FAD), atua como grupo prostético das flavoproteínas. Estas são enzimas que desempenham papel crítico em reações de oxidorredução, como a deaminação de aminoácidos, o transporte de equivalentes redutores do citosol para mitocôndrias, o ciclo do ácido cítrico etc. Muitos fatores influenciam a transformação da riboflavina em FMN e FAD, principalmente hormônios e drogas. Os hormônios da tireoide e os esteroides aumentam, e drogas como fenotiazinas (clorpromazina) e antidepressivos tricíclicos (imipramina e amitriptilina) diminuem a síntese dessas coenzimas.

Deficiência de riboflavina (arriboflavinose)

A arriboflavinose ainda ocorre como deficiência primária nos países subdesenvolvidos e nos bolsões de miséria. Nos grupos sociais desenvolvidos, a deficiência de riboflavina é encontrada nos alcoólatras, pacientes oncológicos ou com infecções crônicas. Deficiências leves e transitórias acontecem quando as demandas aumentam, como na gestação, lactação e adolescência.

As lesões provocadas pela arriboflavinose não são específicas. A queilite ou queilose é o sinal mais precoce e característico, consequente à inflamação e à hiperceratose no ângulo da boca. Sucedem-se fissuras que podem se infectar. Em casos avançados, a mucosa oral e os lábios podem ser comprometidos pela inflamação. A língua torna-se atrófica, "cianótica" e brilhante (glossite). A lesão ocular caracteriza-se por ceratite (a córnea é invadida por capilares, seguidos por inflamação) que leva à opacificação e ulceração.

Em geral, o processo é bilateral e acompanhado de conjuntivite. A dermatite é descamativa, oleosa, podendo ocorrer no sulco nasolabial e se estender para a região zigomática periauricular como "asa de borboleta". Pode ocorrer também na vulva e no escroto. Apesar de hiperceratótica, a epiderme é atrófica. A distribuição das lesões é sugestiva do diagnóstico, mas seu aspecto morfológico é inespecífico.

A pele e os olhos são os principais órgãos-alvo da deficiência de riboflavina. Não se sabe por que as manifestações da carência dessa vitamina ocorrem em locais tão específicos, uma vez que a enzima atua em reações metabólicas sistêmicas. Outras manifestações clínicas que os pacientes com arriboflavinose apresentam, tal como anemia, provavelmente são dependentes da desnutrição proteico-energética concomitante.

Niacina (ácido nicotínico, nicotinamida)

Niacina é o termo genérico para o ácido nicotínico e seu derivado ativo, a nicotinamida, as fontes dessa vitamina na alimentação. A niacina está amplamente presente nos alimentos vegetais e seus óleos, mas é pouco frequente nas carnes. Em alguns cereais, está acoplada a outros componentes e não é absorvível. É o que ocorre no milho, por isso a pelagra é frequente em populações nativas que subsistem desse alimento.

A síntese de niacina pode ser endógena a partir do triptofano, de modo que normalmente dois terços da nicotinamida é provida por esse aminoácido essencial. Assim, para ocorrer deficiência de niacina, a alimentação deve ser pobre em triptofano. Portanto, a pelagra não é somente uma condição de deficiência vitamínica, mas um distúrbio nutricional que depende do conteúdo específico de aminoácidos da alimentação e de vitamina B_6.

No enterócito, o ácido nicotínico é transformado em nicotinamida-adenina-dinucleotídeo (NAD) e seu derivado fosforilado, em nicotinamida-adenina-dinucleotídeo-fosfato (NAP). Essas duas coenzimas participam do metabolismo intermediário de todas as células, em reações de oxidorredução.

Deficiência de niacina: pelagra

Além dos possíveis fatores já referidos que influenciam o desenvolvimento da pelagra, como o milho, o triptofano e a vitamina B_6, a deficiência de niacina ocorre em alcoólatras crônicos, com a deficiência de outras vitaminas, e em indivíduos com doenças consumptivas, como tuberculose, câncer e cirrose hepática.

Duas doenças incomuns que afetam o metabolismo do triptofano, como a doença de Hartnup e a síndrome do carcinoide, podem ser complicadas por pelagra. Na síndrome do carcinoide, a maior parte do triptofano da alimentação é captada pela neoplasia para a síntese de serotonina (normalmente menos de 1% é captado para esse fim; o carcinoide capta até 60%). Na doença de Hartnup, vários aminoácidos não são absorvidos, inclusive o triptofano da alimentação, devido a defeito genético do sistema de transporte da membrana dos enterócitos. Além disso, a administração prolongada de drogas como a isoniazida e a 6-mercaptopurina pode bloquear a absorção de niacina.

A pelagra, que significa pele áspera, é a síndrome clínica da deficiência de niacina, que se caracteriza pelos três D: *d*ermatite, *d*iarreia e *d*emência. Os pacientes apresentam fraqueza e cansaço, dor abdominal, disfagia, proctite e vaginite. A dermatite é simétrica e sistêmica, mas predomina nas áreas expostas ao sol e com atrito crônico, onde é hiperceratótica e descamativa. Com o tempo, instalam-se fibrose dérmica e alteração da pigmentação da região comprometida – é a dermatite variegata, que se caracteriza por áreas acastanhadas, descamativas, com áreas despigmentadas, brilhantes e atróficas. Ocorrem também lesões nas mucosas, particularmente nas cavidades oral e vaginal. A língua torna-se vermelha e carnosa, por congestão e edema. Em experiências com animais, lesões inflamatórias e fibrosantes na submucosa do tubo digestivo levaram à atrofia da mucosa, podendo ocorrer ulcerações. No homem, lesões ulceradas são frequentes no esôfago, estômago e cólon. A diarreia característica da pelagra é atribuída a essas lesões. A demência deve-se à degeneração neuronal, acompanhada de degeneração de tratos da medula. As lesões medulares são similares às neuropatias de outras deficiências vitamínicas, levantando a possibilidade de que outras deficiências de vitaminas do complexo B, como a vitamina B_{12}, devem estar associadas.

Piridoxina (vitamina B_6)

Sob essa denominação agrupam-se três compostos com atividade de vitamina B_6: a piridoxina, o piridoxal e a piridoxamina. Eles são absorvidos no intestino, sofrem fosforilação no citoplasma do enterócito e são transformados em fosfatos. Essas coenzimas estão envolvidas nas reações de transaminação, carboxilação e desaminação, e no metabolismo de lipídios e de proteínas. Além disso, o fosfato de piridoxal estabiliza a ação da fosforilase, que é responsável pela quebra do glicogênio. A fosforilase muscular pode conter de 70 a 80% do conteúdo de vitamina B_6 do organismo. Os fosfatos de vitamina B_6 são particularmente importantes no metabolismo do triptofano, na transmetilação da metionina e na síntese do ácido aminolevulínico, que é precursor do heme. O piridoxol-fosfato está envolvido na formação da descarboxilase do ácido d-amino-butírico (GABA), que é inibidor da neurotransmissão. Isso explica a instalação de convulsões em bebês alimentados com leite em pó mal preparado, devido à inativação da piridoxina pelo processamento industrial.

São raras as síndromes de deficiência de vitamina B_6, já que essa vitamina é abundante na alimentação cotidiana. Além disso, não há manifestação clínica desse tipo de deficiência que possa ser considerada patognomônica. Em bebês e crianças, podem ocorrer diarreia, anemia e crises convulsivas. A deficiência secundária de vitamina B_6 pode ser precipitada pela gestação, lactação, hipertireoidismo e dietas hiperproteicas. No alcoolismo, o fosfato de piridoxal das proteínas é deslocado pelo acetaldeído, metabólito do etanol, com aumento da degradação dessa coenzima. Contraceptivos orais bloqueiam a função da vitamina B_6 no metabolismo do triptofano. Drogas como a isoniazida e a penicilina combinam-se com a vitamina B_6, levando a sua inativação.

As complicações dermatológicas habituais em outras deficiências de vitaminas do complexo B também são observadas na deficiência de vitamina B_6. A distribuição das lesões é semelhante à da deficiência de riboflavina e de niacina.

Folatos

O precursor dos folatos é o ácido pteroil-monoglutâmico ou ácido fólico. O mais importante deles é o ácido tetra-hidrofólico, que serve como aceptor-doador de fragmentos moleculares com um carbono, como os radicais metil ou formil.

As células do organismo animal não sintetizam ácido fólico, diferentemente de bactérias e plantas. A maioria das dietas contém grande quantidade de folatos (do latim, *folium* = folha), sendo os vegetais verdes, como alface, espinafre, aspargo e brócolis, suas fontes mais ricas. O ácido fólico encontra-se na forma de folipoliglutamatos nos alimentos, que são sensíveis ao calor. Fervura e frituras podem destruir até 95% do conteúdo de folatos das verduras.

Na luz intestinal, os folipoliglutamatos são fragmentados enzimaticamente em folimonoglutamatos e absorvidos. Dentro do enterócito, os monoglutamatos são reduzidos a tetra-hidrofolatos (4HF), que constituem a forma ativa dos folatos e caem na circulação. Os 4HF obtêm os compostos monocarbônicos principalmente do metabolismo de aminoácidos como serina e histidina, convertendo-se em metil-tetra-hidrofolato (Me-4HF). As frações monocarbônicas são transferidas para a síntese de moléculas importantes como purinas, metionina e particularmente do monofosfato de dioxitimidina, necessário para a síntese de DNA e a formação de hemácias. O tetrahidrofolato é reconstituído após a transferência das frações monocarbônicas.

Deficiência de folatos

A deficiência de folatos leva à anemia megaloblástica. A deficiência por diminuição da ingestão em geral está associada à deficiência de outras vitaminas do grupo B. Ocorre particularmente nos bolsões de miséria, nos idosos e nos alcoólatras. Nessas circunstâncias, a anemia megaloblástica é associada à desnutrição e às manifestações de outras avitaminoses, como queilite, glossite e dermatite.

Síndromes de má-absorção relacionadas a doenças como *sprue* tropical e não tropical, linfomas e enterocolites, que cursam com comprometimento da absorção dos folatos, e necessidades aumentadas, como as que ocorrem na gravidez, na infância e nas anemias hemolíticas, podem tornar deficitária uma ingestão normal de folatos. Além disso, algumas drogas, como o metotrexate, a 6-mercaptopurina e a ciclofosfamida, usadas na quimioterapia antineoplásica, atuam como antagonistas do ácido fólico, porque inibem a folato-redutase. Todas as células em fase de proliferação são afetadas por essa inibição enzimática, ocorrendo lesões ulcerativas do trato gastrintestinal e anemia megaloblástica, que é idêntica à da deficiência de vitamina B_{12}, quanto à morfologia medular e periférica. Na deficiência de folatos, o ácido formilaminoglutâmico não é metabolizado, mas excretado na urina, sendo um indicador útil dessa deficiência nutricional.

Vitamina B_{12} (cobalamina)

A vitamina B_{12} é um composto de estrutura complexa, que possui um átomo de cobalto no centro. É sintetizada exclusivamente por bactérias, mas está presente nos tecidos animais sob a forma de metilcobalamina, adenosilcobalamina e hidroxicobalamina. Os seres humanos são totalmente dependentes de produtos animais para obter vitamina B_{12}. Uma alimentação balanceada contém grande quantidade dessa vitamina. As reservas são abundantes e podem durar anos, mesmo em casos de balanço negativo.

Após liberação da vitamina B_{12} dos alimentos pela digestão cloridropéptica do estômago, a cobalamina liga-se a proteínas transportadoras, como o fator intrínseco (FI), secretado pelas células parietais da mucosa gástrica e a proteína R (de origem salivar ou gástrica, *rapid binding protein*). A absorção da vitamina B_{12} é mediada por receptores celulares específicos para FI, existentes no íleo.

A vitamina B_{12} é transportada para o fígado, onde é armazenada, sendo a única vitamina hidrossolúvel com essa característica. Ela circula ligada à proteína plasmática, a transcobalamina II (TCII). Outras células do organismo também recebem vitamina B_{12}, particularmente as células da medula óssea e do epitélio gastrintestinal. Todas as células possuem receptores para o complexo TCII-cobalamina. A entrada do complexo na célula ocorre por endocitose, seguida de degradação lisossômica e liberação da cobalamina no citosol, sob a forma de hidroxicobalamina.

Nos animais superiores, duas reações bioquímicas requerem vitamina B_{12} como coenzima:
1. na síntese de metionina a partir da homocisteína, a cobalamina é cofator essencial da enzima metionina-sintetase. Simultaneamente, há reconstituição de tetra-hidrofolatos (4HF) a partir de metiltetra-hidrofolatos (4HF-Me), de modo que a reação mantém os níveis tanto de metionina como de tetra-hidrofolatos;
2. na mitocôndria, a vitamina B_{12} é coenzima para isomerização da metilmalonil-CoA à succinil-CoA, no ciclo de Krebs.

Deficiência de vitamina B_{12}

As causas mais frequentes de deficiência de vitamina B_{12} são a falta de aporte alimentar, como nas dietas vegetarianas extremas, as infestações parasitárias intestinais e as síndromes de má-absorção, decorrentes de gastrectomia, enterectomia, enterite crônica e linfomas.

A anemia perniciosa é a manifestação clínica padrão da deficiência de vitamina B_{12}. Ela resulta da destruição autoimune das células parietais da mucosa gástrica, produtoras do fator intrínseco, que é essencial para a absorção da vitamina B_{12} no íleo.

Na deficiência de vitamina B_{12}, ocorre interrupção da síntese do monofosfato de deoxitimidina, com bloqueio na síntese de DNA. Além disso, há produção excessiva de ácidos metilmalônico e propiônico, sendo o primeiro excretado pela urina. Esses ácidos levam à formação de ácidos graxos anômalos, que são incorporados aos lipídios das membranas neuronais e levam às complicações neurológicas da deficiência de vitamina B_{12}.

Morfologicamente, a anemia perniciosa está associada a alterações da medula óssea, do tubo digestivo e do sistema nervoso central. A medula óssea é hipercelular, com quantidade aumentada dos elementos eritroides, que apresentam características de megaloblastos. O aumento do tamanho das células na deficiência de vitamina B_{12} e/ou de folatos provavelmente se deve a desarranjos da síntese de DNA sem alteração da síntese de RNA e de proteínas, de modo que o aumento do citoplasma não é acompanhado pela divisão nuclear. Como resultado, ocorrem megaloblastos, propensos à hemólise, a qual, uma vez contínua, leva à anemia e à hemocromatose. Há também citomegalia de leucócitos, megacariócitos e de células epiteliais, como as da cérvix uterina.

A gastrite atrófica caracteriza-se por ausência quase completa de células parietais e extensa metaplasia intestinal. Nas células metaplásicas, também podem ocorrer alterações megalocíticas.

A degeneração mielínica dos tratos da medula espinal é responsável pela ocorrência de paresias, parestesias e ataxias, geralmente nos membros inferiores. O quadro neurológico é importante para indicar se a anemia megaloblástica decorre da deficiência de vitamina B_{12} ou de ácido fólico, já que a ausência de alterações neurológicas e de ácido metilmalônico na urina desfavorecem a deficiência de vitamina B_{12}. A remissão da anemia após terapia com folatos não é suficiente para o diagnóstico porque a anemia relacionada à deficiência de vitamina B_{12} também apresenta resposta terapêutica aos folatos.

Vitamina C

Os seres humanos e algumas espécies animais são completamente dependentes de vitamina C da alimentação, pois não dispõem da enzima necessária para sintetizar os ácidos ascórbico e de-hidroascórbico, que são as formas ativas da vitamina C, a partir do seu precursor natural, a glicose. A vitamina C está presente em frutas cítricas, no melão, no tomate, no pimentão, nas folhas verdes e em alguns produtos animais, como leite e fígado. É a menos estável das vitaminas hidrossolúveis, sendo particularmente termolábil. No entanto, como a maioria dos métodos de processamento e conservação dos alimentos protege o conteúdo de vitamina C, a alimentação normal fornece os níveis necessários ao organismo.

A absorção de vitamina C ocorre no intestino. Os níveis séricos dessa vitamina são instáveis, e estresse físico e emocional aumentam sua utilização. Fumantes apresentam níveis menores de ácido ascórbico no plasma, mesmo quando ingerem vitamina C em níveis similares aos de não fumantes.

O ácido ascórbico é agente redutor para alguns compostos como o oxigênio, nitratos, citocromos A e C, e meta-hemoglobina, mas não para outros, como NAD, piruvato e acetoacetato. Embora não seja um antioxidante universal, em muitas situações o ácido ascórbico atua protegendo contra a ativação e/ou formação de radicais livres no organismo. Por exemplo, evita a formação de nitrosaminas carcinogênicas durante a digestão ou a degradação oxidativa de compostos ativos, como os tetra-hidroxifolatos. Além disso, o ácido ascórbico participa da síntese do colágeno, acelerando a hidroxilação da prolina nas cisternas do retículo endoplasmático rugoso. A hidroxiprolina fornece ao procolágeno a configuração helicoidal necessária para a formação do colágeno normal. Outras atividades da vitamina C incluem a síntese de adrenalina, a formação de ácidos biliares, hormônios esteroides envolvidos nas reações de alarme (estresse), e o aumento da absorção intestinal do ferro não heme.

Deficiência de vitamina C (escorbuto)

O escorbuto não é problema frequente, pois a vitamina C é abundante nos alimentos. Pode ocorrer em lactentes alimentados com fórmulas lácteas inadequadas e em indivíduos idosos, alcoólatras ou com distúrbios de alimentação. Na criança, o quadro é mais dramático, caracterizando-se por alterações esqueléticas associadas às lesões do escorbuto.

O escorbuto caracteriza-se por lesões hemorrágicas relacionadas a defeito da síntese do colágeno, que mantém a integridade da parede dos capilares e das vênulas. Na pele, principalmente nas panturrilhas e na gengiva, ocorrem púrpuras e equimoses. Como o periósteo adere-se frouxamente, surgem hematomas subperiostais extensos e sangramentos intra-articulares. As lesões hemorrágicas no sistema nervoso central são as mais graves, podendo ser fatais (Figura 16.4).

As alterações esqueléticas ocorrem por distúrbio da síntese de osteoide, que depende de colágeno bem constituído para sua formação. A instabilidade do osteoide depositado leva à deficiência de reabsorção da cartilagem durante a osteogênese. Há excesso de crescimento de cartilagem, com alargamento das epífises ou mesmo invasão cartilaginosa da metáfise. O que o diferencia do raquitismo é que, nesta região, pode ocorrer mineralização de espículas cartilaginosas, mas não há osteoide, ao passo que, no raquitismo, ocorre osteoide pouco mineralizado. Além dessas distorções ósseas, surgem hematomas, ao lado de microfraturas. Os ossos malformados podem arquear-se nas pernas. Os dentes são anormalmente moles e podem cair.

Outras alterações do escorbuto incluem suscetibilidade a infecções e dermatite perifolicular. A complicação mais importante é o comprometimento da cicatrização, por defeito da síntese do colágeno. As cicatrizes são frágeis, rompem-se facilmente. Os pacientes apresentam anemia normocrômica e normocítica, relacionada aos sangramentos e à alteração do metabolismo

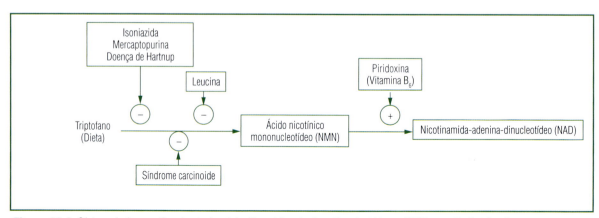

Figura 16.4 Síntese da forma ativa da niacina (nicotinamida-adenina-dinucleotídeo – NAD) a partir do triptofano.

do ferro. Em geral, associa-se à anemia megaloblástica, por excesso de oxidação do metiltetra-hidrofolato.

MINERAIS

São componentes inorgânicos presentes nos alimentos, cuja falta no organismo pode provocar síndromes bem definidas. Alguns, como sódio, cálcio, fósforo e potássio, são necessários em quantidades acima de 100 mg/dia. Outros, como ferro, selênio, iodo, zinco e cobre, são fundamentais em quantidades menores, daí a designação micronutrientes (Tabela 16.8). Cálcio, fósforo, selênio e cobalto foram referidos nos itens sobre vitaminas. Durante muito tempo, o iodo chamou atenção porque sua deficiência levava ao desenvolvimento de bócio e ao cretinismo endêmico. O hábito de adicionar iodo ao sal de cozinha praticamente resolveu a questão nutricional provocada pela deficiência desse mineral. Os requerimentos diários de minerais podem ser atendidos com uma alimentação variada, com cereais, legumes e produtos de laticínios, além de carnes.

Ferro

A maior parte do ferro da alimentação é provida pelo heme de produtos animais. O restante é ferro inorgânico, encontrado nos vegetais e cereais. Cerca de 20 a 25% do ferro do heme e 1 a 2% do ferro inorgânico são absorvíveis. Assim, a deficiência de ferro por motivo nutricional é rara nos países desenvolvidos, onde há ingestão predominante de ferro orgânico. A situação é inversa nos países pobres, onde, além da baixa ingestão de ferro, a biodisponibilidade é pequena, porque a fonte predominante é de ferro inorgânico.

O principal local da absorção do ferro é no duodeno, embora possa ocorrer em pequeno grau em outras porções do tubo digestivo. Aparentemente, o heme penetra direto na célula epitelial e o ferro não heme liga-se à proteína (transferrina epitelial) secretada para a luz intestinal. Esse complexo é absorvido por endocitose. No interior da célula, o ferro absorvido por essas duas vias é liberado; parte cai na circulação e é distribuído sistemicamente acoplado à transferrina, uma glicoproteína sérica, cuja molécula tem dois locais para acoplar o ferro. Como o ferro livre é mediador da formação de espécies reativas de oxigênio, extremamente tóxicas para as células, a associação com a transferrina contribui para diminuir sua toxicidade, além de transportá-lo para os locais onde é necessário.

A maior parte do ferro absorvido é depositada como ferritina na mucosa intestinal. A ferritina é um complexo proteína-ferro encontrado em todos os tecidos, particularmente no fígado, no baço, na medula óssea e no músculo esquelético. No fígado, é armazenada nos hepatócitos; nos demais tecidos, situa-se principalmente nos macrófagos. Quando há excesso local ou sistêmico de ferro, a ferritina deposita-se como hemossiderina, que constitui um agregado de micelas de ferritina.

Quando as reservas do organismo estão repletas, a formação de ferritina na mucosa intestinal é máxima, de maneira que uma parte é perdida quando há renovação cíclica da mucosa. Quando as reservas sistêmicas estão baixas, o transporte de ferro da mucosa para o plasma é estimulado. É esse mecanismo intestinal de controle de absorção de ferro que regula o balanço desse íon (bloqueio mucoso).

Se o ferro não está armazenado como ferritina ou hemossiderina, ele está desempenhando suas importantes funções, como parte da estrutura do heme e de algumas enzimas, como a catalase e os citocromos. O heme é o grupo prostético da hemoglobina e mioglobina, contendo no seu centro um íon ferroso. A oxidação desse íon no heme destrói as atividades biológicas de transporte e armazenamento do oxigênio, respectivamente desenvolvidas pela hemoglobina e mioglobina. Nos citocromos, a oxidação e a redução do ferro são essenciais para sua atividade biológica, de maneira que ele é encontrado tanto como íon ferroso como férrico nesses complexos.

Deficiência de ferro

A deficiência de ferro é comum e importante clinicamente. Sua prevalência em nosso meio é tão alta quanto a deficiência proteico-energética e varia nas

Tabela 16.8 Oligoelementos e minerais: funções e síndromes de deficiência

Mineral	Função	Deficiência
Zinco	Cofator de enzimas, oxidases	Retardo no crescimento, infertilidade, dermatite, diarreia
Cobre	Componente de enzimas: citocromo-oxidase, hidroxilases	Anemia hipocrômica, fraqueza muscular, defeitos neurológicos
Sódio	Equilíbrio acidobásico Volume plasmático Função renal e muscular ATPase Na K	
Potássio	Principal cátion intracelular Função renal e muscular ATPase Na K	

Tabela 16.9 Deficiência de ferro: causas e mecanismos

Causa	Mecanismo
Déficit socioeconômico	Alimentação pobre em ferro
Gestação, lactação, adolescência, convalescença, senilidade	Aumento da necessidade fisiológica
Doenças gastrintestinais	Comprometimento na absorção de ferro
Componentes alimentares (oxalatos, carbonatos, fitatos)	Comprometimento na absorção de ferro
Perda de sangue (úlcera, neoplasia, parasitose)	Espoliação de ferro

diferentes regiões do país, segundo o critério diagnóstico, que pode ser os níveis de hemoglobina, o grau de anemia ou os níveis de transferrina. No Nordeste brasileiro, mais de 50% das crianças apresentam "valores baixos de hemoglobina", segundo padrões da Organização Mundial da Saúde, o que reflete as condições econômicas precárias dessa população. A Tabela 16.9 apresenta causas da deficiência de ferro.

Uma das causas mais frequentes da deficiência de ferro é o sangramento crônico do tubo digestivo. Quando homens adultos e mulheres menopausadas apresentam anemia, deve ser considerada a possibilidade de sangramento de um câncer do trato gastrintestinal. O sangramento nessa localização leva à depleção das reservas de ferro por impossibilidade de reciclagem do metal. A deficiência crônica de ferro leva à anemia, que se inicia por evidências bioquímicas de espoliação das reservas de ferro. Normalmente, os níveis de ferritina circulantes são muito baixos. Na deficiência de ferro, são mais baixos ainda. Os níveis séricos de ferritina são bons indicadores das reservas teciduais, já que 1 mg/L de ferritina plasmática corresponde a 8 mg de ferro armazenado. Com a depleção progressiva das reservas, diminuem os níveis de transporte, com redução do ferro sérico e capacidade aumentada de saturação de transferrina. A deficiência crônica de ferro leva à depressão geral do metabolismo, caracterizada clinicamente pelas consequências da anemia e das baixas concentrações de oxigênio. A anemia hipocrômica microcítica é manifestação tardia da deficiência de ferro. Quando ela é prolongada, a pele e as mucosas apresentam-se pálidas e atróficas. As unhas perdem sua convexidade habitual e assumem aspecto côncavo (coiloníquia). As células tornam-se muito vulneráveis à hipóxia, particularmente no miocárdio, nos túbulos renais, na região centro-lobular do fígado, nos neurônios da córtex cerebral e dos núcleos da base. A necessidade aumentada de hemácias íntegras estimula a eritropoiese e a medula óssea torna-se hipercelular. A baixa tensão de oxigênio circulante leva à dispneia aos esforços, com taquicardia. O paciente pode evoluir para insuficiência cardíaca, se as lesões hipóxicas do miocárdio forem graves. O suprimento cerebral deficiente de oxigênio pode levar a cefaleia, alterações da acuidade visual e fraqueza. Há alteração da imunidade celular e da função bactericida dos neutrófilos, com maior suscetibilidade a infecções. No geral, há redução progressiva da capacidade para atividades físicas e intelectuais.

BIBLIOGRAFIA

Alberti KG, Zimmet P, Shaw J. The metabolic syndrome – a new worldwide definition. Lancet. 2005;366:1059-62.
Allen LH. How common is vitamin B-12 deficiency? Am J Clin Nutr. 2009;89(12):693s-36s.
Baxter AJ, Coyne T, McClintock C. Dietary patterns and metabolic syndrome – A review of epidemiologic evidence. Asia Pac J Clin Nutr. 2006;15(2):134-42.
Beard JL. Why iron deficiency is important in infant development. J Nutrition. 2008;38(12):2534-36.
Desroches S, Lamarche B. The evolving definitions and increasing prevalence of the metabolic syndrome. Appl Physiol Nutr Metab. 2007;32(1):23-32.
Golden MH. Oedematous malnutrition. Br Med Bull. 1998;54(2):433-44.
Gurevich-Panigrahi T, Panigrahi S, Wiechec E, Los M. Obesity: pathophysiology and clinical management. Curr Med Chem. 2009;16(4):506-21.
IBGE. Pesquisa de orçamentos familiares 2008-2009. Disponível em: http//www.ibge.com.br.
Jéquier E. Leptin signaling, adiposity, and energy balance. Ann N Y Acad Sci. 2002;967:379-88.
Kawano J, Arora R. The role of adiponectin in obesity, diabetes, and cardiovascular disease. J Cardiometab Syndr. 2009;4(1):44-49.
Prentice A. Vitamin D deficiency: a global perspective. Nutr Rev. 2008;66(10):S153-64.
Waterlow JC. Protein-energy malnutrition: the nature and extent of the problem. Clin Nutr. 1997;16(Suppl. 1):3-9.
Wolf G. The visual cycle of the cone photoreceptors of the retina. Nutr Rev. 2004;62:283.
World Health Organization. Controlling the global obesity epidemic. Disponível em: http//www.who.int/nutrition/topics/obesity/en/index.html

Autópsias, Biópsias, Citopatologia e Outros Métodos de Investigação em Patologia: O Que São e Como São Utilizados

CAPÍTULO 17

Carlos E. Bacchi
Lisandro Ferreira Lopes

INTRODUÇÃO

O patologista, também chamado de anatomopatologista, é o profissional médico especialista em anatomia patológica ou simplesmente patologia, campo que estuda as alterações, principalmente, morfológicas decorrentes das doenças. O anatomopatologista é responsável por diagnósticos realizados principalmente em tecidos biológicos, podendo também se utilizar de líquidos e secreções para esse fim. Essa especialidade difere da patologia clínica ou laboratório clínico, que é responsável por análises clínicas como exames bioquímicos, hematológicos e microbiológicos, realizados em materiais como sangue, fezes, líquidos etc. O patologista é, portanto, parte integrante e fundamental de uma equipe multidisciplinar de assistência à saúde. Ele não somente atua no diagnóstico da doença, mas também orienta a conduta terapêutica e, eventualmente, define o prognóstico de doenças, principalmente de neoplasias.

A formação do patologista é realizada após a graduação em Medicina, por meio de programas de residência médica em patologia. Esse treinamento dura três anos e é realizado geralmente em faculdades de medicina, hospitais universitários ou mesmo em hospitais comunitários. Depois da conclusão da residência médica, o patologista pode atuar em laboratórios privados ou vinculados a hospitais públicos, privados ou universitários, além de estar apto à obtenção do título de especialista em patologia, concedido pela Sociedade Brasileira de Patologia mediante realização de prova específica. Saliente-se que atualmente há também residência em patologia na área de medicina veterinária. Os patologistas veterinários têm atuação profissional semelhante à do patologista médico, mas com enfoque no diagnóstico de doenças em animais.

MÉTODOS DE INVESTIGAÇÃO E DIAGNÓSTICO EM PATOLOGIA

Os principais métodos de investigação e diagnóstico em patologia são as autópsias, biópsias ou exames anatomopatológicos, exames citopatológicos, imuno-histoquímica, imunofluorescência, hibridização *in situ* e biologia molecular. O treinamento do patologista na residência médica pode incluir todos os métodos descritos, porém é obrigatório que este profissional, ao concluí-la, esteja apto à realização de autópsias, biópsias e exames citopatológicos. Imuno-histoquímica, imunofluorescência, hibridização *in situ* e biologia molecular são métodos diagnósticos avançados normalmente realizados em laboratórios de referência em patologia por patologistas que receberam treinamento especial nessas técnicas.

Autópsia ou necropsia

Trata-se do exame sistematizado de um organismo realizado pós-morte. Pode ser feita em cadáveres de animais ou humanos com a finalidade principal de diagnosticar lesões, estabelecendo-se as causas básicas das doenças, além das causas consequenciais, terminais e contributivas relacionadas à morte.

Em humanos, a autópsia pode ter interesse médico-legal ou simplesmente clinicopatológico. As autópsias médico-legais não são necessariamente realizadas por patologistas, mas por médicos legistas. Essas autópsias ocorrem em Institutos Médico-Legais (IML) em situações de morte violenta ou de interesse forense. As autópsias de interesse clinicopatológico são executadas por patologistas em ambiente hospitalar (morgue) ou em Serviços de Verificação de Óbito (SVO). Em qualquer uma dessas situações (médico-legal ou clinicopatológica), o médico executante da autópsia está apto a preencher o atestado de óbito, estabelecendo as causas da morte nesse importante documento.

As autópsias clinicopatológicas realizadas em ambiente hospitalar são executadas mediante solicitação do médico assistente, havendo prévia autorização do procedimento pelos familiares, que devem consentir o exame pós-morte em documento de autorização apropriado, que apresenta poder legal. Em humanos, o exame do cadáver é feito de maneira sistemática, contemplando todos os sistemas do organismo e levando em consideração as informações clínicas obtidas com o médico assistente e também pela leitura do prontuário médico.

Inicialmente, o cadáver é examinado externamente, buscando-se alterações em pele, fâneros e mucosas. O corpo é então aberto por meio de incisão em "Y" que passa abaixo das clavículas em direção ao esterno e, deste, até a região suprapúbica. São avaliadas as cavidades pleural e peritoneal, que podem apresentar aderências ou acúmulos de fluidos (derrames cavitários). Em seguida, os órgãos torácicos e abdominais são retirados em um único bloco e dissecados. Intestinos, órgãos genitais internos e cérebro são retirados em separado. Após a dissecção, cada órgão é medido e pesado, sendo avaliados quanto à presença de alterações macroscópicas, podendo ser fatiados para melhor avaliação. Ao final da autópsia, o patologista correlaciona os achados clínicos e laboratoriais com as alterações macroscópicas observadas na autópsia e define as causas da morte.

Entre as causas de morte, há a causa básica (doença principal responsável pelas alterações secundárias que levaram à morte), as causas consequenciais (alterações secundárias determinadas pela doença principal), a causa terminal (responsável imediata pela morte) e as causas contributivas (doenças ou alterações que contribuíram para a morte, mas sem relação com a doença principal). De posse dessas informações, o patologista prepara um relatório final de autópsia, descrevendo todas as alterações observadas no procedimento e listando as causas da morte. O patologista pode também preencher o atestado de óbito, documento necessário para liberação do cadáver para o serviço funerário.

Com base nessas informações, percebe-se a importância fundamental da autópsia como forma de estudo da história natural das doenças, pois ela é fonte de aprendizado para o patologista em conhecimentos morfológicos e desenvolvimento de raciocínio fisiopatológico e também se constitui em excelente método de controle de qualidade da assistência médica. O valor didático da autópsia é particularmente importante no ambiente acadêmico, como faculdades de Medicina, onde estudantes e residentes tomam contato com os achados morfológicos de doenças. Além disso, a autópsia apresenta incontestável valor epidemiológico em estatísticas de mortalidade.

Biópsia

Exame anatomopatológico propriamente dito, é realizado em fragmentos de tecidos (obtidos, por exemplo, por exames endoscópicos, procedimentos de biópsia por agulha etc.) ou em peças cirúrgicas completas (mama, útero e anexos, rim, bexiga urinária etc.). Consiste de duas etapas: exame macroscópico ou macroscopia e exame microscópico ou microscopia.

O material (fragmentos de tecido ou peças cirúrgicas) é recebido pelo laboratório de patologia devidamente identificado, acompanhado por uma requisição ou um pedido de exame anatomopatológico, em que devem constar nome do paciente, idade, sexo, informações clínicas pertinentes e nome do médico solicitante. Esse material é normalmente acondicionado em frascos plásticos ou de vidro de tamanho proporcional ao material enviado, geralmente fixado em formalina (formol a 10%), fixador universal que preserva o tecido, evitando sua deterioração (autólise). Para tanto, deve estar presente em volume cerca de 10 vezes maior que o do material a ser fixado. Outros fixadores estão disponíveis, entre eles Bouin, Carnoy e glutaraldeído, que apresentam indicações de utilização específicas; o fixador Bouin, por exemplo, é aplicado para fixação de biópsias renais.

Depois de o material ser recebido e corretamente identificado, o patologista inicia o exame macroscópico ou macroscopia. Na macroscopia, o tecido ou peça cirúrgica é identificado e contado (número de fragmentos e/ou número de peças enviadas), medido, pesado e descrito segundo suas principais características: cor, consistência, aspecto das superfícies (externa e de corte), presença de lesões e suas características etc. Em casos de neoplasia, as margens cirúrgicas são pintadas com tinta específica (tinta para tecidos biológicos, nanquim) para avaliação microscópica precisa do acometimento ou não delas pelo tumor. Existem publicações que orientam o patologista na execução da macroscopia (Figura 17.1).[1,2]

Após o exame macroscópico, o patologista seleciona os fragmentos a serem submetidos ao exame microscópico, os quais passam por uma série de tratamentos específicos até serem preservados em blocos de parafina (Figura 17.2).

Os blocos de parafina recebem numerações únicas que orientam a identificação dos fragmentos (lesão, margens, tecido não neoplásico etc.). Esses blocos preservam os tecidos indefinidamente e, por isso, devem ser arquivados com rigor para qualquer tipo de avaliação futura que se faça necessária. Após a macroscopia, segue-se a microscopia, que consiste na avaliação, em microscópio óptico comum, dos fragmentos emblocados em parafina após corte em micrótomo. Esses cortes do tecido são dispostos em lâminas de vidro transparente, corados e avaliados pelo patologista. A coloração de rotina é a hematoxilina-eosina (HE), porém existem diversas colorações especiais que o patologista pode utilizar para identificar determina-

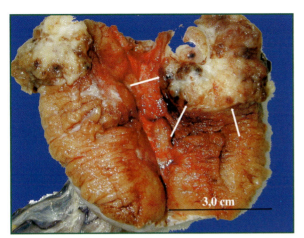

Figura 17.1 Macroscopia. Peça cirúrgica de orquiectomia (testículo). O testículo foi seccionado longitudinalmente para avaliação. Note a presença de lesão tumoral irregular esbranquiçada e com áreas hemorrágicas medindo cerca de 3 cm de diâmetro (setas).

Tabela 17.1 Principais colorações especiais mais utilizadas pelo patologista e sua aplicação

Coloração	Aplicação (identificação de)
PAS (ácido periódico de Schiff)	Glicogênio, muco
Mucicarmim	Muco
Alcian Blue	Mucopolissacarídeos
Gomori-Grocott	Fungos
Ziehl-Neelsen e Fite-Faraco	Bacilos álcool-acidorresistentes (BAAR)
Retículo	Fibras reticulares
Masson (tricrômico de)	Fibras colágenas
Von Kossa	Cálcio
Perls (azul da Prússia)	Pigmento de ferro (hemossiderina)
Vermelho congo	Amiloide
Fontana-Masson	Melanina
Orceína (Calleja)	Fibras elásticas, antígeno de superfície do vírus da hepatite B (AgHBs)

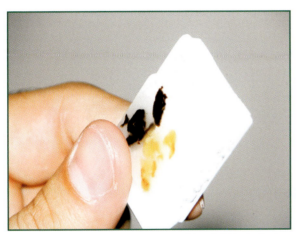

Figura 17.2 Bloco de parafina com tecidos de biópsia fixados anteriormente em formalina. A partir do bloco de parafina, são obtidos cortes histológicos para exame microscópico das lesões.

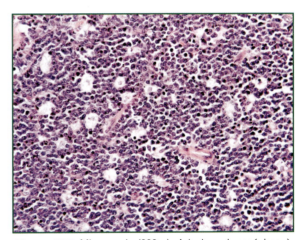

Figura 17.3 Microscopia (200 ×). Achados microscópicos à hematoxilina-eosina de linfoma de Burkitt. Observe que a neoplasia é composta por células linfoides uniformes entre si; os núcleos estão corados pela hematoxilina em coloração azul e o citoplasma, embora escasso, cora-se em rosa pelo corante eosina.

das substâncias no tecido (Tabela 17.1). A Figura 17.3 demonstra os achados microscópicos de um linfoma de Burkitt, tipo incomum de linfoma frequentemente associado ao vírus de Epstein-Barr (EBV).

Após a avaliação dos cortes histológicos, o patologista, com base em seus conhecimentos histopatológicos, estabelece o diagnóstico e redige, finalmente, um laudo de exame anatomopatológico/biópsia, no qual os dados do paciente, a descrição macro e microscópica, o diagnóstico e os comentários são listados, sendo, então, enviado ao médico solicitante (Figura 17.4).

O patologista pode ser requisitado por cirurgiões para avaliar tecidos ou peças cirúrgicas durante o ato cirúrgico, procedimento genericamente conhecido como congelação. De fato, um dos métodos para avaliação transoperatória é a congelação do tecido com nitrogênio líquido, seguida de cortes em criostato. Esses cortes são também corados, em geral pela hematoxilina-eosina, e avaliados no microscópio para um diagnóstico rápido que oriente o desfecho da cirurgia. Geralmente, o exame por congelação é solicitado para fins diagnósticos, avaliação de margens cirúrgicas e/ou verificação da representatividade no material. Além da congelação, o tecido pode ser avaliado por meio de exame citológico, em que se analisam as células do tecido obtidas por raspado da lesão ou *imprints*. O material obtido é disposto em lâminas e também corado, sendo posteriormente avaliado em

> **RELATÓRIO DE BIOPSIA** B XXXX/2008
>
> 19/2/2008 10:25
> Paciente: Idade: 36 anos Sexo: Feminino
> História Clínica: Nódulo tireoideano esquerdo.
> Patologista/Médico:
> Recebido em 30/1/2008
>
> Diagnóstico Pré-Operatório:
> Carcinoma de tireóide.
>
> Operação:
> Tireoidectomia total
>
> Diagnóstico Pós-Operatório:
>
> Exame Macroscópico:
> Recebido em formalina, produto de tireoidectomia total, constituído por lobo direito medindo 5 x 2 x 1,5 cm, lobo esquerdo medindo 4,5 x 2, x 1,5 cm e istmo medindo 2 x 1 x 0,6 cm. Aos cortes, notam-se 4 lesões brancacentas mal delimitadas, não encapsuladas: 2 em lobo esquerdo, a maior localizada na porção média, próximo à borda lateral, medindo 0,8 x 0,6 cm, e a menor em porção apical de 0,2 cm de diâmetro, a terceira no ápice do lobo direito, medindo 0,4 cm de diâmetro, e a quarta no istmo, que mede 0,2 cm de diâmetro. O restante do parênquima tireoideano tem cor acastanhada com traves brancacentas delicadas. Firmemente aderida ao lobo esquerdo tireoideano, em sua porção médio lateral e em estreita relação com o maior nódulo brancacente, nota-se área brancacenta mal delimitada de 0,3 cm, junto a nódulo de 1,2 x 0,6 cm, identificado como paratireóide. Adjacente à tireóide notam-se nódulos nas porções superior e inferior. O médio superior mede 1 x 0,6 cm e na região inferior, notam-se 4 nódulos em meio ao tecido adiposo, o maior com 1,2 cm de diâmetro.
> 1.Lobo direito 10f/8c; 2.Lobo esquerdo (lesão maior)2f/2c; 3.Lobo esquerdo (lesão menor) 1f/1c; 4.Lobo esquerdo (restante do parênquima) 6f/3c; 5. Istmo 5f/3c; 6. Área aderida + paratireóide 2f/1c (relacionado ao bloco 2B); 7. Linfonodo médio superior 1f/1c; 8. Linfonodos inferiores 4f/1c. Toda a tireóide foi amostrada e submetida ao exame microscópico.
>
> **Conclusão:**
> **Produto de tireoidectomia total: CARCINOMA PAPILÍFERO DA TIREÓIDE, variante folicular, representado por quatro lesões nodulares, localizadas na porção média no lobo esquerdo (medindo 0,8 x 0,6 cm), porção apical do lobo esquerdo (medindo 0,2 cm de diâmetro), porção apical do lobo direito (medindo 0,4 cm de diâmetro) e istmo (medindo 0,2 cm de diâmetro). Ausência de infiltração angiolinfática. Presença de extensão extratireoidiana no nódulo maior (margem médio lateral esquerda). Margens cirúrgicas livres porém exíguas a neoplasia. Tireóide adjacente apresentando tireoidite de Hashimoto. Presença de uma paratireóide. Ausência de metástases em 5 linfonodos pesquisados. Estadiamento patológico: pT4a,pN0,pMx**
>
> Bibliografia:
> Manual de Laudos Histopatológicos. Editores: Carlos E. Bacchi, Paulo C. Cardoso de Almeida e Marcello F. Franco. 3ª Edição. São Paulo: Reichmann & Autores Editores, 2005.
>
>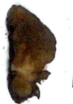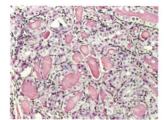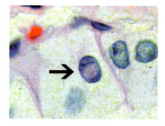
>
> Foto 1: Cortes do lobo esquerdo tireoidiano revelando lesões brancacentas não encapsuladas em porções média e apical
> Foto 2: Arranjo folicular das células neoplásicas
> Foto 3: Pseudo-inclusão citoplasmática intranuclear (seta)

Figura 17.4 Exemplo de laudo de biópsia referente a uma tireoidectomia total (remoção da tireoide por neoplasia). A Foto 1 do laudo representa a peça cirúrgica (macroscopia) e as Fotos 2 e 3 do laudo demonstram os achados microscópicos relevantes para o diagnóstico.

microscópio pelo patologista. Esse método é particularmente útil em lesões de tireoide e linfonodos.

Em resumo, o exame anatomopatológico ou biópsia constitui uma das mais importantes atividades do patologista, definindo diagnósticos e orientando condutas terapêuticas na maioria das situações clínicas. Inúmeras publicações estão disponíveis e auxiliam o patologista na interpretação dos achados macro e microscópicos para definição do diagnóstico final.[3]

Citopatologia

Área da patologia que estuda especificamente as alterações morfológicas em esfregaços ou centrifugados celulares realizados com material de raspados, *imprints* e aspirados. Assim, os exames citopatológicos dividem-se basicamente em dois tipos: citologia exfoliativa e citologia aspirativa (punção aspirativa). Diferentemente das biópsias, não há a possibilidade de avaliação estrutural/arquitetural do tecido em estudo, apenas de sua constituição celular. Nesse tipo de material, contudo, são ricos os detalhes citológicos.

Na citologia exfoliativa, em que as células são avaliadas a partir de raspados de lesões ou mediante descamação natural de determinadas superfícies (genital, pleural, peritoneal, brônquica, vesical), destaca-se o exame citológico cervicovaginal (Figura 17.5), consagrado por Papanicolaou, que permite a avaliação de alterações das células epiteliais cervicais com o objetivo de diagnosticar precocemente lesões pré-neoplásicas e neoplasias do colo uterino, que apresentam estreita associação com infecção pelo papilomavírus humano (HPV). Trata-se de exame simples e de baixo custo, porém de grande importância na prevenção e no diagnóstico do câncer de colo do útero. Para tanto, a amostragem citológica deve incluir pelo menos as regiões do fundo de saco vaginal, ectocérvix e canal endocervical. Após a coleta pelo ginecologista, o material citológico deve ser disposto em lâmina de vidro e fixado imediatamente com álcool a 95°. Essas lâminas são, então, encaminhadas ao laboratório de patologia, onde são coradas (colorações mais utilizadas: Papanicolaou e Shorr) e avaliadas em microscópio pelo patologista, que emite um laudo de exame citopatológico em que relata os achados citológicos encontrados, o diagnóstico final e os comentários, à semelhança do laudo de exame anatomopatológico (biópsia).

Além da citologia cervicovaginal, a citologia exfoliativa avalia líquidos de derrames cavitários, escarro e lavado brônquicos e urina, principalmente para pesquisa da presença de células neoplásicas ou de agentes infecciosos.

A citologia aspirativa ou punção aspirativa (também chamada de PAAF – punção aspirativa por agulha fina) utiliza-se de material citológico obtido por aspiração, sendo necessária a utilização de uma seringa com agulha acoplada a um manete. A agulha é introduzida diretamente na lesão em investigação e, por pressão negativa criada pela movimentação do êmbolo da seringa, o material é aspirado. Esse método é muito útil para a avaliação de lesões neoplásicas e não neoplásicas de tireoide, mama, linfonodos, bem como de lesões nodulares em pele e subcutâneo. Com o aparato de técnicas radiológicas, lesões em outros órgãos também têm sido avaliadas, como pulmões e fígado. O material obtido por aspiração é também disposto em lâminas de vidro por esfregaço ou centrifugação, seco ao ar ambiente ou fixado com álcool a 95°, corado (colorações mais utilizadas: Giemsa, Papanicolaou, Shorr e hematoxilina-eosina) e avaliado pelo patologista em microscópio comum, que emite um laudo com suas observações, diagnóstico e comentários (Figura 17.6).

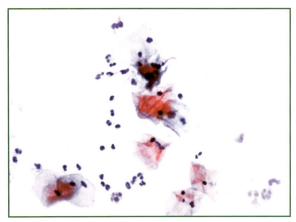

Figura 17.5 Citologia cervicovaginal. Células epiteliais escamosas cervicovaginais normais (coloração de Shorr, 200 x).

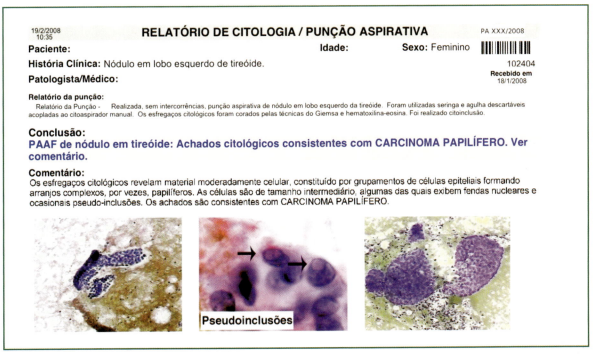

Figura 17.6 Exemplo de laudo de citologia aspirativa/punção aspirativa de nódulo de tireoide. A primeira foto à esquerda do laudo demonstra em pequeno aumento (100 x) coleções celulares. A foto ao meio salienta características citológicas que permitem ao citopatologista o diagnóstico definitivo de carcinoma (câncer) da tireoide.

Em resumo, o exame citopatológico é bastante frequente na rotina do patologista e apresenta grande importância no dia a dia da atividade médica, pois é rápido, barato e apresenta alto grau de confiabilidade se avaliado por patologista bem treinado e experiente. Todo o campo da citopatologia é minuciosamente abordado por diversos livros-texto, orientando o patologista na interpretação dos achados encontrados em cada caso.[4]

Imuno-histoquímica

Método diagnóstico revolucionário na Patologia que utiliza anticorpos dirigidos contra antígenos celulares específicos, os quais podem estar localizados na membrana plasmática, no citoplasma e no núcleo. Atualmente, é grande o número de anticorpos disponíveis, de tal forma que a imuno-histoquímica tem sido fundamental para a determinação da histogênese de neoplasias indiferenciadas, imunofenotipagem de linfomas, identificação de sítio primário de carcinomas metastáticos, definição/orientação de terapias-alvo em neoplasias (como a avaliação da expressão do produto proteico do gene *HER-2*, alvo terapêutico em carcinoma de mama), avaliação prognóstica e identificação de agentes infecciosos.[5] Em casos de dúvida no diagnóstico, a demonstração da proteína nuclear OCT3/4 em tumores pode contribuir para a conclusão de diagnóstico de seminoma (tumor testicular), por exemplo (Figura 17.7).

Por sua importância, a imuno-histoquímica é parte integrante da atividade diária do patologista, seja para suprir a necessidade desse exame para diagnóstico definitivo ou orientação terapêutica, seja na interpretação de seus resultados em microscópio óptico comum e emissão de laudos específicos de estudo imuno-histoquímico.

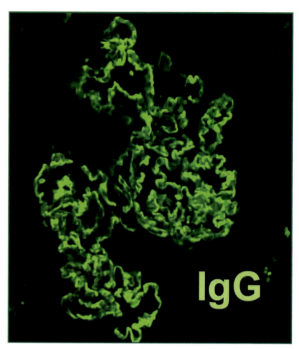

Figura 17.8 Imunofluorescência (400 x). Deposição de IgG (cor verde brilhante) ao longo dos capilares glomerulares de fragmento de rim. Comprometimento renal por lúpus eritematoso sistêmico (doença autoimune).

Imunofluorescência

Diferentemente da imuno-histoquímica, a imunofluorescência necessita de microscópio de fluorescência, pois os anticorpos utilizados estão ligados a moléculas fluorescentes. Esse exame é muito útil para a avaliação de depósitos de imunoglobulinas (IgG, IgM, IgA) e de frações do complemento (C1q, C3) em tecidos como pele e rim, sendo fundamental para o diagnóstico de doenças imunes que acometem esses órgãos (Figura 17.8).

Hibridização *in situ*

Método que utiliza sondas de ácidos nucleicos dirigidas contra sequências específicas do material genético (DNA), sendo útil tanto para o diagnóstico de infecções virais (p. ex.: vírus de Epstein-Barr – EBV) e quanto para a detecção de alterações citogenéticas específicas de determinadas neoplasias, sejam elas translocações, deleções ou amplificações gênicas, casos em que as sondas apresentam-se ligadas a moléculas fluorescentes, recebendo a denominação de hibridização *in situ* fluorescente (FISH), o que requer o emprego de microscópio de fluorescência (Figuras 17.9 e 17.10).

Biologia Molecular

Campo da Patologia que vem apresentando grandes avanços ultimamente, baseando-se na avaliação do material genético (DNA e RNA) extraído

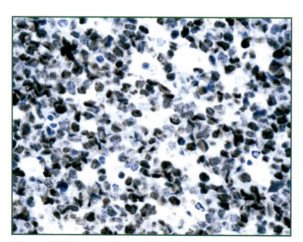

Figura 17.7 Imuno-histoquímica. Seminoma (tumor do testículo) com expressão nuclear do fator de transcrição de células germinativas OCT3/4.

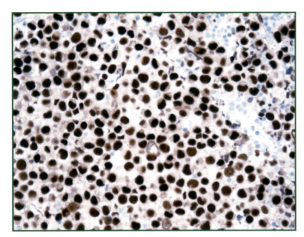

Figura 17.9 Hibridização *in situ* (400 x). Linfoma de Burkitt com presença nuclear (cor castanha) de material genético do vírus de Epstein-Barr em virtualmente todas as células neoplásicas.

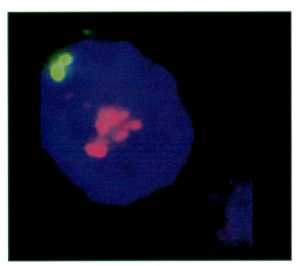

Figura 17.10 Hibridização *in situ* fluorescente (FISH) (1.000 x). Célula de carcinoma de mama revelando a presença de vários sinais laranja (gene *HER-2*) e dois sinais verdes (centrômeros dos cromossomos 17), o que significa amplificação do oncogene HER-2. Esse resultado orienta oncologistas na escolha do tratamento personalizado das pacientes com carcinoma de mama, particularmente confirmando o benefício do uso de medicação anti-HER-2 (anticorpo monoclonal trastuzumabe).

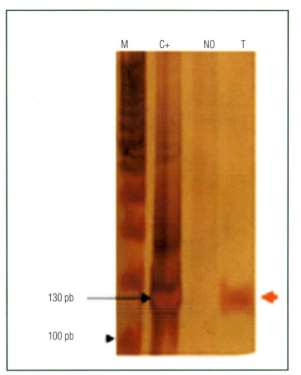

Figura 17.11. Biologia molecular. Gel de poliacrilamida revelando caso positivo para infecção por micobactéria. Note a presença de uma banda na altura de 130 pb (pares de base) na coluna T do gel, consistente com infecção por micobactéria. M: bandas de controle; C+: controle positivo; NO: controle negativo; T: caso-teste.

de tecidos neoplásicos ou não. Assim, praticamente todo tipo de material com o qual o patologista entra em contato (materiais de biópsias, citológicos etc., incluindo também os fixados em formalina e incluídos em parafina) pode ser utilizado para exames de biologia molecular. Esses exames são baseados principalmente na reação em cadeia da polimerase (PCR), por meio da qual e utilizando-se *primers* específicos para a sequência gênica em investigação, pode-se pesquisar infecção por agentes patogênicos (papilomavírus humano ou HPV, micobactérias etc.) (Figura 17.11), ocorrência de rearranjos gênicos clonais em neoplasias linfoides de células B e T e presença de proteínas (transcritos) relacionadas a alterações genéticas específicas de neoplasias, o que auxilia muito no estabelecimento do diagnóstico definitivo de várias doenças. Genes também podem ser estudados na sua sequência à procura de mutações, como ocorre em tumores estromais gastrintestinais (GIST), com os genes *KIT/PDGFRA*, em carcinomas de pulmão, com o gene *EGFR*, e em carcinomas de cólon, com o gene *KRAS*. Os resultados obtidos com o sequenciamento desses genes têm sido úteis na orientação terapêutica e definição prognóstica dessas neoplasias.

CONSIDERAÇÕES FINAIS

Em resumo, a Patologia como especialidade médica é um amplo campo de atuação em diagnóstico e pesquisa, sendo parte integrante da atividade médica diária. Por meio dos vários exames com os quais o patologista trabalha, é possível não só definir diagnósticos precisos, mas também orientar o tratamento e definir a evolução clínica dos doentes, o que atualmente apresenta grande importância, considerando que a medicina está se baseando cada vez mais em tratamentos personalizados para atingir maior sucesso no manejo de diversas doenças, principalmente das neoplasias.

REFERÊNCIAS BIBLIOGRÁFICAS

1. Bacchi CE, Almeida PCC, Franco M. Manual de padronização de laudos histopatológicos. Sociedade Brasileira de Patologia. 3. ed. São Paulo: Reichmann & Autores Editores; 2005.
2. Rosai J. Rosai and Ackerman's Surgical Pathology. 10. ed. Elsevier Mosby; 2011.
3. Fletcher CDM. Diagnostic histopathology of tumors. 4. ed. Elsevier Saunders; 2013.
4. Koss LG, Melamed MR. Koss' diagnostic cytology and its histopathologic bases. 5. ed. Lippincott Williams & Wilkins; 2006.
5. Dabbs DJ. Diagnostic immunohistochemistry: theranostic and genomic applications. 3. ed. Saunders Elsevier; 2010.

CAPÍTULO 18

Autópsia e Patologia

Luiz Fernando Ferraz da Silva

"Venho analisando este caso por 2 meses, e o que me desaponta é que não poderei ver o exame *post-mortem*." Essa expressão dita por William Osler, um dos maiores expoentes da medicina moderna, ao seu amigo T. Archibald Mallock a respeito de si mesmo, em 1919, três semanas antes de sua morte, destaca de maneira objetiva e clara a relevância da autópsia para a medicina até os tempos atuais.

As primeiras dissecções *post-mortem* de que se tem notícia ocorreram na Antiguidade, nas civilizações egípcia, persa e grega, geralmente relacionadas com aspectos mágico-religiosos, envolvendo a libertação de espíritos. Aristóteles (384-322 a.C.), com suas dissecções de cadáveres de animais, contribuiu de forma relevante para o conhecimento anatômico, mas foi Erasistratus (304-250 a.C.), no Egito, quem primeiro passou a buscar a origem das doenças nos órgãos internos. Mais tarde, as ideias de Galeno (130-200 d.C.) sobre os quatro humores e seu papel na origem das doenças, associadas à proscrição das dissecções de cadáveres, resultaram na interrupção da avaliação dos cadáveres na busca da origem e explicação das doenças, ainda que alguns poucos relatos de dissecção da época possam ser encontrados. Da mesma forma, na Idade Média, infrequentes autópsias são descritas em situações bastante específicas, como epidemias e situações de necessidades médico-legais.

Apesar de as dissecações terem seu número aumentando quando liberadas pela Igreja, durante o Renascimento até o século XVII, a falta de correlação com os aspectos clínicos impedia seu uso sistemático para fins de evolução do conhecimento científico das doenças. Nessa época, os estudos de Leonardo da Vinci (1452-1519) e Andreas Vesalius (1514-1564) resultaram em grande ampliação dos conhecimentos de anatomia e fisiologia humana, detalhados de forma sublime e talentosa nos trabalhos artísticos de ambos. Foi no século XVIII que Giovanni Morgagni (1682-1771) inaugurou a "verdadeira história da autópsia", passando a correlacionar os aspectos clínicos das doenças com as alterações encontradas nos diferentes órgãos, buscando a compreensão do processo patológico e de como as alterações morfológicas explicavam e corroboravam as alterações funcionais e consequentemente as manifestações clínicas. Esse conceito é até hoje a maior virtude da autópsia e o que a colocou na vanguarda da evolução do conhecimento médico da modernidade. Os trabalhos de Morgagni, especialmente "Sobre os lugares e as causas das doenças anatomicamente verificadas" (1761), abriram as portas para uma nova interpretação das doenças, suas causas e consequências, motivo pelo qual ele é considerado o pai da anatomia patológica. Seguiram-se a ele Jean Nicolas Corvisart (1755-1821) e René-Théophile Laennec (1781-1826), na França, Matthew Baillie (1761-1823), na Inglaterra, Carl von Rokitansky (1804-1878), na Áustria, que supervisionou mais de 50 mil autópsias, e Rudolf Virchow (1821-1902), na Alemanha. Os estudos aprofundaram-se, demonstrando que as alterações observadas nos órgãos macroscopicamente também apresentavam repercussões microscópicas, que muitas vezes justificavam ou explicavam a origem e as manifestações das doenças como um desarranjo complexo que pode ser observado por meio das alterações fisiológicas e anatômicas.

Esses aspectos passaram a ser de interesse não apenas dos estudiosos de anatomia e fisiologia, mas também daqueles que lidavam no dia a dia com os pacientes, já que abriam as portas para a compreensão da doença, criando a base do aprendizado. Assim, era possível descobrir se o diagnóstico feito era o correto e tranquilizar-se, ou aprender mais para evitar que um erro se repetisse. Era justamente esse o conceito impetrado por William Osler (1849-1919), que, como um clínico brilhante, reconhecia desde o princípio a verdadeira importância da autópsia, ao dizer em sua tese de graduação: "Um dos mais elevados objetivos do médico é investigar as causas da morte, examinar cuidadosamente a condição dos órgãos e as alterações neles presentes identificando o que tornou impossível seu adequado funcionamento, e aplicar esses conhecimentos para a prevenção e o tratamento das doenças".

A maneira mais clara de compreender essa expressão é observar como um caso que a princípio pode ser considerado do "dia a dia" atualmente pode ser visto sob outro prisma, o do exame *post-mortem*. Tome por exemplo um paciente do sexo masculino de 52 anos, obeso, com história de hipertensão há 12 anos, em uso irregular de inibidor da enzima conversa de angiotensina (IECA), que veio ao pronto-socorro com quadro de dor em pontada na região retroesternal há cerca de 30 horas, ainda persistente, porém de menor intensidade. O eletrocardiograma mostrou evidências de lesão isquêmica na parede lateral e posterior. Na chegada ao hospital, o paciente apresentava dispneia progressiva, que evoluiu rapidamente com instabilidade hemodinâmica e óbito.

Durante a autópsia, notou-se uma pequena quantidade de líquido seroso na cavidade pericárdica. O exame do coração mostrou órgão aumentado de tamanho, pesando 520 g – um normal tem 350 g para a idade e o tamanho do indivíduo –, com aumento desproporcionalmente maior do ventrículo esquerdo. Esse achado está de acordo com o quadro de hipertensão irregularmente tratada do paciente. O aumento da pressão arterial implica um aumento da pós-carga do ventrículo esquerdo, que, por sua vez, sofre um processo de adaptação conhecido como hipertrofia (aumento do tamanho e espessura da fibras), o que garante, até certo ponto, maior poder de bomba para o coração, porém essa hipertrofia tem um custo: maior consumo de energia por parte do coração e maior dificuldade de condução do impulso elétrico.

Ainda examinando o coração, foram avaliados em sua superfície os ramos coronarianos (ramo descendente anterior da coronária direita e ramos descendente posterior e circunflexo da coronária esquerda) cuja secção evidenciou obstrução de cerca de 60% da luz do ramo descendente posterior e de 70% da luz do ramo circunflexo pelas placas de ateroma. Parte dessa luz remanescente no ramo circunflexo estava ocupada por um trombo aderido à parede do vaso. A aterosclerose pode ser descrita basicamente como o processo de deposição de colesterol na camada subintimal dos vasos, associada a um processo inflamatório na parede, que cronicamente evolui com fibrose e enrijecimento da parede do vaso. O processo, que pode ocorrer em qualquer artéria, tende a alterar o fluxo sanguíneo laminar, causando turbulência, aumentando as forças de estresse sobre o endotélio e favorecendo as lesões endoteliais, que podem levar ao desenvolvimento de trombose, observada nesse paciente. A trombose em um vaso já parcialmente ocluído pelas placas levou a uma interrupção quase completa do fluxo sanguíneo, resultando em isquemia e necrose, que foi observada na autópsia aos cortes do coração, como uma área amarelada com halo vinhoso na parede livre do ventrículo esquerdo. Nesse paciente, o quadro foi agravado pela hipertrofia, uma vez que quantidades maiores de oxigênio e nutrientes eram necessárias para o adequado funcionamento do coração. Essa área, observada ao microscópio, mostrou necrose de coagulação (infarto de padrão isquêmico) e intenso infiltrado inflamatório polimorfonuclear, característico dos quadros de necrose em contraste com os quadros de apoptose (veja Capítulo 3), com aumento da permeabilidade vascular na periferia da lesão, evidenciado macroscopicamente pelo halo hiperemiado e pela presença de líquido seroso na cavidade pericárdica.

Os pulmões estavam com seu peso aumentado (cerca de 500 g cada, para um normal de 300 g) e, à compressão, houve saída de líquido espumoso pelas vias aéreas; aos cortes, a presença de grande quantidade de líquido intra-alveolar, caracterizando o edema. O acúmulo desse líquido nos espaços alveolares, que levou o paciente a uma insuficiência respiratória aguda, resultou de acúmulo de sangue na circulação pulmonar (uma vez que a função de bomba do ventrículo esquerdo foi comprometida adicionalmente pelo infarto), com consequente aumento da pressão hidrostática e extravasamento de líquido ultrafiltrado para a luz do alvéolo. O surfactante presente permitiu a formação de pequenas bolhas com o ar remanescente na luz alveolar, o que deu a característica de líquido espumoso à compressão e que pôde ser observado em grandes quantidades na luz das vias aéreas.

O exame dos rins mostrou superfície finamente granular, sem alterações de tamanho ou peso, e o exame microscópico evidenciou a presença de alguns glomérulos hialinizados (substituídos por fibrose).

O processo aterosclerótico (nesse caso, corroborado com a hipertensão) leva a alterações do fluxo sanguíneo renal, com comprometimento da irrigação adequada dos glomérulos. Com o tempo, os glomérulos, um a um, vão sofrendo pequenas alterações decorrentes de eventos isquêmicos e da própria alteração de fluxo, tornam-se não funcionantes e evoluem com fibrose (glomeruloesclerose). Como em qualquer fibrose cicatricial, há tendência de retração, o que explica as pequenas depressões que passam a surgir nos rins desses pacientes. Dessa forma, fica fácil compreender que, com a evolução do processo, cada vez mais glomérulos são perdidos, até que o rim perde sua capacidade de filtração e entra em insuficiência.

As artérias do paciente, incluindo a aorta, seus troncos principais e até mesmo os ramos mais distais encontravam-se acometidos com aterosclerose em diversas fases, desde placas baixas até áreas elevadas com ulceração, trombose e calcificação na parede do vaso. Fica claro que essas alterações favorecem o desenvolvimento de eventos isquêmicos em diversos órgãos, potencializa os efeitos da hipertensão arterial e até mesmo a agrava, uma vez que aumenta a rigidez dos vasos e, consequentemente, a resistência vascular periférica.

No encéfalo do paciente, observou-se uma área de necrose de padrão liquefativo na região frontoparietal direita, caracterizando o acidente vascular cerebral isquêmico. Nesse caso, a lesão foi um achado de autópsia, uma vez que não havia relatos de manifestações clínicas compatíveis com alterações no sistema nervoso central.

Dessa forma, ainda que breve, observa-se que o "simples" caso de isquemia miocárdica permitiu não apenas identificar o edema pulmonar como causa imediata do óbito, mas também estudar os sítios anatômicos comprometidos (hipertrofia e isquemia miocárdica, ramo circunflexo da coronária, pulmão, artérias, região frontoparietal direita do cérebro etc.) e as alterações funcionais decorrentes ou envolvidas (resposta ao aumento da pré-carga, consequência da congestão pulmonar com aumento da pressão hidrostática, alteração de ventilação e perfusão pulmonar, base fisiopatológica da alteração da filtração glomerular nas doenças vasculares etc.), prever a possível evolução do quadro caso o paciente não fosse a óbito (insuficiência renal) e, finalmente, correlacionar os achados com os aspectos clínicos e laboratoriais, tendo uma visão integral do paciente (a alteração de condução pela isquemia e o eletrocardiograma, a dor e o processo inflamatório, a dispneia progressiva e o edema agudo de pulmão).

Um fato interessante: por volta de 1900, Ludvig Hektoen realizou uma autópsia em um paciente do J. B. Herrick com uma doença que era comum, porém até então bem pouco entendida, conhecida como uma "miocardite crônica". As discussões e os estudos adicionais de casos semelhantes levaram à publicação, em 1912, do primeiro artigo mostrando o processo fisiopatológico do desenvolvimento do que passava a ser chamado, a partir daquele momento, infarto do miocárdio, desde o desenvolvimento da aterosclerose até a lesão miocárdica isquêmica e a inflamação subsequente. Um caso semelhante ao que foi apresentado no exemplo anterior.

Veja-se agora um exemplo, fazendo o raciocínio inverso, com poucas manifestações clínicas, ou com manifestações desconhecidas. São dados os achados da autópsia. O cérebro apresenta-se sem alterações macro e microscópicas, assim como o coração, que apresenta peso de 340 g (normal) sem alterações miocárdicas ou valvares.

A autópsia revela pulmões com peso muito aumentado (cerca de 950 g para cada pulmão); aos cortes, o pulmão apresenta perda da consistência esponjosa, com parênquima friável à dígito-pressão e áreas focais esbranquiçadas de condensação. Microscopicamente, é possível observar áreas com espaços alveolares preenchidos por neutrófilos e, nas demais áreas, preenchimento alveolar parcial com conteúdo róseo finamente granular e amorfo, porém diferente do edema clássico, e discreto espessamento septal. Os aspectos são sugestivos de quadro infeccioso agudo e, se não fossem esses últimos componentes, uma análise menos criteriosa e sem correlação clínica poderia levar ao diagnóstico de pneumonia comum, caracterizada pelo preenchimento alveolar por infiltrado polimorfonuclear. Porém, a característica do conteúdo granular amorfo difere das pneumonias comuns e, dessa forma, vem à mente a possibilidade de um agente infeccioso, mas não o pneumococo. Técnicas adicionais, como a coloração de Brown-Hopps (para bactérias) e histoquímica de Grocott (para fungos), permitiram identificar nesse material espumoso inúmeros microrganismos com parede celular corada pela prata, caracterizando a infecção pelo *Pneumocystis jiroveci* (antigamente *Pneumocystis carinii*).

O esôfago apresentava placas esbranquiçadas em sua superfície. Ao exame microscópico, a coloração pelo Grocott evidenciou inúmeras hifas de fungos compatíveis morfologicamente com *Candida* sp.

Os linfonodos torácicos e abdominais apresentavam-se em coloração esbranquiçada (em vez do acastanhado normal) e o fígado e o baço, inúmeras estruturas nodulares esbranquiçadas em sua superfície. O exame microscópico evidenciou a presença de inúmeros granulomas malformados com inúmeros macrófagos e coroa linfocitária escassa. A coloração para bacilos álcool-acidorresistentes para Ziehl-Neelsen mostrou-se positiva, caracterizando a infecção concomitante por microrganismos do gênero Mycobacterium. Avaliação molecular posterior do tecido mostrou tratar-se do *Mycobacterium avium-intracelullare*.

Na pele, foram encontradas inúmeras lesões elevadas e vinhosas cujo exame microscópico evidenciou tratar-se de proliferação de padrão vascular. A identificação de proteínas específicas mediante reações *in situ* com anticorpos associados a cromógenos, conhecidas como imuno-histoquímica, confirmou o diagnóstico de uma neoplasia vascular rara denominada sarcoma de Kaposi.

A aorta e os demais vasos apresentavam-se praticamente normais, apenas com algumas estrias lipoídicas, resultante do processo inicial de aterosclerose, porém sem sinais de enrijecimento da parede vascular nem complicações como calcificação, ulcerações e tromboses. Os demais órgãos não apresentavam alterações macro ou microscópicas evidentes.

Com base nos achados de autópsia, ainda que não se conheça a doença ou o conjunto dela, a observação atenta permite algumas conclusões:
1. trata-se de um paciente jovem (o que pode ser observado ao exame externo e também é corroborado pelo fato de apresentar uma aorta quase sem aterosclerose);

2. o paciente apresenta um conjunto de doenças oportunistas (*Candida* sp, Pneumocystis e Mycobacterium) que têm em comum o fato de terem a resposta imune celular como o mecanismo mais eficiente de defesa do hospedeiro, o que nos leva a pensar em um quadro de imunodeficiência que afete a imunidade celular;
3. o quadro esofágico pode evidenciar alterações na endoscopia, bem como levar o paciente à disfagia. O quadro pulmonar com preenchimento alveolar difuso pelo material granuloso deve ser evidenciado na radiografia como um processo difuso, até mesmo com comprometimento intersticial, diferentemente das típicas pneumonias lobares. Esse mesmo padrão de acometimento difuso deveria levar a um quadro de dispneia progressiva e o fato de a resposta neutrofílica ser apenas focal faria com que esse paciente não tivesse febre (já que há pouco TNF sendo liberado na região);
4. a presença do sarcoma de Kaposi, que poderia ser considerado inicialmente uma doença isolada, ganha muita relevância nesse contexto, por compor também a síndrome.

Assim, é possível, de forma objetiva e substanciada, remontar a história de um paciente de cerca de 30 a 40 anos que chega ao hospital com quadro de dispneia progressiva há um ou dois dias e tem também um quadro de disfagia e lesões vinhosas na pele. O exame físico deve mostrar raros estertores, sem ou com pouca febre. A radiografia pode mostrar processo intersticial difuso, com algumas áreas de condensação. A tomografia de tórax pode evidenciar melhor o processo difuso com áreas condensadas. Um lavado broncoalveolar poderia mostrar a presença do *Pneumocystis jiroveci*. O paciente evoluiu rapidamente com quadro de insuficiência respiratória aguda e óbito.

Quadros semelhantes foram pela primeira vez identificados no final dos anos de 1970 e início de 1980 nos Estados Unidos. A particularidade dos casos, considerando os achados clínicos e patológicos e sua observação em diferentes indivíduos, levantou a suspeita de uma possível nova doença, que em pouco tempo se tornaria uma das mais importantes epidemias da história da humanidade e que permanece até hoje sem tratamento, a síndrome da imunodeficiência adquirida. O estudo dessas autópsias em conjunto a todas as ferramentas auxiliares, bem como sua correlação com aspectos clínicos e laboratoriais, permitiu grande compreensão da doença, da correlação entre sua intensidade e o aparecimento das chamadas doenças oportunistas associadas e até mesmo do tipo de agente etiológico. Mais de 30 anos depois, essas autópsias continuam representando um desafio em virtude das diferentes manifestações possíveis e uma importante ferramenta na avaliação do real impacto dos tratamentos disponíveis para controle da doença do ponto de vista fisiopatológico.

É possível citar incontáveis exemplos das mais de 80 doenças ou grupos de doenças descritas e compreendidas na segunda metade do século XX graças às autópsias realizadas. De grandes síndromes a pequenos "achados", nada escapava aos olhares atentos de patologistas e clínicos. Todos esses aspectos mostram a veracidade da expressão de um dos patologistas do nosso país, que ressalta que, a despeito de haver médicos (sejam eles clínicos, cirurgiões ou patologistas) desinteressados pela autópsia, não existem autópsias desinteressantes, já que todas elas trazem sua lição, contribuem para o aprendizado e enriquecimento do conhecimento. Dessa forma, um achado desconhecido em uma autópsia para um desinteressado é só um achado, mas para um observador atento é uma hipótese diagnóstica, apenas o princípio de todo um raciocínio.

Nos dizeres de George Lundberg, a autópsia: (1) estabelece a verdade, ao permitir avaliar exatamente o que aconteceu ao paciente, o que desencadeou a sua morte e qual foi sua causa imediata de fato; (2) detecta as mudanças, ao revelar particularidades da alteração de órgãos específicos ou do organismo como um todo, que pode melhor explicar ou caracterizar as doenças; (3) provê dados e informações, base não só do conhecimento científico, como também da experiência médica; (4) instrui, ao permitir o aprendizado sistemático da medicina, de forma integral e indivisível, como se apresenta diariamente ao médico, atrelando e correlacionado os aspectos básicos de anatomia e fisiologia com as alterações patológicas e sua repercussão do ponto de vista clínico, imagenológico e laboratorial; e (5) promove a justiça para com o paciente – que tem seu quadro desvendado –, o médico – que se torna ciente de seus acertos e erros –, e a sociedade – por permitir a compreensão do processo de doença e possibilitar a tomada de decisões.

Esses preceitos foram ainda mais tonificados com as mais modernas técnicas anatomopatológicas, imunológicas e moleculares. Atualmente, em uma autópsia, é possível partir do indivíduo de forma integral e mergulhar na doença, passando pelos aspectos clínicos, exames laboratoriais, exames de imagem, exame macroscópico dos órgãos e seu correspondente microscópico, técnicas histoquímicas para a identificação de microrganismos e subprodutos, técnicas imuno-histoquímicas, hibridizações *in situ*, imunofluorescência, e chegar até a molécula mediante estudos de DNA e RNA, por meio das ferramentas de biologia molecular disponíveis. Nunca a medicina teve a oportunidade de se aprofundar tanto nos males que acometem o ser humano.

Com todas essas virtudes, era de se esperar que praticamente todos os pacientes falecidos nos hospitais fossem submetidos à autópsia, e era assim no tempo de Osler e Virchow. Porém, atualmente esse percentual tem diminuído drasticamente. Estudo recente mostrou uma queda destes de 80% na década de 1950 para cerca de 20% atualmente nos Estados Unidos. No Brasil, não tem sido diferente. No Hospital das Clínicas da Faculdade de Medicina da Universidade de São Paulo, o índice de autópsias realizadas nas décadas de 1970 e 1980 era de 80 a 90% dos óbitos. Esse índice caiu para cerca de 60% no final da década de 1990 e, atualmente, encontra-se em torno de 25%. É uma queda relevante para um período curto de tempo e o mesmo ocorre em todas as partes do mundo. Revelam-se como os principais motivos dessas quedas:

a. muitos médicos acreditam, sem base científica, que os modernos exames de imagem melhoram a acurácia diagnóstica a ponto de tornarem a autópsia desnecessária. O fato é que diversos trabalhos evidenciam que os índices de discordância diagnóstica (entre o diagnóstico *pre-mortem* e *post-mortem*) permanecem na casa dos 20%, mesmo valor dos obtidos nas décadas de 1950 e 1980, anterior ao desenvolvimento dessas técnicas de imagem;

b. a diminuição do uso de autópsias nos cursos de graduação, por determinações curriculares ou legais, priva o aluno do conhecimento dessa magnífica ferramenta educacional, e ele, depois de formado, não vê a necessidade e a importância dela para seu crescimento técnico e profissional;

c. é cada vez maior a recusa dos familiares em consentir a realização do exame. Essa recusa é normalmente baseada em alguns conceitos errados ou mal interpretados, como: (1) após a morte do paciente, o exame não traz nenhum benefício; (2) pode haver mutilação corporal; (3) atrasa os eventos fúnebres; (4) os resultados não são adequadamente comunicados; e (5) a retirada de fragmentos resultará em um corpo incompleto, não aceitável para alguns conceitos de vida após a morte. Esses aspectos devem sempre ser trabalhados de forma consciente e respeitosa com os familiares, o que começa por um bom conhecimento do médico de como defender a realização do exame;

d. a pressão pela perfeição do médico, inclusive em termos judiciais, tem amedrontado esses profissionais, evitando que estes solicitem o exame de autópsia que pode evidenciar alguma discordância diagnóstica que pode ser interpretada posteriormente como erro médico.

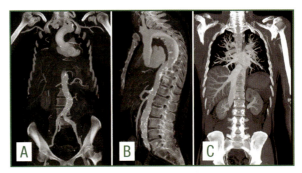

Figura 18.1 Exemplo de angiotomografia *post-mortem* mostrando (A e B) a fase arterial e (C) fase venosa. (Crédito da imagem: NUPAI-PISA/Departamento de Patologia/FMUSP.)

Apesar desses aspectos, novos horizontes têm se aberto para a autópsia. Desde meados da década de 1990, técnicas de imagem (radiografia, tomografia computadorizada e ressonância magnética) têm sido utilizadas em alguns centros para apoio ao diagnóstico em casos de autópsias por morte violenta – especialmente para identificação de fraturas e trajetos de projéteis de armas de fogo –, em alguns casos até mesmo substituindo a realização da autópsia – a chamada autópsia virtual ou "Virtopsy®", como descrito pelos autores. Para os casos não forenses, objetos deste capítulo, o potencial das técnicas de imagem para complementar a autópsia convencional ainda não está claro. São atualmente poucos os estudos que abrangem o tema, mostrando, ainda, incapacidade da tomografia computadorizada e ressonância magnética, isoladamente ou em conjunto, para substituir a autópsia convencional. O uso adicional de angiotomografia *post-mortem* (Figuras 18.1 e 18.2) em um estudo recente de Wichmann e colaboradores mostrou que houve 88% de concordância entre os diagnósticos clínicos e o da autópsia virtual (tomografia e angiotomografia), porém esta falhou em diagnósticos importantes, como de infarto do miocárdio, embolia pulmonar, câncer e trombose venosa profunda, causas muito comuns de serem encontradas nos diferentes serviços de autópsias pelo país. Em contraste, neste mesmo estudo, as autópsias convencionais tiveram sensibilidade menor para o diagnóstico de derrames pleurais e pericárdicos, além de pneumotórax.

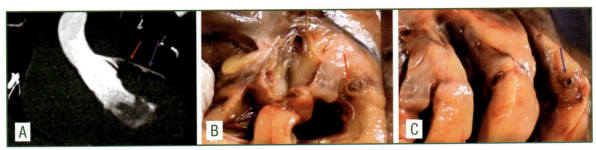

Figura 18.2 Correlação entre (A) angiotomografia coronariana *post-mortem* e (B e C) achados macroscópicos na autópsia em duas regiões distintas da artéria coronária. (Crédito da imagem: NUPAI-PISA/Departamento de Patologia/FMUSP.)

O uso adicional e complementar de biópsias por agulha foi testado em alguns estudos de viabilidade mostrando que a adição dessa técnica tem alta *performance* de diagnóstico para a detecção das causas mais comuns de morte, como pneumonia e septicemia, mas não consegue demonstrar doenças cardíacas agudas.

Embora os estudos ainda sejam escassos, as possibilidades de integração são promissoras e, na experiência do autor, os exames de imagem podem ser uma ferramenta complementar extremamente valiosa e que pode auxiliar e guiar o patologista para a realização de uma autópsia mais completa e detalhada, além de possibilitar a realização de reconstruções de imagens para fins didáticos.

Assim como Morgagni, Virchow, Osler, Lundberg e tantos outros pensavam, está claro que a autópsia tem importância capital não apenas para o paciente e seus familiares, mas também para a formação médica, desde os primeiros anos da graduação até a lapidação do profissional experiente, para a evolução do conhecimento científico e técnico sobre as doenças e, em última instância, para a melhoria da qualidade de vida da sociedade, na medida em que abre portas para o desenvolvimento de estratégias preventivas e terapêuticas. Sua realização deve ser não apenas estimulada, mas compreendida, potencializada com métodos complementares disponíveis e valorizada como um dos mais sublimes atos do médico para com o paciente e como uma das maiores lições do paciente para o médico.

BIBLIOGRAFIA

Garcia JH, Wilmes FJ. Autopsy: the path to progress. Pathologist. 1983;37:793-7.

Grinberg LT, Ferraz da Silva LF, Galtarossa Xavier AC, Saldiva PHN, Mauad T. Clinico-pathological discrepancies in the diagnoses of solid malignancies. Pathol Res Pract. 2008;204(12):867-73. Epub 2008 Aug 27.

Hill RB, Anderson RE. The recent history of the autopsy. Arch Pathol Lab Med. 1996;120:702-12.

Javier-Zepeda CA. Pasado, presente y futuro de la autopsia. Rev Med Hondur. 2007;75:49-56.

Kirchi W, Schaff C. Misdiagnosis at a university hospital in 4 medical eras. Medicine (Baltimore). 1996;75(1):29-40.

Kotovicz F, Mauad T, Saldiva PHN. Clinico-pathological discrepancies in a general university hospital in São Paulo, Brazil. Clinics. 2008;63(5):581-8.

Lyons AS, Petrucelli RJ. Medicine: an illustrated history. Nova York: Abradale Press; 1987.

Marino Jr. Osler – O moderno Hipócrates. São Paulo: CLR Balieiro;1999.

Moore GW, Grover MH. The persistent importance of autopsies. Mayo Clin Proc. 2000;75:557-8.

O'Grady G. Death of the teaching autopsy. BMJ. 2003;327(7418):802-3.

Shojania KG, Burton EC, McDonald KM, Goldman L. Changes in rates of autopsy-detected diagnostic errors over time: a systematic review. JAMA. 2003;289(21):2849-56.

Shojania KG, Burton EC. The vanishing nonforensic autopsy. N Engl J Med. 2008.

Thali M, Jackowski C, Oesterhelweg L, Ross SG, Dirnhofer R. Virtopsy – the Swiss virtual autopsy approach. Leg Med. 2007:9(2)100-4.

Wichmann D, Obbelode F, Vogel H, Hoepker WW, Nierhaus A, Braune S, Sauter G, Pueschel K, Kluge S. Virtual autopsy as an alternative to traditional medical autopsy in the intensive care unit: a prospective cohort study. Ann Intern Med. 2012 Jan 17;156(2):123-30.

Wilke AS, Fran F. Attitudes toward autopsy refusal by young adults. Psych Rep. 1990;67:81-91.

Índice Remissivo

A

Abscesso, formação de, 159
Ácido(s)
  araquidônico
    metabolização
      pela ciclo-oxigenase, 152
      pela lipoxigenase, 152
    produtos do metabolismo do, 151
  graxos
    diminuição na oxidação de, 79
    para TG, aumento na
      esterificação de, 80
  nicotínico, 311
  orótico, 80
Aconselhamento genético
  em neoplasias, 254
  no câncer hereditário, 254
Adaptação celular, tipos de, 259
Adenocarcinoma do cólon, 276
Adenoma tubular do cólon, 276
Adesão de células à matriz
  extracelular, 39
Adipócitos, 168
Adrenalina, 79
  ação na célula muscular por um
    receptor ligado à proteína G, 8
Agamaglobulinemia congênita
  de Burton, 229
Agente(s)
  biológicos, 104
  cancerígenos, 280
  físicos, 103
  químicos, 103
Agressão
  celular, 257
    causas, 103
    estágios, 97
    importância das características
      celulares na resposta à, 258
    induzida pela isquemia, 98
    organelas na, 99

Água, lesões celulares com
  acúmulo de, 76
Alarminas, 72
Albinismo, 128
Álcool, 79
Alimento(s)
  aumento da ingestão de, 79
  componentes, 299
Alteração(ões)
  celulares causadas por agressão
    letal, 107
  cromossômica
    dos autossomos, 247
    dos cromossomos sexuais, 247
  necróticas, incidência e
    morfologia, 51
  regressiva-degenerativa, 75
Amaurose hereditária de Leber, 252
Amiloide, estrutura do, 90
Amiloidose(s), 89, 93
  adquirida, 92
  classificação das, 91
  genética, 92
  renal, 93
Aminas vasoativas, 147
Anafilaxia, substâncias
  moduladoras da, 219
Análise
  genética, 236
  molecular, 242
Anemia(s), 102
  hemolítica autoimune, 229
  prolongadas, 80
Anencefalia, 248
Anergia, 216
Aneuploidia, 272
Angiogênse, 295
Anisocariose, 272
Anticorpo(s), 189, 213
  contra os antígenos, 211
  funções, 191

Antígeno(s), 210
  expressos pelas subpopulações
    de linfócitos B, 212
  extrínsecos, 210
  intrínsecos, 210
Antracose, 127
Aorta
  com aterosclerose, 82
  com estrias lipoídicas, 83
Aparelho de Golgi, 20
APC, ver *Células apresentadoras
  de antígeno*
Aplasia tímica, 230
Apoptose, 16, 50, 55
  eventos morfofuncionais mais
    importantes, 51
  mecanismos reguladores da, 65
Arriboflavinose, 311
Artéria em traqueia de passarinho, 117
Arteriolosclerose, 86
Ateromas, 82
Aterosclerose, aortas com, 82
Ativação em cascata, 148
Atrofias, 260
  contextos comuns para, 261
  do músculo esquelético, 261
Autoanticorpo contra células
  do próprio organismo, 221
Autoantígeno, modificação do, 228
Autofagia, 68
  apresentação de substâncias
    aos lisossomos pela, 15
  como morte celular programada, 69
Autoimunidade, 228, 231
Autópsia, 317
  patologia e, 325-330

B

Baço com áreas de necrose com
  duas áreas de necrose
  de coagulação, 106

Ball thrombus, 140
Basófilos, 145
BCL-2, estrutura da, 61
Beribéri, 310
Bile, dificuldade de excreção da, 126
Bilirrubina, 125
  dificuldade de conjugação, 126
  excessiva, formação de, 126
  mecanismos das disfunções e acúmulo de, 127
  metabolismo da, dificuldade de a célula hepática lesada executar, 126
Biologia molecular, 322
Biópsia, 318
  bloco de parafina com tecidos de, 319
  laudo de, exemplo, 320
Bloqueio de um receptor por um anticorpo antirreceptor, 42
Bócio tóxico difuso, 226
Bomba de sódio
  bloqueio da, 42
  estimulação permanente da, 42

C

Caderinas, 9, 38
Caenorhabditis elegans, 53
Calcificação
  distrófica, 117
  do anel da valva aórtica, 117
  idiopática, 117
  metastática, 117
  tipo Monckeberg, 117
  tipos, 117
Calcinose
  intersticial, 118
  localizada, 117
Cálcio
  como mensageiro intracelular, 35
  depósitos de, 116
  influxo de, 99
Calmodulina, 144
Calreticulina, 70
Câncer(es)
  anaplásicos, 272
  biologia dos, 287
  cinco mais frequentes no Brasil, 278
  como problema de saúde pública, 278
  epidemiologia dos, 278
  história natural, 287
  humanos
    genes supressores associados a, 293
    protoncogenes/oncogenes associados a, 293
  lesões precursoras de, 275
  neoplasias e carcinogênese, 269-298
Cancerígeno
  de ação direta e indireta, 283
  químico, mecanismos de ação, 283
Capilar, 142
  sanguíneo, 167

Caratenoides, atividades antioxidantes dos, 306
Carboidratos, lesões celulares com acúmulos de, 95
Carcinogênese
  ambiental, 280
  bases moleculares, 291
  microbiana, 283
  por radiações, 280
    mecanismos, 281
  química, 282
  viral, 283
Carcinoma
  do cólon, 270
  in situ, 277
CARD (*caspase recruitment domain*), 57
Cariólise, 98, 106
Cariorréxis, 98, 106
Cariotipagem espectral, 240
Cariótipo em bandamento GTG, 238
Cascata
  ativação em, 148
  de coagulação, 134
Caspases
  executoras, 56
  inibição das, 56
  iniciadoras, 56
"Catabasis", 153
Célula(s)
  acinosa pancreática
    criofratura de membrana de, 5
    eletromicrografia de região aplical de uma, 3
  apresentadoras de antígeno, 199
  B, ativação da, 190
  "basais", 176
  de túbulos contorneados proximais do rim de rato controle, 51
  dendrítica, 70, 72, 199
  do sistema imune, 196
  e seu microambiente, 257
  epitelial prismática do epitélio, 1
  estáveis, 176
  estrelada do fígado, 168
  estrutura ao microscópio eletrônico, 2
  fagocitárias, defeitos das, 231
  grânulo-gordurosas, 83
  iniciadora de tumor, 294
  lábeis, 176
  não musculares, 18
  neoplásicas, invasão de vaso linfático por, 272
  NK (*natural killer*), 199
  normal, 1-29
  "ovais", 176
  parietal da glândula fúndica do estômago, 1
  permanentes, 176
  que participam da resposta imune, 211
  somáticas de reserva, 259
  T CD4, reconhecimento do antígeno pela, 192

  T CD8, reonhecimento do antígeno pela, 191
  transformada, 177
  WHEI-164, 52
Células-tronco, 176
  oncogênicas, 294
Centríolos, 24
Choque, 140
  cardiogênico, 140
  fígado de paciente em, 106
  hipovolêmico, 140
  lesões produzidas pelo, 140
Chumbo, 129
  intoxicação pelo, 129
Cianose, 132
Cicatrização, 159, 177
  em ferimento induzido na pele de rato, etapas, 175
  por segunda intenção, 179
Ciclo celular, 28
Cinina, 134
"Cirrose cardíaca", 132
Cistadenoma do ovário, 271
Cisto mamário, 265
Citocinas, 153, 177, 193
Citocromo C, 57
Citoesqueleto, 22
Citogenética
  clínica, 237
  de neoplasias, 253
Citogenômica, 240
Citologia
  cervicovaginal, 321
  laudo de, exemplo, 321
Citopatologia, 320
Clonorchis sinensis, 287
Coagulação
  cascata de, 134
  intravascular disseminada, 136
  sanguínea, mecanismos, 133
Coágulo, morfologia do, 134
Coagulopatia de consumo, 136
Cobalamina, 313
Cobertura celular, 5
Código genético, 234
Colágeno(s), 169
  formação, 180
  principais tipos, 170
Colagenoses, 113
Colesterolose, 83
Colina, falta de, 79
Colorações utilizadas em patologia, 319
Complexo
  mediador, 45
  principal de histocompatibilidade, 192
Componente-P, 90
Comunicação célula-célula, via junções comunicantes, 38
Congestão, 132
  passiva crônica, consequência da, 132

Controle
  da síntese proteica, 44
  da transcrição, 44
Coração com necrose
  de coagulação, 105
Corpos
  psamomatosos, 117
  residuais, 99
Corpúsculo
  de Councilmann-Rocha Lima, 88
  de Russell, 87
Corticosteroides, 79
Crescimento celular, adaptações, 260
Cromatina, 26
  arranjo molecular da, 27
Cromossomos 4, 12 e 14 em análise
  de alta resolução, 238

D

DED (*death effector domain*), 62
Defeito(s)
  ambientais, causando
    imunopatologia, 200
  das células fagocitárias, 231
  de fechamento de tubo neural, 248
  monogênicos que levam à
    imunopatologia, 200
  poligênicos, causando
    imunopatologia, 200
Deficiência(s)
  da resposta inflamatória, 230
  de vitaminas, 304
  genéticas de componentes
    do complemento, 230
  isolada de IgA, 230
Degeneração(ões)
  amiloide, 89
  cérea de Zenker, 89
  glicogênica de Askanasi, 95
  glicogênica, 95
  gordurosa, 77, 80
  hialinas, 85
    classificação, 85
    de Crooke, 89
    de Mallory, 88
    do hepatócito no alcoolismo, 88
    extracelular, 85
    goticular, 87, 88
    intracelulares, 87, 88
    na deficiência de alfa-1-
      -antitripsina, 88
    propriamente dita, 85
  hidrópica, 76
  mucoides, 95
Depósito de cálcio, 116
Desconexão da fosforilação
  oxidativa, 99
Desenvolvimento neoplásico, 294
Desfosforilação, 32
Desgranulação do mastócito após
  reação antígeno e anticorpo
  na parede celular, 218

Desmossomo, 11
  eletromiografia de, 12
Desnutrição
  comprometimento da homeostaase
    pela, 303
  proteico-energética, 303
    infantil, 304
  segundo causas e mecanismos, 303
Diabetes, 80, 86
  mellitus materno, 249
  rim no, 86
Diagnóstico em patologia, 317
Diáteses hemorrágicas, 133
Diferenciação celular, 259
DISC (*death inducing signaling
  complex*), 62
Disgerminomas, 274
Dismorfologia, 237
Displasias, 265
  intraepiteliais, 277
Disrupções, 248
Dissomia uniparental, 250
Distrofia
  farinácea, 79
  muscular de Duchenne, 246
Distúrbio(s)
  da dinâmica, 140
  da pigmentação melânica, 123, 128
  genéticos, 104
  nutricionais, 104
  pigmentares envolvendo
    substâncias aparentadas com
    a melanina, 123
DNA, 234
  replicação do, 234
  sequenciamento, 244
Doença(s)
  autoimunes, mecanismos
    de lesões, 229
  citolíticas mediadas pelo
    complemento, 222
  consumptivas, 79
  de acúmulo, 82
  de armazenamento, 82
  de Peutz-Jeghers, 128
  de Pompe, 96
  de von Gierke, 96
  do soro, 223
  do tecido conjuntivo, 113
  dos pezinhos, 90
  genéticas, classificação das, 244
  inflamatórias, 200
  monogênica
    autossômica
      dominante, 245
      recessiva, 245
    ligada ao cromossomo X
      dominante, 246
      recessiva, 246
  nutricionais
    deficiência de vitaminas, 304
    desnutrição, 302
    minerais, 315
    obesidade, 300
  por complexo imune localizada, 222
Drenagem linfática, diminuição, 131

E

Edema
  causas, 131
  formas de, 132
Efeito
  autócrino, 154
  endócrino, 154
  parácrino, 154
  Warburg, 288
Elastase, 88
Elastina, 170
Elementos acessórios, 43
Eletroforese, 243
Embolia, 137
  de líquido amniótico, 138
  de medula óssea, 138
  de placas ateromatosas, 138
  gasosa, 137
  gordurosa, 138
Êmbolo(s)
  em sela, 137
  grandes, 137
  pequenos, 137
Empiema, 108, 157
Encefalite pós-vacinação
  antirrábica, 229
Encistamento, 116
Endocitose, 14
Entactina, 172
Envelhecimento, 104
Envoltório nuclear, 24
Enxerto, rejeição dos, 227
  mecanismos, 226
Enzima(s)
  de restrição, 242
  lipolíticas, 102
  plasmáticas, 85
Eosinófilos, 145
Epigenética, neoplasias e, 254
Eritroblastose fetal, 221
Eritroplasia, 275
Erros inatos do metabolismo, 102
Escorbuto, 314
Espaços de Disse, 168
Espinha bífida, 248
Estadiamento das neoplasias
  malignas, 274
Esteatonecrose, 110
Esteatose, 77, 80
  aguda da gravidez, 83
  em banda no músculo papilar, 81
Estilos de vida perniciosos, 279
Estimulação de um receptor por
  um anticorpo antirreceptor, 42
Estrias de Zahn, 136
Etiotina, 79
Eumelanina, 123
Eumelanogênese, 122
Exposições laborais, 279
Expressão, 236
  de genes normais e anormais,
    esquematização, 237

Exsudato(s), 132
  componente celular, 143
  constituição, 143
  inflamatório, 142

F

FADD (*fas associated protein with a death domain*), 61
  recrutamento de, 62
Fagócitos mononucleares, 199
Fagocitose, 14, 147
Fagossomo, 147
Fator(es)
  ativador de plaquetas, 153
    ciclo metabólico do, 154
  de crescimento
    de fibroblastos, 161
    derivado de plaquetas, 160
    esquema de ação, 9
    epidérmico, 160
  de Hageman, 136, 148
  mitogênicos, 228
  transformadores de crescimento alfa e beta, 161
  von Willebrand, 166
Febre, 155
Fenômeno(s)
  de refração da luz sobre o pigmento, 123
  exsudativos, 141
Feomelanina, 123
Feomelanogênese, 122
Ferida, processo de cicatrização, 163
Ferro
  deficiência de, 315
    causas e mecanismos, 316
  papel do, 101
Fibrinólise, 134
Fibrinolisinas, 85
Fibroblastos, 166
Fibrogênse, 166, 173
Fibrólise, 166
Fibronectina, 147, 172
Fibrose, 166, 186
  cística, 245, 250
Fígado
  com necrose gomosa, 113
  de diabético, 95
  de paciente em, 106
  em "noz moscada", 112
  na doença de Gaucher, 82
Filamentos
  finos, 22
  intermediários, 23, 102
    classificação dos, 23
Flegmão, 108, 157
FLICE (FADD-*like interleukin-1* β-*converting enzyme*), 62
Folatos, deficiência de, 312
Fome, 79
Força de atração de Van der Waals, 32

Fosforilação, 32
  oxidativa, 77
Fósforo, 79
FTRADD (TNF *receptor associated death domain*), 61

G

Gangrena, 114
  das papilas renais, 115
  de Fournier, 114
  gasosa, 114
  pés com, 115
  seca, 114
  úmida, 114
Gap junction, 10, 11
Gastrenteropatia hemorrágica, 140
Gene(s)
  nos eucariotas, 44
  supressores associados a cânceres humanos, 293
Genética
  câncer e, 252
  e epigenética, interação entre, em suscetibilidade a neoplasias, 255
  molecular de neopasias, 253
  patologia e, 233-255
Genoma humano, 233
Glicerol, 79
Glicocálice, 5
Glicogenoses, 96
Glicoproteína(s)
  estruturais, 172
  transmebrana, 39
Glicosaminoglicanos, 90
Glomerulonefrites, 87
Glossite, 311
Graduação histológica, 274
Granuloma(s)
  classificação dos, 182
  complicações da reação granulomatosa, 186
  de corpo estranho na pele, 183
  epitelioide, patogênese, 184
  epitelioides, 184
  histiocítico, 186
Grelina, 300

H

Helicobacter pylori, 287
Hematoidina, 125
Hematopoiese, 155
Hemidesmossomo, 11
Hemoglobina, 121, 124
Hemorragias, 132
  lineares, 133
  puntiformes, 133
Hemossiderina, 124, 137
Hemostasia, 133
Hepatotoxinas, 79
Herança(s)
  atípicas, padrões, 150
  mitocondrial, 252

Herpes-vírus associado ao sarcoma de Kaposi, 286
Heterólise, 96
Hialinoses, 85
Hibridização
  genômica, perfil, 239
  in situ, 239, 322
Hidropericárdio, 132
Hidrotórax, 132
Hiperemia, 132
Hiperlipidemias, 83
Hipermelanose, exemplos patológicos de, 123
Hiperplasia(s)
  contextos comuns para, 262
  nodular muscular e glandular da próstata, 263
Hipersensibilidade, 216, 231
  celular, 216
  componentes da, 217
  humoral, 216
  reações de, 215
    classificação, 216
  tipos, 217
Hipertensão
  arterial, 86
  pulmonar, 137
Hipertrofias, 260
  contextos comuns para, 262
Hipocalemia, 77
Hipoglicemia, 99
Hipomelanose, exemplos patológicos de, 123
Hipotrofias, 260, 261
Hipóxia, 99
HMGB1, 72
Homing receptors, 200
Homocromatose, 125
Homossiderose, 125
Hormônio de crescimento, 79

I

Imprinting, 250
Imunidade, 216, 217
  humoral, 212
Imunodeficiência(s)
  avaliação inicial, 231
  combinada grave, 230
  secundárias adquiridas, 230
Imunofluorescência, 322
Imunógeno, 210
Imunoglobulinas, 213
  características, 214
  tipos, 214
Imuno-histoquímica, 322
Imunodeficiências, 229
Imunopatologia, 209-232
Incompatibilidade materno-fetal, 221
Índice de massa corpórea, 300

Indução, 262
Infarto, 138
  anêmico, 139
  branco, 139
  do miocárdio, 139
  hemorrágico, 139
  cerebral, 113
  isquêmico do braço, 139
  morfologia do, 139
  vermelho, 139
Infiltração
  adiposa, 166
  por tecido adiposo, 84
Inflamação(ões)
  aguda(s), 141, 156
  evolução das, 157
  sequência de eventos durante a, 207
  como parte da
    geração de patologia, 204
    resposta imune, 204
  critérios de classificação das, 156
  crônica(s), 141
    agente(s)
      antigênicos, 162
      inerte, 161
      piogênico, 162
    classificação, 160
    componentes, 160
    definição, 160
    papel dos macrófagos na, 161
    tecido de granulação, 161
    tipos, 163
  fases, primeiras, 141
  fibrinosas, 156
  hemorrágicas, 156
  pseudomembranosas, 156
  purulenta, 156
  recidivantes, 162
  serosas, 156
  supurativa, 156
Inibidor dos sistemas enzimáticos, 150
Insulina, 300
Integrina, 38, 172
  relação célula-matriz extracelular por, 10
Intestino delgado com necrose fibrinoide, 114
Intoxicação pelo chumbo, 129
Invasão neoplásica, 294

J

Jejum, 79
Junção(ões)
  celulares em células epiteliais, 11
  comunicante, 11
  de oclusão, 10, 11

K

KIR (*killer inhibitory receptors*), 199

L

Laminina, 147, 172
LBP (*LPS-binding protein*), 196

Leiomiócitos, 168
Leiomioma do útero, 270
Leptina, 300
Lesão(ões)
  adaptativas, 276
  alveolar difusa, 140
  celulares
    com acúmulo
      de água, 76
      de carboidratos, 95
      de lipídios, 77
    de proteínas, 85
    irreversíveis, 96
    de membranas, 100
  eritroplásicas, 275
  leucoplásicas, 275
  neoplásicas, aspectos
    macroscópicos, 270
    microscópicos, 271
  produzidas pelo choque, 140
  reversível, 75
  ulceradas, 275
  vascular por complexo tóxico, 223
Leucemia mieloide, 274
Leucoplasia, 275
Leucotrienos, 152
Ligação Fas-L – Fas-R, aspectos decorrentes da, 64
Ligadura do TNF-α com o TNFR1, 63
Ligante Fas-L, 64
Linfangiogênese, 296
Linfócito(s), 146
  ação dos, 60
  B, 199
    estimulação e maturação, 216
  BT, estimulação e maturação, 216
  T(CD4+), 212
  T, 197
Lipídios, 82
  acúmulo de patogenia incerta, 83
  da patogenia incerta, acúmulo de, 83
  lesões celulares com acúmulo de, 77
  livres no interstício, 83
Lipidoses, 77
Lipócitos, 168
Lipocromos, 121
Lipofuscina, 127, 261
Lipólise, 155
Lipomatose, 84
Lipoproteína de hepatócito, obstáculo na liberação do, 80
Líquido, distribuição do, 140
Lisossomos, 13, 99
  eletromicrografias de, 14
Lúpus
  eritematoso, 229
  sistêmico, rim no, 87

M

Macroautofagia, 15
Macrófago(s), 146
  funções do, 187

Macromolécula(s), 31
  apresentação aos lisossomos pela via endocítica, 14
Magrófago ativado, 182
Maltase ácida, 96
Mama, tecido adiposo da, 84
Mancha
  café com leite, 128
  mongólica, 123
MAP-cinases, 67
Marasmo, 304
Marcação genômica, 250
Matriz extracelular, 169
  degradação da, fatores envolvidos, 174
Mecanismos
  anticoagulantes, 134
  de adesão, 38
Melanina, 121
  produção da, 122
Melanócitos, 121
  continentes, 121
  secretores, 121
Melanoma, 128
Melanosis coli, 123
Melanossoma, 122
Membrana
  basal, 173
  celular como geradora de mediadores, 40
  estrutura molecular da, 3
  plasmática, estrutura molecular da, 3
Meningoceles, 248
Mesênquima, 165
Metabolismo lipídico, 78
Metaplasia(s), 263
  apócrina, 265
  direta, 264
  escamosas, 264, 265
  glandulares, 265
  indireta, 264
Metástase(s)
  características gerais, 296
  hepáticas, 271
Método de investigação, 317
Microdeleções, 250
Microfibrilina, 170
Microscópio eletrônico de transmissão, 53
Microtúbulos, 23
Mieloma, 274
Minerais, 315
Miofibroblastos, 167
Miosite ossificante, 118
Mito de Prometeu e a degeneração hepática, 258
Mitocôndria, 99, 112
  de célula acinosa pancreática, 12
Mola hidatiforme, 274
Molécula(s)
  coestimulatórias, 195
  de adesão intracelular, 38
  de adesão, 195

de fosfolipídio, esquema da, 4
do sistema imune, 189
envolvidas nos estágios da migração celular do sangue para o tecido, 145
sinalizadoras
  hidrossolúveis, 33
  lipossolúveis, 32
Moléstia de Graves, 226
Morte celular, 72, 96
  fundamentos sobre, 49-73
  imunogênica, 69, 71
  mecanismos de agressão levando à, 99
  vias lisossômicas de, 69
Muco, lesões celulares e intersticiais com acúmulo de, 95
Mucopolissacaridoses, 95
Mutação, 235
  de novo, 245
  genética com disfunção do canal iônico, 42
  versus expressão, 236

N

Necropsia, 317
Necrose(s), 50
  caseosa, 109, 110
    pulmão com, 109
  celular, 96
  consequências das, 116
  de coagulação, 104
    coração com, 105
    rim com áreas de, 105
  de liquefação, 107
  em consequência de isquemia, 52
  eventos morfofuncionais mais importantes, 51
  evoluções das, 116
  fibrinoide, 113
  gangrenosa, 114, 115
  gomosa, 113
  gordurosa
    enzimáticca, 110
    traumática, 110
  hemorrágica, 111
  liquefativa
    por heterólise, 107
    recente, cérebro com, 108
  morfologia da, 52
  tecidual, 103
  tipos morfológicos, 104
  tubular aguda, 140
Nefrocalcinose, 117
Neoformação vascular, 295
Neoplasia(s)
  aconselhamento genético em, 254
  benignas e malignas
    diferenças macroscópicas, 271
    nomenclatura, 273
  citogenética de, 253
  comportamento, 270
  epigenética e, 254

estudo das, 269
genética de
  aspectos clínicos, 253
  molecular de, 253
intraepiteliais, 266, 277
metilação do DNA e, 255
morfologia, 270
nomenclatura, 270
RNA não codificantes em, 255
Neurofibramatose, abdome de paciente com, 245
Neurofibromas, 245
Neurofibromatose tipo 1, 245
Neurônio
  do córtex cerebral, 82
  sensitivo do gânglio espinal, 1
Neutralização, 226
Neutrófilo, 157
Neutropenia, 102
Nevo
  de Ito, 123
  de Ota, 123, 128
Niacina
  deficiência de, 311
  síntese da forma ativa da, 314
Nicotinamida, 311
Nidógeno, 172
Nódulo hepático de regeneração, 175
Nomenclatura das neoplasias benignas e malignas, 273
Núcleo, 24
Nucléolo, 28
Nucleoplasma, 28

O

Obesidade
  complicações da, 301
  consequências patológicas, 301
  etiopatogenia da, 300
Ocronose, 123
Oligoelementos e minerais, funções e síndromes de deficiência, 315
Oncogenética, 252
Oncose, 52
Organela(s)
  na agressão celular, 99
  relacionadas com oxidações biológicas, 12
Organismo, como se adaptam às variações do meio ambiente, 31
Órgãos linfoides
  primários, 211
  secundários, 211
Organela, estruturas citoplasmáticas relacionadas com a digestão intracelular e, 13
Osteogenesis imperfecta, 170
Osteomalacia, 307
Oxigênio, déficit de, 79

P

Pâncreas normal, 110
Pancreatite aguda, 110

Papilomavírus humano, 284
Paraptose, 69
Parede capilar, alterações, 131
Patologia
  autópsia e, 325-330
  genética e, 233-255
PCR
  técnica, 243
  variações, 244
Peito de tordo, 81
Pelagra, 311
Pele
  com abscesso, 108
  com depósitos de amiloide na papila dérmica, 94
  de pálpebra, 83
Pericitos, 167
Permeabilidade vascular, 143
Peroxissomos, 13
Perturbações cicrculatórias, 131-140
Picnose, 98
Pigmentação
  do olho, 123
  melânica da epiderme, 123
  por uso de medicamentos, 129
Pigmento(s)
  endógenos, 121
  exógenos, 127
  lipofuscínico, 127
  malárico, 125
Pinocitose, 15
Piridoxina, 312
PLAD (*pre-ligand association domain*), 61
Plaquetas, 146
Plasma, constituição, 143
Plasmalema, 3, 51
Plasmocitoma, 274
Plasmócitos, 146
Pleomorfismo, 272
Poliadenilação, 46
Polígono de Willis, 82
Polimorfonucleares neutrófilos, 144
Poro nuclear, complexo do, organização estrutural do, 27
Pré-RNA mensageiro, 45
Pressão
  hidrostática do sangue, aumento da, 131
  osmótica do plasma, diminuição da, 131
Procaspase-8, ativação da, 64
Procaspase-caspase, via, 16
Procaspases, estrutura geral das, 54
Processo(s)
  imunopatológicos, 200
  inflamatório, 163
Produto do metabolismo do ácido araquidônico, 151
Progressão tumoral, 294
Proliferação celular, 259
Promotor, 43

Proteína(s)
 bomba, 7
 canais, 7
 carreadoras, 7
 de Bence-Jones, 92
 de choque térmico, 70
 de fase aguda, 155
 de replicação, 102
 integrais
  da membrana
   papel na adesão celular
    e junções celulares, 9
   papel na sinalização celular, 7
  na permeabilidade da membrana
   plasmática, 5
 lesões celulares com acúmulos de, 85
Proteoglicanos, 170, 171
Proteossomos, 16
Proteotoxicidade, 47
Protoncogenes/oncongenes associados
 a cânceres humanos, 293
Proto-oncogenes, 176
Pulmão
 com necrose caseosa, 109
 necrose hemorrágica, 111
 "de fazendeiro", 203

Q

Quilomícrons, 79
Quimiocinas, 146, 193
Quimiotaxia, 144

R

Radiação, carcinogênese por, 280
Radical(is)
 hidroxila, 101
 livres, 100
Raquitismo, 307
 hipofosfatêmico, 246
Reação(ões)
 a drogas, 221
 anafiláticas, 217, 219
 atópicas, 218
 celulares, 224
 citolíticas, 219
 citotóxicas, 219
 cruzada, 228
 de Arthus, 222
 de estimulação, 226
 de Haber-Weiss, 101
 de hipersensibilidade, 215
  retardada, 224
  visão geral, 227
 granulomatosa, complicações, 186
  mediadas pelo sistema
   complemento, 219
  mediadas por células NK, 222
 sistêmicas, 218
 tardias, 224
 tipo complexo imune tóxico, 222
Reagina, 217

Receptor(es)
 ausência de, 42
 de membrana, 33
  associados e proteínas
   tirosinocinases, 36
 em canais iônicas, 36
 Fas-R, subfamília de, 61
 intracitoplasmáticos, 32
 Notch, 36
 nucleares, 32
 para antígenos do linfócito T, 193
 que agem ligados à proteína G
  trimérica, 34
 redução do número de, 42
 TNF, três subfamílias de, 61
 TNF-R, subfamília de, 65
 TRAIL, subfamília dos, 67
Recirculação linfocitária, 199
Reepitelização, 178
Regeneração, 157
 atípica, 175
Relação entre linfócitos e antígenos
 de histocompatibilidade, 215
Resposta(s)
 imune
  células que participam da, 211
  conceitos gerais sobre, 189-208
  humoral, 209
  normais que causam
   imunopatologia, 203
  primária e secundária, sequência
   de eventos na, 210
 inflamatória, mediadores da, 147
Retenção de sódio, 131
Retículo endoplasmático, 18, 99
 liso, 18
 rugoso, 18
Retração, 178
Riboflavina, deficiência de, 311
Rim
 com necrose fibrinoide, 114
 no diabetes, 86
 no lúpus eritematoso sistêmico, 87
RNA, 235
 não codificantes em neoplasias, 255
 síntese proteica, 235
 transcrição, 235
 transcrito primário,
  processamento, 46
RNAapol II, ativação da, 45
"Rolha" de plaqueta, 133
Rolling, 205
ROS (*reactive oxygen species*),
 geração de, 53
Ruptura amniótica, sequência da, 248

S

Sangramento, controle do, 133
Selectinas, 39
Selênio, 308
Seminoma, 274
Sequência
 da ruptura amniótica, 248
 promotora, 43

Sequenciamento de DNA, 244
Schistosoma haematobium, 287
Siderose, 127
Siderossomos, 124
Sinalização
 autócrina, 7
 endócrina, 7
 esquema dos três tipos de, 7
Síndrome
 da angústia respiratória das crianças
  e dos adultos, 87
 da rubéola fetal, 249
 de Angelman, 250
 de DiGeorge, 230, 250
 de Goodpasture, 229
 de McArdle, 96
 de Patau, 247
 de Prader-Willi, 250
 de Turner, 247
 do cromossomo X frágil, 251
 metabólica, critérios
  diagnósticos, 302
Síntese
 das melaninas, 123
 proteica, decréscimo da, 79
Sistema(s)
 complemento, 148, 149, 194
  ativação do, 101
  lise de bactérias pelo, 221
  vias de ativação do, 195, 220
 de cininas, 149
 de coagulação, 148
 enzimático
  efeitos inflamatórios dos
   complementos dos quatro, 151
  inibidores dos, 150
 fibrinolítico, 148
 imune, 189
  células do, 196
 lisossomal, 99
 plasmáticos, 148
 retículo mononuclear, 182
Sódio, retenção de, 131
Soluções hipertônicas, 77
Sondas, 242
Southern blot, 243
Splice variants, 64
Splicing, 46
Substância
 anfilática, 151
 apresentação aos lisossomos pela
  autofagia, 15
SUMO (*small ubiquitin-like modifiers*), 47
Superestimulação de um receptor
 por toxina, 42

T

Talidomida, 249
Tatuagem, 129
Tecido
 adiposo
  da mama, 84
  no interstício dos órgãos,
   infiltração, 84

catilaginoso, 166
conjuntivo, 165
  células do, 166
  composição, 166
  fibroso, 166
  matriz extracelular, 169
  membrana basal, 173
  reparo, 174
de granulação, 157, 161, 178, 179
elástico, 166
ósseo, 166
potencial regenerativo do, 258
Técnica
  de hibridação genômica comparativa, 240
  em *array*, 241
  PCR, 243
  SKY (*spectral kariotyping*), 239
Tenascina, 172
Teoria
  da eliminação clonal, 228
  da supressão celular específica, 228
Teratoma, 274
Testículo atrófico, 261
Tetracloreto de carbono, 79
Tiamina, deficiência de, 310
Tireoidite de Hashimoto, 229
TLR (*toll-like receptors*), 196
TNRF1
  vias não apoptóticas ativadas pelo, 65
TRAIL, subfamília dos receptores, 67
Transdiferenciação, 264
Transformação
  celular, 266
  maligna, 177

Transfusão de sangue incompatível, 221
Transtiretina, 90
Transtorno do crescimento e da diferenciação celular, 257-267
Transudato, 132
constituição, 143
Triglicérides plasmáticos, aumento de, 80
Trombo(s)
  atriais, 140
  brancos, 136
  classificação, 136
  evolução dos, 137
  mistos, 136
  vermelhos, 136
Tromboembolismo, 137
  pulmonar-infarto pulmonar, 139
Trombose, fatores determinantes, 135
Trombospondina, 172

U

Undulina, 172
Unidade(s)
  de transcrição, 42
  epidérmicas de melanização, 122
Uniporte, 7

V

Vacuolização lipídica em cadiócitos, 81
Vacúolos autofágicos, 99
Vasodilatação periférica, 140

Via procaspase-caspase, 16
Vírus, 102
  associado à leucemia de células T, 284
  cancerígenos para humanos, 284
  da hepatite
    B, 285
    C, 285
  de Epstein-Barr, 285
Vitamina
  A, deficiência de, 305
    complicações, 306
  B_{12}, deficiência de, 313
  B_6, 312
  C, deficiência de, 314
  D, 307
    deficiência de, 304
  do grupo B, 310
  E, 308
  hidrossolúveis, 309
  K, deficiência de, 309
  lipossolúveis, 304
    funções e síndrome de deficiência, 305
Vitiligo, 128

X

Xantelasmas, 83
Xantomas, 83

Z

Zonas de infartos, 117
Zônula, aderência, 10, 11